免疫・アレルギー疾患の分子標的と治療薬事典

生物学的製剤，低分子化合物の
ターゲット分子と
作用機序，薬効のすべて

編 **田中良哉**
産業医科大学医学部第1内科学講座

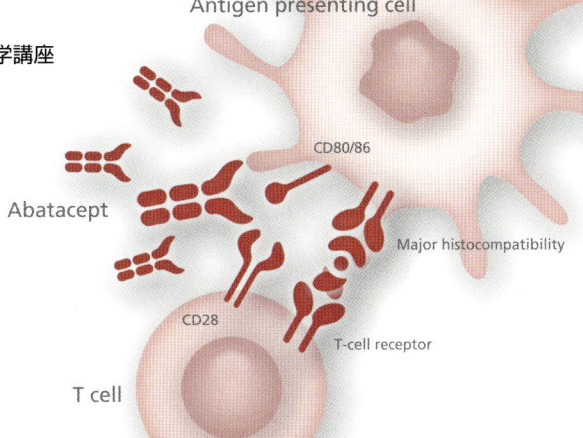

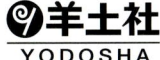

謹告

　本書に記載されている診断法・治療法に関しては，発行時点における最新の情報に基づき，正確を期するよう，著者ならびに出版社はそれぞれ最善の努力を払っております．しかし，医学，医療の進歩により，記載された内容が正確かつ完全ではなくなる場合もございます．

　したがって，実際の診断法・治療法で，熟知していない，あるいは汎用されていない新薬をはじめとする医薬品の使用，検査の実施および判読にあたっては，まず医薬品添付文書や機器および試薬の説明書で確認され，また診療技術に関しては十分考慮されたうえで，常に細心の注意を払われるようお願いいたします．

　本書記載の診断法・治療法・医薬品・検査法・疾患への適応などが，その後の医学研究ならびに医療の進歩により本書発行後に変更された場合，その診断法・治療法・医薬品・検査法・疾患への適応などによる不測の事故に対して，著者ならびに出版社はその責を負いかねますのでご了承ください．

序

　1975年にKöhlerとMilsteinによって開発されたモノクローナル抗体技術は，がん，移植，自己免疫疾患などの治療において，特定の標的阻害による高い臨床効果が注目を浴びている．遺伝子組換え技術を応用した受容体融合タンパク質も同様である．これらの生物学的製剤は細胞間相互作用を制御するが，低分子化合物は細胞内に入り込んで特定のシグナル伝達分子を標的として，鍵と鍵穴の関係のようにピタッとはまって阻害する．スパコンを使えば，特定の分子標的の不活性化を一定時間維持できるような立体構造を構成する低分子化合物をデザインすることも可能である．

　これらの薬剤により特定の分子標的を「ノックアウト」することにより，革命的な治療効果をもたらした．例えば，関節リウマチに対するTNF阻害薬の効果は，治療目標や診断基準まで変え，TNFが免疫系を超えて骨，脂質，血管などの代謝系でも重要な役割を有することを想定させた．一方，IL-1の標的治療は芳しい結果が得られず，分子標的の基礎的，病態的意義の再考を強いられた．こうして，ベッドサイドからベンチへの逆方向のトランスレーションを再考する契機にもなった．

　また，特定の分子標的を「ノックアウト」するために，ときに重篤な副作用を生じる．日和見感染症やウイルス再活性化などの課題も提起した．IL-6阻害薬の使用ではCRPや発熱が抑制され，感染症の早期発見は症状や所見に頼らざるをえず，臨床医の力量がますます問われることになった．また，関節リウマチに対するTNF阻害薬といえども寛解導入率は約3割にすぎず，自己免疫疾患の治癒ともなると依然として長い道程が残されたままである．

　しかし，分子標的治療技術が革新的に進歩してきた現代においては，病態形成の本質にかかわる分子標的を明らかにすれば，必ずや新たな治療展開につながるものと期待できる．Jak阻害薬の成功はその一例でもある．免疫・アレルギー疾患の分野では，基礎研究が急速に進歩し，新たな分子標的が続々と報告されつつある．斯様な分子標的をまとめ，知識を整理し，次のステップへ踏み出すことが求められている．本書においては，免疫・アレルギー疾患領域のオールスターともいえる先生方にご執筆いただき，注目される分子標的について概説していただいた．10年先の医療の進歩を見据えて，治癒をめざした本格的な治療開発の実践に結びつけば本望である．

2013年2月

田中良哉

本書の構成

本書は「第1部　免疫・アレルギー疾患の分子標的用語」「第2部　免疫・アレルギー疾患の病態と分子標的治療」「分子標的治療薬／阻害薬ライブラリー」から構成されています．

免疫・アレルギー疾患治療の標的となる分子および分子標的治療薬について，分子の生理作用や疾患とのかかわりなどの基礎的な知見から，効果や適応など臨床での最新の情報まで網羅しています．なぜターゲットとして注目されているかを調べることはもちろん，治療薬・阻害薬名からその標的となる分子を引くこともできます．また，病態ごとに分子標的治療の最前線も解説しているので，免疫・アレルギー疾患研究と分子標的治療の全貌を多方面から理解できます．

第1部　免疫・アレルギー疾患の分子標的用語

第1部では免疫・アレルギー疾患治療の分子標的に関する用語（主に標的となる分子）についてカテゴリーごとに整理し，解説しています．

● **概論**

各章のカテゴリーごとに，研究の進展状況，用語同士の関係性や治療薬の作用，開発への展望などを，概略図を交え解説しています．

● **用語**

研究の歴史から，機能や疾患との関連性まで，用語ごとに見開きページでコンパクトにまとめました．

- 本分子の研究の経緯
- 分子構造
- 機能・役割
- 疾患との関連性・臨床的意義

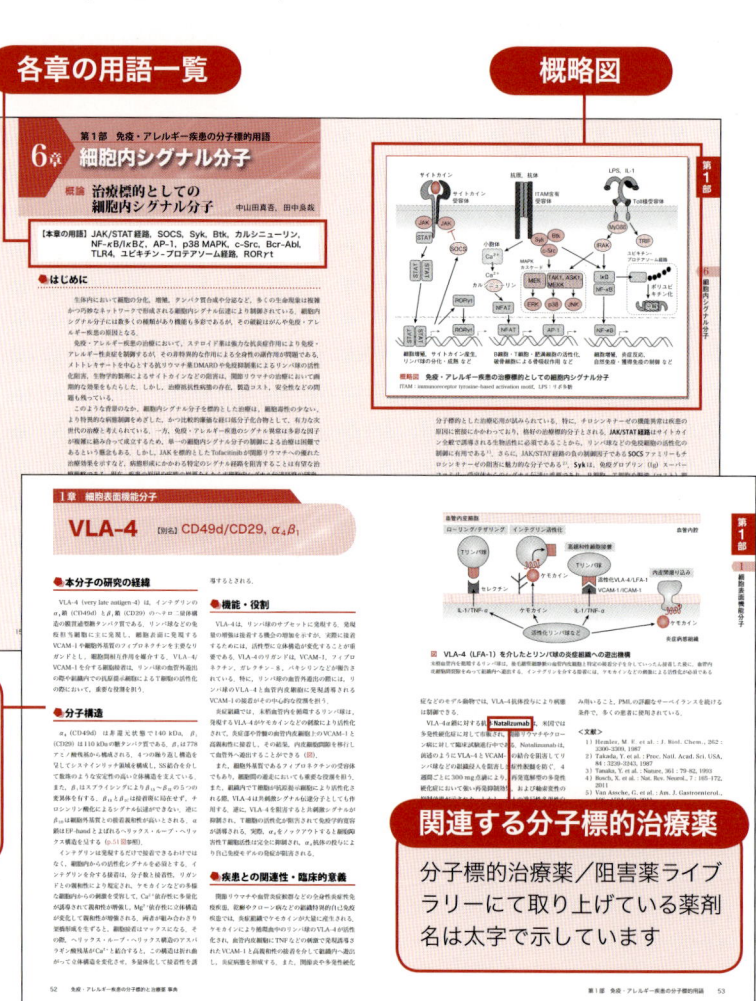

各章の用語一覧

概略図

関連する分子標的治療薬

分子標的治療薬／阻害薬ライブラリーにて取り上げている薬剤名は太字で示しています

第2部 免疫・アレルギー疾患の病態と分子標的治療

第2部では疾患ごとに，病態，発症の分子メカニズム，分子標的治療の最前線について解説しています．

関連する分子標的治療薬
分子標的治療薬／阻害薬ライブラリーにて取り上げている薬剤名は太字で示しています

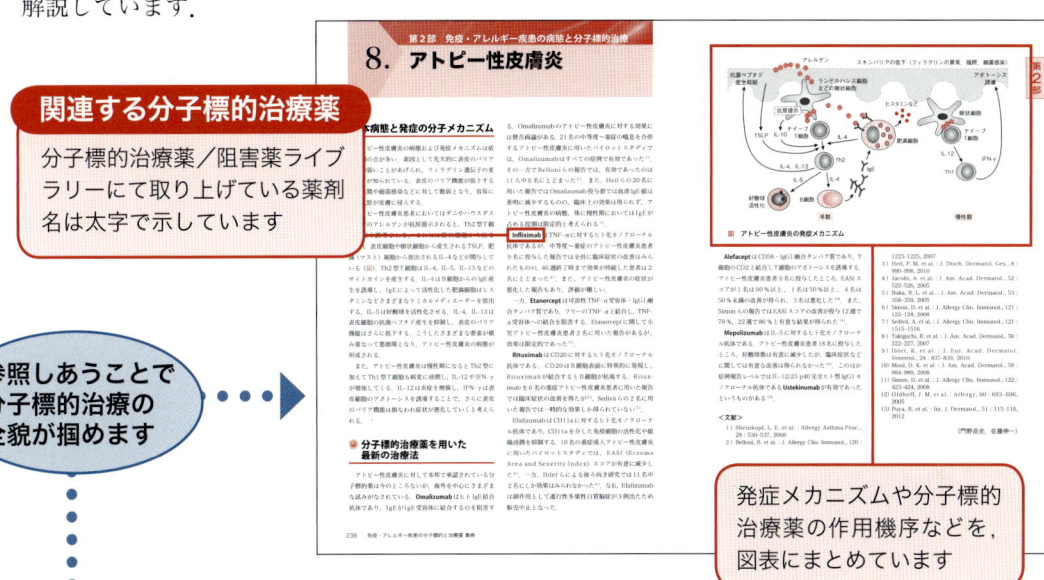

発症メカニズムや分子標的治療薬の作用機序などを，図表にまとめています

参照しあうことで分子標的治療の全貌が掴めます

分子標的治療薬／阻害薬ライブラリー

国内承認薬から臨床試験中の分子標的治療薬まで，アルファベット順に並べ，それぞれの薬剤ごとに使用法や作用機序などをまとめています．別名も併せて記載していますので，商品名・開発コードからもお引きいただけます．

Basic Data

- 構造式
- 別名（商品名，開発コード）
- 適応状況
  未承認薬の場合，臨床試験の最新状況を収録しています．開発が中止された薬剤の場合，その経緯や理由を記載しています
- 標的分子
  第1部にて取り上げている標的は参照ページを明記しています
- 薬剤の種類
- 分子量（MW）

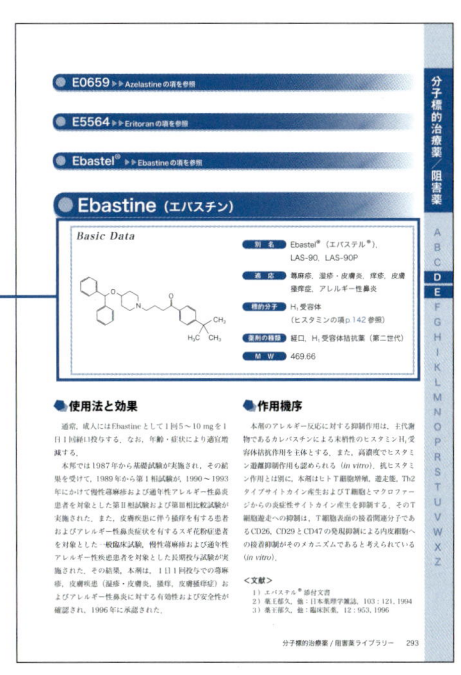

免疫・アレルギー疾患の分子標的と治療薬 事典

生物学的製剤，低分子化合物のターゲット分子と作用機序，薬効のすべて

序 ———————————————— 田中良哉

総論 免疫・アレルギー疾患の薬物治療の歴史と展望 ———————— 小池隆夫　14

第1部　免疫・アレルギー疾患の分子標的用語

1章　細胞表面機能分子

【概論，CD3〜CD252】山本一彦
【BAFF/APRIL〜LFA-3】田中良哉

概論 治療標的としての細胞表面機能分子 …………… 24

用語
- CD3 ……… 30
- CD22 ……… 32
- CD28 ……… 34
- CD152 ……… 36
- CD40 ……… 38
- CD40L ……… 40
- CD134 ……… 42
- CD252 ……… 44
- BAFF/APRIL ……… 46
- S1P受容体 ……… 48
- LFA-1 ……… 50
- VLA-4 ……… 52
- $\alpha_4\beta_7$ ……… 54
- ICAM-1 ……… 56
- VCAM-1 ……… 58
- LFA-3 ……… 60

2章　細胞表面識別分子

齋藤和義

概論 治療標的としての細胞表面識別分子 ……………… 62

用語
- CD2 ……… 68
- CD4 ……… 70
- CD8 ……… 72
- CD19 ……… 74
- CD20 ……… 76
- CD52 ……… 78

Contents

3章　サイトカインと受容体
【概論，TNF-α〜IL-5】菊池　潤，竹内　勤
【IL-6〜TSLP】西本憲弘，松谷隆治

概論　治療標的としてのサイトカインと受容体 …… 80

用語
- TNF-α …… 84
- IFN-α …… 86
- IFN-γ …… 88
- GM-CSF …… 90
- IL-1 …… 92
- IL-2 …… 94
- IL-4 …… 96
- IL-5 …… 98
- IL-6 …… 100
- IL-7 …… 102
- IL-10 …… 104
- IL-13 …… 106
- IL-17 …… 108
- IL-18 …… 110
- IL-12/23 …… 112
- IL-22 …… 114
- IL-33 …… 116
- TSLP …… 118

4章　ケモカインと受容体
竹田正秀，植木重治，茆原順一

概論　治療標的としてのケモカインと受容体 …… 120

用語
- IL-8 …… 124
- MCP-1 …… 126
- MIP-1 …… 128
- RANTES …… 130
- SDF-1/PBSF …… 132
- TARC/MDC …… 134

5章　アレルギー関連化学伝達物質
粒来崇博，秋山一男

概論　治療標的としてのアレルギー関連化学伝達物質 …… 136

用語
- IgE …… 140
- ヒスタミン …… 142
- トロンボキサンA_2 …… 144
- ロイコトリエンおよび受容体 …… 146
- C3aおよび受容体 …… 148
- C5aおよび受容体 …… 150

6章　細胞内シグナル分子
中山田真吾，田中良哉

概論　治療標的としての細胞内シグナル分子 …… 152

用語
- JAK/STAT経路 …… 156
- SOCS …… 158
- Syk …… 160
- Btk …… 162
- カルシニューリン …… 164
- NF-κB/IκBζ …… 166

- AP-1 ... 168
- p38 MAPK ... 170
- c-Src ... 172
- Bcr-Abl ... 174
- TLR4 ... 176
- ユビキチン-プロテアソーム経路 ... 178
- RORγt ... 180

7章　骨免疫関連分子

高柳 広

概論 骨免疫関連分子を標的とした治療戦略 ... 182

用語
- RANKL/RANK/OPG ... 186
- M-CSF ... 188
- OSCAR ... 190
- NFATc1 ... 192
- カテプシンK ... 194
- $α_vβ_3$インテグリン ... 196
- TGF-β ... 198
- IGF ... 200
- セマフォリン ... 203
- BMP-2 ... 206
- Wnt/スクレロスチン ... 208
- オステオポンチン ... 210

8章　副腎皮質ステロイド

川合眞一

概論 副腎皮質ステロイドの作用メカニズムと治療標的 ... 212

用語
- グルココルチコイド受容体 ... 216

第2部　免疫・アレルギー疾患の病態と分子標的治療

1. 関節リウマチ ... 宮坂信之 220
2. 若年性特発性関節炎 ... 武井修治 222
3. 全身性エリテマトーデス ... 坊垣暁之, 渥美達也 224
4. 血管炎症候群 ... 勝山隆行, 佐田憲映, 槇野博史 226
5. ベーチェット病 ... 石ヶ坪良明, 寒川 整 229
6. 炎症性腸疾患 ... 長堀正和, 渡辺 守 232
7. アレルギー性鼻炎 ... 大久保公裕 235
8. アトピー性皮膚炎 ... 門野岳史, 佐藤伸一 238
9. 乾癬, 天疱瘡と免疫性皮膚疾患 ... 髙江雄二郎, 天谷雅行 240

Contents

10. 多発性硬化症と視神経脊髄炎 ……………………………… 山村　隆 242
11. 気管支喘息 ………………………………………… 田中明彦, 足立　満 244
12. 骨粗鬆症と関連疾患 ………………………………………… 田中　栄 246

分子標的治療薬／阻害薬ライブラリー

アルファベット順にて掲載 …………………………………………………… 250

カテゴリー別 一覧

【サイトカイン阻害薬】

- Adalimumab（アダリムマブ）
   ……………………………… 花岡洋成, 竹内　勤 251
- AIR645 …………………… 門野岳史, 佐藤伸一 253
- Altrakincept（アルトラキンセプト）
   ……………………………… 門野岳史, 佐藤伸一 257
- AMG317 …………………… 門野岳史, 佐藤伸一 258
- Anakinra（アナキンラ）
   ……………………………… 中村英樹, 川上　純 260
- Anrukinzumab（アンルキンズマブ）
   ……………………………… 門野岳史, 佐藤伸一 261
- Apilimod（アピリモド）
   ……………………………… 門野岳史, 佐藤伸一 262
- Basiliximab（バシリキシマブ）
   ……………………………… 中村英樹, 川上　純 267
- Benralizumab（ベンラリズマブ）
   ……………………………………………… 上阪　等 271
- BMS945429 ……… 西本憲弘, 村上美帆 274
- Briakinumab（ブリアキヌマブ）
   ……………………………… 門野岳史, 佐藤伸一 276
- Brodalumab（ブロダルマブ）
   ……………………………… 西本憲弘, 村上美帆 277
- Canakinumab（カナキヌマブ）
   ……………………………… 中村英樹, 川上　純 279
- Certolizumab（セルトリズマブ）
   ……………………………… 花岡洋成, 竹内　勤 280
- Etanercept（エタネルセプト）
   ……………………………… 花岡洋成, 竹内　勤 299

- Fezakinumab（フェザキヌマブ）
   ……………………………… 門野岳史, 佐藤伸一 301
- Fontolizumab（フォントリズマブ）
   ……………………………………………… 上阪　等 303
- Gevokizumab（ゲボキズマブ）
   ……………………………… 中村英樹, 川上　純 305
- Golimumab（ゴリムマブ）
   ……………………………… 花岡洋成, 竹内　勤 306
- IMA-026 …………………… 門野岳史, 佐藤伸一 310
- Infliximab（インフリキシマブ）
   ……………………………… 花岡洋成, 竹内　勤 312
- Ixekizumab（イクセキズマブ）
   ……………………………… 西本憲弘, 村上美帆 314
- Lebrikizumab（レブリキズマブ）
   ……………………………… 門野岳史, 佐藤伸一 317
- Mavrilimumab（マブリリムマブ）
   ……………………………………………… 上阪　等 318
- MEDI-546 ………………………………… 上阪　等 319
- Mepolizumab（メポリズマブ）…… 上阪　等 320
- Mogamulizumab（モガムリズマブ）
   ……………………………… 門野岳史, 佐藤伸一 323
- Pitrakinra（ピトラキンラ）
   ……………………………… 門野岳史, 佐藤伸一 334
- Reslizumab（レスリズマブ）…… 上阪　等 339
- Rilonacept（リロナセプト）
   ……………………………… 中村英樹, 川上　純 340

- Rontalizumab（ロンタリズマブ）
  ……………………………… 上阪　等 343
- Sarilumab（サリルマブ）
  ……………………… 西本憲弘，村上美帆 346
- Secukinumab（セクキヌマブ）
  ……………………… 西本憲弘，村上美帆 348
- Sifalimumab（シファリムマブ）・上阪　等 350
- Siltuximab（シルツキシマブ）
  ……………………… 西本憲弘，村上美帆 351
- Sirukumab（シルクマブ）
  ……………………… 西本憲弘，村上美帆 352
- Tocilizumab（トシリズマブ）
  ……………………… 西本憲弘，村上美帆 358
- Tralokinumab（トラロキヌマブ）
  ……………………… 門野岳史，佐藤伸一 360
- Ustekinumab（ウステキヌマブ）
  ……………………… 門野岳史，佐藤伸一 363

【T細胞標的治療薬】
- Abatacept（アバタセプト）……… 山本一彦 250
- Alefacept（アレファセプト）…… 山本一彦 254
- ASKP1240 ………………………… 山本一彦 263
- Belatacept（ベラタセプト）…… 山本一彦 269
- Efalizumab（エファリズマブ）… 山本一彦 294
- Fingolimod hydrochloride
  （フィンゴリモド塩酸塩）……………… 山本一彦 302
- MLN-02 …………………………… 山本一彦 322
- Natalizumab（ナタリズマブ）… 山本一彦 324

【B細胞標的治療薬】
- Atacicept（アタシセプト）……… 齋藤和義 264
- Belimumab（ベリムマブ）……… 齋藤和義 270
- Ocrelizumab（オクレリズマブ）… 齋藤和義 326
- Ofatumumab（オファツムマブ）・齋藤和義 328
- Rituximab（リツキシマブ）……… 齋藤和義 342
- SBI-087 …………………………… 齋藤和義 347

【アレルギー関連化学伝達物質阻害薬】
- Amlexanox（アンレキサノクス）
  ……………………… 粒来崇博，秋山一男 259
- Azelastine（アゼラスチン）
  ………………………… 橋本直方，足立　満 265
- Bepotastine（ベポタスチン）
  ………………………… 橋本直方，足立　満 272
- Cetirizine（セチリジン）
  ………………………… 橋本直方，足立　満 281
- d-Chlorpheniramine（d-クロルフェニラミン）
  ………… 糸賀正道，小林良樹，茄原順一 282
- Clemastine（クレマスチン）
  ………… 糸賀正道，小林良樹，茄原順一 283
- Cyproheptadine（シプロヘプタジン）
  ………… 糸賀正道，小林良樹，茄原順一 287
- Diphenhydramine（ジフェンヒドラミン）
  ………… 糸賀正道，小林良樹，茄原順一 291
- DSCG（Disodium cromoglycate：クロモグリク酸ナトリウム）……… 粒来崇博，秋山一男 292
- Ebastine（エバスチン）
  ………………………… 橋本直方，足立　満 293
- Emedastine（エメダスチン）
  ………………………… 橋本直方，足立　満 296
- Epinastine（エピナスチン）
  ………………………… 橋本直方，足立　満 297
- Fexofenadine（フェキソフェナジン）
  ………………………… 橋本直方，足立　満 300
- Homochlorcyclizine（ホモクロルシクリジン）
  ………… 糸賀正道，小林良樹，茄原順一 307
- Ketotifen（ケトチフェン）
  ………………………… 橋本直方，足立　満 315
- Mequitazine（メキタジン）
  ………………………… 橋本直方，足立　満 321
- Olopatadine（オロパタジン）
  ………………………… 橋本直方，足立　満 329
- Omalizumab（オマリズマブ）
  ……………………… 粒来崇博，秋山一男 330

Contents

- Oxatomide（オキサトミド）
  ……………………橋本直方, 足立　満 331
- Ozagrel（オザグレル）
  ……………………粒来崇博, 秋山一男 332
- Pemirolast（ペミロラスト）
  ……………………粒来崇博, 秋山一男 333
- Planlukast（プランルカスト）
  ……………………粒来崇博, 秋山一男 335
- Ramatroban（ラマトロバン）
  ……………………粒来崇博, 秋山一男 338
- Seratrodast（セラトロダスト）
  ……………………粒来崇博, 秋山一男 349
- Suplatast（スプラタスト）
  ……………………粒来崇博, 秋山一男 354
- Tranilast（トラニラスト）
  ……………………粒来崇博, 秋山一男 361

【免疫・アレルギー関連副腎皮質ステロイド】

- Betamethasone（ベタメタゾン）
  ……………………川合眞一 273
- Cortisol（コルチゾール）………川合眞一 285
- Dexamethasone（デキサメタゾン）
  ……………………川合眞一 290
- Prednisolone（プレドニゾロン）
  ……………………川合眞一 336
- Triamcinolone（トリアムシノロン）
  ……………………川合眞一 362

【骨免疫関連阻害薬】

- Alendronate（アレンドロネート）
  ……………………田中　栄 255
- Alfacalcidol（アルファカルシドール）
  ……………………田中　栄 256
- Bazedoxifene（バゼドキシフェン）
  ……………………田中　栄 268
- Calcitriol（カルシトリオール）……田中　栄 278
- Denosumab（デノスマブ）………田中　栄 289
- Eldecalcitol（エルデカルシトール）
  ……………………田中　栄 295
- Odanacatib（オダナカチブ）……田中　栄 327
- Raloxifene（ラロキシフェン）……田中　栄 337
- Saracatinib（サラカチニブ）……田中　栄 345
- Teriparatide（テリパラチド）……田中　栄 357
- Vitaxin（ビタキシン）……………田中　栄 364

【細胞内シグナル阻害薬】

- Baricitinib（バリシチニブ）
  ……………………山岡邦宏, 田中良哉 266
- Bortezomib（ボルテゾミブ）
  ……………………山岡邦宏, 田中良哉 275
- Cyclosporine A（シクロスポリンA）
  ……………………山岡邦宏, 田中良哉 286
- Eritoran（エリトラン）
  ……………………山岡邦宏, 田中良哉 298
- Fostamatinib disodium（フォスタマティニブ）
  ……………………山岡邦宏, 田中良哉 304
- Ibrutinib（イブルチニブ）
  ……………………山岡邦宏, 田中良哉 309
- Imatinib（イマチニブ）
  ……………………山岡邦宏, 田中良哉 311
- NF-κBデコイオリゴ
  ……………………山岡邦宏, 田中良哉 325
- SR1001……………山岡邦宏, 田中良哉 353
- T-5224……………山岡邦宏, 田中良哉 355
- Tacrolimus（タクロリムス）
  ……………………山岡邦宏, 田中良哉 356
- Tofacitinib（トファシチニブ）
  ……………………山岡邦宏, 田中良哉 359
- VX-509……………山岡邦宏, 田中良哉 365

索　引 — 367

執筆者一覧

●編集
田中良哉　産業医科大学医学部第1内科学講座

●執筆（五十音順）

秋山一男	国立病院機構相模原病院
足立　満	国際医療福祉大学山王病院アレルギー内科
渥美達也	北海道大学大学院医学研究科内科学講座免疫・代謝内科学分野
天谷雅行	慶應義塾大学皮膚科
石ヶ坪良明	横浜市立大学大学院病態免疫制御内科学
糸賀正道	秋田大学大学院医学系研究科病態制御医学系感染・免疫アレルギー・病態検査学
植木重治	秋田大学大学院医学系研究科病態制御医学系感染・免疫アレルギー・病態検査学
大久保公裕	日本医科大学大学院医学研究科頭頸部・感覚器科学分野
勝山隆行	岡山大学大学院医歯薬学総合研究科腎・免疫・内分泌代謝内科学
門野岳史	東京大学大学院医学系研究科皮膚科学
川合眞一	東邦大学医学部医学科内科学講座膠原病学分野
川上　純	長崎大学大学院医歯薬学総合研究科展開医療科学講座リウマチ免疫病態制御学分野（第一内科）
菊池　潤	慶應義塾大学医学部リウマチ内科
小池隆夫	NTT東日本札幌病院
上阪　等	東京医科歯科大学大学院膠原病・リウマチ内科
小林良樹	秋田大学大学院医学系研究科病態制御医学系感染・免疫アレルギー・病態検査学
齋藤和義	産業医科大学医学部第1内科学講座
佐田憲映	岡山大学大学院医歯薬学総合研究科腎・免疫・内分泌代謝内科学
佐藤伸一	東京大学大学院医学系研究科皮膚科学
寒川　整	横浜市立大学大学院病態免疫制御内科学
髙江雄二郎	慶應義塾大学皮膚科
高柳　広	東京大学大学院医学系研究科免疫学
武井修治	鹿児島大学医学部保健学科
竹内　勤	慶應義塾大学医学部リウマチ内科
竹田正秀	秋田大学大学院医学系研究科病態制御医学系感染・免疫アレルギー・病態検査学
田中明彦	昭和大学医学部内科学講座呼吸器・アレルギー内科
田中　栄	東京大学医学部附属病院整形外科
田中良哉	産業医科大学医学部第1内科学講座
茆原順一	秋田大学大学院医学系研究科病態制御医学系感染・免疫アレルギー・病態検査学
粒来崇博	国立病院機構相模原病院アレルギー科
長堀正和	東京医科歯科大学消化器内科
中村英樹	長崎大学大学院医歯薬学総合研究科展開医療科学講座リウマチ免疫病態制御学分野（第一内科）
中山田真吾	産業医科大学医学部第1内科学講座
西本憲弘	東京医科大学医学総合研究所難病分子制御学部門/大阪リウマチ・膠原病クリニック
橋本直方	昭和大学医学部内科学講座（呼吸器・アレルギー内科学部門）
花岡洋成	慶應義塾大学医学部リウマチ内科
坊垣暁之	北海道大学大学院医学研究科内科学講座免疫・代謝内科学分野
槇野博史	岡山大学大学院医歯薬学総合研究科腎・免疫・内分泌代謝内科学
松谷隆治	和歌山県立医科大学免疫制御学講座
宮坂信之	東京医科歯科大学　膠原病・リウマチ内科
村上美帆	和歌山県立医科大学免疫制御学講座
山岡邦宏	産業医科大学医学部第1内科学講座
山村　隆	国立精神・神経医療研究センター
山本一彦	東京大学医学部アレルギー・リウマチ内科
渡辺　守	東京医科歯科大学消化器内科

総論

総論 免疫・アレルギー疾患の薬物治療の歴史と展望

小池隆夫

はじめに

　1980年代後半から，リウマチ性疾患の臨床は劇的な変化を遂げてきた．その端緒は「メトトレキサート（MTX）が関節リウマチ（RA）に」「シクロホスファミドの大量投与が全身性エリテマトーデス（SLE）の急性進行性腎症や中枢神経症状に」有効であることが明らかになったからである．MTXもシクロホスファミドも抗がん剤であり，リウマチ性疾患のために開発された薬剤ではない．いうなれば「偶然見つかり」，その後，経験的（empirical）に使用されてきたものである．empiricには「ヤブ医者，ニセ医者，無資格医」の意味もあり，決してほめ言葉ではないが，今日隆盛を誇るTNF阻害薬も当初は「播種性血管内凝固症候群（DIC）のために開発された薬剤」であり，RAにこれほど有効であるとは誰も思っていなかった．これもある意味「偶然の産物」であり，RAの病態も炎症性サイトカインを中心に語られている．臨床結果に基づいた病態の考察，いわば"from bedside to bench"とでもいえる状況である．

　そのような臨床での「偶然」をきっかけに，実に多くの細胞表面抗原，細胞生存分子，受容体分子，細胞内シグナル分子，さらにはサイトカイン，ケモカインを標的とした分子標的薬が開発され，あるものは臨床応用にまでこぎつけている．RAに対するいくつかの抗サイトカイン製剤がブロックバスターに成長したので，各製薬メーカーがしのぎを削っているともいえる．そのような状況下で本書は出版されることになった．

　本論では主に免疫疾患に対する薬物療法の歴史を俯瞰して（図），今日の状況と将来の可能性を展望してみる．

痛み止め

1）シロヤナギからアスピリンまで

　「痛みを鎮めること」は，昔から医者の最大の役目の1つであり，これは現在でも変わらない．アスピリンの合成は1897年に成功し，1899年にバイエル社から発売された．アスピリンはアセチルサリチル酸の商品名で，人類がはじめて手にした合成新薬でもある．アスピリンの起源はよく知られているように，ある種の柳の成分であり，ギリシャの医師Dioscorides（40～90年頃）が著した"薬物学（de Materia Medica）"のなかに「セイヨウシロヤナギ（*Salix alba*）の葉の煎じ薬は痛風に著効がある」と述べられているそうである．以降，ヨーロッパでは何世紀もの間，痛み止めとして使用されてきた．

　その成分が単離されたのは1819年のこと．ヤナギ（*Salix*）属にちなんでサリシン（salicin）と命名された．そのサリシンの分解産物がサリチル酸であるが，胃粘膜の刺激作用が激しく，容易に内服できるアセチルサリチル酸（アスピリン）が産まれたのが，1897年であることは前述のとおりである．それ以降，天然成分を化学的に修飾，あるいは全合

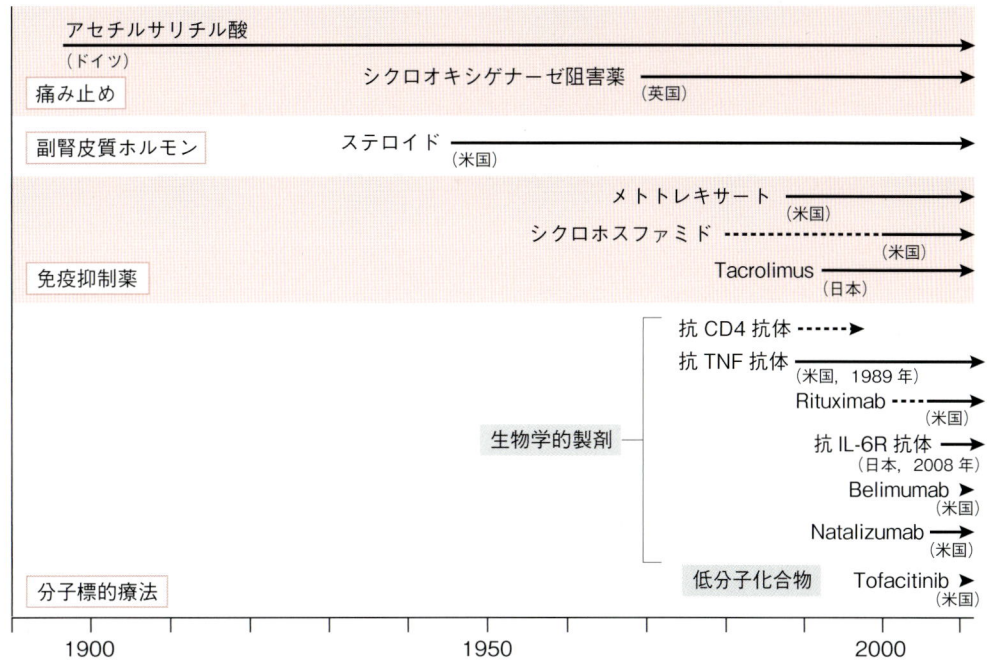

図　免疫疾患の薬物治療の歴史（本論文中で触れたものを中心に）
臨床に使用されはじめたおおよその年代を示す．破線矢印は治験期間

成により新薬が創製できることが明らかになり，それを可能にする有機合成化学が20世紀になって，飛躍的な発展を遂げることになった．

2）シクロオキシゲナーゼ阻害薬

　1950年代に英国でイブプロフェンが合成され，1969年からRAの治療薬として認可された．1960年代には，インドメタシンが米国で開発された．
　これらの非ステロイド性抗炎症薬（NSAIDs）の多くは，アラキドン酸が結合するシクロオキシゲナーゼ（COX）の疎水性チャネルを封鎖することでアラキドン酸の酵素活性部位への結合を阻害する．例外はアスピリンで，これはCOX–1と2の両方をアセチル化することで阻害する．核をもたずタンパク質合成ができない血小板にとっては不可逆的な反応で，この特性からアスピリンは抗血小板薬として用いられている．
　COXが産生するプロスタグランジンには炎症，発熱作用があるため，結果的にNSAIDsは抗炎症作用，鎮痛作用，解熱作用をもつ．COX–1は恒常的に発現しており，胃壁の防御作用に関与している．COX–1が阻害されると，胃潰瘍や消化管出血の原因となる．COX–2は炎症時に誘導されるプロスタグランジン合成酵素であり，NSAIDsの抗炎症作用はCOX–2阻害に基づくので，COX–2を選択的に阻害する新しいNSAIDsが創られている．

◆副腎皮質ホルモン

　副腎皮質ホルモンは，炎症の制御，炭水化物の代謝，タンパク質の異化，血液の電解質のレベル，免疫反応など広範囲の生体反応に深くかかわっている．

薬理量の糖質コルチコイドは，炎症や免疫応答を抑制する．糖質コルチコイドの細胞質受容体は，糖質コルチコイドが結合すると立体構造が変化して熱ショックタンパク質が外れ，DNA結合部位が露出し，核内に移動し二量体を形成し，糖質コルチコイド応答性エレメントに結合する．その後，DNAのmRNAへの転写に影響を与え，抗炎症性タンパク質を含む酵素タンパク質の合成を調節する．

リウマチ性疾患やアレルギー性疾患の臨床に，副腎皮質ホルモンが与えたインパクトは計りしれない．「ステロイド（コーチゾン）の合成に成功したこととともに，ステロイドがRAの特効薬でもあることの発見」ということでノーベル医学生理学賞が1950年に受与されたことはよく知られている．

免疫抑制薬

1）アザチオプリン

アザチオプリン（AZA）はプリンアナログの前駆物質であり，細胞性免疫と液性免疫の両方に効果を及ぼす．酵素を介さずにメルカプトプリンを生じ，これがプリン類似体としてDNA合成を阻害する．AZAは活動性増殖性のループス腎炎の維持療法として，後述するミコフェノール酸モフェチルとともに，米国リウマチ学会（ACR）のガイドラインで使用が推奨されている．日本でも古くから使用されてきた薬剤であるが，最近ようやくループス腎炎への使用が認可されるようになった．

2）メトトレキサート

メトトレキサート（MTX）は葉酸類似体であり，ジヒドロ葉酸還元酵素に結合して葉酸の合成を阻害する．RAの治療ではアンカードラッグとして世界中で広く用いられている．MTXも代表的なempiricalな薬剤で，1950年代に慢性骨髄性白血病の患者でRAを合併している症例に投与したところ，RAの症状が劇的に改善したことにはじまる．白血病での治療量を徐々に減らしていき，現在の量になった．

米国のFDA（食品医薬品局）での認可は1988年のことであり，わが国の認可は1999年と実に11年もの開きがあった．またわが国のMTXの最高使用量は週8 mgであったが，ごく最近になり，週16 mgの投与が認められるようになった．欧米では平均25 mg，ときには50 mgもの大量が使われることがあるMTXであるが，日本人のRAがなぜ欧米人の半量以下でも効果を示すのかはよくわかっていない．

3）シクロホスファミド

シクロホスファミド（CYC）は免疫抑制薬として用いられる数少ないアルキル化薬である．1980～1990年代にかけて，活動性増殖性ループス腎炎に対する，CYC間歇静注療法（IVCY）の有用性を示した一連のランダム化比較試験（RCT）が，米国NIH（国立衛生研究所）より報告された．これにより，本療法は増殖性ループス腎炎の寛解導入における標準療法となった．その後，血管炎症候群や強皮症の皮膚病変や肺病変に対しても有効性が示された．しかし，IVCYには性腺機能障害や二次性発がんなどの問題があり，若い女性の多いSLEに投与することには躊躇することが多い．

4）ミコフェノール酸モフェチル

　ミコフェノール酸は，グアノシン産生の律速酵素であるイノシン一リン酸デヒドロゲナーゼ（IMPDH）の阻害薬である．通常，プロドラッグであるミコフェノール酸モフェチル（MMF）が用いられる．MMFはリンパ球の増殖抑制，接着分子の発現抑制，好中球によるNO合成の抑制，慢性同種移植片拒絶における平滑筋細胞の抑制などの機序で免疫を抑制する．

　2000年代になり，MMFの増殖性ループス腎炎に対する有用性が香港のグループから示され，MMFの第Ⅲ相試験（ALMS試験）が施行された．寛解導入では当初の目的であったシクロホスファミドIVCYに対する優越性は示されなかったが，維持療法で前述のAZAより優れた結果が得られた．わが国ではMMFは現在ループス腎炎には保険適応がなく，公知申請を準備している．

5）レフルノミド

　レフルノミドはピリミジン合成の阻害薬で，ジヒドロオロト酸デヒドロゲナーゼ（DHOD）を抑制することで，UMP（ウリジル酸）の合成を阻害する．RA，ウェゲナー肉芽腫症，SLE，重症筋無力症，移植片対宿主病（GVHD）に効果がある．問題となる有害作用としては，海外では下痢，肝機能障害と可逆的な脱毛があげられていたが，2003年，既存の肺障害があるRA患者に，不可逆性の間質性肺炎を認めた症例がわが国で頻発して大きな問題となった．

6）カルシニューリン阻害薬

● Cyclosporine A（シクロスポリン）

　Cyclosporine A（CsA）は最も広く使われている免疫抑制薬の1つである．CsAは免疫応答性リンパ球（特にT細胞）の細胞質タンパク質であるシクロフィリンに結合する．CsAとシクロフィリンの複合体は，IL-2の転写を誘導する転写因子であるNFATを活性化させるカルシニューリンとカルモジュリン，Ca^{2+}の相互作用を阻害し，IL-2の産出を阻害する．

　日本では内服薬が乾癬やアトピー性皮膚炎にも適応症として認可されている．CsAは急性拒絶反応への処置に用いられるが，腎毒性があるため長期間の使用には注意を要する．その他の副作用として高血圧，多毛，神経毒性，肝毒性がある．

● Tacrolimus（タクロリムス）

　Tacrolimusは筑波山の土壌で1984年に見つかった細菌*Streptomyces tsukubaensis*の生産物である．23員環マクロライドマクロラクタム構造を有し，カルシニューリンを阻害する．CsAよりもさらに強力な免疫抑制薬であり，FK結合タンパク質依存性に，IL-2の転写因子であるNFATを活性化させるカルシニューリンとカルモジュリン，Ca^{2+}の相互作用を阻害する．

　副腎皮質ステロイドに効果が不十分なループス腎炎を対象とした第Ⅲ相試験が国内で施行され，2007年に保険適用を得た．また重症筋無力症，RA，潰瘍性大腸炎の治療にも用いられている．

分子標的療法：生物学的製剤と低分子化合物

1）抗CD4抗体

　1980年代，カリフォルニア大学サンフランシスコ校のグループにより，モノクローナル抗CD4抗体（抗L3T4抗体）のSLEモデル動物に対する有用性が示された．また私も，同抗体が1型糖尿病モデルマウス（NODマウス）の糖尿病の発症を完全に予防できることを1987年に発表した．その後，同様の結果が相次いで報告され，全身性自己免疫疾患も臓器特異的自己免疫疾患もCD4細胞を除去することで完治すると皆が信じていた．このようなモデル動物での研究成果，およびヒトRAのCD4陽性細胞の病態形成における重要性から，1989〜1995年にかけて，抗CD4モノクローナル抗体を用いたRA治療のオープン試験が8件行われ，計130名ほどの患者に投与され，いずれもから「有効」との報告がなされた．

　ところがその後に行われた3件のRCTはすべてがネガティブな結果であった．今日，同様にCD4陽性細胞にも発現するCTLA-4の競合阻害がRAに有効であることを考えても，なぜ抗CD4抗体がヒトRAに無効であったのかはよくわからない．時を同じくして登場したTNF阻害薬は当初は「DICのために開発された薬剤」であり，RAにこれほど有効であるとは思いもしなかったことは冒頭に述べたとおりである．RAに対する抗サイトカイン製剤（生物学的製剤）は，抗IL-6受容体抗体（Tocilizumab：トシリズマブ）を別にすれば「偶然効いた」といっても決して過言ではないことも，本論の冒頭で述べた．

　その後のRAに対する生物学的製剤の有効性は「寛解が現実的な治療目標」として定められるようになり，「RA治療にパラダイムシフトを起こした」とまでいわれる時代になった．本書のほかのページで詳述されると思うので，ここではあえて触れないが，RAの抗サイトカイン療法の思いもかけない大成功に勇気づけられて，既存の抗がん剤（主としてB細胞系悪性リンパ腫に対するモノクローナル抗体）のRAを中心にした自己免疫疾患への応用や，多くのサイトカイン/ケモカインに対する生物学的製剤，さらには低分子化合物が開発されるようになった．

2）抗CD20抗体，抗CD22抗体

● Rituximab（リツキシマブ）

　RituximabはモノクローナルCD20キメラ抗体であり，CD20を発現するプレ細胞段階からB細胞リンパ芽球段階までのB細胞，一部の形質細胞および多くのB細胞系悪性リンパ腫細胞に結合してこれらを除去する．主に悪性リンパ腫に対するB細胞除去療法として使用され，米国ではRAに対しても用いられている．「B細胞除去がなぜRAに有効なのか？」との問いに対して万人が納得できるような回答はない．これも，やはりempiricalな結果であるといわざるをえない．

　一方，難治性SLE患者に対してRituximabが有効であったとの報告が相次いだことをふまえ，米国において多施設共同二重盲検第II/III相試験が行われた．この試験はEXPLORER試験と名づけられ，中等症〜重症の活動性SLE患者を対象とした．しかし，52週において臨床的著明改善はRituximab群で12.4％，偽薬群で15.9％と有意差がなく，臨床的部分改善においてもRituximab群で17.2％，偽薬群で12.5％と有意差が得られなかった．

　class IIIまたはIVのループス腎炎を対象に行われたLUNAR試験では145名の患者がリクルートされ，ステロイド剤およびMMFによる治療に偽薬またはRituximabが追加投与された．主要エンドポイントは52週における腎炎の完全寛解，部分寛解および治療効果なし

のカテゴリー分類であった．Rituximab投与群では有意な抗dsDNA抗体値の低下や補体値の改善を認めたが，腎症に対する治療効果は両群間に有意差はないと結論され，2012年に論文として発表された．

治験の過程で，進行性多巣性白質脳症やわが国における抗リン脂質抗体症候群の発症など副作用の問題があり，その適応の是非には議論がある．多くの非盲検試験において報告されているRituximabの有効性を，二重盲検試験では再現できなかったという結果は重く受け止める必要があるが，評価法を含めた試験デザインや症例の選択が至適でなかったとの意見もあり，症例を選んで使用すればRituximabは有効であると考える専門家も多い．

● **Ocrelizumab（オクレリズマブ）**

ヒト化抗CD20モノクローナル抗体であるOcrelizumabに関しては，RAならびにループス腎炎に対する第III相試験が行われていたが，安全性の観点から治験が中止された．

● **Epratuzumab（エプラツズマブ）**

CD22はB前駆細胞の細胞質や成熟Bリンパ球の表面に発現するB細胞特異抗原であり，形質細胞には発現しない．EpratuzumabはモノクローナルCD22抗体である．EpratuzumabによるSLE患者を対象とした臨床試験は，2013年1月現在，中等症～重症のSLE患者を対象に多施設共同二重盲検試験が行われている．

3）B細胞増殖因子に対する抗体

BAFF（B cell activating factor belonging to the tumor necrosis factor）は別名BLyS（B lymphocyte stimulator）ともよばれる膜貫通型タンパク質であり，単球，マクロファージ，樹状細胞，活性化T細胞などに発現し，細胞外領域が切断されて活性型として分泌される．B細胞上のBAFF受容体である，TACI（TNF transmembrane activator and calcium modulator and cyclophilin ligand interactor）およびBCMA（B cell maturation antigen）に結合し，B細胞の生存，増殖，分化，免疫グロブリンのクラススイッチを促し抗体産生に関与する．SLE患者においては血中BAFF濃度が上昇しており，また疾患活動性とも相関すると報告されている．

Belimumab（ベリンマブ）はBAFFに対する完全ヒト型モノクローナル抗体である．活動性SLE患者を対象とした第II相多施設共同二重盲検試験では，中枢神経ループスおよびループス腎炎を除く，SELENA-SLEDAIスコアが4以上の患者449名が治験に割りつけられた．52週の観察期間が設けられたが，Belimumab投与群と偽薬群に有意差は認められなかった．しかし，サブ解析において，抗核抗体80倍以上または抗dsDNA抗体30 IU/mL以上の患者群ではBelimumab投与群で有意に52週におけるSELENA-SLEDAIスコアが改善していた（28.8％ v.s. 14.2％）ことから，新たな治験が開始され（BLISS-52，BLISS-76），有意性が示されたので，2011年FDAで認可された．SLEに対する新薬としては実に50年ぶりのことである．わが国でも第III相試験が進行中である．

Atacicept（アタシセプト）はBAFFならびにAPRIL（a proliferation inducing ligand）の受容体であるTACIに対するモノクローナル抗体である．ループス腎炎に対する第I／II相試験ではMMFとの併用で感染症の増加を認めたため中止となったが，現在SLE全般での第II／III相試験が行われている．

4）T細胞調節因子に対する抗体

CTLA-4（CD152）はT細胞に発現し，抗原提示細胞上のCD86（B7）をリガンドとす

る．T細胞上の重要な共刺激分子であるCD28とリガンドを共有し，T細胞-抗原提示細胞間の相互作用に対して抑制的に働く．CTLA-4に免疫グロブリンFc部分を結合させた融合タンパク質であるAbatacept（アバタセプト）はすでにRA治療薬として用いられているが，SLEに対する治療効果も期待されたことから，多関節炎，円板状ループス，漿膜炎などを有する非重症SLE患者に対する第Ⅱ相試験が行われた．主要エンドポイントであるBILAG AまたはBの再燃には両群間に有意差がなく，重篤な有害事象は実薬群で多かったが，BILAG Aの再燃のみに関しては実薬群で低頻度であり，その傾向は特に多関節炎に関して明らかであった．現在，ループス腎炎に対するEuro-lupus regimenによるIVCYとの併用試験が進行中である．

CD154（CD40L）は，活性化T細胞の表面に発現し，B細胞・樹状細胞・マクロファージなどの抗原提示細胞上のCD40と会合する共刺激分子である．SLE患者B細胞におけるCD154の発現も報告されており，抗CD154抗体であるIDEC-131およびBG9588はSLEの新たな治療薬として期待されたが，前者はプラセボとの間に有意な治療効果の差を認めず，後者は血栓症のため治験が中止された．

ICOS（inducible T-cell co-stimulator）分子はCD278抗原としても知られており，CD28とCTLA-4細胞表面抗原ファミリーに属する．CD278抗原は末梢血ナイーブT細胞には発現していないが，未刺激の胚中心胸腺細胞に強く発現しており，T細胞分化に役割を果たしていると考えられる．Roquine遺伝子変異に基づくICOSの過剰発現を認めるマウス（Sanroqueマウス）がSLE様の自己免疫疾患を呈することから，ICOS-ligandに対する標的療法も行われている．

5）接着因子に対する抗体

代表的な細胞間接着分子であるLFA（leukocyte-functioning antigen）-1は，ICAM（intercellular adhesion molecule）-1の受容体として，T細胞と内皮細胞，滑膜細胞や骨芽細胞との接着に関与し，幅広い作用点を有する．抗LFA-1α鎖抗体（Efalizumab：エファリズマブ）はヒト化抗CD11a抗体で，週1回皮下注で乾癬に対する有効性が報告され，FDAで認可された．RAを対象とした臨床試験も進行している．

VCAM（vascular cell adhesion molecule）-1やフィブロネクチンの受容体VLA-4（very late activation antigen）のα鎖に対する抗体（Natalizumab：ナタリズマブ）は，特に再発寛解型の多発性硬化症に対して効果を発揮する新しい治療薬として，2006年に世界ではじめて承認された．米国でRAに対しても治験が進行中で，有効性が報告される．

6）破骨細胞

RANKL（receptor activator of nuclear factor κB ligand）はTNFファミリー分子で，破骨細胞のRANKを介して破骨細胞の成熟，活性化を誘導する．抗RANKL抗体（Denosumab：デノスマブ）は骨粗鬆症に対する臨床試験が進行し，6カ月に1回の静注で骨吸収を抑制し骨形成を増強し，高い有効性が報告されており，今後，RAの骨破壊への応用も期待されている．

破骨細胞に発現し，骨基質との接着に関与するインテグリン$\alpha_V\beta_3$を標的としたヒト化抗体（Vitaxin：ビタキシン）も，骨吸収抑制作用を有する．$\alpha_V\beta_3$は血管内皮細胞にも発現しており，血管新生の阻害作用を有することが示唆され，欧米でMTX治療抵抗性RAに対しての臨床試験が進行している．

7）低分子化合物

　FDA は 2012 年 11 月に，ファイザー社の経口薬ヤヌスキナーゼ（JAK）阻害薬「Tofacitinib（トファシチニブ：XELJANZ®）」を世界ではじめて承認した．適応は，MTX で効果不十分または不耐容で中等度～重度の RA である．JAK 阻害薬は，炎症性サイトカインが生物活性を発揮するために必要なシグナル伝達系であるチロシンキナーゼの JAK を特異的に阻害する．詳細は本文を熟読いただきたいが，分子量 312.4 の小分子であり，経口投与が可能となった．しかし，RA の骨破壊に対する実臨床的効果や，長期使用に伴う有害事象，特に感染症と悪性腫瘍の発現など，今後慎重に観察すべき点も多い．

　Syk（spleen tyrosine kinase）は，B 細胞，マクロファージ，肥満（マスト）細胞などの免疫細胞において，免疫複合体による IgG 受容体（Fcγ，Fcε）からのシグナル伝達開始に中心的役割を担う．Syk/ZAP-70 タンパク質チロシンキナーゼ・サブファミリーのメンバーで，B 細胞において，受容体刺激反応の正のエフェクターとして作用する．Syk キナーゼ阻害薬（R788）の RA に対する疾患制御効果は，きわめて高い有効性が報告されている．

　SLE 患者における T 細胞の機能異常では，CD3ζ 鎖のスプライス異常とそれに伴う発現低下，これを代替すべく Fcε 受容体γ鎖がリクルートされ，ここに ZAP-70 の代わりに Syk が会合する．その結果，SLE 患者由来の T 細胞ではカルシニューリン系シグナルの異常活性化が起こるとされている．一方で Ras-MAP キナーゼ経路は T 細胞受容体刺激後も十分な活性化が起こらないというアンバランスがあるために，IL-2 産生の低下，ひいては活性化後のアポトーシスに障害が起こると考えられている．SLE 患者 T 細胞における mTOR（mammallian target of rapamycin）の異常活性化も報告されており，RA で効果を認めた Syk キナーゼ阻害薬（R788）や移植領域で用いられているラパマイシンは，SLE の治療薬としても理にかなっており，今後の展開が期待される．

◆おわりに

　免疫疾患の薬物治療の歴史を，「アスピリンの創薬」「COX 阻害薬」「副腎皮質ホルモン」「免疫抑制薬」そして本書の主題である「分子標的治療薬」の今日までの状況を概説し，今後の展望を略述した．すでに相当字数制限を超過してしまったために，標的分子としての IL-17 ファミリー，IL-12 ファミリー，ケモカインとその受容体，インターフェロン，補体成分，さらには抗アレルギー製剤の歴史と展望についてはすべて割愛せざるをえなかった．詳細は本文を熟読いただきたい．

　本論を終わるに際して，RA に対する標的療法が，empiric なものを含めてきわめて多くの薬剤が有効であるのに対し，SLE に対する分子標的療法（特に生物学的製剤）が，モデル動物で得られた知見が必ずしもヒトには当てはまらないことを強調しておきたい．本書のほかの項目で詳述されると思うが，50 年ぶりに認可された Belimumab とて，RA に対する多くの生物学的製剤のように「SLE の寛解や治癒を期待させる」にはほど遠い薬剤である．R. Eisenberg はこの状況を『Why can't we find a new treatment for SLE』という review のなかで "The curse of history" と書いて嘆息している．「SLE では抗生物学的製剤抗体（HACA）が高頻度に認められる」という指摘もあり，そもそも「SLE の治療に生物学的製剤を用いる」という方法論そのものが間違いなのかもしれない．低分子化合物の効果に期待したい．

第1部
免疫・アレルギー疾患の分子標的用語

第1部　免疫・アレルギー疾患の分子標的用語

1章　細胞表面機能分子

概論　治療標的としての細胞表面機能分子

山本一彦

> 【本章の用語】CD3, CD22, CD28, CD152, CD40, CD40L, CD134, CD252, BAFF/APRIL, S1P受容体, LFA-1, VLA-4, $\alpha_4\beta_7$, ICAM-1, VCAM-1, LFA-3

はじめに

　免疫疾患，アレルギー疾患に関与する種々の細胞の表面には，その機能を発揮するための機能分子が発現している．これらの分子は，抗体療法を中心とした生物学的製剤の標的として重要な候補となっている．例えば，関節リウマチ（rheumatoid arthritis：RA）や全身性エリテマトーデス（systemic lupus erythematosus：SLE）に代表される自己免疫疾患は，自己抗原に対する免疫寛容に破綻が生じ，自己反応性のT細胞やB細胞が活性化されて病態形成に至ると考えられる．RAでは関節滑膜における慢性持続性炎症が特徴であり，T細胞，B細胞，マクロファージ，好中球と滑膜線維芽細胞が炎症と病態の進展の中心的役割を担っている．

　治療に関する標的に関しては，T細胞の活性化を阻害する生物学的製剤のCTLA-4-Ig（cytotoxic T-lymphocyte antigen 4-Ig）が，進展したRA患者に対しても効果的という結果から，T細胞が進行中の免疫応答と炎症反応に重要であることがわかる[1]．一方，B細胞については，生存，分化，抗体産生に重要な役割を果たす**BAFF**（B cell activating factor belonging to the tumor necrosis factor family）はTNF（tumor necrosis factor：腫瘍壊死因子）ファミリーに属する分子で，可溶型として分泌される．同じファミリーの**APRIL**（a proliferation inducing ligand）とともに，受容体のBAFF-R, TACI（transmembrane activator and CAML interactor protein），BCMA（B-cell maturation antigen）などに働く．BAFFシグナルは主にBAFF-Rを介して伝えられ，TACIは抑制性のシグナルを伝達していると考えられている．これらの異常がトレランスの破綻から自己免疫性炎症性疾患の発症に関与していると考えられている．そして，SLEやRAにおいてB細胞をターゲットとした治療法が有望視されており，TACIの可溶型分子などの開発が進んでいる[2]．本稿では，これらの治療標的を考えるうえで基礎となる，細胞表面機能分子について概説する．

細胞表面機能分子群とそのファミリー

　免疫システムの多くの細胞機能分子は，類似した性質と機能をもつ関連分子のファミリーに属している．免疫応答のさまざまな過程は細胞間の接着などによる相互作用に依存している．**LFA-1**や**VLA-4**などのインテグリンと，相手の細胞表面にある免疫グロブリンスーパーファミリーの**ICAM-1**や**VCAM-1**などとの結合はその代表的なものである．免疫グロブリンスーパーファミリーから派生したCD2サブファミリーは，相互作用する相手細胞上

表1　免疫グロブリンスーパーファミリーに属する分子とそのリガンド（文献14より引用）

免疫グロブリンスーパーファミリー分子	リガンド
CD2	LFA-3（CD58）
CD4	MHCクラスⅡ
CD8	MHCクラスⅠ
CD28	B7.1（CD80），B7.2（CD86）
CTLA-4（CD152）	B7.1（CD80），B7.2（CD86）
PECAM-1（CD31）	PECAM-1（CD31）
ICAM-1（CD54）	LFA-1（CD11a/CD18），Mac-1（CD11b/CD18）
ICAM-2（CD102）	LFA-1（CD11a/CD18），DC-SIGN（CD209）

LFA-1，Mac-1：β2インテグリン，VLA-4：β1インテグリン，DC-SIGN：C型レクチン

のCD2サブファミリーである同じ分子か異なる分子同士が相互作用して，細胞間の接着を担っている．また，炎症性サイトカインとして重要なTNFは分泌型と膜結合型のサイトカインであり，18種類のメンバーからなる大きなファミリーを形成している．このTNFファミリーメンバーは通常ホモ三量体を形成し，多くは膜上で細胞の相互作用をする制御因子の役割を果たしている．TNFファミリーメンバーの受容体はTNF受容体スーパーファミリーであり，多量体を形成し，アポトーシスのシグナルか炎症のシグナルを伝達する．

◆免疫グロブリンスーパーファミリー（表1）

　さまざまな細胞表面分子や分泌される分子が属するファミリーである．少なくとも1つの免疫グロブリン様ドメイン（immunoglobulin-like domain）[3]をもつことが特徴である[4]．これは免疫グロブリンに特徴的な折りたたみ構造を示す，約110のアミノ酸残基からなる免疫グロブリンドメインに相同性をもち，類似したβサンドイッチ構造といわれる安定した折りたたみ領域の構造である．免疫システムにおいて，この免疫グロブリンスーパーファミリー分子群は非常に重要な働きをしており，多くの免疫グロブリン様ドメインが対をなして互いに結合したホモ二量体やヘテロ二量体として存在する．リンパ球の抗原受容体である，T細胞抗原受容体（T-cell receptor：TCR）やB細胞抗原受容体（B-cell receptor：BCR）もこのファミリーに属しているが，この他にも免疫認識反応に関与するさまざまな分子がある．そして，これらの機能分子のシグナルは，活性化分子の場合は細胞内のチロシンキナーゼを経てシグナルが伝達され[5]，抑制性分子の場合はホスファターゼを経て機能が発揮される[6]．ホスファターゼは，キナーゼによって伝達経路の構成分子に付加されたリン酸基を除去することで，活性化を阻害する．**CD3**，**CD22**，**CD28**，**CD152**（CTLA-4），**ICAM-1**（CD54），**LFA-3**（CD58）などがこのファミリーに属している．

◆TNFスーパーファミリーとTNF受容体スーパーファミリー（表2）

　多くの膜結合型TNFスーパーファミリー[7]は，免疫細胞間の相互作用に働いており，獲得免疫の始動や制御，B細胞による抗体産生や食細胞による病原体の破壊など，エフェク

表2 TNF/TNF受容体ファミリー（文献15より一部改変して転載）

遺伝子名		別名	ヒト	マウス	ノックアウトマウスや変異マウスの表現型
受容体					
TNFR1	TNFRSF1A	CD120a, p55 TNFR60	NM001065	NM011609	細菌感染に対する感受性増大，LPSに対する感受性低下 胚中心の形成不全，パイエル氏板形成不全
TNFR2	TNFRSF1B	CD120b, p75, TNFR80	NM001066	NM011610	細菌感染に対する感受性増大，LPSに対する感受性低下
LT-bR	TNFRSF3	TNFR2-RP	NM002342	NM010736	胚中心の形成不全，リンパ節およびパイエル氏板形成不全
OX40	TNFRSF4	CD134	NM003327	NM011659	T細胞の活性化不全
CD40	TNFRSF5		NM001250	NM011611	免疫グロブリンのクラススイッチの障害 胚中心の形成不全，高IgM血症
Fas	TNFRSF6	CD95, APO-1	NM000043	NM007987	AICDの欠損，リンパ球増多症，自己免疫病
CD27	TNFRSF7		NM001242	L24495	T細胞の活性化不全
CD30	TNFRSF8		NM001243	NM009401	?
4-1BB	TNFRSF9	CD137	NM001561	NM011612	CD8陽性T細胞機能低下
DR4	TNFRSF10A	TRAIL-R1	NM003844	Unknown	?
DR5	TNFRSF10B	TRAIL-R2	NM003842	NM020275	?
DcR1	TNFRSF10C	TRAIL-R3	NM003841	NM024290	?
DcR2	TNFRSF10D	TRAIL-R4	NM003840	NM023680	?
RANK	TNFRSF11A	TRANCE-R	NM003839	NM009399	リンパ節形成不全，破骨細胞の分化障害による大理石病
OPG	TNFRSF11B	Osteoprotegrin	NM002546	NM008764	破骨細胞の分化障害による大理石病
FN14	TNFRSF12A		NM016639	NM013749	?
DR3	TNFRSF12	TRAMP, LARD	NM003790	NM033042	?
TACI	TNFRSF13B		NM012452	NM021349	?
BAFF-R	TNFRSF13C		NM052945	NM028075	B細胞数の減少，抗体産生の低下
HVEM	TNFRSF14		NM003820	Unknown	?
BCMA	TNFRSF17		NM001192	NM011608	正常
DR6	TNFRSF21		NM014452	NM052975	CD4陽性T細胞の増殖亢進，Th2サイトカインの分泌亢進
EDAR			NM022336	NM010100	毛，歯および汗腺の発達異常
リガンド					
LTα	TNFSF1		NM000595	NM010735	胚中心の形成不全，リンパ節およびパイエル氏板形成不全
TNF	TNFSF2		NM000594	NM013693	細菌感染に対する感受性増大，胚中心の形成不全
LTβ	TNFSF3		NM002341	NM008518	胚中心の形成不全，腸間膜リンパ節を除く全身のリンパ節およびパイエル氏板の形成不全
OX40L	TNFSF4	CD252, gp34	NM003326	NM009452	樹状細胞のT細胞への補助シグナル低下
CD40L	TNFSF5	CD154, gp39	NM000074	NM011616	免疫グロブリンのクラススイッチの障害 胚中心の形成不全，高IgM血症
FasL	TNFSF6	CD95L, CD178	NM000639	NM010177	AICDの欠損，リンパ球増多症，自己免疫病
CD27L	TNFSF7	CD70	NM001252	NM011617	?
CD30L	TNFSF8	CD153	NM001244	NM009403	?
4-1BBL	TNFSF9		NM003811	NM009404	?
TRAIL	TNFSF10	Apo-2L	NM003810	NM009425	発がんに対する抵抗性低下
RANKL	TNFSF11	TRANCE, OPGL	NM003701	NM011613	リンパ節形成不全，破骨細胞の分化障害による大理石病
TWEAK	TNFSF12		NM003809	AF030100	?
APRIL	TNFSF13	CD256	NM003808	NM023517	?
BAFF	TNFSF13B	CD257, BLYS, TAHNK	NM006573	NM033622	B細胞数の減少，抗体産生の低下
LIGHT	TNFSF14		NM003807	NM019418	?
EDA		EDA1	NM001399	NM010099	毛，歯および汗腺の発達異常

主なTNF/TNF受容体ファミリーの遺伝子シンボル，アクセッション番号およびノックアウトマウスや変異マウスの表現型．
LPS：リポ多糖，AICD：activation-induced cell death

ター作用を発揮している．例えば，FasリガンドやTRAIL（TNF-related apoptosis-inducing ligand）などは，アポトーシスを誘導する役割があり，このアポトーシスは免疫応答の制御，細胞傷害性T細胞やNK（ナチュラルキラー）細胞による標的細胞の破壊などに決定的な役割を果たしている．これらの受容体であるTNF受容体スーパーファミリーにはいくつかの種類があり，アポトーシスに関係したファミリー分子では，細胞内に70アミノ酸の球状ドメインであるデスドメイン[8]があり，リガンドが結合すると，FADD（Fas-associated protein with death domain：Fas関連デスドメイン）を介してカスパーゼが活性化され，アポトーシスが誘導される．一方，炎症に関与するTNF受容体スーパーファミリー[9]はデスドメインをもたず，短い配列を介してTRAF（TNF受容体関連因子）が結合し，NF-κB（nuclear factor κ-light-chain-enhancer of activated B cells）[10]やMAP（mitogen activated protein：マイトゲン活性化タンパク質）キナーゼ[11]の活性化を介して炎症を惹起する．**CD40L**（CD154），**CD252**（OX40L），**BAFF**（CD257），**APRIL**（CD256）はTNFスーパーファミリーに属し，**CD40**，**CD134**（OX40）はTNF受容体ファミリーに属している．

◆インテグリン

インテグリン（integrin）は，αとβとよばれる2つのサブユニットからなるヘテロ結合体で，アクチン細胞骨格へ強力に結合する特徴を有するファミリーである[12]．18種類のα鎖と8種類のβ鎖が知られている．多くのインテグリンは，ICAM-1などの免疫グロブリンスーパーファミリー分子やフィブロネクチン，コラーゲン，ラミニンなどの細胞外基質（extracellular matrix：ECM）のタンパク質，補体成分などの血清タンパク質などと結合する．インテグリンの特徴は，抗原受容体やケモカイン受容体などのほかの受容体を介したシグナルにより制御されることである．インテグリンのリガンドへの親和性は，α，βサブユニットの最外側のドメイン構造により決定され，さらに多数のインテグリンがクラスターを形成し結合活性が増すことが知られている．**LFA-1**（$\alpha_L\beta_2$），**VLA-4**（$\alpha_4\beta_1$），**$\alpha_4\beta_7$**などがこのファミリーに属する．

◆C型レクチンファミリー

特定の糖構造を認識するタンパク質をレクチンとよび，特にC型レクチンファミリーは糖を結合する際にカルシウムを必要とし，免疫系で重要な役割を果たしている[13]．独特の三次元構造をもつ糖認識ドメインをもち，可溶性の分子として働くこともあるが，C型レクチン受容体として細胞表面分子としても働く．マクロファージや樹状細胞上のC型レクチン受容体は，宿主にない微生物特有の糖や，老化したタンパク質や細胞の指標となる糖に結合し，これら結合したリガンドを細胞内に取り込みプロセスする．また，細胞の遊走に重要な働きをするセレクチンもC型レクチンドメインをもつ分子である．**Mincle**はC型レクチンに属する．

<文献>
1) Sharpe, A. H. et al. : N. Engl. J. Med., 355 : 973-975, 2006
2) Navarra, S. V. et al. : Lancet, 377 : 721-731, 2011
3) Bork, P. et al. : J. Mol. Biol., 242 : 309-320, 1994
4) Barclay, A. N. : Semin. Immunol., 15 : 215-223, 2003
5) Hanks, S. K. et al. : Science, 241 : 42-52, 1988
6) Zhang, Z. Y. : Annu. Rev. Pharmacol. Toxicol., 42 : 209-234, 2002
7) Aggarwal, B. B. : Nat. Rev. Immunol., 3 : 745-756, 2003
8) Weber, C. H. & Vincenz, C. : Trends Biochem. Sci., 26 : 475-481, 2001
9) Locksley, R. M. et al. : Cell, 104 : 487-501, 2001
10) Baldwin, A. S. Jr. : Annu. Rev. Immunol., 14 : 649-683, 1996
11) Lewis, T. S. et al. : Adv. Cancer Res., 74 : 49-139, 1998
12) Hynes, R. O. : Cell, 110 : 673-687, 2002
13) Zelensky, A. N. & Gready, J. E. : FEBS J., 272 : 6179-6217, 2005
14) 平田多佳子：『キーワードで理解する 免疫学イラストマップ』(烏山 一/編), pp.158-167, 羊土社, 2004
15) 中野裕康：『キーワードで理解する 免疫学イラストマップ』(烏山 一/編), pp.168-176, 羊土社, 2004

memo

1章 細胞表面機能分子

CD3

本分子の研究の経緯

すべてのT細胞の表面に発現し，T細胞受容体（TCR）に結合する分子群として研究された．TCRが抗原を認識すると，CD3分子複合体はCD4やCD8とともに脂質ラフト領域に移動し，認識した情報を信号に変えて細胞の核に伝える．

分子構造

γ，δ，ε，ζの4つの分子で構成され，複合体はγε，δεのヘテロ二量体とζζのホモ二量体からなっている（図）．これらの分子の膜貫通領域は負に荷電したアミノ酸でコードされており，TCRが正に荷電していることから，安定した複合体構造を形成する．

機能・役割

CD3はTCRが細胞表面で安定的に発現し，抗原認識に伴いシグナルを伝達するために必要な複合体である．TCRのシグナルは，CD3の細胞内ドメインにある免疫受容体チロシン活性化モチーフ（immunoreceptor tyrosin-based activation motif：ITAM）によって伝達される．CD3には多数のITAMがあり，CD4やCD8に恒常的に結合しているチロシンキナーゼのLck（lymphocyte-specific protein tyrosine kinase）によってリン酸化され，シグナルを増幅する．リン酸化されたITAMは第二のチロシンキナーゼZAP-70（ζ chain asoociated protein of 70 kDa）の結合部位となる．ZAP-70は膜貫通型アダプター分子のLAT（linker for activation of T cell）をリン酸化し，リン酸化されたLATがさらに種々のシグナル伝達分子を集めることで，シグナルが増幅されていく[1]．

疾患との関連性・臨床的意義

抗CD3抗体の免疫抑制作用は，まずアロ（同種）の移植片の拒絶を抑制する作用があることで示され，その後自己免疫疾患へ適応されていった[2]．特にFc受容体への結合能力のない（FcR non-binding）抗体はクロスリンクによるT細胞の活性化が少ないことから，自己免疫疾患では多く使われている．新規に発症した

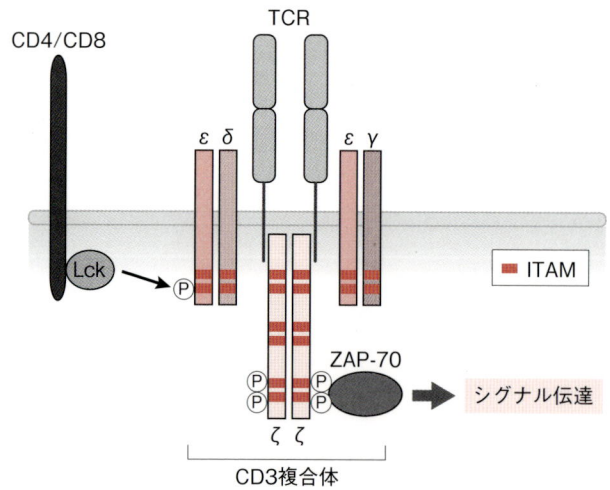

図　CD3複合体

Ⅰ型糖尿病患者では,ヒト化抗CD3抗体はβ細胞の機能保護の働きがあり[3]，また乾癬性関節炎では炎症関節の改善効果もみられた[4].

抗CD3抗体は,短期的には病態形成に関与するエフェクターT細胞の除去やアナジーの誘導のメカニズムが考えられている[5)6)]．抗体がTCR複合体に結合することで，リン酸化が不完全に生じ，下流のIL-2の発現が抑制される可能性がある．Th2への偏向などのメカニズムが考えられるが，非除去型の抗体は制御性T細胞の誘導作用もあると報告されている[7]．ただし2011年には抗CD3抗体OtelixizumabによるⅠ型糖尿病に対する第Ⅲ相試験は，プライマリエンドポイントを満たさなかったと発表された．一方，抗CD3抗体の経口投与により，副作用が少なくTh1/Th17の反応を抑え，制御性T細胞を増やし，樹状細胞のIL-23やIL-6を抑制できる可能性が報告されている[8].

<文献>
1) Dustin, M. L. et al. : Nat. Rev. Immunol., 11 : 672-684, 2011
2) Chatenoud, L. & Bluestone, J. A. : Nat. Rev. Immunol., 7 : 622-632, 2007
3) Herold, K. C. et al. : N. Engl. J. Med., 346 : 1692-1698, 2002
4) Utset, T. O. et al. : J. Rheumatol., 29 : 1907-1913, 2002
5) Smith, J. A. et al. : J. Exp. Med., 185 : 1413-1422, 1997
6) Herold, K. C. et al. : J. Clin. Invest., 111 : 409-418, 2003
7) Bisikirska, B. et al. : J. Clin. Invest., 115 : 2904-2913, 2005
8) Ilan, Y. et al. : J. Clin. Immunol., 30 : 167-177, 2010

（山本一彦）

memo

1章 細胞表面機能分子

CD22

本分子の研究の経緯

CD22はB細胞の活性化を制御するB細胞関連接着分子として同定された[1]．免疫グロブリンスーパーファミリーに属するシアル酸認識タンパク質であるSiglec (sialic acid-binding immunoglobulin-like lectin) ファミリーの1つである[2]．

分子構造

CD22は抑制性共受容体としてB細胞に特異的に発現する糖タンパク質であり，B細胞受容体（BCR）シグナルを負に制御している．分子量14万のI型膜タンパク質で，プレおよび未熟B細胞では低レベルで，成熟B細胞で最大に発現し，プラズマ細胞では再び発現低下が起こる．特に濾胞，辺縁帯B細胞では強く発現するが，胚中心B細胞では発現が減弱する．細胞外には7つの免疫グロブリンドメインを有し，最も外側は免疫グロブリンのV領域に類似したV-setといわれる免疫グロブリンドメインをもち，ここが主として同じ細胞上やほかの細胞上，さらに可溶性のシアル酸を認識する[3]．CD22の作用としては同じ細胞上のシアル酸のシスの認識が重要と考えられているが，別の細胞上のシアル酸を認識するクロストークもあるとされている．

CD22は細胞内にITIM (immunoreceptor tyrosin-based inhibitory motif) をもつ．抗原によりBCRが架橋されると，これに関連しているCD22分子はLynにより急速にリン酸化される（図）．CD22のITIMがリン酸化されると，主としてシグナルを負に制御するSHP-1やSHIPがリクルートされ，これらがB細胞抗原受容体からの抗原刺激による活性化シグナルを負に制御している[4]．ただしCD22は細胞内ドメインに2つのITAM (immunoreceptor tyrosine-based activation motif) ももっており，ある状況下ではCD22が正のシグナルを入れることもありうると考えられている．事実，複数の抗CD22抗体が抗Ig抗体によるB細胞の増殖を増幅することが報告されている．

機能・役割

CD22はポジティブとネガティブの両方のシグナルに関与する可能性があるが，CD22を欠損したマウスの研究からは，実際にはCD22は抑制性の分子であると考えられている[5]．

マウスのCD22はα2-6結合したシアル酸のうちN-グリコリルノイラミン酸をシアル酸としてもつ糖鎖に高い親和性で結合するが，ヒトのCD22の親和性は必ずしもこれと同一ではない．したがってCD22のリガンド糖鎖の発現制御にはいくつかの酵素が関与していると考えられている．例えば，T細胞依存性抗原で免疫されたマウスの胚中心の活性化B細胞では，CD22のリガンドの発現が特異的に抑制されていることが報告されている．

疾患との関連性・臨床的意義

CD22欠損マウスは明らかな自己免疫病態を示さないことが多いが，IgM抗DNA抗体の産生に続いて高アフィニティの自己抗体を産生する欠損マウスも報告されている[6]．自己免疫発症マウスでのCD22の遺伝子多型を含めて，CD22の機能低下は自己免疫に関連すると考えられている[7]．自己の成分にはシアル酸を含む分子は多くあり，これにより通常，B細胞は抗原非特異的に活性化が制御されていると考えることができる．

抗CD22モノクローナル抗体であるEpratuzumab（エプラツズマブ）はB細胞に特異的に結合し，抗体依存性，補体依存性にB細胞数の減少，機能抑制作用をもつ薬剤である．現在，非ホジキンリンパ腫をはじめとする血液腫瘍性疾患のみならず，全身性エリテマトーデス（SLE），シェーグレン症候群といったリウマチ性疾患への治療効果が期待されている[8]．

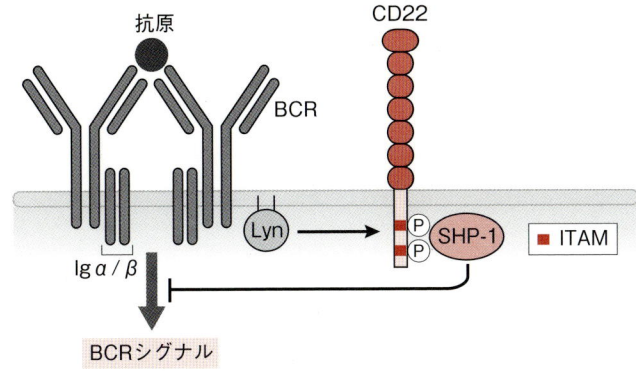

図　CD22によるBCRシグナルの抑制

<文献>
1) Pezzutto, A. et al. : J. Immunol., 138 : 98-103, 1987
2) Sgroi, D. et al. : J. Biol. Chem., 268 : 7011-7018, 1993
3) Engel, P. et al. : J. Exp. Med., 181 : 1581-1586, 1995
4) Sato, S. et al. : Proc. Natl. Acad. Sci. USA, 94 : 13158-13162, 1997
5) Nitschke, L. et al. : Curr. Biol., 7 : 133-143, 1997
6) O'Keefe, T. L. et al. : Science, 274 : 798-801, 1996
7) Morel, L. et al. : Immunity, 1 : 219-229, 1994
8) Daridon, C. et al. : Arthritis Res. Ther., 12 : R204, 2010

（山本一彦）

memo

1章 細胞表面機能分子

CD28

本分子の研究の経緯

T細胞受容体（T cell receptor：TCR）とCD3の複合体からのシグナルでは最適なT細胞の機能を発揮するには十分でない．すなわちこのシグナルを最適化する第二のシグナルが必要と考えられていた[1]．この第二のシグナルに相当するものとしてCD28分子が研究された．

分子構造

CD28はI型膜タンパク質で，細胞外に免疫グロブリンの可変領域に似たドメイン（variable domain-like：V-set）をもつ免疫グロブリンスーパーファミリーに属する．単一の膜貫通ドメインと細胞内にはチロシン依存性のシグナルモチーフを有し，ホモ二量体を形成している[2]．

機能・役割

例えば，樹状細胞は末梢組織において抗原を補足しプロセシングによりMHC分子に提示させつつ，二次リンパ組織へと移動し，そこでT細胞に抗原提示する．一方で微生物がもつシグナルは，樹状細胞表面のCD80（B7-1）やCD86（B7-2）などの補助刺激分子の発現を亢進させる．これらの分子はT細胞のTCRと協調して働くCD28分子と結合する．ナイーブT細胞は通常，CD80/86分子による補助刺激シグナルがないと活性化しない．すなわちCD80/86分子は，典型的には感染によって誘導される分子であり，抗原ペプチドとMHCによるTCRからのシグナルだけでなく，感染の存在を確実にするCD28からの補助刺激シグナルも必要としていると考えることができる（図）．

CD28はナイーブT細胞と活性化T細胞に発現しており，T細胞からの最適なサイトカイン産生や分裂に必要な分子である．ナイーブT細胞はメモリーT細胞に比較して，よりCD28に対する依存性が高い．CD28からのシグナルはTCRからのシグナルを増幅するか，T細胞の活性の閾値を下げるとされている．TCRが抗原を認識する際，CD28もTCRと同じミクロクラスターに集合し，リン酸化酵素プロテインキナーゼCθをよび寄せることで，T細胞の増殖とサイトカイン産生を劇的に増加させる[3]．

TCRからの刺激により，細胞内のカルシウム濃度の増大によるNFATの活性化，Rasの活性化に続くAP-1の活性化，プロテインキナーゼθの活性化に続くNF-κBの活性化などが起こるが，これらすべての応答はCD28からの補助シグナルで増強される．TCRとCD28が同時に刺激を受けるとT細胞上にCD40Lが発現する．CD40Lに対するのが樹状細胞上のCD40であり，このCD40を介して樹状細胞にシグナルが伝達されると，樹状細胞のCD80/86の発現レベルが上昇し，CD28を介したT細胞へのシグナルが増強される（図）．CD28のシグナルはTh1/Th2/Th17の分化のバランスに影響する可能性も指摘されている[4]．

疾患との関連性・臨床的意義

現在のところ，CD28を標的としてこれを直接抑制する抗体治療は開発されていない．CD28のクラスタリングがCD28のシグナルを入れるので，これをブロックする抗体は難しいかと考えられている．ただし，マウスでは抗CD28抗体の投与でTh17の分化が抑制されたという報告はあり，将来的な治療の可能性がある[5]．

CD28に対するアゴニスト作用をもつ抗体については，2006年ロンドンで，ヒト化された抗CD28モノクローナル抗体（TGN1412）の第I相試験が行われた．実薬群の健常人男性6人全員がサイトカインストームと考えられる臓器不全で入院し，重篤者もいた．ラットなど動物モデルではこの抗体は制御性T細胞だけを活性化し[6]，同じCD28分子をもつサルにはヒトに投

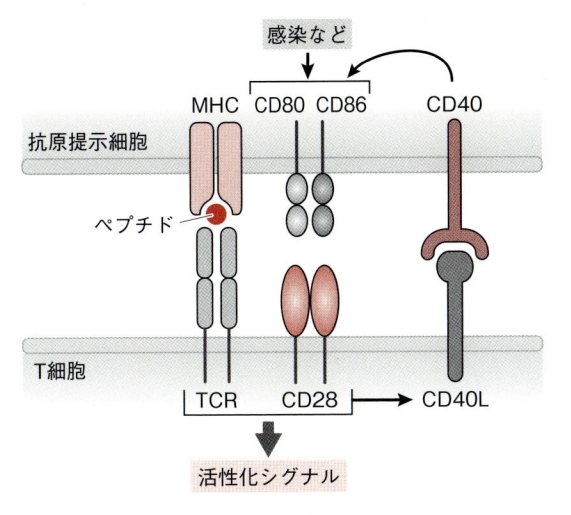

図 CD28によるT細胞活性化機構

与した500倍量を投与したが大きな変化はなかったという．どうしてヒトでは動物実験と同じ反応ではなかったかがよくわかっていない[7]．ヒトではCD28はT細胞以外でも発現しているのでこれが影響した可能性，ヒト化した抗体なのでFc部分がヒトでのみ働いた可能性などが想定されている．

<文献>

1) Bretscher, P. A. : Proc. Natl. Acad. Sci. USA, 96 : 185-190, 1999
2) Keir, M. E. & Sharpe, A. H. : Immunol. Rev., 204 : 128-143, 2005
3) Yokosuka, T. et al. : Nat. Immunol., 6 : 1253-1262, 2005
4) Kuchroo, V. K. et al. : Cell, 80 : 707-718, 1995
5) Bouguermouh, S. et al. : PLoS One, 4 : e5087, 2009
6) Beyersdorf, N. et al. : J. Exp. Med., 202 : 445-455, 2005
7) Suntharalingam, G. et al. : N. Engl. J. Med., 355 : 1018-1028, 2006

（山本一彦）

memo

1章 細胞表面機能分子

CD152 【別名】CTLA-4

本分子の研究の経緯

副刺激分子として作用するCD28を抑制する分子として，CD152（CTLA-4）が記載された．CTLA-4のリガンドはCD28と同じで，B7分子とよばれるCD80とCD86である．CTLA-4欠損マウスはリンパ増殖性を示し，多くの臓器へのリンパ球の浸潤が観察されたことから，CTLA-4はT細胞の免疫応答を負に制御する因子として重要であることが明らかとなった[1]．

分子構造

CD28（p.34参照）と同様に，CD4陽性T細胞とCD8陽性T細胞に発現する糖タンパク質であり，二量体で存在し，CD80とCD86に結合するが，それぞれの結合力は異なる[2]．CTLA-4はより強いaffinity（親和性）とavidity（結合力）で結合し，CTLA-4-CD80の結合が最も強く，CD28-CD86が最も弱いことから，CTLA-4はCD28がそのリガンドに結合するのを阻害する役割があると考えられてきた．

CTLA-4の基本的な特徴は，その細胞での局在が主に細胞内小胞（intracellular vesicles）であり，クラスリンアダプタータンパク質複合体と相互作用をしていることである[3]．T細胞受容体（TCR）の刺激で細胞表面への輸送が促進されるが，持続的な細胞内への取り込みを介して，常にわずかな分子のみ細胞表面で観察されるだけである．CTLA-4の細胞内輸送とその機能についての関連は十分に解明されていない．

機能・役割

抗原提示に際してT細胞に恒常的に発現しているCD28が最初にCD80/86と相互し，T細胞が活性化される．しかし，この活性化がピークに達すると，より高い親和性をもつCTLA-4の発現が上昇し，CD28が結合可能なCD80/86に結合することにより，活性化を抑制すると考えられている（図）．すなわちCTLA-4は休止時のT細胞には発現しておらず，活性化後約2日で発現が観察される．ただし，CD4陽性CD25陽性FOXP3陽性の制御性T細胞には，恒常的にCTLA-4の発現がみられる[4]．CTLA-4欠損マウスで生じる自己免疫は，CLTA-4-Igの投与か[5]，CD80とCD86の欠損マウスとの交配[6]で回避できることから，CTLA-4の役割はCD28のシグナルを制御することであると考えられてきている．CTLA-4はCD4陽性T細胞とCD8陽性T細胞に発現しているが，その機能はCD4陽性T細胞でより重要であろうと考えられている．制御性T細胞での役割については，十分に解明されていない．

CTLA-4の機能については，それが発現しているT細胞自体に働くのか（intrinsic model），それ以外の細胞，例えば抗原提示細胞などに働くか（extrinsic model）について詳細は解明されていない．intrinsic modelとしては，CTLA-4の細胞内ドメインを介して抑制性のシグナルを細胞内に入れる，シグナルは入れずにCD28シグナルを阻害する，ほかのLFA-1などの接着分子に影響を与える，などの可能性が指摘されている[7]．extrinsic modelとしては，結合したCD80/86分子を介して，抗原提示細胞内に負の刺激を入れIDO（indolamine 2,3-dioxygenase）を活性化してトリプトファンを減少させる，CTLA-4を発現しているT細胞によるTGF-βなどの産生による免疫抑制，細胞上および可溶性CTLA-4によるCD80/86分子の占拠とそれによるほかのT細胞の活性化阻害，CD80/86と結合しこれらの分子を自らの細胞内に取り込むことによる抗原提示細胞上のCD80/86の発現減少，などのメカニズムが提唱されている[8]．

疾患との関連性・臨床的意義

CTLA-4-Ig（**Abatacept**）はT細胞上のCD28と抗原提示細胞上のCD80/86との結合を阻害することで，T細胞の活性化を抑制することを目的として開発され

た．Abataceptは免疫グロブリンIgG1のFc部分とCTLA-4の細胞外部分との融合タンパク質で，CD80/86分子と高い親和性で結合することから，CD28がCD80/86分子に結合することを阻害する．Fc部分は，補体の活性化やFc受容体との結合をしないように修飾されている．当初ほかの抗リウマチ薬に十分な効果を示さない関節リウマチ（RA）に対して認可されたが，より早期の症例への適応も検討されており，潰瘍性大腸炎（UC），I型糖尿病，多発性硬化症などに対しても治験が行われつつある．

CD28による刺激はナイーブT細胞とメモリーT細胞の両者に重要ではあるが，よりナイーブT細胞で強く働いている．CD28はナイーブT細胞の活性化に最も重要な副刺激分子と考えられている．また，CD28とCTLA-4は制御性T細胞の分化にも重要な働きをしており，CLTA-4の発現は制御性T細胞の抑制機能に重要な働きをしている．さらに，CD80とCD86が，自己免疫の局面で異なる方向に働いている可能性も指摘されており，CTLA-4-Igの作用は，より複雑なメカニズムもありうると考えられる．

また，CTLA-4に対する抗体として，進行したメラノーマに対して腫瘍特異的T細胞の機能増強を促進することが期待されるとして，Lpilimumab（Yervoy™）が2011年にFDA（米国食品医薬品局）により認可されている[9]．

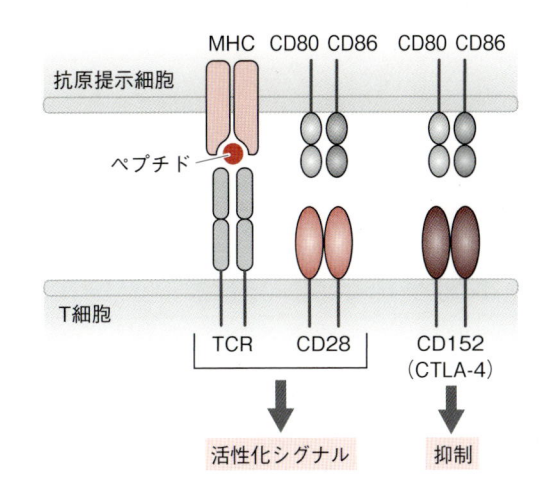

図　CD152（CTLA-4）によるT細胞の抑制

<文献>
1) Waterhouse, P. et al.: Science, 270: 985-988, 1995
2) Collins, A. V. et al.: Immunity, 17: 201-210, 2002
3) Linsley, P. S. et al.: Immunity, 4: 535-543, 1996
4) Read, S. et al.: J. Exp. Med., 192: 295-302, 2000
5) Tivol, E. A. et al.: J. Immunol., 158: 5091-5094, 1997
6) Mandelbrot, D. A. et al.: J. Exp. Med., 189: 435-440, 1999
7) Rudd, C. E.: Nat. Rev. Immunol., 8: 153-160, 2008
8) Walker, L. S. & Sansom, D. M.: Nat. Rev. Immunol., 11: 852-863, 2011
9) Hodi, F. S. et al.: N. Engl. J. Med., 363: 711-723, 2010

〔山本一彦〕

memo

1章　細胞表面機能分子

CD40

本分子の研究の経緯

CD40は，もともとB細胞の増殖を促進する細胞表面分子として同定された．T細胞と樹状細胞，T細胞とB細胞の相互作用で重要な分子として，CD40L-CD40の相互作用が研究されてきており，創薬の標的としても注目されている．

分子構造

CD40は分子量48 kDaのTNF受容体スーパーファミリーに属する分子で，B細胞，マクロファージ，樹状細胞，ミクログリア，血管内皮細胞，上皮細胞，ケラチノサイトなど多くの免疫細胞，非免疫細胞に恒常的に発現したり，誘導発現されたりしている[1]．このリガンドCD40L（CD154）は活性化T細胞上に一過性に発現するが，自己免疫疾患などではそれ以外の細胞にも発現する．

CD40の細胞内部分は64アミノ酸と短く，それ自体で酵素活性はもたない．CD40Lと結合するとCD40は移動し，TRAFs（TNF receptor associated factors）と細胞内部分で結合する[2]（図）．例えば，TRAF2，TRAF3，TRAF5，TRAF6などとは直接結合し，TRAF1とは間接的に会合する．このような会合でMAPK/SAPK（mitogen and stress-activated protein kinase）カスケードの活性化，NF-κBなどの転写因子の活性化，サイトカインの分泌，細胞分裂，B細胞ではプラズマ細胞への分化，樹状細胞ではライセンシングによるCD8陽性T細胞のプライミングなどの現象が引き起こされる．

機能・役割

免疫応答に際して，樹状細胞からの刺激でT細胞のT細胞受容体（TCR）とCD28が同時に刺激を受けると，細胞上にTNFファミリー分子であるCD40Lが発現する．続いてCD40Lに対するCD40を介して樹状細胞にシグナルが伝達されると，樹状細胞のCD80/86の発現レベルが上昇し，さらにCD28を介したT細胞へのシグナルが増強される（p.34参照）．

このようなCD40/CD40Lのシグナル経路は，樹状細胞などのプロフェッショナルな抗原提示細胞では，抗原提示を亢進し，MHC分子の細胞表面への発現を上昇させ，向炎症性サイトカインの産生を促す．単球ではCD80，CD86の副刺激分子の発現が亢進し，T細胞のさらなる補助刺激が誘導される[3]．マクロファージの活性化は，CD40-CD40L相互作用を介するCD4陽性のT細胞との直接接触によっても増強される．B細胞では胚中心の形成とT細胞依存性抗原への抗体産生にも必須で，免疫グロブリンのクラススイッチや親

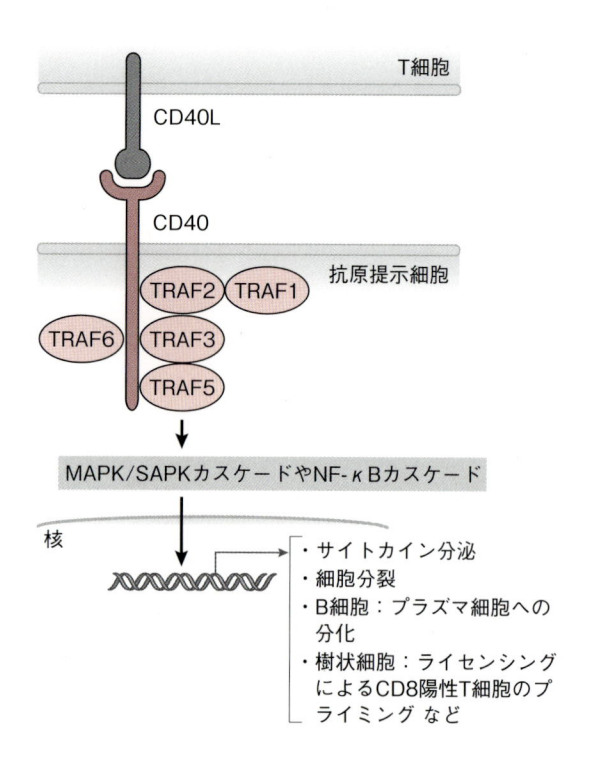

図　CD40-CD40Lのシグナル経路

和性亢進を引き起こす.

CD40L遺伝子の遺伝子異常(伴性劣性遺伝)やCD40遺伝子異常(常染色体劣性遺伝)でIgG, IgAへのクラススイッチができず, IgMが高く, IgG, IgAが低下する免疫不全症が発症する. またCD40は, 関節リウマチ(RA)や自己免疫性甲状腺疾患などの重要な疾患感受性遺伝子として同定されている[4].

疾患との関連性・臨床的意義

CD40と自己免疫疾患とのかかわりでは, いくつかのメカニズムが考えられている. まず, 胸腺での自己反応性T細胞の除去に重要な働きをする胸腺髄質上皮細胞(mTEC)の分化には, 同じくTNF受容体ファミリーのRANKが重要な働きをするが, 生後ではCD40もこれに関与することが知られている[5]. また, CD40シグナルはIL-6などの向炎症性サイトカインを誘導するが, IL-6は自己免疫疾患の病態形成に重要なTh17の分化に重要である[6]. 一方, 通常は発現が認められていない組織でのCD40の発現が, 自己免疫疾患を誘導する可能性も提唱されている[7]. 実際に, I型糖尿病, 乾癬, 炎症性腸疾患, RAなどでは, CD40の過剰発現や異所性発現が報告されている.

CD40とCD40Lの結合を阻害することで, 移植拒絶を阻止したり, 免疫寛容を誘導できることが動物モデルでは報告されている. しかし, 実際の全身性エリテマトーデス(SLE)患者に対する抗CD40L抗体による治療では, 抗dsDNA抗体やタンパク尿の減少などの効果があったが, 致死的な血栓塞栓症を誘発した症例があった[8]. 活性化血小板はCD40Lが陽性であり, 投与した抗体のFcとFc受容体の結合が血小板の活性化と凝集を引き起こしたのであろうとされている.

そこで, CD40Lに対する抗体でなく, 抗CD40抗体に期待が集まり, すでに多くの抗CD40抗体がつくられており, クローン病などへの投与も報告されている[9]. CD40/CD40Lシグナルの多彩な免疫作用や, CD40がRAの疾患感受性遺伝子であることからも, このパスウェイの阻害はより重要なものになってくる可能性がある.

<文献>

1) Bishop, G. A. et al.: Adv. Exp. Med. Biol., 597: 131-151, 2007
2) Bishop, G. A.: Nat. Rev. Immunol., 4: 775-786, 2004
3) Quezada, S. A. et al.: Annu. Rev. Immunol., 22: 307-328, 2004
4) Raychaudhuri, S. et al.: Nat. Genet., 40: 1216-1223, 2008
5) Akiyama, T. et al.: Immunity, 29: 423-437, 2008
6) Iezzi, G. et al.: Proc. Natl. Acad. Sci. USA, 106: 876-881, 2009
7) Barbé-Tuana, F. M. et al.: Diabetes, 55: 2437-2445, 2006
8) Huang, W. et al.: Arthritis Rheum., 46: 1554-1562, 2002
9) Kasran, A. et al.: Aliment. Pharmacol. Ther., 22: 111-122, 2005

(山本一彦)

memo

1章 細胞表面機能分子

CD40L
【和文】CD40リガンド
【別名】CD154

本分子の研究の経緯

CD40のリガンドとして研究されている．

分子構造

TNFスーパーファミリーに属する34〜39 kDaのII型膜タンパク質で，休止期では発現がみられず，活性化されたT細胞上に発現されるのが特徴である[1]．さらに，活性化B細胞，活性化血小板などでも発現し[2]，炎症の過程で末梢血中の単球，血管内皮細胞，平滑筋，単核貪食細胞などにも発現されることが報告されている．

機能・役割

CD40/CD40Lのシグナル経路は，B細胞に対しては，サイトカインの存在下にクローナルな増殖，杯中心の形成，免疫グロブリンのクラススイッチや親和性亢進を促し，抗体分泌細胞，形質細胞への分化，抗原提示機能の増強を引き起こす[3]．樹状細胞に対しては，TLR (Toll-like receptor) のシグナルとともに，抗原提示能力の増強，サイトカイン，ケモカインの産生，生存の延長など，"樹状細胞のライセンシング"の作用がある[4,5]（図）．

またIgM増加を伴う免疫不全症（immunodeficiency with increased IgM/hyper-IgM：HIgM）の70％以上はX連鎖劣性の遺伝形式で，*CD40L*の遺伝子変異による．HIgMでは，B細胞のIgMからIgG, IgA, IgEの産生へのスイッチが起きない．組織抗原や好中球，血小板などに対するIgMの自己抗体を産生しやすく，免疫不全症に加えて自己免疫疾患を合併する[6]．

疾患との関連性・臨床的意義

多発性硬化症，乾癬，炎症性腸疾患，関節リウマチ，全身性エリテマトーデス（SLE）などでは，T細胞上でのCD40Lの過剰発現が報告されている．また最近では，IL-23の産生やその他のメカニズムで，Th17の分化と維持に重要な働きをしていることも明らかになっている．これらのことから，治療の標的と考えられている．

CD40とCD40Lの結合を阻害することで，移植拒絶を阻止したり，免疫寛容を誘導できることが報告されている．特に抗CD40L抗体は，自己免疫疾患モデル動物での効果は多く報告されている．しかし，モデル動物への投与は，予防的な投与の方がより効果を示し，病態が確立してからでは効果は減弱する傾向であった[7]．したがって，メカニズムとしてはT細胞のプライミングの阻止にあると考えられたが，いくつかの報告では，サイトカイン産生などのエフェクター機能の阻止の可能性もあると考えられている[8]．

実際のSLE患者への投与は，ヒト化抗CD40L抗体が用いられた．いくらかの患者には効果がみられたが，致死的な血栓塞栓症が生じた例があり治験は中止された．その後も複数の抗CD40L抗体が血小板減少性紫斑病，SLE，クローン病などに投与されたが，多くが血栓塞栓症により中止されている．マウスモデルとヒトの違いとして，Fc受容体のFcγRIIAが，マウスの血小板には発現していないがヒトの血小板に発現していることがあげられている．活性化血小板にはCD40Lが発現しているので，抗CD40L抗体が同一およびほかの血小板上で，抗原と結合しつつFc受容体にも反応し，凝集して血栓を安定化してしまう可能性が指摘されている[9]．

しかし，CD40/CD40Lシグナルの多彩な免疫作用があり，このパスウェイの阻害は疾患制御により重要なものになってくると考えられている．そこで，血栓塞栓形成を回避する目的で，Fc受容体への結合や補体を

```
    T細胞                              T細胞
        CD40L                              CD40L

        CD40                               CD40
    B細胞                              樹状細胞
         ← サイトカイン                    ← TLRシグナル
```

・クローナルな増殖
・胚中心の形成
・免疫グロブリンのクロススイッチ/親和性亢進
・抗体分泌細胞/形質細胞への分化
・抗原提示機能の増強

・抗原提示能力の増強
・サイトカイン/ケモカインの産生
・生存の延長

樹状細胞のライセンシング

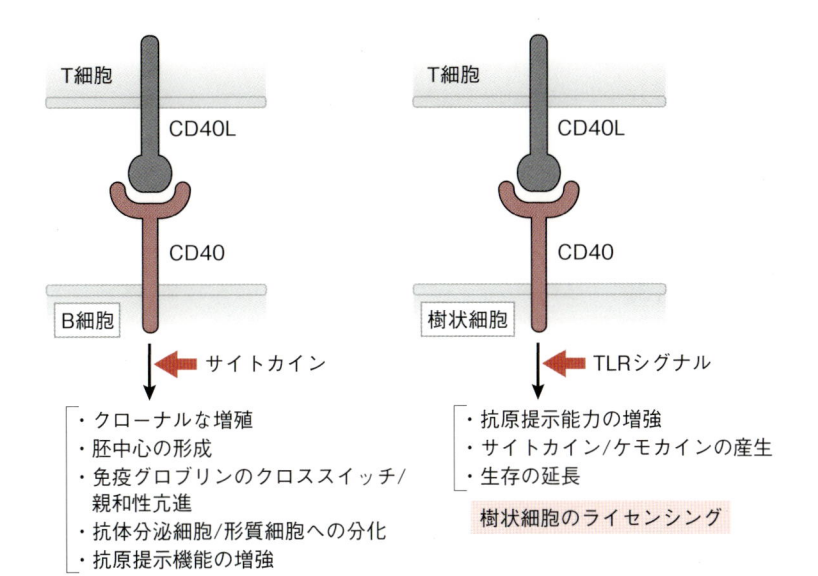

図　CD40-CD40Lの作用

活性化しない抗体の作製が進められており，糖鎖を欠くモノクローナル抗体が検討されている[10]．一方，CD40とCD40Lの結合をブロックするようなペプチドの開発も進行している[11]．

<文献>
1) Klaus, G. G. et al. : Int. Rev. Immunol., 15 : 5-31, 1997
2) Henn, V. et al. : Nature, 391 : 591-594, 1998
3) Garside, P. et al. : Science, 281 : 96-99, 1998
4) Bennett, S. R. et al. : Nature, 393 : 478-480, 1998
5) Schoenberger, S. P. et al. : Nature, 393 : 480-483, 1998
6) Lougaris, V. et al. : Immunol. Rev., 203 : 48-66, 2005
7) Liu, Z. et al. : J. Invest. Dermatol., 126 : 11-13, 2006
8) Liu, Z. et al. : J. Immunol., 164 : 6005-6014, 2000
9) André, P. et al. : Nat. Med., 8 : 247-252, 2002
10) Nagelkerken, L. et al. : J. Immunol., 173 : 993-999, 2004
11) Allen, S. D. et al. : J. Pept. Res., 65 : 591-604, 2005

（山本一彦）

memo

1章 細胞表面機能分子

CD134 【別名】OX40

本分子の研究の経緯

CD134（OX40）は当初，T細胞活性化マーカーとして同定され，その後，副刺激機能があることが判明した．

分子構造

TNF受容体スーパーファミリーに属する．OX40の細胞内領域がTRAF（TNF receptor-associated factor）をリクルートすることで，下流のシグナルを活性化する．すなわち，CD252（OX40L）と相互作用をしたOX40にはこれらのTRAF2/3/5が結合するだけでなく，IKK$\alpha/\beta/\gamma$（IKK複合体），PKCΘ，PI3K，AKTなどのキナーゼ群がリクルートされ，細胞膜下における安定したキナーゼ活性を供給する[1]．

機能・役割

抗原特異的T細胞の初期の活性化とクローナルな増殖には，T細胞受容体（TCR）の刺激だけでなく，CD28に代表される副刺激が必要である．そして，CD28のシグナルはやがてCTLA-4により抑制される．そこで，活性化したエフェクターT細胞からさらにメモリーT細胞を分化させるためには，これとは異なる刺激が必要で，OX40，CD27，4-1BB，DR3（death receptor 3）などがこれらのために働くと考えられている．これらの刺激により，抗原刺激による細胞死の抑制とエフェクター細胞の生存が促進され，結果としてメモリーT細胞が分化する[2]．

ほかのTNF受容体ファミリーの副刺激分子はナイーブT細胞に発現しているが，これらと異なり，OX40はナイーブT細胞やメモリーT細胞などの休止期T細胞には発現しておらず，抗原刺激で一時的に発現する．すなわち，OX40は活性化されたエフェクターT細胞に特別に副刺激を入れる分子である（図）．OX40とOX40Lとの相互作用は，抗原認識後2〜3日で起こると考えられている[3]．そしてこの相互作用は，T細胞機能を最適化することなどエフェクターT細胞の増殖と生存に重要であり，エフェクターT細胞の生存は，メモリーT細胞の誘導につながる．

OX40を欠損したT細胞は抗原刺激後2〜3日は激しく分裂するが，5〜6日で分裂が少なくなり，12〜13日で生存細胞が極端に減少する[4]．OX40欠損マウスおよびOX40L欠損マウスの両者でT細胞機能は低下し，抗原特異的メモリーT細胞の数は減少し，感染した肺へのCD4陽性T細胞の集積も減少する．しかし，CD8陽性T細胞機能やT細胞依存性抗体産生には影響を与えないことから，OX40-OX40Lの相互作用はCD4陽性のエフェクターT細胞だけに影響を与えると考えられている．

さらにこの相互作用はTh2により優位に働くとされている．すなわち，TSLP（thymic stromal lymphopietin）は樹状細胞をコントロールしTh2応答を誘導するユニークなサイトカインだが，TSLPの刺激で樹状細胞上にOX40Lが発現することが判明している．しかし一方，OX40はTh1にも働くことも示されており，単純ではない．またOX40は制御性T細胞にも発現しており，OX40を介したシグナルは，TGF-β存在下でのナイーブT細胞からFOXP3陽性制御性T細胞への分化や，IL-10産生細胞の分化を阻害することが報告されている[5]．

疾患との関連性・臨床的意義

自己免疫疾患の病変におけるT細胞は，OX40を高発現している[6]．OX40-OX40Lの相互作用が自己免疫病態に関与する可能性として，制御性T細胞の機能抑制とエフェクターT細胞の過剰生存による炎症反応の持続のメカニズムが考えられており，したがってこれらの分子が治療の標的になる可能性がある．特にOX40は最近活性化されたT細胞のみに発現しており，生体

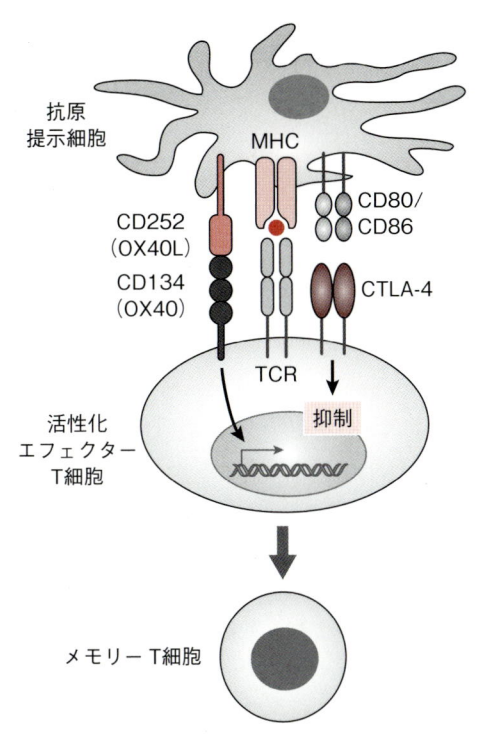

図 CD134（OX40）によるメモリーT細胞の誘導

内の休止期にある感染防御に重要な微生物特異的なT細胞を除去することはないと期待されている[7]．また，血管内皮細胞に発現するOX40Lとの相互作用で，OX40はT細胞の遊走と組織への浸潤にも働いていると考えられ，OX40-OX40Lの阻害はCD28を標的とした治療とは別の作用も期待されている[8]．

OX40を標的とした治療としては，OX40陽性T細胞の除去を目的として，トキシンを結合させた抗OX40抗体が多発性硬化症のマウスモデル（experimental autoimmune encephalomyelitis：EAE）に用いられ，効果がみられた[6]．その後，多くの疾患モデルでの効果が報告されている．ただし，中和抗体を用いるか，除去型抗体を用いるかの判断は慎重でなくてはいけない．特にOX40陽性細胞を除去する抗体は，エフェクターT細胞とともに制御性T細胞の除去を引き起こす可能性があり，長期効果を考えるうえでも重要であろう．

＜文献＞

1) Ishii, N. et al.：Adv. Immunol., 105：63-98, 2010
2) Croft, M.：Nat. Rev. Immunol., 3：609-620, 2003
3) Coyle, A. J. & Gutierrez-Ramos, J. C.：Nat. Immunol., 2：203-209, 2001
4) Rogers, P. R. et al.：Immunity, 15：445-455, 2001
5) Vu, M. D. et al.：Blood, 110：2501-2510, 2007
6) Weinberg, A. D. et al.：Nat. Med., 2：183-189, 1996
7) Humphreys, I. R. et al.：J. Exp. Med., 198：1237-1242, 2003
8) Imura, A. et al.：J. Exp. Med., 183：2185-2195, 1996

（山本一彦）

memo

1章 細胞表面機能分子

CD252
【和文】OX40リガンド
【別名】OX40L, GP34

本分子の研究の経緯

CD252（OX40L）は当初GP34（glycoprotein 34kDa）といわれていた分子であり，ヒトT細胞白血病ウイルス（HTLV-1）でトランスフォームされた細胞上に発現することで同定された．クローニングによりTNFスーパーファミリーに属することが判明，続いてCD134（OX40）のリガンドであることがわかった．

分子構造

C末端側に存在するTHD（TNF homology domain）が10個のβ構造からなる特徴的な高次構造を呈し，三量体を形成することでそれぞれに特異的なTNF受容体スーパーファミリーの分子（OX40）と相互作用する[1]（図）．

機能・役割

OX40LはTNFスーパーファミリーに属し，当初，B細胞，樹状細胞，マクロファージ，ランゲルハンス細胞などのプロフェッショナルな抗原提示細胞に発現していると考えられていた[2]．したがって，このOX40とOX40Lの相互作用により，活性化された抗原特異的なT細胞に対する増殖と生存シグナルが入ると考えられていた[3]．しかし，最近の研究により，OX40Lは以前考えられていたより広範に血管内皮細胞，マスト細胞，FoxP3陽性の制御性T細胞，活性化NK（ナチュラルキラー）細胞やNKT細胞，活性化したT細胞自体にも発現していることが判明し，OX40とOX40Lの相互作用に関する新たな役割が研究されつつある．抗原提示細胞上のOX40Lの発現は，CD40，リポ多糖（LPS）などの刺激で誘導される[4]．またマスト細胞上のOX40Lは，活性化T細胞や制御性T細胞のOX40とも相互作用を行うことが示されている．

疾患との関連性・臨床的意義

*OX40L*の遺伝多型が動脈硬化と全身性エリテマトーデス（SLE）に関連していることが報告されている[5]．

OX40-OX40Lの阻害に関して，OX40Lを標的としたものとして，OX40Lに対するモノクローナル抗体とOX40-免疫グロブリン融合タンパク質（OX40 Ig）がある．実際に多発硬化症のモデル（experimental autoimmune encephalomyelitis：EAE）でOX40 Igが発症初期に投与され，重症度の軽減に効果があったが，再燃に対しては効果が認められなかった[6]．さらに活動期に投与されても効果は認められたが，治療を中断するとすぐに症状は再燃した．これらのことからOX40 IgによるOX40-OX40Lの阻害の効果は，自己反応性T細胞の機能抑制であると考えられるが，その抑制は非常に短いことが推測された．これに対して，抗OX40L抗体を用いた治療実験では，EAEでの中枢神経系への浸潤の減少が認められた．OX40Lは血管内

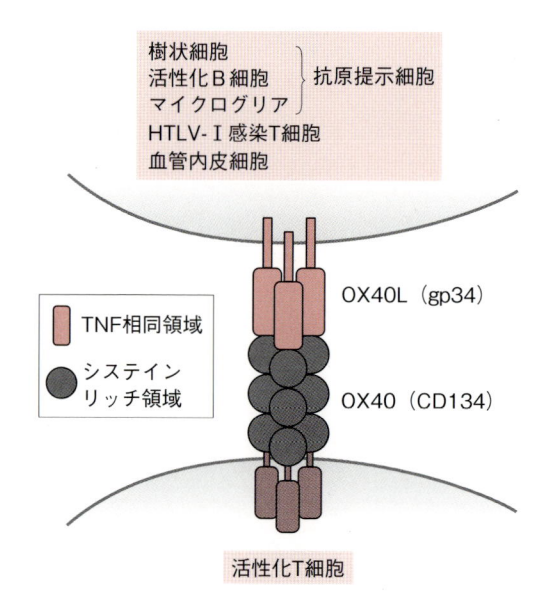

図 **OX40とOX40L** （文献8より引用）

樹状細胞
活性化B細胞 ｝抗原提示細胞
マイクログリア
HTLV-I 感染T細胞
血管内皮細胞

TNF相同領域
システインリッチ領域

OX40L（gp34）
OX40（CD134）
活性化T細胞

皮細胞にも発現しており，抗OX40L抗体は，病巣への病態形成性T細胞の浸潤と副刺激阻害の2つの機序により，自己免疫炎症を抑制する可能性が示された[7]．

このようにOX40-OX40Lを阻害することで，これ以外にも関節炎，炎症性腸疾患，I型糖尿病などの多くの自己免疫疾患モデルで効果が報告されている．ただし，OX40-OX40Lの相互作用は，エフェクターT細胞と制御性T細胞の両方に働いており，その機能抑制の時期によりその効果も異なってくると考えられる．

<文献>

1) Kishore, U. et al.：Trends Immunol., 25：551-561, 2004
2) Ohshima, Y. et al.：J. Immunol., 159：3838-3848, 1997
3) Chen, A. I. et al.：Immunity, 11：689-698, 1999
4) Murata, K. et al.：J. Exp. Med., 191：365-374, 2000
5) Cunninghame Graham, D. S. et al.：Nat. Genet., 40：83-89, 2008
6) Weinberg, A. D. et al.：J. Immunol., 162：1818-1826, 1999
7) Nohara, C. et al.：J. Immunol., 166：2108-2115, 2001
8) 石井直人：『サイトカイン・増殖因子用語ライブラリー』（菅村和夫，他/編），pp.113-115, 羊土社, 2005

（山本一彦）

memo

1章 細胞表面機能分子

BAFF/APRIL

【別名】CD257, BLyS (BAFF)/CD256 (APRIL)

本分子の研究の経緯

BAFF (B cell-activating factor belonging to the TNF family：CD257) は、TNFファミリーに属する共刺激分子である。T細胞やマクロファージなどの細胞表面、および可溶型BAFFとして産生され、BLyS (B lymphocyte stimulator) ともよばれる。1999年に最初に報告されて以来、BAFFを中心としたリガンドと受容体の関係が明らかになった。

BAFFは、B細胞上の受容体であるBAFF-R (BAFF receptor)、BCMA (B-cell maturation antigen)、TACI (transmembrane activator and calcium-modulator and cyclophilin ligand interactor) と結合し、BAFF-RとBCMAを介して共刺激シグナルを、TACIを介して抑制性シグナルを伝達する。また、*BAFF*遺伝子導入マウス、あるいは*TACI*遺伝子除去マウスでは、SLE（全身性エリテマトーデス）様病態が引き起こされる[1)～3)]。

APRIL (a proliferation-inducing ligand：CD256) もTNFファミリーに属してBAFFと33％の高い相同性を有し、T細胞や単球などに発現し、BCMAやTACIと結合する（図）。

分子構造

BAFFは、13番染色体上の*TNFSF13B*遺伝子にコードされ、285のアミノ酸で構成される。APRILは、17番染色体上の*TNFSF13*遺伝子にコードされる。いずれも細胞表面に発現されるが、膜通過部分が切断された可溶性BAFFや可溶性APRILは、ホモ三量体あるいはそれぞれとヘテロ三量体を形成して、サイトカインとして分泌される。

機能・役割

細胞表面のBAFF、あるいは可溶性BAFFは、B細胞上のBAFF-R、BCMA、TACIと結合し、B細胞の分化、増殖、抗体産生、クラススイッチを誘導する。また、自己抗体産生性B細胞や形質細胞の長期生存においても役割を担う。その結果、末梢性自己寛容の破綻を生じ、自己免疫疾患の病態形成に関与すると推測される。

疾患との関連性・臨床的意義

BAFF過剰発現マウスでは、SLEやシェーグレン症候群様の所見を呈する。逆に、SLE自然発症モデルやコラーゲン誘導関節炎モデルでは、BAFFを阻害することにより重症度が改善する。また、SLE、関節リウマチ、シェーグレン症候群、強皮症などの患者血清中において、疾患活動性に応じて可溶性BAFF濃度が上昇することから、これらの自己免疫疾患の病態形成への関与が示唆される[1)～4)]。

海外で実施された、中等度の疾患活動性を呈するSLE患者に対する第Ⅲ相BLISS-52試験では、**Belimumab** 10 mg/kg 4週間隔投与により52週後にSLE反応性指数（SRI）がプラセボに対して有意に改善した。有害事象、重篤な副作用、感染症などは実薬群とプラセボ群で有意差がなかった[4)]。その結果、欧米ではSLEに対する生物学的製剤としてはじめて適応承認を得た。また、海外では別の会社からも抗BAFF抗体Tabalumab（タバルマブ）、または、抗BAFF-Rを用いた治験が実施されている。

一方、**Atacicept**は、BAFFとAPRILの双方に対する受容体であるTACIの細胞外領域と、ヒトIgG1のFc領域の融合タンパク質である。Ataciceptは双方に競合的に結合し、これらの分子によるB細胞の活性化を制御する。米国では、SLEに対するAtacicept投与による第Ⅰ相試験が実施された。2012年10月、非腎症SLEに対して第Ⅲ相試験が終了した。

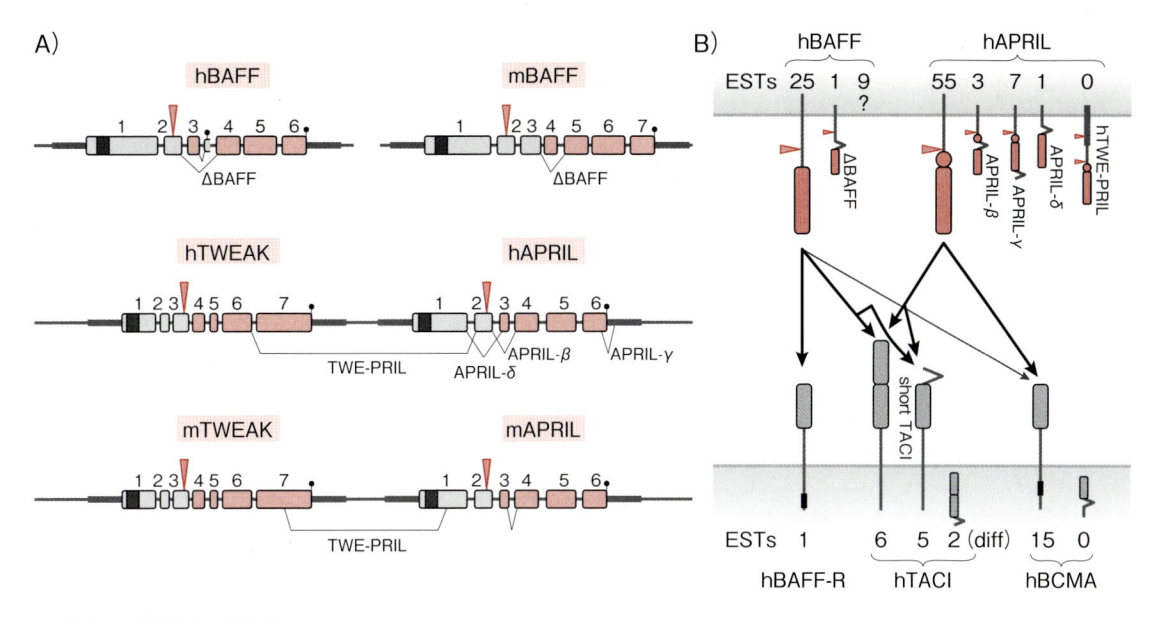

図　BAFFとAPRIL（文献3より引用）

A) BAFFとAPRILは高い相同性を有する．B) BAFFは，B細胞上の受容体であるBAFF-R，BCMA，TACIと結合し，APRILはBCMAやTACIと結合する．h：ヒト，m：マウス

＜文献＞
1) Gross, J. A. et al.：Nature, 404：995-999, 2000
2) Thompson, J. S. et al.：Science, 293：2108-2111, 2001
3) Bossen, C. & Schneider, P.：Sem. Immunol., 18：263-275, 2006
4) Navarra, S. V. et al.：Lancet, 377：721-731, 2011

（田中良哉）

1章 細胞表面機能分子

S1P受容体 【和文】スフィンゴシン1リン酸受容体

本分子の研究の経緯

S1P (sphingosine-1-phosphate) は，1960年代にスフィンゴ脂質の代謝物として発見されていたが，1990年代に脂質メディエーターとしての生理活性が明らかになった．S1Pは，セラミドが分解されて生じたスフィンゴシンがスフィンゴシンキナーゼによりリン酸化されて産生され，ABCトランスポーターを介して細胞外へ放出される[1)〜3)]．TNF，IL-1β，血小板由来成長因子（PDGF），血管内皮増殖因子（VEGF）などの刺激によりスフィンゴシンキナーゼが活性化され，S1Pの産生が促進される．S1Pは血小板やマクロファージ，赤血球などから産生される．

放出されたS1Pは，血管内皮細胞やリンパ球などに発現するS1P受容体に結合する．1990年代後半に同定されたS1P受容体はGタンパク質共役受容体である．リガンドと結合すると細胞の遊走，運動制御，増殖，形態変化などの生理活性を発揮する．さらに，$S1P_1$アゴニストである免疫抑制薬**Fingolimod**（FTY720）の作用機序の解析から，$S1P_1$受容体が免疫系で重要な役割を担うことが明らかになってきた．

分子構造

S1Pは分子量379Daのスフィンゴ脂質である．S1P受容体は，リゾリン脂質受容体ファミリーに属するGタンパク質共役受容体である．S1P受容体には$S1P_1$〜$S1P_5$が知られ，$S1P_1$は免疫担当細胞を中心に広く発現するが，$S1P_4$はT細胞，$S1P_2$はマスト細胞やマクロファージ，$S1P_5$は樹状細胞やNK（ナチュラルキラー）細胞に主に発現する傾向がある（図）．

機能・役割

S1Pは血小板やマクロファージ，赤血球などから産生され，血漿中にも存在する．S1Pは受容体に結合すると，10〜100nMの低濃度で細胞遊走を促進することが報告されている．

S1Pは血管系では，血管新生，血管の安定性，透過性などを調節する．免疫系では，T細胞やB細胞などの免疫担当細胞の生体内再循環の主要な制御因子として注目され，特に，胸腺や二次リンパ組織からのリンパ球の移出を制御する鍵分子である．また，細胞の遊走，運動の制御や細胞増殖，細胞骨格の形成などを誘導する．マスト細胞では，細胞質内のヒスタミンなどの脱顆粒を誘導するとされる．

疾患との関連性・臨床的意義

S1Pは免疫系と血管系で重要な役割を担う．特に，免疫抑制薬であるFingolimod（FTY720）の開発途上において，その作用機序の解析からS1P$_1$受容体が免疫系で重要な役割を担うことが明らかになってきた．Fingolimodは生体内でリン酸化されて，リンパ球の$S1P_1$受容体に対するアゴニストとして作用する．その結果，二次リンパ組織からのリンパ球の移出を阻止して，リンパ球の循環動態制御を介して免疫抑制作用を発揮する．

Fingolimodは，欧米では多発性硬化症に適応承認されており，高い臨床効果が注目されている．動物モデルは，関節リウマチ，全身性エリテマトーデスなどの自己免疫疾患でも強力な疾患制御効果が報告されており，今後の臨床応用が待たれる．

一方，S1Pは皮膚のケラチノサイトの強力な増殖因子であり，また，細胞外基質の産生を誘導するとされる．また，S1Pは卵巣がん患者では高値を示すとされ，卵巣がんの遊走，転移，組織浸潤などに関与する可能性が示されている．

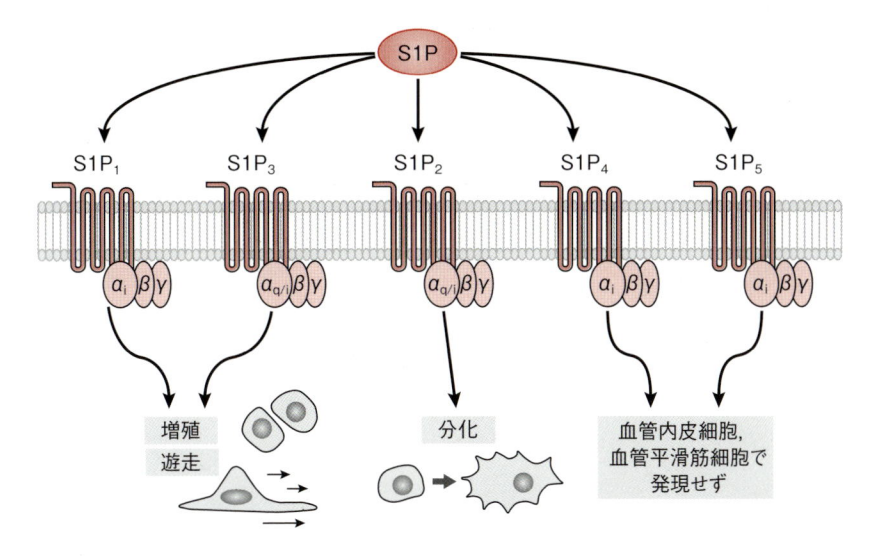

図　S1P受容体

S1P受容体は，リゾリン脂質受容体ファミリーに属するGタンパク質共役受容体である．S1P受容体にはS1P$_1$～S1P$_5$が知られ，S1P$_1$は免疫担当細胞を中心に広く発現するが，S1P$_4$はT細胞，S1P$_2$はマスト細胞やマクロファージ，S1P$_5$は樹状細胞やNK細胞に発現する

＜文献＞
1）Rosen, H. & Goetzl, E. J. : Nat. Rev. Immunol., 5 : 560-570, 2005
2）Kappos, L. et al. : N. Engl. J. Med., 362 : 387-401, 2010
3）Cohen, J. A. et al. : N. Engl. J. Med., 362 : 402-415, 2010

（田中良哉）

1章 細胞表面機能分子

LFA-1 【別名】CD11a/CD18, $\alpha_L\beta_2$

本分子の研究の経緯

LFA-1（lymphocyte-funciton associated antigen-1）は，インテグリンのα_L鎖（CD11a）とβ_2鎖（CD18）のヘテロ二量体構造の膜貫通型糖タンパク質である[1)2)]（図）．リンパ球などの免疫担当細胞に主に発現し，細胞表面に発現するICAM-1をはじめとする免疫グロブリン（immunoglobulin：Ig）スーパーファミリー分子（IgSF）を主要なリガンドとし，細胞間相互作用を媒介する．

LFA-1/ICAM-1を介する細胞接着は，白血球の血管外遊出の際や組織内での抗原提示細胞によるT細胞の活性化の際において，重要な役割を担う．また，白血球粘着不全症は，β_2鎖の発現障害によってもたらされる著しい免疫不全を伴う疾病である．いずれの分子も，正常免疫応答や生体防御機能のみならず，炎症病態などの種々の病態形成において中心的な役割を担う．

分子構造

α_L（CD11a）は非還元状態で170 kDa, β_2（CD18）は90 kDaの糖タンパク質である．α_Lはヒト16番染色体（16p11〜13.1）に，β_2は21番染色体（21p22.3）に存在する．

α_Lは，1,145アミノ酸残基からなるI型膜通過型糖タンパク質である．α鎖はEF-handとよばれるヘリックス・ループ・ヘリックス構造を呈し，アスパラギン酸残基がCa^{2+}と結合するとこの構造は折れ曲がって立体構造を変化させ，接着性を誘導する．また，I−ドメインは，4つの平行するβストランドと1つの逆行する短いβストランドを7つのαヘリックスが囲む構造をとり，その頂上付近の1つの2価金属陽イオン結合ポケットにMg^{2+}が結合する．このポケットに，ICAM-1などのリガンド側の嶺構造部分の塩基配列が納まるように結合する．この領域では2価金属陽イオン依存性にリガンドと結合する部位が存在し，MIDASとよばれる．

β_2は747アミノ酸残基から構成される．最大の特徴として，56ものシステイン残基を有し，4つの繰り返し構造を呈してシステインリッチ領域を構成し，SS結合を介して数珠のような安定性の高い立体構造を支えている．

β_2とα鎖との結合もCa^{2+}依存性で，白血球粘着不全症患者ではこの部分に変異が集中しており，$\alpha\beta$鎖のヘテロ二量体形成が阻害される可能性が考えられる．

機能・役割

LFA-1は，リンパ球をはじめ白血球全般に発現する．発現量の増強は接着する機会の増加を示すが，実際に接着するためには，活性型に立体構造が変化することが重要である．活性化されたLFA-1は，リガンドであるICAM-1, 2, 3を発現する細胞との接着に関与する．白血球の血管外遊出の際には，LFA-1/ICAM-1の接着がその中心的な役割を担う．炎症組織では，末梢血管内を循環するリンパ球や白血球は，発現するLFA-1がケモカインなどの刺激により活性化されて，血管内皮細胞上のIgSF分子と高親和性に接着し，その結果，内皮細胞間隙を移行して血管外へ遊出することができる[3)]（p.53図参照）．

一方，組織内でT細胞が抗原提示細胞により活性化される際，LFA-1とICAM-1などの結合は，細胞接着を媒介すると同時にT細胞受容体刺激の共刺激としても作用する．LFA-1を阻害すると共刺激シグナルが抑制され，T細胞の活性化が阻害されて免疫学的寛容が誘導される．実際，α_Lをノックアウトすると細胞障害性T細胞活性は完全に抑制され，α_L抗体の投与により自己免疫モデルの発症が阻害される[4)5)]．

疾患との関連性・臨床的意義

白血球接着不全症I型は，β_2を欠損する常染色体劣性遺伝である．末梢血中の白血球は，血管内皮細胞上

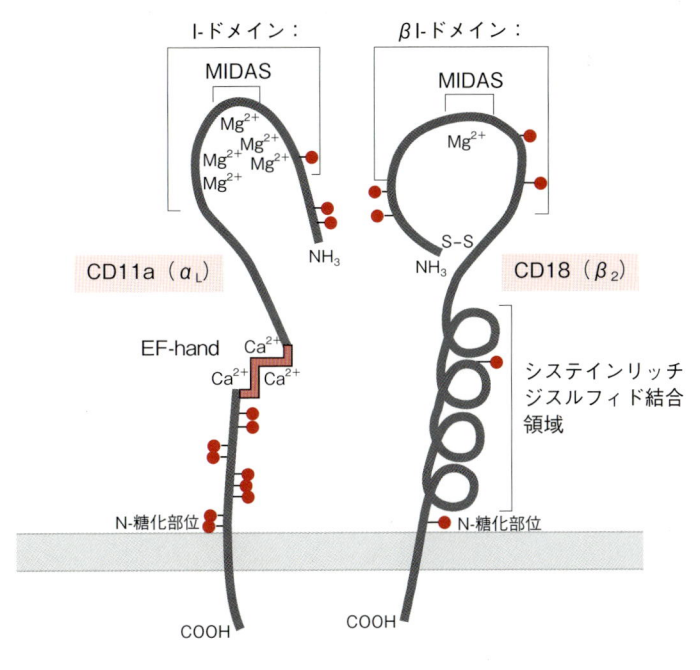

図　LFA-1の構造
LFA-1は，インテグリンのα_L鎖（CD11a）とβ_2鎖（CD18）のヘテロ二量体構造の膜貫通型糖タンパク質である

のICAM-1と接着して組織内へ遊出できないため，末梢血白血球の異常高値，白血球機能低下，細菌感染症の反復を伴う先天性免疫不全症候群となる．

関節リウマチや血管炎症候群などの全身性炎症性免疫疾患，乾癬やクローン病などの組織特異的自己免疫疾患では，炎症組織でケモカインが大量に産生され，循環血中のリンパ球のインテグリンが活性化され，細胞接着と組織内への遊出を誘導して炎症病態を形成する．また，LFA-1はT細胞の活性化に必須の共刺激分子であり，これを阻害することによりリンパ球の遊出を防ぐほか，免疫寛容を誘導できる．

逆に，関節炎や血管炎，移植などのモデル動物では，LFA-1抗体の投与によりこれらの病態は制御できる．

実際，これらの自己免疫疾患に対して臨床応用が進行している．抗LFA-1抗体**Efalizumab**は，欧米では乾癬などに対して適応承認されたが，重篤な中枢神経系感染症の発症のために，2009年市場から撤退した．

＜文献＞

1) Sanders, M. E. et al. : J. Immunol., 140 : 1401-1407, 1988
2) Corbi, A. L. et al. : J. Exp. Med., 167 : 1597-1607, 1988
3) Tanaka, Y. et al. : Nature, 361 : 79-82, 1993
4) Coxon, A. et al. : Immunity, 5 : 653-666, 1996
5) Zecchinon, L. et al. : Clin. Appl. Immunol. Rev., 6 : 149-172, 2006

（田中良哉）

1章 細胞表面機能分子

VLA-4 【別名】CD49d/CD29, $\alpha_4\beta_1$

本分子の研究の経緯

VLA-4 (very late antigen-4) は，インテグリンの α_4 鎖 (CD49d) と β_1 鎖 (CD29) のヘテロ二量体構造の膜貫通型糖タンパク質である．リンパ球などの免疫担当細胞に主に発現し，細胞表面に発現するVCAM-1や細胞外基質のフィブロネクチンを主要なリガンドとし，細胞間相互作用を媒介する．VLA-4/VCAM-1を介する細胞接着は，リンパ球の血管外遊出の際や組織内での抗原提示細胞によるT細胞の活性化の際において，重要な役割を担う．

分子構造

α_4 (CD49d) は非還元状態で140 kDa，β_1 (CD29) は110 kDaの糖タンパク質である．β_1 は778アミノ酸残基から構成される．4つの繰り返し構造を呈してシステインリッチ領域を構成し，SS結合を介して数珠のような安定性の高い立体構造を支えている．また，β_1 はスプライシングにより β_{1A} 〜 β_{1E} の5つの変異体を有する．β_{1B} と β_{1C} は接着斑に局在せず，チロシンリン酸化によるシグナル伝達ができない．逆に β_{1D} は細胞外基質との接着親和性が高いとされる．α 鎖はEF-handとよばれるヘリックス・ループ・ヘリックス構造を呈する（p.51図参照）．

インテグリンは発現するだけで接着できるわけではなく，細胞内からの活性化シグナルを必須とする．インテグリンを介する接着は，分子数と接着性，リガンドとの親和性により規定され，ケモカインなどの多様な細胞内からの刺激を受容して，Ca^{2+} 依存性に多量化が誘導されて親和性が増強し，Mg^{2+} 依存性に立体構造が変化して親和性が増強される．両者が組み合わさり架橋形成を生ずると，細胞接着はマックスになる．その際，ヘリックス・ループ・ヘリックス構造のアスパラギン酸残基が Ca^{2+} と結合すると，この構造は折れ曲がって立体構造を変化させ，多量体化して接着性を誘導するとされる．

機能・役割

VLA-4は，リンパ球のサブセットに発現する．発現量の増強は接着する機会の増加を示すが，実際に接着するためには，活性型に立体構造が変化することが重要である．VLA-4のリガンドは，VCAM-1，フィブロネクチン，ガレクチン-8，パキシリンなどが報告されている．特に，リンパ球の血管外遊出の際には，リンパ球のVLA-4と血管内皮細胞に発現誘導されるVCAM-1の接着がその中心的な役割を担う．

炎症組織では，末梢血管内を循環するリンパ球は，発現するVLA-4がケモカインなどの刺激により活性化されて，炎症部や骨髄の血管内皮細胞上のVCAM-1と高親和性に接着し，その結果，内皮細胞間隙を移行して血管外へ遊出することができる（図）．

また，細胞外基質であるフィブロネクチンの受容体でもあり，細胞間の遊走においても重要な役割を担う．また，組織内でT細胞が抗原提示細胞により活性化される際，VLA-4は共刺激シグナル伝達分子としても作用する．逆に，VLA-4を阻害すると共刺激シグナルが抑制され，T細胞の活性化が阻害されて免疫学的寛容が誘導される．実際，α_4 をノックアウトすると細胞障害性T細胞活性は完全に抑制され，α_4 抗体の投与により自己免疫モデルの発症が阻害される．

疾患との関連性・臨床的意義

関節リウマチや血管炎症候群などの全身性炎症性免疫疾患，乾癬やクローン病などの組織特異的自己免疫疾患では，炎症組織でケモカインが大量に産生される．ケモカインにより循環血中のリンパ球のVLA-4が活性化され，血管内皮細胞にTNFなどの刺激で発現誘導されたVCAM-1と高親和性の接着を介して組織内へ遊出し，炎症病態を形成する．また，関節炎や多発性硬化

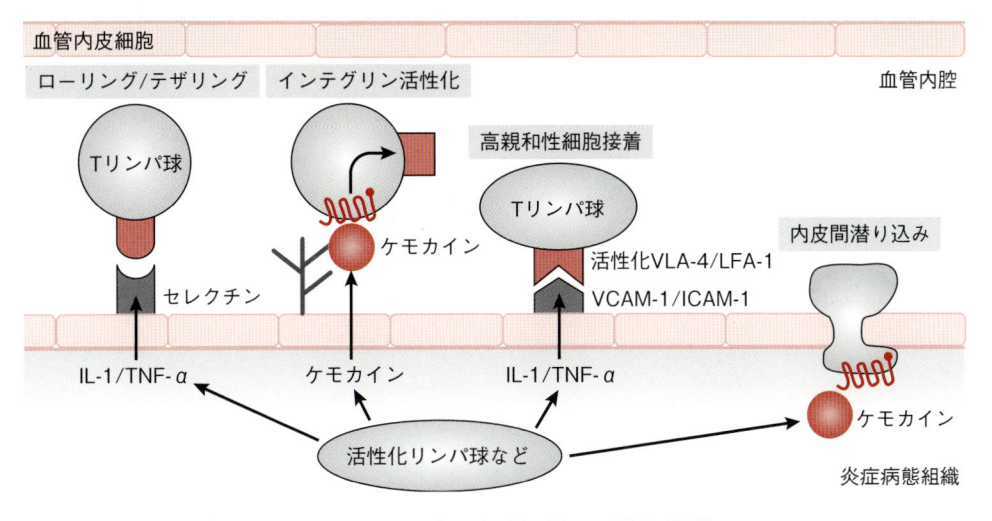

図　VLA-4（LFA-1）を介したとリンパ球の炎症組織への遊出機構
末梢血管内を循環するリンパ球は，後毛細管細静脈の血管内皮細胞と特定の接着分子を介していったん接着した後に，血管内皮細胞間裂隙をぬって組織内へ遊出する．インテグリンを介する接着には，ケモカインなどの刺激による活性化が必須である

症などのモデル動物では，VLA-4抗体投与により病態は制御できる．

　VLA-4α鎖に対する抗体**Natalizumab**は，米国では多発性硬化症に対して市販され，関節リウマチやクローン病に対して臨床試験進行中である．Natalizumabは，前述のようにVLA-4とVCAM-1の結合を阻害してリンパ球などの組織侵入を阻害し炎症性脱髄を防ぐ．4週間ごとに300 mg点滴により，再発寛解型の多発性硬化症において強い再発抑制効果，および軸索変性の抑制効果が示された．しかし，3人の進行性多巣性白質脳症発症（PML）による死亡例が報告されたため，全世界で使用が一時中断された．現在は，単独治療のみ用いること，PMLの詳細なサーベイランスを続ける条件で，多くの患者に使用されている．

＜文献＞
1）Hemler, M. E. et al. : J. Biol. Chem., 262 : 3300-3309, 1987
2）Takada, Y. et al. : Proc. Natl. Acad. Sci. USA, 84 : 3239-3243, 1987
3）Tanaka, Y. et al. : Nature, 361 : 79-82, 1993
4）Bosch, X. et al. : Nat. Rev. Neurol., 7 : 165-172, 2011
5）Van Assche, G. et al. : Am. J. Gastroenterol., 106 : 1594-602, 2011

（田中良哉）

memo

1章 細胞表面機能分子

$\alpha_4\beta_7$ 【別名】CD49d（α_4）

◆ 本分子の研究の経緯

$\alpha_4\beta_7$は，インテグリンのα_4鎖（CD49d）とβ_7鎖のヘテロ二量体構造の膜貫通型糖タンパク質である[1)~3)]．リンパ球などの免疫担当細胞に主に発現し，消化管などの後毛細管細静脈細胞の血管内皮細胞表面に発現するMAdCAM-1，VCAM-1，フィブロネクチンを主要なリガンドとし，細胞間相互作用を媒介する．$\alpha_4\beta_7$/MAdCAM-1を介する細胞接着は，リンパ球サブセットの腸管などの特定臓器への再循環（ホーミング）に関与する[4)]．

インテグリンα_4は，β_1またはβ_7とヘテロ二量体を形成するが，90％以上の末梢血メモリーT細胞は$\alpha_4\beta_1$を有する．10％にも満たない$\alpha_4\beta_7$陽性メモリーT細胞は，腸管の血管内皮細胞に特徴的に発現するMAdCAM-1と結合して，腸管へ再循環する．また，β_7はα_E（CD103）ともヘテロ二量体を形成し，E-カドヘリンとの接着を介して，消化管への移動のほか，組織内でのT細胞の活性化の際においても役割を担う．

◆ 分子構造

α_4（CD49d）は非還元状態で140 kDa，β_7は105 kDaの糖タンパク質である．β_7はI-ドメイン様構造，およびβプロペラ様構造を有し，両者の組み合わせによってMAdCAM-1との結合特異性を決定している．I-ドメインの近傍にはMIDASとよばれる2価金属陽イオン依存性にリガンドと結合する部位が存在する（p.51図参照）．α鎖はEF-handとよばれるヘリックス・ループ・ヘリックス構造を呈し，アスパラギン酸残基がCa^{2+}と結合するとこの構造は折れ曲がって立体構造を変化させ，接着性を誘導する．

インテグリンを介する細胞接着には，細胞内からの活性化シグナルを必須とする．インテグリンを介する接着は，分子数と接着性，リガンドとの親和性により規定され，ケモカインなどの多様な細胞内からの刺激を受容して，Ca^{2+}依存性に多量化が誘導されて親和性が増強し，Mg^{2+}依存性に立体構造が変化して親和性が増強される．両者が組み合わさり架橋形成を生ずると，細胞接着はマックスになる．

◆ 機能・役割

$\alpha_4\beta_7$は，リンパ球のサブセットに発現する．発現量の増強は接着する機会の増加を示すが，実際に接着するためには，活性型に立体構造が変化することが重要である．

$\alpha_4\beta_7$のリガンドであるMAdCAM-1は，腸管粘膜固有層，パイエル板，腸管膜リンパ節などの後毛細管細静脈に高発現する．腸管の二次リンパ器官であるパイエル板の樹状細胞によって抗原感作を受けたメモリーT細胞は，$\alpha_4\beta_7$の発現を介して腸管の血管内皮細胞上のMAdCAM-1と接着し，腸管特有のケモカインであるCCL25（TECK）により活性化された高親和性の接着を介して，腸管へのホーミングを教育された腸管指向性メモリーT細胞である（図）．MAdCAM-1は，膵や乳腺の血管内皮細胞にも発現し，これらの組織へのT細胞の再循環にも関与する可能性がある．動物レベルでは，炎症性腸疾患のみならず，糖尿病モデルマウス，ロタウイルス感染モデルなどにおいても，$\alpha_4\beta_7$陽性T細胞サブセットの関与，ならびに$\alpha_4\beta_7$抗体による疾患制御が報告されている．

◆ 疾患との関連性・臨床的意義

$\alpha_4\beta_7$陽性メモリーT細胞は，腸管の血管内皮細胞に特徴的に発現するMAdCAM-1と結合し，腸管へ再循環する．炎症性腸疾患では，サイトカインなどの刺激によりMAdCAM-1の発現が亢進し，CCL25などのケモカインの産生もあわせて，炎症部への腸管指向性メモリーT細胞の集積を引き起こす．したがって，$\alpha_4\beta_7$やMAdCAM-1を標的とした治療は，腸管指向

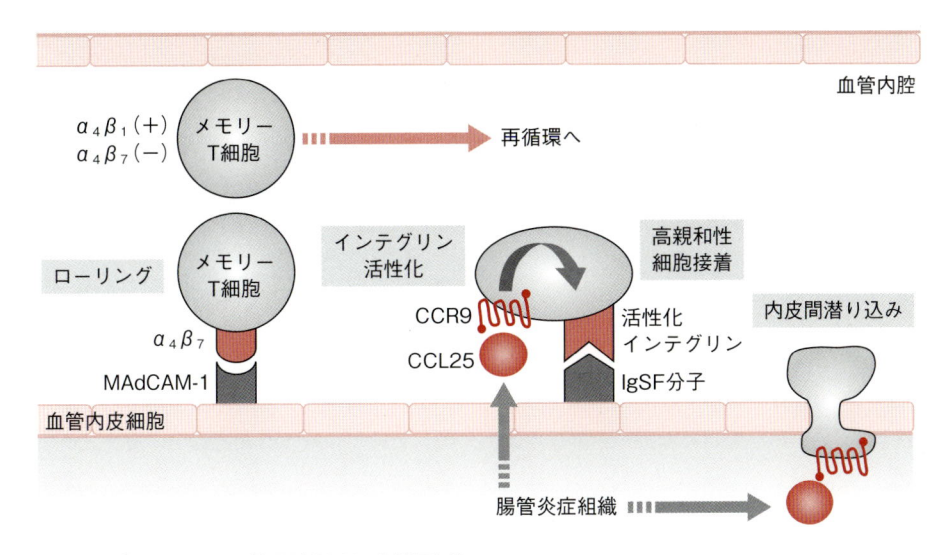

図 T細胞サブセットの腸管再循環と病態形成

$\alpha_4\beta_7$陽性メモリーT細胞は，腸管の血管内皮細胞に特徴的に発現するMAdCAM-1と結合して，腸管へ再循環する．炎症性腸疾患では，炎症サイトカインなどの刺激によりMAdCAM-1の発現が亢進し，CCL25などのケモカインの産生もあわせて，炎症部への腸管指向性メモリーT細胞の集積を引き起こす．IgSF：免疫グロブリンスーパーファミリー

性メモリーT細胞を介する消化管の炎症を選択的に制御できる可能性がある．

抗$\alpha_4\beta_7$抗体**MLN02**（Vedolizumab：ベドリズマブ）を用いた活動性潰瘍性大腸炎の患者に対する第Ⅱ相臨床試験では，臨床的寛解および内視鏡的寛解の誘導に関してプラセボよりも有効であった．多発性硬化症の治験において抗α_4抗体**Natalizumab**ではウイルス再活性化の問題が指摘され，有害事象に留意して次相の治験の結果が待たれる[5)〜7)]．

<文献>

1) Berlin, C. et al. : Cell, 74 : 185-195, 1993
2) Schweighoffer, T. et al. : J. Immunol., 151 : 717-729, 1993
3) Erle, D. J. et al. : J. Immunol., 153 : 517-528, 1994
4) Tanaka, Y. et al. : Nature, 361 : 79-82, 1993
5) Feagan, B. G. et al. : N. Engl. J. Med., 352 : 2499-2507, 2005
6) Van Assche, G. et al. : Am. J. Gastroenterol., 106 : 1594-1602, 2011
7) Fedyk, E. R. et al. : Inflamm. Bowel Dis., 18 : 2107-2119, 2012

（田中良哉）

memo

1章 細胞表面機能分子

ICAM-1 【別名】CD54

本分子の研究の経緯

ICAM-1（intercellular adhesion molecule-1：CD54）は生体内に幅広く分布し，細胞間接着を介して生理機能や病態形成において重要な役割を担う代表的接着分子で，インテグリンLFA-1（CD11a/CD18）やMAC-1を主要な受容体とする[1)～3)]．ライノウイルスやマラリア原虫に感染した赤血球の受容体としても機能する．5つの免疫グロブリン（immunoglobulin：Ig）様C2領域から構成されるIgスーパーファミリー（IgSF）に属するI型膜通過型糖タンパク質である．

ICAM-1は免疫担当細胞，血管内皮細胞，上皮細胞などに発現し，免疫担当細胞との接着に関与する．炎症組織の血管内皮細胞上に炎症刺激によって発現誘導されたICAM-1は，免疫担当細胞の組織内への遊出過程や組織内での細胞間相互活性化を担う[4)]．

分子構造

ICAM-1は，遺伝子座を19p13.3～p13.2に有する，505アミノ酸残基からなる分子量76～114 kDaのI型膜通過型糖タンパク質で，IgSFに属する（図）．ICAM-1は，T細胞などの免疫担当細胞上のインテグリンLFA-1やMAC-1と2価金属陽イオン依存性に接着する．24アミノ酸残基からなる膜通過部位，28アミノ酸残基からなる細胞内成分，残りのアミノ酸残基からなる細胞外成分で構成され，8ヵ所のアスパラギン酸型糖鎖結合部位を有する．

循環血中や組織液中に検出される可溶性ICAM-1は，主にリンパ球や単球を含む白血球や内皮細胞，一部のがん細胞表面に発現したものが遊離したもので，細胞外成分の大部分を有する．

機能・役割

ICAM-1は，単球をはじめとする免疫担当細胞，血管内皮細胞，上皮系の細胞，がん細胞に広く発現し，免疫担当細胞との接着に関与する．特に，T細胞の血管外遊出の際に，LFA-1/ICAM-1の接着はその中心的な役割を担う．例えば，循環血中のT細胞は，接着分子シアロムチンと内皮細胞上のセレクチンとの接触により循環にブレーキがかかる．そして免疫担当細胞上のケモカインによって活性化されて接着性を獲得したLFA-1と内皮細胞上のICAM-1との結合により，両者は高親和性に接着する．血管と接着したT細胞はケモカインの刺激により内皮細胞間隙を血管外へ遊出する（p.53図参照）．また，ICAM-1は，組織内でも細胞間接着のみならず，LFA-1を介する共刺激シグナルの伝達を介してT細胞を活性化する．

ICAM-1の発現は，IL-1やTNF-αなどの炎症性サイトカインや活性酸素などの刺激によりNF-κBやAP-1などの転写因子が活性化され，数時間以内に細胞表面上のタンパク質発現が誘導される．

疾患との関連性・臨床的意義

ICAM-1の発現は，前述したとおりIL-1やTNF-αなどの炎症性サイトカインなどの刺激により数時間以内に細胞表面上のタンパク質発現が誘導される．したがって，炎症組織における免疫担当細胞と血管内皮細胞との接着を介した組織内への遊出過程や，組織内での細胞間相互活性化過程を媒介し，自己免疫，感染，腫瘍浸潤，移植拒絶，アレルギー，動脈硬化などを契機にもたらされる炎症性病態の形成において重要な役割を担う[4)5)]．

したがって，ICAM-1は炎症制御の標的となりうる．実際，ICAM-1ノックアウトマウスでは，末梢血中の好中球は血管内皮細胞と接着して組織内へ遊出できないため，末梢血中の好中球数は野生型に比べて3～4倍の高値を示す．ICAM-1ノックアウトマウスでは，さまざまな刺激を加えても，T細胞や白血球の組織内への浸潤とその後の乏血性腎障害や心筋梗塞などは阻

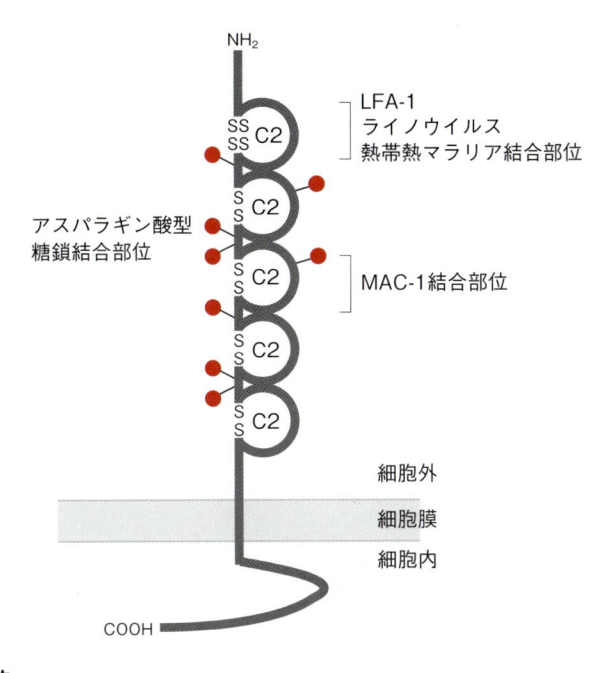

図　ICAM-1の構造
ICAM-1は，遺伝子座を19p13.3～p13.2に有する，505アミノ酸残基からなる分子量76～114 kDaのⅠ型膜通過型糖タンパク質で，IgSFに属する

害される．さらに，LFA-1/ICAM-1中和抗体は，心移植，関節炎，血管炎のマウスモデルにおいてT細胞の低反応状態もしくは免疫学的寛容状態を誘導する．

欧米で実施された難治性関節リウマチ患者に対するICAM-1抗体R6.5（Enlimomab）の治験では，T細胞の再循環の抑制と低反応状態を誘導し，関節炎の改善に効果的であったが，マウス抗体であったために投与時反応が頻発し，治験は中断となった[6]．

一方，循環血中や組織液中に検出される可溶性ICAM-1は，主にリンパ球や単球を含む白血球や内皮細胞，一部のがん細胞表面に発現したものが遊離したもので，細胞外成分の大部分を有する．したがって，循環血中や組織液中の可溶性ICAM-1を測定することによって，白血球や内皮細胞，がん細胞などのICAM-1を発現する細胞数の増加や，それらの細胞上のICAM-1の発現量の増加を推測できる．発現量の経過を追うことによって，成人呼吸促迫症候群，全身性炎症反応症候群，重症感染症などの重篤な炎症性病態の疾患活動性や程度，がん細胞の増殖の強さなどを推察できる．

＜文献＞
1）Dustin, M. L. : J. Immunol., 137 : 245-254, 1986
2）Rothlein, R. D. et al. : J. Immunol., 137 : 1270-1274, 1986
3）Makgoba, M. W. et al. : Nature, 331 : 86-88, 1988
4）Tanaka, Y. et al. : Nature, 361 : 79-82, 1993
5）Tanaka, Y. et al. : Arthritis Rheum., 41 : 1365-1377, 1998
6）Kavanaugh, A. F. et al. : Arthritis Rheum., 40 : 849-853, 1997

（田中良哉）

1章 細胞表面機能分子

VCAM-1　【別名】CD106

本分子の研究の経緯

VCAM-1（vascular cell adhesion molecule-1：CD106）は生体内に幅広く分布し，細胞間接着を媒介して生理機能や病態形成において重要な役割を担う代表的接着分子で，インテグリンVLA-4（$\alpha_4\beta_1$，CD49d/CD29）や$\alpha_4\beta_7$を主要な受容体とする．また，モエシンやエズリンとも結合する[1)～3)]．VCAM-1は，7または6つの免疫グロブリン（immunoglobulin：Ig）様C2領域から構成されるIgスーパーファミリー（IgSF）に属するⅠ型膜通過型糖タンパク質である．

VCAM-1は，リンパ球，単球，好酸球，好塩基球，血管内皮細胞，骨髄間質細胞などに発現し，免疫担当細胞や骨髄幹細胞との接着に関与する．炎症組織の血管内皮細胞上に炎症刺激によって発現誘導されたVCAM-1は，免疫担当細胞の組織内への遊出過程や組織内での細胞間相互活性化を媒介する[4)]．

分子構造

VCAM-1は，7つまたは6つ（4番目のドメインをスプライシングにより欠落）の免疫グロブリン（Ig）様領域から構成されるIgSFの1つである．分子量はおのおの110 kDa（715アミノ酸），90 kDaのⅠ型膜通過型糖タンパク質である（図）．責任遺伝子座は1p32～p31にある．

VCAM-1は，白血球（好中球を除く）のインテグリンVLA-4や$\alpha_4\beta_7$のリガンドである．循環血中や組織液中に検出される可溶性VCAM-1は，主に血管内皮細胞表面に発現したものが遊離したもので（80 kDa，一部は50 kDa），細胞外成分の大部分を有する．

機能・役割

VCAM-1は，活性化血管内皮細胞，樹状細胞，骨髄間質細胞，活性化マクロファージなどに発現し，リンパ球などとの接着に関与する．特に，リンパ球や好酸球の血管外遊出の際には，VLA-4/VCAM-1の接着はその中心的な役割を担う．例えば，循環血中のT細胞は，接着分子シアロムチンと内皮細胞上のセレクチンとの接触により循環にブレーキがかかる．そして免疫担当細胞上のケモカインによって活性化されて接着性を獲得したVLA-4と内皮細胞上のVCAM-1との結合により，両者は高親和性に接着する．血管と接着したT細胞は，ケモカインの刺激により内皮細胞間隙を血管外へ遊出する（p.53図参照）．さらに，骨髄では間質細胞と骨髄幹細胞との接着に関与し，B細胞などの分化に関与する．また，がん細胞の骨（骨髄）転移に関与することが知られる．また，VCAM-1は，組織内でも細胞間接着のみならずVLA-4を介する共刺激シグナルの伝達を介してT細胞を活性化する．

VCAM-1の発現は，IL-1やTNF-αなどの炎症性サイトカインや活性酸素などの刺激によりNF-κBやAP-1などの転写因子が活性化され，数時間以内に細胞表面上のタンパク質発現が誘導される．

疾患との関連性・臨床的意義

VCAM-1の発現は，IL-1，TNF-α，IFN-γなどの炎症性サイトカインや活性酸素などの刺激によって，数時間以内に血管内皮細胞上で著明に増強し，循環血中や組織内のリンパ球や好酸球などとの接着や活性化に関与する．したがって，VCAM-1の発現は，自己免疫，感染，腫瘍浸潤，移植拒絶，アレルギー，さらには動脈硬化などを契機にもたらされる炎症性病態の形成に深く関与する[5)]．したがって，これらの疾患の治療標的となりうる可能性を有する．

一方，循環血中や組織液中に検出される可溶性VCAM-1は，主に血管内皮細胞表面に発現したものが遊離したものである．よって，循環血中や組織液中の可溶性VCAM-1を測定することによって，血管内皮細胞などのVCAM-1を発現する細胞数の増加やそれらの

細胞上のVCAM-1の発現量の増加を推測できる．発現量の経過を追うことによって，成人呼吸促迫症候群，全身性炎症反応症候群，重症感染症などの炎症性病態の疾患活動性や程度などを推察できる．

＜文献＞
1) Osborn, L. et al. : Cell, 59 : 1203-1211, 1989
2) Elices, M. J. et al. : Cell, 60 : 577-584, 1990
3) Cybulsky, M. et al. : Proc. Natl. Acad. Sci. USA, 88 : 7859-7863, 1991
4) Tanaka, Y. et al. : Nature, 361 : 79-82, 1993
5) Tanaka, Y. et al. : Arthritis Rheum., 41 : 1365-1377, 1998

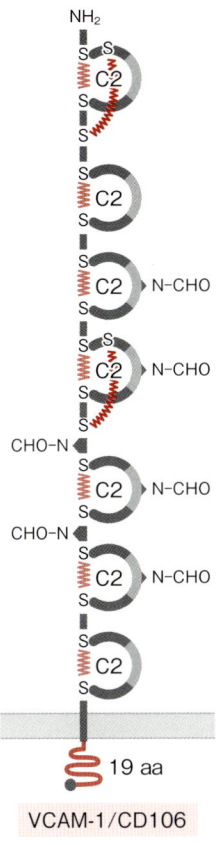

（田中良哉）

図　VCAM-1の構造

memo

1章 細胞表面機能分子

LFA-3 【別名】CD58

本分子の研究の経緯

LFA-3 (leukocyte function-associated antigen-3：CD58) は，免疫グロブリン (immunoglobulin：Ig) スーパーファミリー (IgSF) に属する接着分子である．白血球，単球，赤血球などの造血系細胞，上皮細胞，血管内皮細胞，線維芽細胞など，胸腺細胞以外のほとんどすべての細胞に広く分布し，多くのがん細胞にも発現するが，特にマクロファージ，メモリーT細胞に発現が強い．

同じくIgSFに属し約70％の相同性を有するCD2を主要なリガンドとし，これらの発現細胞とT細胞との細胞接着を介在すると同時に，CD2を介してT細胞に活性化シグナルを伝達する．

分子構造

LFA-3は，責任遺伝子座は1p13にある．細胞外領域は188個のアミノ酸から構成され，2つのIg様ドメイン（N末端側よりV，C2ドメイン）で構成されるI型糖タンパク質で，IgSFに属する接着分子である．分子量は55〜70 kDaで，41 kDa，37 kDaの2つのサイズの前駆体からオルタナティブスプライシングおよび翻訳後修飾により，短い細胞内成分を有する膜貫通型と，GPI (glycosylphosphatidylinositol) アンカーで細胞膜に結合する型が存在する（図）．膜貫通型は主に白血球に，GPIアンカー型は主に赤血球に分布する．

LFA-3はCD48と高い相同性を有す．ヒト血清，尿，細胞上清中に可溶型CD58 (soluble CD58：sCD58) が存在する．種々のサイトカインにより可溶型CD58の発現が増強する．

機能・役割

LFA-3は，T細胞とヒツジ赤血球とのロゼット受容体であり，CD2のリガンドである．LFA-3はCD2分子の第1領域内のT111，およびT112の2つのエピトープと結合する．LFA-3がT112と結合することにより，CD2の第2領域内にT113が誘導され，シグナル伝達が行われる．

LFA-1 (p.50)/ICAM-1 (p.56) と同様，抗原提示細胞とT細胞間，T細胞と血管内皮細胞間，胸腺上皮細胞と胸腺細胞間の接着に関与する．さらにT細胞への共刺激シグナル伝達に関与し，T細胞活性化，増殖，サイトカイン産生などを誘導する．

疾患との関連性・臨床的意義

LFA-3は，ヒトキラー細胞 (CTL：cytotoxic T cell, LAK：lymphokine activated killer, NK：natural killer) の細胞障害活性の調節に関与する分子としてCD2とともに注目されている．また，肝炎患者やホジキン病患者の血清中に可溶型CD58が検出される．LFA-3抗体はT細胞とヒツジ赤血球とのロゼット形成を阻害することから，CD2との接着機能が発見された．したがって，LFA-3抗体は，CD2との接着阻害によるB細胞・T細胞の細胞増殖・分化を抑制する．また，胸腺上皮細胞からのIL-1産生誘導 (monovalentな結合でも機能)，B細胞におけるIgE産生へのクラススイッチ，ヒトキラー細胞の障害活性の抑制，胸腺上皮細胞と胸腺細胞の接着抑制などの作用を有する．

これらをもとに，LFA-3療法が開発された．LFA3-Ig融合タンパク質 **Alefacept** は，CD2のリガンドであるLFA-3の細胞外ドメインに，ヒトIgのヒンジ領域以下のCH2，CH3領域を結合させた免疫調節合成タンパク質で，CD2を介するT細胞の細胞接着と活性化シグナルを阻害する．慢性炎症疾患の病変部位にはメモリーT細胞の浸潤が認められるが，メモリーT細胞はCD2分子を高発現している．AlefaceptはLFA-3領域を介してメモリーT細胞上のCD2に，Fc領域を介してNK，NKT細胞上のCD16に結合し，メモリー細胞を障害する．Alefaceptは，欧米では乾癬に対して臨床

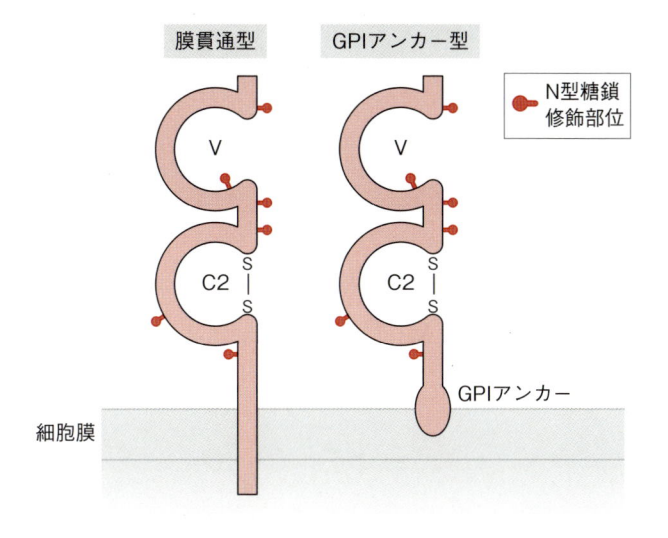

図　LFA-3の構造
LFA-3（CD58）は，細胞外領域は2つのIg様領域より構成され，IgSFに分類される．オルタナティブスプライシングなどによる膜貫通型とGPIアンカー型がある．🔴はアスパラギン酸型糖鎖付着部位を示す

試験が実施され，適応承認されたが，作用が弱いことが確認されている．しかし，2011年に市場撤退された．

＜文献＞
1) Dustin, M. L. et al. : Nature, 329 : 846–848, 1987
2) Selvaraj, P. et al. : Nature, 326 : 400–403, 1987
3) Seed, B. : Nature, 329 : 840–842, 1987
4) Springer, T. A. : Nature, 346 : 425–434, 1990
5) Sanders, M. E. et al. : J. Immunol., 140 : 1401–1407, 1988
6) Plunkett, M. L. et al. : J. Exp. Med., 165 : 664–676, 1987
7) Wallner, B. P. et al. : J. Exp. Med., 166 : 923–932, 1987

（田中良哉）

memo

第1部 免疫・アレルギー疾患の分子標的用語

2章 細胞表面識別分子

概論 治療標的としての細胞表面識別分子

齋藤和義

【本章の用語】CD2, CD4, CD8, CD19, CD20, CD52

はじめに

　免疫系は，骨髄，胸腺のような中枢リンパ組織のほかに，リンパ節，脾臓などの末梢リンパ組織から構成される．多くの免疫担当細胞は特定の臓器に定着せずに体内を循環するために，細胞表面上にさまざまな受容体とそれに結合するリガンド分子を発現し，有事にはこれらの分子間相互作用により多様な免疫細胞が協調して効率的に反応する．これらの免疫関連分子のなかでも最も重要な機能を果たす分子の多くは，免疫グロブリンスーパーファミリーに属する．抗体，またはB細胞抗原受容体（BCR），T細胞抗原受容体（TCR），主要組織適合複合体（MHC），**CD4**分子，**CD8**分子などがその代表である．

　獲得免疫にかかわるリンパ球は，T細胞とB細胞に大別される．リンパ球にT，B細胞系があることを確立したのはR. A. Goodである[1]．T細胞にはCD4陽性（CD4$^+$）ヘルパー（Th），CD8$^+$キラー（Tc），CD4$^+$CD25$^+$制御性（Treg），ナチュラルキラー（NK）T細胞などのサブセットがあり，Th細胞は産生するサイトカインによって，さらにTh1，Th2，Th17に分類される[2]．T細胞の抗原認識で最も重要な分子として，TCRとMHCがあげられる．MHCにはクラスIとIIの2種がある．ヒトではHLAとよばれ，一般には数万人に1人くらいの割合しか同一のHLAをもつヒトは存在せず，HLAは自己を標識するID（身分証明）となる．MHCは細胞膜に発現されるが，表面側に病原体などのタンパク質抗原が分解したペプチド抗原を結合する溝をもつ．Tc細胞のTCRはMHCクラスIとペプチド抗原複合体に結合，Th細胞のTCRはクラスIIとペプチド抗原複合体に結合し，抗原を認識する．さらに，Tc細胞上のCD8分子は抗原提示細胞上のMHCクラスIの定常域と，Th細胞のCD4分子はクラスII分子の定常域に結合し，TCR–ペプチド–MHCからなる三分子複合体形成を補強する[3]．

T細胞の分化と細胞表面識別分子

　概略図に，胸腺におけるT細胞の分化と細胞表面識別分子の発現を示す[5〜7]．骨髄からの前駆細胞が胸腺の外側，すなわち皮質に入ると，急速に増殖して胸腺内側の髄質で成熟化する[8,9]．この過程で，胸腺リンパ球はCD4$^-$CD8$^-$からCD4$^+$CD8$^-$期を経て，CD4$^+$CD8$^-$のTh細胞，またはCD4$^-$CD8$^+$のTc細胞に分化する．まず，CD4$^-$CD8$^-$のDN細胞（ダブルネガティブ細胞）はCD44とCD25の発現状態によりDN1〜DN4の4段階に分類される．その後，増殖を繰り返し，皮質の大部分を占めるCD4$^+$CD8$^+$DP（ダブルポジティブ）細胞となる．さらに，分化の間にTCR遺伝子の再構成・転写・翻訳が起こ

概略図 T細胞の分化と細胞表面識別分子の発現（文献4より引用）

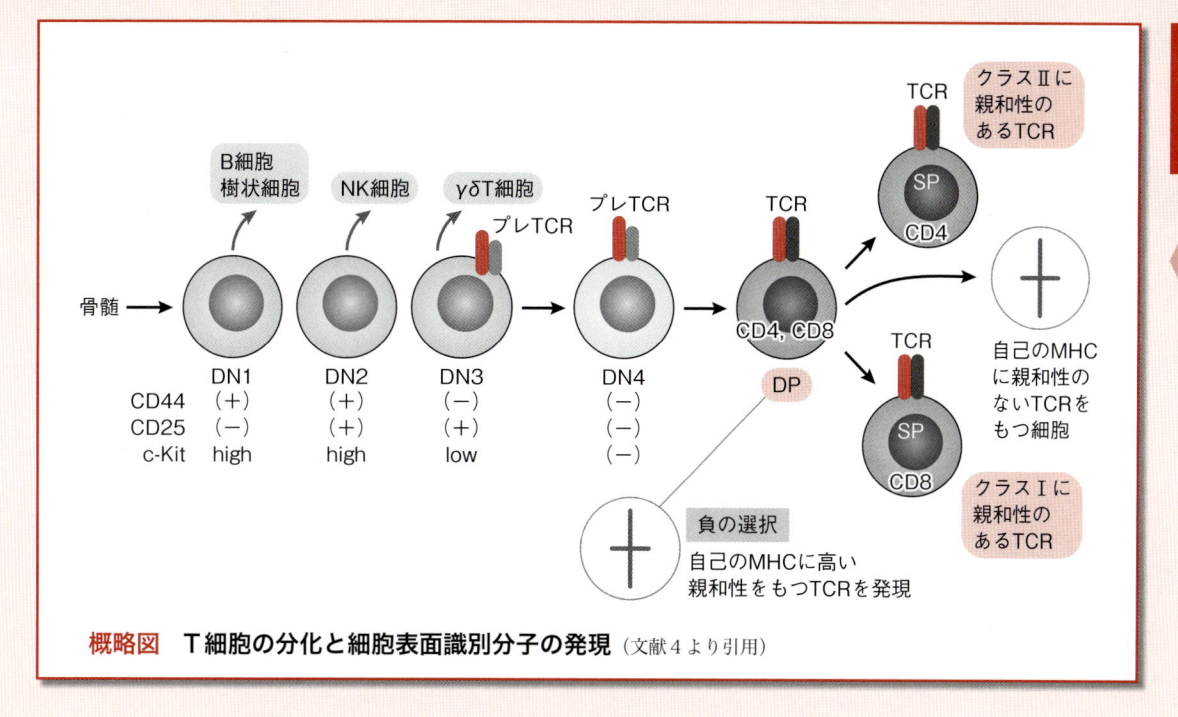

り，リンパ球上に徐々にTCRタンパク質を発現すると同時に，T細胞は正の選択，負の選択，プログラム死などの厳格な選抜を経て90％以上が胸腺内で死滅する．この際，

①自己MHC拘束は正の選択により獲得される[10) 11)]
②胸腺内では自己反応性T細胞が出現するが，負の選択により除去される
③TCR遺伝子の再配列に失敗して機能的TCRを有さないT細胞は，胸腺内で処理されて末梢リンパ組織へは出現することはできない

という過程を経る．

最終的にDPの5％ほどを占める成熟T細胞へ分化する細胞のうち，MHCクラスIに反応する細胞はCD8$^+$-SP（シングルポジティブ）となり，MHCクラスIIに反応する細胞はCD4$^+$-SPとなる．さらに，抗原刺激により活性化されたCD4$^+$T細胞はTh1またはTh2細胞へ分化する．活性化T細胞（Th0）はIFN-γやIL-18を介したシグナルでTh1細胞へ分化する一方，Th0はまた，IL-4を介したシグナル（STAT-6, c-maf, GATA-3などの伝達分子）でTh2細胞へ分化する．Th1細胞はマクロファージを活性化して細胞内寄生性細菌への殺菌能力を高める．Th2細胞はリンパ組織でIL-4，IL-5などのB細胞増殖，分化因子を産生して，感作B細胞を形質細胞まで分化増殖させる．さらに，CD4$^+$T細胞はTGF-βとIL-6の存在下で制御性T細胞（regulatory T細胞）とIL-17産生ヘルパーT細胞（Th17）のサブセットに分化する．抗原刺激により活性化されたCD8$^+$T細胞は主にTc細胞へ分化し，マクロファージ活性化，抗体産生，細胞障害などの免疫応答を引き起こす．

◆B細胞の機能と細胞表面識分子

一方，B細胞の分化とその細胞表面識別分子に関しては，表1に掲載した[13) 14)]．B細胞は幹細胞から，プロB細胞（早期→後期），プレB細胞，未熟B細胞，成熟ナイーブB細胞，記憶（メモリー）B細胞，形質細胞の順に分化していく．

表1 B細胞の分化と細胞表面識別分子の発現（文献12より改変して転載）

		抗原非依存性				抗原依存性				最終分化
B細胞	幹細胞	早期プロB細胞	後期プロB細胞	大型プレB細胞	小型プレB細胞	未熟B細胞	成熟ナイーブB細胞	リンパ芽球	記憶B細胞	形質細胞
表面マーカータンパク質	CD34, CD45	CD34, CD45, MHCクラスⅡ, CD10, CD19, CD38	CD45R, MHCクラスⅡ, CD10, CD19, CD38, CD20, CD40	CD45R, MHCクラスⅡ, pre-B-R, CD19, CD38, CD20, CD40	CD45R, MHCクラスⅡ, CD19, CD38, CD20, CD40	CD45R, MHCクラスⅡ, IgM, CD19, CD20, CD40	CD45R, MHCクラスⅡ, IgM, IgD, CD19, CD20, CD21, CD40	CD45R, MHCクラスⅡ, CD19, CD20, CD21, CD40	CD45R, MHCクラスⅡ, IgG, IgA, CD19, CD20, CD21, CD40	形質細胞抗原-1, CD38
		骨髄					末梢			

pre-B-R：プレB細胞受容体

　CD19抗原（またはB4抗原）は分子量95 kDaのⅠ型膜貫通糖タンパク質であるが，CD19はB細胞の発生，活性化，分化の調節に関与しており，早期プロB細胞を含むほぼすべての正常B細胞に発現し，形質細胞にまで成熟すると消失する．また，濾胞樹状細胞や骨髄単球系の分化初期の細胞，B細胞系培養細胞株のほとんどに発現がみられる．一方，正常なT細胞，NK細胞，単球，顆粒球には発現していない．成熟B細胞では，CD19シグナルは会合しているCD35やCD21との架橋を介してシグナルを伝達し，活性化制御補助受容体として働く．

　CD20はB細胞に特異的に発現する分子量35 kDaの4回膜貫通型疎水性糖タンパク質で，骨髄幹細胞には発現しない．後期プロB細胞からその発現がみられるようになり，特に活性化されたB細胞において非常に発現が顕著となる．多くのB細胞性リンパ腫や疾患活動性の高い自己免疫疾患において強発現しており，選択的治療という面で理想的な標的となる．

◆ 細胞表面識別分子と疾患・治療

　このように免疫担当細胞は，その分化の過程でさまざまな刺激を受けて個々の特殊性をもった細胞へと成熟する．その際に，分化にかかわる多数の遺伝子の発現がその細胞の将来を決定していくが，細胞表面分子の一部は成熟と関連してその発現が変化していく．特定の細胞表面識別分子の発現は，細胞の成熟状態とともにその細胞が担う機能をも表現していることが多く，組織での集積・分布などを抗体染色して識別することによりそれらの細胞の病態形成へのかかわりが明らかとなる．

　さらに，特定の表面マーカーを表出する血液系の腫瘍に関しては，そのモノクローナルな増殖は疾患の診断につながる．例えば，非ホジキンリンパ腫に対する抗CD20抗体を用いた染色は，びまん性大細胞型B細胞の診断を可能とし，さらに，治療においてもリンパ

表2　免疫担当細胞に発現している細胞表面識別分子

CD抗原	発現細胞	分子サイズ (kDa)	機能	別名	所属するファミリー
CD2	T細胞, 胸腺細胞, NK細胞	45〜58	接着分子．CD58（LFA-3）と結合．細胞内でLckと結合しており，T細胞を活性化	T11, LFA-2	免疫グロブリン
CD4	胸腺細胞亜群，Th1およびTh2細胞（末梢T細胞の約2/3），単球，マクロファージ	55	MHCクラスII分子の補助受容体．細胞膜表面近くの細胞質にあるLckと結合．HIV-1およびHIV-2のgp120の受容体	T4, L3T4	免疫グロブリン
CD8	胸腺細胞亜群，Tc細胞（末梢T細胞の約1/3）	α：32〜34 β：32〜34	MHCクラスI分子の補助受容体．細胞膜表面近くの細胞質にあるLckと結合	T8, Lyt2, Lyt3	免疫グロブリン
CD19	B細胞	95	CD21（CR2）およびCD81（TAPA-1）と複合体を形成．B細胞の補助受容体．細胞質内ドメインは細胞質チロシンキナーゼおよびPI3キナーゼと結合	B4, Bgp95	免疫グロブリン
CD20	B細胞	33〜37	CD20オリゴマーはCaチャネルを形成するらしい．B細胞活性化の制御に関与する可能性あり	B1, Bgp35	トランスメンブレン4部分を含む
CD52	胸腺細胞，T細胞，B細胞（形質細胞を除く），単球，顆粒球，精原細胞	25	未知．治療上，骨髄からT細胞を除去する際に利用される抗体の標的	CAMPATH-1抗原，HE5	

表3　抗体医薬品類の承認状況（文献15より一部抜粋して引用）

分類	名称	商品名	構造標的	標的	主な適応疾患	承認年 US	承認年 EU	承認年 日本
マウス抗体	Ibritumomab tiuxetan	Zevalin	IgG1κ（MX-DTPA：^{90}Y標識）	CD20	B細胞性非ホジキンリンパ腫	2002	2004	2008
	Iodine 131 Tositumomab	Bexxar	IgG2aλ（^{131}I標識）	CD20	非ホジキンリンパ腫	2003	NA	NA
キメラ抗体	Rituximab	Rituxan	IgG1κ	CD20	B細胞性非ホジキンリンパ腫	1997	1998	2001
ヒト化抗体	Alemtuzumab	Campath	IgG1κ	CD52	B細胞性慢性リンパ性白血病	2001	2001	NA
ヒト抗体	Ofatumumab	Arzerra	IgG1κ	CD20	慢性リンパ性白血病	2009	2010	NA
Fc融合タンパク質	Alefacept	Amevive	LFA3 + Fc CD2	CD2	尋常性乾癬	2003	NA	NA

NA：not approved（未承認）

　腫細胞に発現する分子を認識する抗体は，これらのリンパ腫特異的に作用することが可能である．実際に，後述するキメラ型抗CD20抗体Rituximabをはじめとした，B細胞表面に発現するCD20を標的とした抗体療法が成果を上げている．Rituximabはマウスのアミノ酸構造を含むキメラ型抗体で，投与時反応や抗ヒトキメラ抗体（HACA）の産生による効果減弱などの欠点を有していた．Rituximabはその構造において，60〜65％がヒトタンパク質組成であるが，ヒト化抗CD20抗体Ocrelizumabは90〜95％が，完全ヒト抗

CD20抗体 Ofatumumab では 100％がヒトアミノ酸組成と改良されている．その他の細胞表面識別分子の構造とそれに対する分子標的療法の現状を p.77 図にまとめた．

本章では，特に T 細胞，B 細胞を中心とした分化に深く関係する **CD2, CD4, CD8, CD19, CD20, CD52** 分子に関してその発現細胞，構造，機能などを表 2 にまとめるとともに続く各項にて詳しく解説し，また疾患とのかかわりと臨床応用（表 3）についても概説する．

＜文献＞

1) Good, R. et al. : J. Exp. Med., 116 : 773-803, 1962
2) Mosmann, T. R. & Coffman, R. L. : Annu. Rev. Immunol., 7 : 145-173, 1989
3) 小野江和則：生化学，81 : 147-155, 2009
4) WikiPathologica　http://www.ft-patho.net/index.php?T%BA%D9%CB%A6
5) 小野江和則：『医科免疫学』（菊地浩吉，他／編），pp.19-70, 南江堂，2008
6) Starr, T. K. et al. : Annu. Rev. Immunol., 21 : 139-176, 2003
7) Sprent, J. & Kishimoto, H. : Immunol. Rev., 185 : 126-135, 2002
8) Saont-Ruf, C. et al. : Science, 266 : 1208-1212, 1994
9) Shortman, K. & Wu, L. : Annu. Rev. Immunol., 14 : 29-47, 1996
10) Zerrahn, J. et al. : Cell, 88 : 627-636, 1997
11) Basson, M. A. et al. : J. Exp. Med., 187 : 1249-1260, 1998
12) 『免疫生物学 原著第 7 版』（笹月健彦／監訳），p.314, 南江堂，2010
13) Hardy, R. R. et al. : J. Exp. Med., 173 : 1213-1225, 1991
14) Osmond, D. G. et al. : Immunol. Today, 19 : 65-68, 1998
15) 国立医薬品食品衛生研究所　http://www.nihs.go.jp/dbcb/TEXT/Mab-T1.pdf

memo

2章　細胞表面識別分子

CD2　【別名】T11, LFA-2

本分子の研究の経緯

　CD2は，LFA-2（leukocyte function-associated antigen-2）とも知られ，ヒトTリンパ球を介した細胞障害に関与する分子としてSanchez-Madridらにより同定された[1]．ヒト末梢血すべてのTリンパ球上に発現しており，早期のTリンパ球マーカーとされ胸腺細胞の95％で陽性である．その他NK（ナチュラルキラー）細胞などにも発現するが，Bリンパ球には認められない．CD2に対するモノクローナル抗体はヒツジ赤血球とのロゼット形成を阻害することより，CD2はTリンパ球のロゼット形成にかかわるヒツジ赤血球受容体と考えられている．

　Rosette receptor, CD2 molecule, SRBC, Erythrocyte receptor, T-cell surface antigen CD2 precursor, LFA-3 receptor, T11, T-cell surface antigen T11/Leu-5 などの別名がある．

分子構造

　CD2は1番染色体上にコードされ（図A），免疫グロブリンスーパーファミリーの構造をとり，2つの免疫グロブリン様ドメインを細胞外に有している[2]．細胞接着に関与するとともに，機能的にはCD2BP2[3]，Lck[4] などがCD2と相互作用する．

機能・役割

　CD2は，T細胞の接着や抗原認識と活性化，シグナル伝達，胸腺における成熟分化に重要な役割を担う．Src様のチロシンキナーゼp56lckがCD2分子とともに抗CD2抗体で共沈降することより，p56lckがCD2を介したシグナル伝達に関与することが明らかである．さらに，CD2分子の細胞質内の2つの領域がこの会合に関与していること，この部位には5カ所のプロリンリッチな領域がありp56lckのSH3ドメインが結合しうることが明らかになっている．

　ヒトT細胞では，CD2は抗原提示細胞上CD58（LFA-3）との細胞接着を介したTCR（T細胞抗原受容体）からのシグナリング閾値を調節する（図B）．CD2と会合するCD2APはT細胞の極性や細胞骨格再構成に重要な働きを担うとされるが，一方，CD2BP1は細胞接着に，CD2BP2はシグナル伝達に関与する[3]．CD2BP2はCD2と会合するGYFドメインを有し，CD2をクロスリンクした際のIL-2産生増強に関与する．SrcファミリーキナーゼやFynがCD2からのシグナルには関与しないと考えられ，MAP（mitogen-activated protein）キナーゼ，PLCγ（phospholipase Cγ）の活性化は生じないと考えられている．

疾患との関連性・臨床的意義

　抗原提示細胞に発現するCD2のリガンドであるLFA-3とIgGの融合タンパク質である**Alefacept**は，CD2/LFA-3による乾癬への効果が検討されている．効果発現機序に関しては，CD2-LFA-3を介した共刺激が抑制されることによりCD4，8陽性Tリンパ球の活性化が制御される，あるいはメモリーTリンパ球をアポトーシスにて除去することで乾癬の皮膚局所での炎症病態を改善させていることが考えられている[4]．

　すでに，Amevive®の薬剤名でカナダ，米国にてすでに承認されており，7.5 mgの静注もしくは15 mg週1回の筋注が治療に用いられる．12週間後の乾癬の疾患活動性指標であるPACIスコア75％以上を達成した患者が，Alefaceptでは21％に認められた[4]〜[6]．しかしながら，発がんの可能性が否定できなかったために欧州では認可されなかった．

　その他，皮膚T細胞性リンパ腫，T細胞性非ホジキンリンパ腫に対する効果が報告されている．

A)

1番染色体
117.30 M

B)

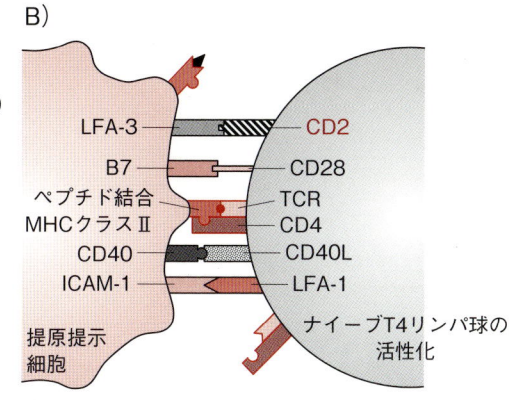

図　CD2（LFA-2）の遺伝子座と細胞接着

＜文献＞
1) Sanchez-Madrid, F. et al. : Proc. Natl. Acad. Sci. USA, 79 : 7489-7493, 1982
2) Yang, J. J. et al. : Curr. Protein Pept. Sci., 2 : 1-17, 2001
3) Nishizawa, K. et al. : Proc. Natl. Acad. Sci. USA, 95 : 14897-14902, 1998
4) Scheinfeld, N. et al. : Dermatol. Online J., 11 : 7, 2005
5) Krell, J. M. : J. Am. Acad. Dermatol., 54 : 1099-1101, 2006
6) Parrish, C. A. et al. : J. Drugs Dermatol., 5 : 339-340, 2006

（齋藤和義）

memo

2章　細胞表面識別分子

CD4　【別名】T4, L3T4

本分子の研究の経緯

CD4は1970年代後半に発見された細胞表面分子で，ヘルパーT細胞，単球，マクロファージ，樹状細胞など多くの免疫にかかわる細胞に発現している．当初はLEU-3あるいはT4とよばれたが，1984年に，CD4と命名された[1]．

分子構造

多くの細胞表面受容体/マーカーと同様に，CD4は免疫グロブリンスーパーファミリーに属し，細胞外表面に発現している4つの免疫グロブリンドメインから構成されている．このうち，D1とD3領域は免疫グロブリン可変領域（IgV），D2とD4は定常領域（IgC）に類似した構造となっている．また，CD4分子の短い細胞質内領域（C）は，チロシンキナーゼLckを活性化するドメインを有する．ヒト12番染色体にコードされている[2]．

機能・役割

T細胞受容体（T cell receptor：TCR）複合体を介する至適シグナル伝達は，受容体複合体が補助受容体CD4またはCD8と凝集したときのみに生じる．MHCクラスII拘束性を有するTCRをもつほとんどの細胞がCD4を発現している．CD4のD1ドメインはMHCクラスII分子のβ2-ドメインと相互作用し，MHCクラスII拘束性の免疫応答に関与する．すなわち，CD4は抗原提示された抗原をTCRが認識する際の補助受容体として機能する．

休止状態のT細胞ではTCRのITAMモチーフはリン酸化していないが，受容体へのリガンドの結合が起こるとITAMモチーフがリン酸化される．さらに，ZAP70がリン酸化されたITAMに結合して補助受容体がMHCリガンドに結合したときに，LckによってCD4細胞内ドメインがリン酸化されて活性化される．すなわち，TCRからのメインシグナルを，Tリンパ球の活性化において重要な役割を担うチロシンキナーゼLckを介して増幅させる．CD4はLckと強固に結合して，このチロシンキナーゼをTCRのシグナル伝達因子複合体に近接するところまで運ぶ（図1）．このことによってペプチド・MHCクラスII分子が形成するリガンドにTCRが結合した際のシグナルを増強することになるが，MHCクラスII分子に提示された抗原に対する感受性は飛躍的に高まり，抗原量は1/100で十分となる[3]．

疾患との関連性・臨床的意義

1）AIDS

後天性免疫不全症候群（aquired immunodeficiency syndrome：AIDS）は，HIV（human immunodeficiency virus）に感染した結果生じる免疫不全状態に起因する症候群である．HIVウイルスに感染したCD4陽性Tリンパ球の死滅により生じる生体防御機構の破綻による感染症，発がん，全身消耗などがみられる．

HIVのライフサイクルは，リンパ球などの親和性をもつ細胞（CD4陽性細胞）への吸着・侵入→自己RNAのDNAへの逆転写→宿主DNAへの潜入（DNA組み込み酵素：インテグラーゼ）→ウイルスRNAの転写→ウイルスの組み立て・出芽の過程からなる．ウイルスのCD4陽性細胞への吸着・侵入にはリンパ球あるいは単球上のCD4分子とHIV上のgp120分子の結合に加えて，リンパ球上のCXCR4，単球上のCCR5を補助受容体として結合して宿主細胞内へ侵入する（図2）．Maraviroc（マラビロク）はHIVとCCR5の結合を阻害する薬剤で，本邦でもすでに承認されている．

2）関節リウマチ

関節リウマチの病態において滑膜組織には多数のCD4陽性リンパ球が浸潤していることより，関節炎病

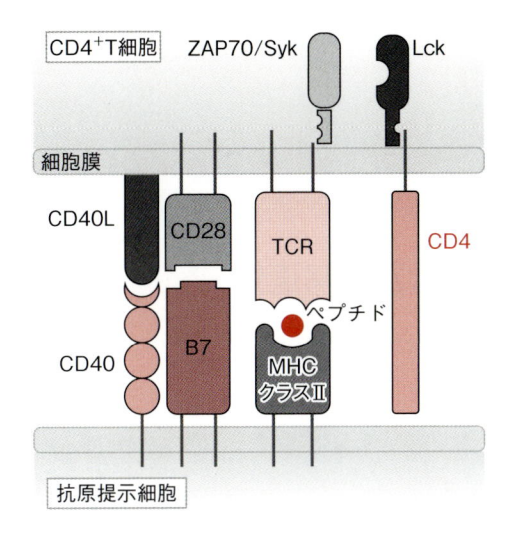

図1 CD4陽性Tリンパ球の活性化

図2 HIVの受容体と補助受容体

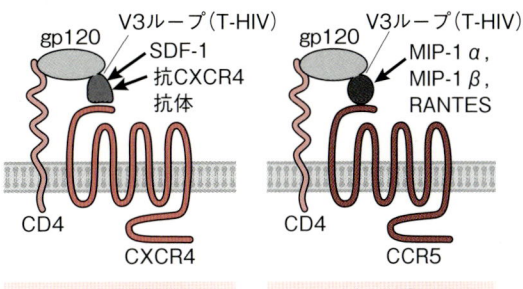

Tトロピックウイルス
・Tリンパ球に感染
・CXCR4を補助受容体とする
・増殖速度が速く産生量が多い

Mトロピックウイルス
・マクロファージに感染
・CCR5を補助受容体とする
・増殖速度が遅く産生量が少ない
・CCR5の遺伝子異常者では発症しにくい

態にCD4陽性リンパ球は重要な関与を担っていることが示唆されるとともに，治療標的とされた．マウスモデルにおける抗CD4抗体での成果などを受け，1990年代に関節リウマチに対する抗CD4抗体療法が行われたが，明確な治療効果を得ることはできなかった．

ヒトとマウスにおいてはかなりの点で関節炎形成に関与するリンパ球のサブセットが異なることが報告されている．マウスではIL-17産生CD4陽性細胞（Th17）が関節炎形成に重要な働きを担い，末梢血，炎症部位にてTh17細胞の増加を認めるが，ヒトの関節リウマチではTh17は末梢血で増加せず組織においては減少している[4]．ヒトCD4陽性細胞からTh17細胞への分化にはIL-6，TGF-βよりむしろIL-1が重要とされる[5]．さらに，Th17に分化可能なCD161陽性サブセット，不可能な陰性サブセットなどが存在する点でマウスとは異なる．また，抑制性T細胞のようにCD4陽性細胞のなかにはむしろ免疫を抑制する方向で機能する細胞群もあり，抗CD4抗体はこのような細胞をも一方では抑制することより自己免疫を助長する可能性が示唆される．すなわち，このような多様性をもったCD4陽性細胞を一律に抑制することは，その作用のアウトカムを評価したとき滑膜炎改善をヒトではもたらさなかった．

<文献>
1) "Report on the first international references workshop sponsored by INSERM, WHO and IUIS"(Alain Bernar, A. et al.), pp.45-48, Springer, 1984
2) Isobe, M. et al.: Proc. Natl. Acad. Sci. USA, 83: 4399-4402, 1986
3) Gao, G. F. et al.: Nature, 387: 630-634, 1997
4) Hirota, K. et al.: J. Exp. Med., 204: 2803-2812, 2007
5) Cosmi, L. et al.: J. Exp. Med., 205: 1903-1916, 2008

（齋藤和義）

memo

2章 細胞表面識別分子

CD8 【別名】T8, Lyt2, Lyt3

本分子の研究の経緯

CD8は，CD4とともにその分子自体がそれぞれMHCクラスⅠ，クラスⅡ分子を直接認識する際に必要な分子であることが明らかとなる前に，T細胞の機能の異なる細胞集団を検出するうえでのマーカーとして知られていた．抗原認識においてCD8分子はT細胞上のT細胞受容体（T cell receptor：TCR）と会合してMHC・ペプチド複合体におけるMHCの定常部分に結合するが，この結合はT細胞が機能的な応答を行うのに不可欠であり，補助受容体とよばれる．

分子構造

CD8は，細胞膜貫通型の分子量約13.5 kDaの糖タンパク質であり，ジスルフィド結合で架橋されたα鎖およびβ鎖から構成されるヘテロ二量体として働く．免疫グロブリン可変（IGV）領域のような細胞外ドメインにより膜に接続されている．ヒトでは，2つのアイソフォームα，βともに2番染色体2p12に存在する[1]．

機能・役割

CD8は細胞障害性T細胞に発現するが，その他NK（ナチュラルキラー）細胞，胸腺皮質細胞，および樹状細胞においても認められる．また，T細胞リンパ芽球性リンパ腫や菌状息肉腫などのリンパ増殖性疾患の細胞上にも発現することが知られる[2]．CD8もCD4（p.70参照）同様，α鎖の細胞質内部分でLckと結合しており，このLckをT細胞膜のTCRに近接する部位まで誘導する．CD8分子が存在することにより，MHCクラスⅠ分子から提示された抗原に対する感受性が100倍に増強される[3]（図）．

疾患との関連性・臨床的意義

1）異物の排除

細胞障害活性をもたないナイーブCD8陽性T細胞において，そのTCRが抗原提示細胞（APC）のMHCクラスⅠとともに提示された異物の抗原ペプチドを認識し，同時に共刺激分子からのシグナルが入ることで，ナイーブCD8陽性T細胞は異物の抗原ペプチドを提示する細胞に対する特異的な細胞障害活性をもつCTL（細胞障害性T細胞）となり，標的細胞を攻撃するようになる．その際に，パーフォリン，グランザイム，TNFなどの可溶性因子を放出したり，標的細胞のFasを刺激してアポトーシスに陥らせることで標的細胞を排除する（図）．CTLの一部はメモリーT細胞となり，次に同一の細菌，ウイルスなどの非自己成分が体内に侵入したときには早急に対応できるよう備える．

2）がん

がん細胞も宿主にとっては非自己である．このため臨床的には，がんに対してがん細胞特異的な抗原に対するCTLを誘導することで治療しようという免疫療法などが研究されている．特に樹状細胞は，がん細胞を貪食する能力に優れ，MHCの発現量も多く，CD4陽性ヘルパーT細胞（Th）とCD8陽性前駆T細胞（Tc）の両方に抗原提示が可能である．抗原提示を受けたThはIL-2などの産生により，同様に抗原提示を受けたTcの活性化と増殖を促進し，腫瘍に特異的なCTLを誘導する．誘導されたαβ型のTCRをもつCTLは，がん細胞が表面に発現するMHCクラスⅠとペプチドとの複合体を認識し，がん細胞を強力に障害する．がん細胞において免疫細胞に攻撃される成分（がん抗原）は，悪性黒色腫（メラノーマ）におけるMAGE，乳がんなどにおけるHER2/neu，大腸がんにおけるCEA，各種白血病や各種がんにおけるWT1など多数報告されている．

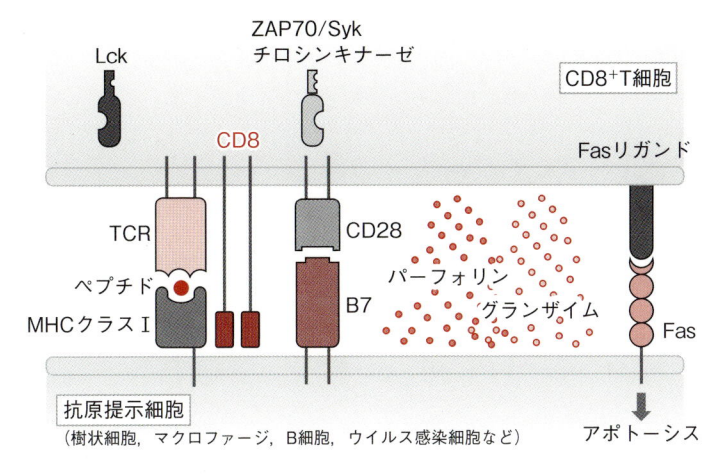

図　CD8陽性Tリンパ球の活性化・機能

3) 自己免疫疾患

　がん以外に，自己免疫疾患に関してもCD8陽性細胞の関与が明らかにされており，治療標的としての可能性が示唆されている．I型糖尿病の発症初期の段階で，残存膵島細胞を自己免疫による障害から防ぐことができれば高血糖は進行しないですむ．マウスモデルであるNODマウスにおいて，CD8を介するCTLの膵島細胞破壊が病態形成にかかわると考えられている．ここで，CD8に対する細胞障害能のないブロッキング抗体の投与が，臨床的糖尿病の発症における長期の膵島細胞特異的免疫寛容を維持することが示唆されている[4]．

　多発性硬化症は，健康人においても末梢血中に存在するミエリン抗原に対して反応するTリンパ球によって生じると考えられている．何らかの刺激によりT細胞が中枢神経系へ侵入して，ミエリンに対する免疫応答が惹起されてしまう．T細胞がミエリンに対してもつ寛容の維持機構と逸脱機構の解明が必要である．ここで，最近CD8陽性 CD25陽性 FoxP3陽性細胞は新規の制御性T細胞であり，この細胞を誘導することによりミエリンに対する自己反応性CD4陽性細胞を抑制して多発性硬化症の治療に応用できる可能性が示唆されている[5]．

4) HIV

　ウイルス感染細胞にもCTLが作用する．ヒト免疫不全ウイルス（HIV）感染症の病態には個体差があり，同じウイルスに感染したとしても，ヒトによって病態の良し悪しが大きく異なることが知られている．HIVに感染しても病態が長期にわたって進行しない感染者（long-term non progressor：LTNP）や，HIV複製を低レベルに抑え込み続ける感染者（elite controller：EC）が，総HIV感染者の約0.3～1％程度認められている[6]．こうしたケースの多くは宿主のさまざまな遺伝学的要因によると考えられている．HIVは確かにきわめて高い変異性を利用してCTLから逃避するが，CTLが標的とする領域を適切に選択することができれば，ウイルス複製を機能的に制御することが可能であると考えられている．

＜文献＞
1) Gao, G. F. & Jakobsen, B. K. : Immunol. Today, 21 : 630-636, 2000
2) "Manual of Diagnostic Cytology, 2nd ed." (Leong, A. et al.), Greenwich Medical Media Ltd., 2003
3) Gao, G. F. et al. : Nature, 387 : 630-634, 1997
4) Yi, Z. et al. : Diabetes, 61 : 2871-2880, 2012
5) Correale, J. & Villa, A. : Ann. Neurol., 67 : 625-638, 2010
6) McMichael, A. J. & Rowland-Jones, S. L. : Nature, 410 : 980-987, 2001

（齋藤和義）

2章 細胞表面識別分子

CD19 【別名】B4, Bgp95

本分子の研究の経緯

B細胞に特異的に発現する識別分子として見出され，その後，ほかのCD20, 21, 22分子などとともにB細胞特異的な細胞識別分子として研究されてきたが[1]，その発現の特異性の高さから，B細胞由来のリンパ腫やB細胞の機能更新が病態形成に深くかかわる関節リウマチなどへの治療応用が行われている．

分子構造

CD19抗原（またはB4抗原）は，分子量95 kDaのⅠ型膜貫通糖タンパク質である．CD19はB細胞の発生，活性化，分化の調節に関与しており，早期B細胞を含むすべての正常B細胞に発現するが，形質細胞にまで成熟すると消失する．また，濾胞樹状細胞や骨髄単球系の分化初期の細胞，B細胞系培養細胞株のほとんどに発現がみられる．一方，正常なT細胞，NK（ナチュラルキラー）細胞，単球，顆粒球には発現していない．

前述したように，CD19はB細胞成熟初期に発現するようになり，成熟B細胞では活性化制御補助受容体として働き，抗体産生細胞となると消失する．CD19シグナルは会合しているCD35やCD21の架橋を介して伝達されるが，共刺激分子であるB7-1やB7-2の発現誘導を介してT-B細胞間相互作用を増強する．

機能・役割

CD19はCD21, 81が発現するより前の段階でB細胞に発現しており，CD21を介する架橋形成がなくてもB細胞受容体のシグナルに貢献しうる[2]．B細胞受容体のシグナルも補助受容体との凝集により増強される．B細胞の補助受容体はCD19, 21, 81と複合体を形成して成熟B細胞に発現している（図）．

この複合体をB細胞受容体とともに架橋する刺激として，補体を活性化する抗原を認識するものが考えられる．CD21分子は補体受容体2（CR2）としても知られる分子であるが，補体C3dフラグメントで標識された病原菌などの抗原は，B細胞受容体と補助受容体の構成要素である細胞表面タンパク質CD21の双方に結合することが可能となる．B細胞受容体と補助受容体の架橋と凝集は，CD19の細胞内部位のチロシン残基がB細胞受容体と会合しているプロテインキナーゼによってリン酸化されることによって起こる．この効果によりシグナルは1,000～10,000倍増強される．CD19を欠損するマウスではB細胞受容体の架橋に反応して増殖することができず，B細胞受容体を架橋したときの細胞内シグナル伝達経路も完全には活性化されない．すなわち，CD19は恒常的または受容体の活性化に依存してB細胞受容体と会合することができ，CD21の補体への結合などによるほかの補助受容体が会合していないときにもシグナル伝達に貢献している．

疾患との関連性・臨床的意義

CD19の変異により抗体産生が顕著に減少し，重篤な液性免疫不全症が起こる[3]．

抗CD19抗体はB細胞障害および疾患のさまざまな動物モデルにおいて，治療応用の可能性が示されている[4]．CD19は，CD20発現細胞より幼弱なB細胞まで発現することより，CD20を発現していない幼弱細胞由来のB細胞リンパ腫に対しての有用性が示唆されている．悪性リンパ腫において，びまん性大細胞性B細胞リンパ腫，バーキットリンパ腫ではCD20陽性であるが，小リンパ性リンパ腫，慢性リンパ性白血病（CLL），濾胞性リンパ腫，MALT（mucosa-associated lymphoid tissue）リンパ腫，マントル細胞リンパ球腫，前駆Bリンパ芽球性リンパ腫などではCD19のみ陽性となる．

また，難治性B細胞腫瘍に対して，遺伝子改変T細胞を用いた養子免疫遺伝子療法が注目されている．こ

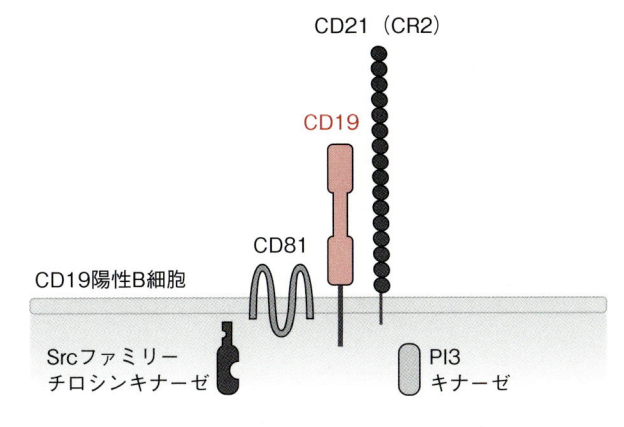

図　CD19陽性Bリンパ球の補助シグナル

れは，腫瘍細胞の表面抗原への特異性とT細胞活性化能をあわせもつキメラ抗原受容体遺伝子をがん患者のT細胞に導入し，それらを体外で大量培養した後に患者体内に戻す方法である．これまでの前臨床試験からキメラ抗原受容体発現T細胞の抗腫瘍効果が実証され，現在，難治性B細胞腫瘍の分化抗原であるCD19を標的とする遺伝子改変T細胞を用いた臨床研究が，米国を中心に実施されている．末期のCLLのがん細胞が死滅または激減したとの研究結果が，2011年，Science Translational MedicineとNew England Journal of Medicineに同時発表された．3人のCLL患者のうち，1人は64歳男性で治療開始から28日目までにがん細胞は死滅し，1年後の検査でもがん細胞は検出されなかった[5]．

<文献>
1) Tedder, T. F. & Isaacs, C. M. : J. Immunol., 143 : 712-717, 1989
2) Imai, T. et al. : J. Immunol., 155 : 1229-1239, 1995
3) Pesando, J. M. et al. : J. Exp. Med., 170 : 2159-2164, 1989
4) Yazawa, N. et al. : Proc. Natl. Acad. Sci. USA, 102 : 15178-15183, 2005
5) Porter, D. L. et al. : N. Engl. J. Med., 365 : 725-733, 2011

（齋藤和義）

memo

2章 細胞表面識別分子

CD20 【別名】B1, Bgp35

本分子の研究の経緯

CD20はB細胞に特異的に発現する分子量35 kDaの4回膜貫通型疎水性糖タンパク質で、骨髄幹細胞には発現しない。後期プロB細胞からその発現がみられるようになり、特に活性化されたB細胞において非常に発現が顕著となる。多くのB細胞性リンパ腫や疾患活動性の高い自己免疫疾患において強発現しており、選択的治療という面で理想的な標的となり精力的に治療応用が展開されてきた。

分子構造

ヒトではCD20は*MS4A1*によってコードされ[1]、B細胞に特異的に発現する。CD19やCD22もB細胞に選択的に発現するが、CD20はこれらの分子と異なり、骨髄幹細胞には発現しない。また、抗体がCD20抗原へ結合した後、インターナリゼーションにより膜表面から速やかに消失したり、抗原変調が起こったりせず、細胞障害から免れるようなことが起こらない。さらに、可溶性CD20分子が存在しないため、抗CD20抗体は、可溶性抗原に干渉を受けることなく細胞上の標的に結合しうる。また、活性化B細胞では静止期の約4倍のCD20抗原が発現しており、活性化したB細胞により多くの抗CD20抗体が結合するなど、抗体療法の標的として有利な特性をあわせもつ。

機能・役割

CD19は抗体で架橋形成すると強力なB細胞活性化シグナルを伝達するが、CD20に関しては明白な機能発現はみられない。抗CD20抗体**Rituximab**は、マウスモノクローナル抗体IgG1の定常領域をヒトIgG1κで置換したキメラ抗体で、抗体依存性細胞障害活性（ADCC）と補体依存性細胞障害活性（CDC）を介して、あるいはアポトーシスを誘導してB細胞を除去する[2]。

疾患との関連性・臨床的意義

B細胞は、骨髄造血幹細胞由来の細胞表面に免疫グロブリン（Ig）を発現する細胞で、末梢血中の約10〜15％を占める成熟B細胞を経てIg産生形質細胞に分化する。B細胞は、B細胞受容体（B cell receptor：BCR）よる抗原刺激の受容、あるいはT細胞からの活性化刺激を受けてIg産生細胞へと分化する。活性化B細胞は、リウマトイド因子などの自己抗体やIL-6、TNFなどの炎症性サイトカインを産生する。

一方、B細胞上にはCD40、CD80などの共刺激分子の発現が増強しており、これらの分子を介した周囲の免疫担当細胞との相互活性化に関与している。特に自己免疫病態においては、B細胞はきわめて強い抗原提示活性を有し、自己反応性T細胞の活性化に強く関与する。すなわち、関節リウマチ（RA）をはじめとする自己免疫疾患の発症と病態形成の過程において、B細胞は抗原提示の刺激装置、ならびに、自己抗体産生のレスポンダーとして中心的な役割を担うことが解明され、B細胞表面抗原は、RAの明確な治療標的と考えられる。

抗CD20抗体Rituximabは、すでに本邦では2001年にCD20陽性B細胞性非ホジキンリンパ腫に保険適応が承認されているが、これに加えRAなどに欧米では投与が認可されている。しかしマウスのアミノ酸構造を含むキメラ型抗体で、投与時反応や抗ヒトキメラ抗体（HACA）の産生による効果減弱などの欠点を有していた。Rituximabはその構造において60〜65％がヒトタンパク質組成であるが、ヒト化抗CD20抗体**Ocrelizumab**は90〜95％が、完全ヒト抗CD20抗体**Ofatumumab**では100％がヒトアミノ酸組成と改良されている（図）。

465例のメトトレキサート抵抗性RAに対する有効性が、Rituximab第Ⅱ相後期二重盲検試験（Dose Ranging Assessment International Clinical Evaluation of Rituximab in RA：DANCER）[3]さらに、TNF

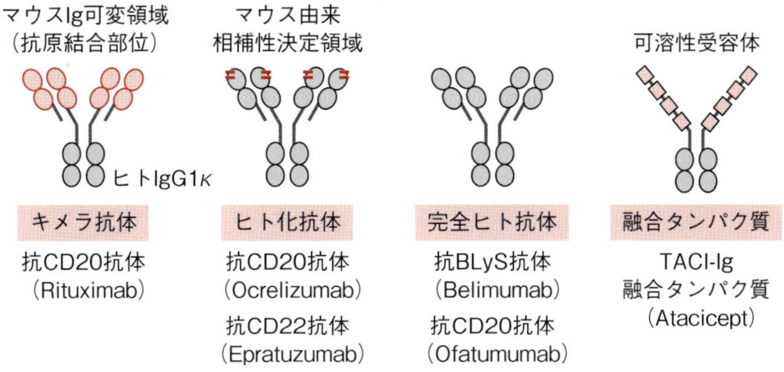

図　B細胞を標的とした生物学的製剤

融合タンパク質：可溶性受容体と免疫グロブリンFc部位を遺伝子工学的に融合させたもの

キメラ抗体：抗CD20抗体（Rituximab）
ヒト化抗体：抗CD20抗体（Ocrelizumab）、抗CD22抗体（Epratuzumab）
完全ヒト抗体：抗BLyS抗体（Belimumab）、抗CD20抗体（Ofatumumab）
融合タンパク質：TACI-Ig融合タンパク質（Atacicept）

阻害療法に抵抗性のRA 500名に対して，無作為二重盲検プラセボ対象第Ⅲ相臨床試験（Randamized Evaluation of Long-term Efficacy of rituximab in RA：REFLEX）が実施され，その有効性が確認された[4]．米国では2006年，RituximabはRAに対して承認され，TNF阻害療法に続いて第二選択の生物学的製剤としての位置づけが確立された．

一方，Leandroらが，治療抵抗性全身性エリテマトーデス（SLE）24症例を対象に，Rituximab 1 gを2週間隔で投与した．末梢血B細胞数は，3～8カ月間で消失し，1例を除いて6カ月以内に英国疾患活動性スコア（BILAG）が著明に低下し，補体価，dsDNA抗体価などの検査成績も改善した．併用の免疫抑制薬を中止あるいはステロイドを減量しえたことをはじめ，その有効性が報告される[5]．本邦でも，治療抵抗性SLE 19例に対するRituximabを用いたパイロットスタディーを行い，SLE疾患活動性指数（SLEDAI）は4週後に15例とも改善し，10例が投与後1～6カ月に0点となり，1年以上の寛解を維持した[6]．細胞表面上の機能分子発現に関して，Rituximab投与後，B細胞の除去に先駆けB細胞上の共刺激分子であるCD40およびCD80の発現が減弱し，並行してT細胞上のCD40L，CD69，ICOSの発現も減弱することが確認された[7]．

その他，特発性血小板減少性紫斑病（ITP）[8]，自己免疫性溶血性貧血（AIHA）[9]，シェーグレン症候群[10]，皮膚筋炎[11]，好中球細胞質抗体関連血管炎（AAV）[12]，血栓性血小板減少性紫斑病（TTP）[13]などにおける有効性が報告される．

＜文献＞

1) Tedder, T. F. et al.：Proc. Natl. Acad. Sci. USA, 85：208-212, 1988
2) Boye, J. et al.：Ann. Oncol., 14：520-535, 2003
3) Emery, P. et al.：Arthritis Rheum., 54：1390-1400, 2006
4) Cohen, S. B. et al.：Arthritis Rheum., 54：2793-2806, 2006
5) Leandro, M. J. et al.：Rheumatology, 44：1542-1545, 2005
6) Tanaka, Y. et al.：Rheumatology, 45：122-123, 2006
7) Tokunaga, M. et al.：Rheumatology, 44：176-182, 2005
8) Stasi, R. et al.：Blood, 99：3872-3873, 2002
9) Quartier, P. et al.：Lancet, 358：1511-1513, 2001
10) Pijpe, J. et al.：Arthritis Rheum., 52：2740-2750, 2005
11) Levine, T. D.：Arthritis Rheum., 52：601-607, 2005
12) Keogh, K. A. et al.：Arthritis Rheum., 52：262-268, 2005
13) Fakhouri, F. et al.：Blood, 106：1932-1937, 2005

〔齋藤和義〕

2章 細胞表面識別分子

CD52 【別名】CAMPATH-1抗原, HE5

◆本分子の研究の経緯

CD52はGPI（glycosylphosphatidylinositol）アンカー型抗原で，すべてのリンパ球のほか，精子などの男性の生殖器にも発現する[1]．

CDW52, Epididymal secretory protein E5, HE5, CAMPATH-1 antigen precursor, CD52 molecule, CDw52, CD52抗原（CAMPATH-1抗原），Cambridge pathology 1 antigenなどの呼称がある．

◆分子構造

CD52の遺伝子は1番染色体に位置するGPIアンカータンパク質である（図A）．

◆機能・役割

生体内における機能は未決のところが多いが，CD52に対する抗体CAMPATH-1は補体活性化能を有し，リンパ増殖性疾患の治療や骨髄移植の際のリンパ球除去などにおいて有効である．一方，精子のCD52に対する抗体は精子の運動障害，凝集を惹起することより，不妊への関与が示唆されている[1]．CAMPATH-1Mと1Gはそれぞれラット IgM, IgG抗体で, in vitroおよびⅠ/Ⅱ相の多発性硬化症臨床試験において用いられた．ヒト化した抗体CAMPATH-1H（Alemtuzumab：アレムツズマブ）はB細胞性慢性リンパ性白血病（B-CLL）に対して使用されてきた．B-CLLの細胞上にはきわめて大量のCD52分子が発現しており，しかもインターナリゼーションにて細胞内へ消失することがなく，補体依存性細胞障害作用を有する[2]．CAMPATH抗体の投与は正常およびリンパ腫におけるTリンパ球，Bリンパ球を循環血中から消失させる．成熟したTおよびB細胞性のリンパ腫に対して有効とされる[3]．一方，CAMPATH抗体はアロの末梢血幹細胞移植の際にGvHD（graft-versus-host disease：移植片対宿主病）を抑制することが知られている[4,5]．

この作用はドナーとレシピエントのT細胞を除去することによると考えられていたが，抗原提示機能が強く，GvHDの発現初期に重要な働きを担うミエロイドサブセットの樹状細胞にもCD52が発現しており，それを除去することでGvHDを抑制することが報告された[6]．

◆疾患との関連性・臨床的意義

リンパ球や単球上のCD52を標的とするヒト化モノクローナル抗体であるAlemtuzumabは，米国ではFludarabine（フルダラビン）による治療が成功せず，アルキル化剤による治療を受けたことのあるB-CLL患者を対象に2001年に認可され，2007年9月にはB-CLLに対する単剤の治療薬として米国で認可されている．未治療のB-CLL患者を対象にChlorambucil（クロラムブチル）とAlemtuzumabを比較した国際的なオープンラベル第Ⅲ相臨床試験の結果，主要評価項目に設定された生存期間はAlemtuzumab群で有意に長く，死亡のリスクを42％低減した．日本ではB-CLL患者はおよそ2,000人といわれており，その承認が待たれる．投与方法は，Alemtuzumab 30 mg，週3回投与で行われる．

一方，早期多発性硬化症に対する有効性が期待される薬剤でもある．治療歴のない早期再発寛解型多発性硬化症の患者を対象とし，無作為化盲検第Ⅱ相試験にて総合障害度（Expanded Disability Status Scale）スコアが3.0点以下で，罹患期間が3年以下の334例を，36カ月にわたりIFNβ-1aの皮下投与（44 μg/回）を週3回行う群と，Alemtuzumabの静脈内投与（12 mg/日または24 mg/日）を年1回行う群に割りつけた試験が行われた．Alemtuzumab群では，IFNβ-1a群と比較して，障害の持続的集積の割合，年間再発率が有意に低下し（図B），T_2強調MRI上の病変領域は，IFNβ-1a群と比べて減少した．しかしながら，Alem-

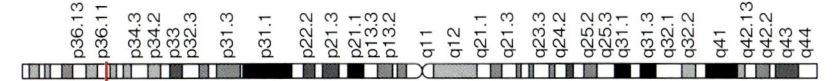

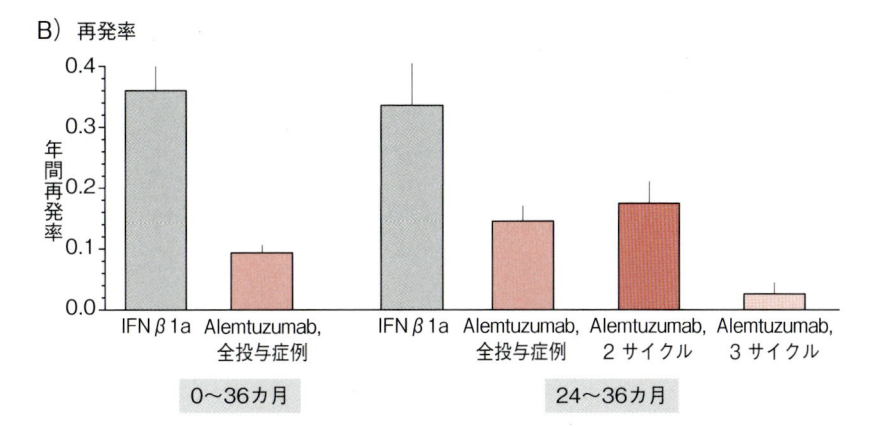

図　CD52の遺伝子座（A）と早期多発性硬化症に対する抗CD52抗体，Alemtuzumabの臨床的有用性（B）
CD52は1番染色体に位置し，これに対する抗体Alemtuzumabは早期多発性硬化症の再発率を軽減させる

tuzumab療法は，3例で免疫性血小板減少性紫斑病が発症したため（うち1例は死亡），2005年9月に中断された．つまり，早期再発寛解型多発性硬化症患者に対し，AlemtuzumabはIFNβ-1aよりも有効であるが，自己免疫疾患と関連しており，最も重症な例では免疫性血小板減少性紫斑病がみられた[7]．

＜文献＞
1) Domagała, A. & Kurpisz, M. : Med. Sci. Monit., 7 : 325-331, 2001
2) Xia, M. Q. et al. : Biochem. J., 293 : 633-640, 1993
3) Osterborg, A. et al. : J. Clin. Oncol., 15 : 1567-1574, 1997
4) Hale, G. et al. : Blood, 62 : 873-882, 1983
5) Waldmann, H. et al. : Lancet, 2 : 483-486, 1984
6) Buggins, A. G. S. et al. : Blood, 100 : 1715-1720, 2002
7) The CAMMS223 Trial Investigators : N. Engl. J. Med., 359 : 1786-1801, 2008

〔齋藤和義〕

第1部　免疫・アレルギー疾患の分子標的用語

3章　サイトカインと受容体

概論　治療標的としてのサイトカインと受容体

菊池　潤, 竹内　勤

【本章の用語】TNF-α, IFN-α, IFN-γ, GM-CSF, IL-1, IL-2, IL-4, IL-5, IL-6, IL-7, IL-10, IL-13, IL-17, IL-18, IL-12/23, IL-22, IL-33, TSLP

◆ はじめに

　サイトカインは，種々の細胞から産生され免疫や造血などにかかわる恒常性を維持，変化させるための生理活性物質である．おおよそ100種類のサイトカインが知られており，それらは免疫にかかわる細胞および臓器局所もしくは全身に作用し，複雑なネットワークを形成する．当初はリンパ球から産生されるため，リンホカインとよばれていたが，血管内皮細胞や線維芽細胞などのリンパ球以外の細胞からも産生されることから，サイトカインと統一された．

　サイトカインは1960～1970年代にかけて生理活性物質として発見され，1980年代に多くの遺伝子クローニングが行われた．近年は多くのサイトカインネットワークに関連する研究から，さまざまな疾患でサイトカインが病態に深くかかわっていることが発見され，治療標的に応用されるようになった．現にサイトカイン標的薬は実臨床において使用され，多大なる効果が発揮されているものもある．

　サイトカインには，インターロイキン（interleukin：IL），インターフェロン（interferon：IFN），TNF（tumor necrosis factor）ファミリー，コロニー刺激因子（colony stimulating factor：CSF）が含まれる．インターロイキンは現在30種類以上命名されているが，今後も増加する可能性がある．

◆ サイトカインとその受容体

　サイトカインの特徴は，①分子量約1～10万の低分子糖タンパク質であること，②作用は局所においてpg～ng/mLの濃度で発揮されることである．サイトカインは特異的に対応する受容体に結合し，細胞内シグナル伝達を介してその効果を発揮し，フィードバック機構の調節を受ける．産生細胞の近傍の標的細胞に作用（パラクライン）もしくは産生細胞自身に作用する（オートクライン）．局所で大量のサイトカインが放出された場合は遠隔に作用することもあるが，内分泌ホルモンとは作用が異なる．また，複数のサイトカインが同一の作用をもつことに加え（redundancy），1つのサイトカインが複数の作用を有し，サイトカイン同士は相互に作用しあう特徴がある．

　サイトカインの作用はその受容体により特異性が生じる．サイトカイン受容体は，クラスIサイトカイン受容体，クラスIIサイトカイン受容体，TNF受容体，IL-1受容体，チロシンキナーゼ受容体，ケモカイン受容体の6種類に大きく分類される．クラスIサイトカ

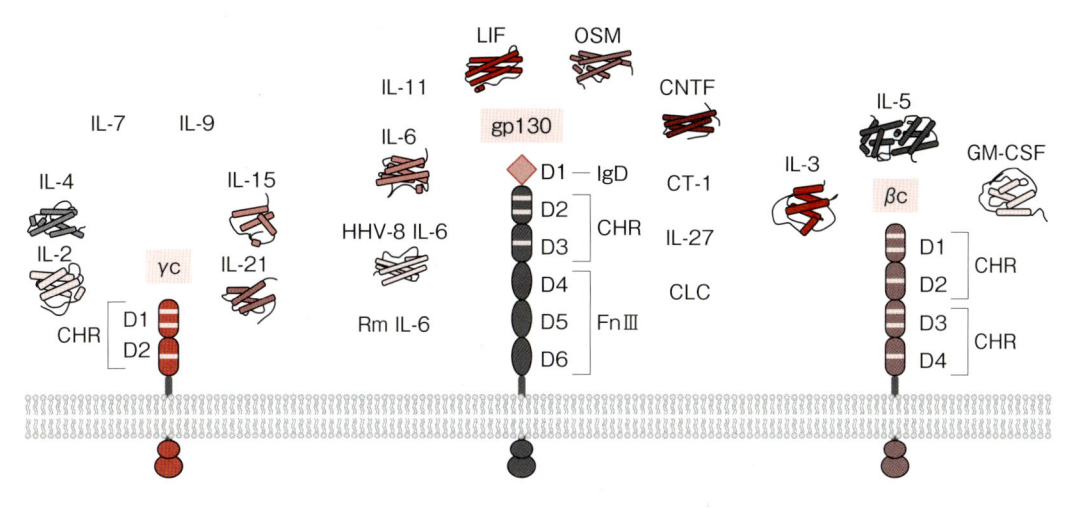

概略図1　クラスIサイトカイン受容体と結合するサイトカイン（文献1より引用）
LIF：leukemia inhibitory factor, OSM：oncostatin-M, CNTF：ciliary neurotrophic factor, CT-1：cardiotrophin 1, CLC：cardiotrophin-like cytokine

イン受容体は細胞外にN末端を，細胞内にC末端をもつ構造をとり，およそ200残基ほどのCHR（cytokine-binding homology region）が特徴的である．CHRは，リンカーと結合するFnIII（fibronectin typeIII）ドメインと，サイトカインに結合するsignature recognition moduleから構成される．クラスIサイトカイン受容体のなかでも，共通γ鎖（γc），gp130，共通β鎖（βc）は，複数のサイトカインに共通の受容体である（概略図1）[1]．

疾患に関連するサイトカインとその受容体

　自己免疫疾患や炎症性疾患はもちろん，ほとんどの疾患はサイトカインとの関連がいわれている．感染症，関節リウマチや膠原病のほかに，炎症性腸疾患，乾癬，多発性硬化症，気管支喘息やアレルギー性疾患，糖尿病や動脈硬化，がんにおいてもサイトカインに関する研究が盛んに行われている．
　現在，実臨床において，治験中のものも含めて製剤として使用されているものを下記に示す．

1）サイトカイン阻害薬と関節リウマチ

　サイトカイン阻害薬が最も使用されている代表的疾患は，関節リウマチである．関節リウマチの病態は種々の炎症細胞および関節局所の線維芽細胞，破骨細胞，血管内皮細胞と，それらを取り巻く炎症性サイトカインが複雑にかかわりあって形成されている（概略図2）[2]．抗**TNF-α**モノクローナル抗体や可溶性TNF受容体製剤などのTNF阻害薬は，本邦では現在4種類の製剤が承認されている．また，抗**IL-6**受容体モノクローナル抗体も，サイトカインを標的とした製剤として使用されている．これらの製剤は単一のサイトカインの作用を阻害する結果として，関節炎を抑制し，関節破壊を抑制する効果が示されており，治療戦略に大きな変革をもたらした．

概略図2 関節リウマチとサイトカインおよび抗サイトカイン療法（文献2をもとに作成）
色文字：サイトカイン阻害薬

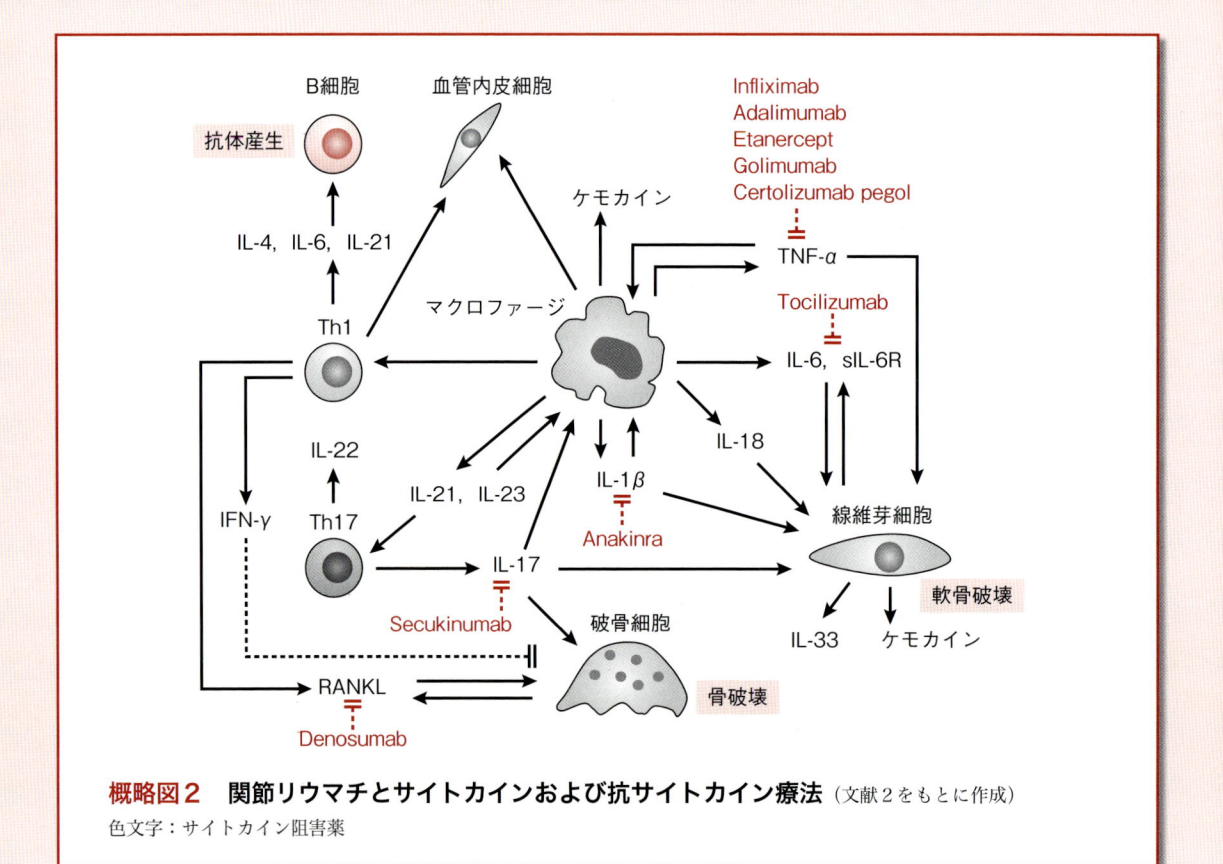

　TNF阻害薬は関節リウマチのほか，潰瘍性大腸炎，クローン病，乾癬，ベーチェット病によるぶどう膜炎に用いられている．また，乾癬とクローン病においては，抗**IL-12/23**モノクローナル抗体であるUstekinumabが臨床試験において効果を示した[3)4)]．その他のサイトカインを標的とした薬剤として，抗**IL-17**抗体製剤の臨床試験が行われている．

　IL-1には，その抑制因子であるIL-1Ra（IL-1 receptor antagonist）が存在する．IL-1Ra製剤であるAnakinraは，IL-1βに関連する遺伝子変異をもつ家族性地中海熱やCAPS（cryopyrin-associated periodic syndromes）などの周期性発熱症候群である自己炎症性疾患に対して用いられている[5)]．また，痛風に対しても一定の効果が報告されている[6)]．

　X連鎖重症複合免疫不全症（X-linked sever combined immunodeficiency：XSCID）は，**IL-2**，**IL-4**，**IL-7**，IL-9，IL-15，IL-21に共通の受容体サブユニットであるγcの遺伝子変異で生じる．そのため，IL-2，IL-7のシグナル伝達障害によりT細胞が，IL-15のシグナル伝達障害によりナチュラルキラー（NK）細胞が欠損し，IL-4の作用が障害されることより抗体のクラススイッチが障害される．

　IL-5は好酸球産生や活性化に寄与しており，ヒト化抗IL-5モノクローナル抗体であるMepolizumabは，重症の好酸球性喘息や遺伝子変異を伴わない特発性好酸球増加症に対して臨床研究が行われている[7)]．

　抗IL-6受容体抗体製剤であるTocilizumabは関節リウマチのほか，本邦ではIL-6産生リンパ増殖性疾患であるキャッスルマン病と，多関節に活動性を有する若年性特発性関節炎および全身型若年性特発性関節炎に対して承認を得ている．また，IL-6はその細胞内シ

グナル伝達物質であるSTAT3を介してその効果を発揮するが，一部のがん細胞の増殖，分化，生存，転移，血管新生に関与する報告がなされ，治療ターゲットの1つとして注目されている[8]．

2）インターフェロン製剤と疾患

インターフェロン製剤は，慢性ウイルス性肝炎に対してその抗ウイルス作用から治療薬として使用されている．多発性硬化症において効果を示しているIFN-β製剤は，中枢神経における活性化T細胞阻害による神経保護作用が想定されている[9]．また，NK細胞，T細胞活性化作用から，IFN-βが抗がん剤と併用で悪性黒色腫の抑制に使用されている[10]．さらに，全身性エリテマトーデスにおいて，**IFN-α**は関連遺伝子が高発現していることや，樹状細胞上のTLR（Toll-like receptor）7，TLR9を介した活性化やリンパ球活性化により病態に関与していることが示唆されている．この研究結果とあわせて，ヒト化抗IFN-αモノクローナル抗体は全身性エリテマトーデスにおいて，臨床試験が進行している[11]．

◆ 治療標的

以上のように，サイトカインは炎症や免疫応答のほかに，細胞の分化成熟や増殖，細胞遊走，線維化，血管新生などのプロセスにかかわっている．さまざまな疾患においてサイトカインとその受容体がかかわっていることが明らかになり，病態形成に必須のものも示されてきた．これらのサイトカインとサイトカイン受容体に対する標的治療薬は，実臨床にも生かされており，今後も多くの疾患で応用されることが予想される．さらには，サイトカイン受容体の下流の細胞内シグナル伝達や，より上流の経路を標的とした治療の研究も行われており，種々の疾患の病態解明と標的治療薬の開発が同時に進行している．

＜文献＞
1) Wang, X. et al. : Annu. Rev. Immunol., 27 : 29-60, 2009
2) Brennan, F. M. & McInnes, I. B. : J. Clin. Invest., 118 : 3537-3545, 2008
3) Leonardi, C. L. et al. : Lancet, 371 : 1665-1674, 2008
4) Sandborn, W. J. et al. : Gastroenterology, 135 : 1130-1141, 2008
5) Masters, S. L. et al. : Annu. Rev. Immunol., 27 : 621-668, 2009
6) So, A. et al. : Arthritis Res. Ther., 9 : R28, 2007
7) Pavord, I. D. et al. : Lancet, 380 : 651-659, 2012
8) Sansone, P. & Bromberg, J. : J. Clin. Oncol., 30 : 1005-1014, 2012
9) Leppert, D. et al. : Ann. Neurol., 40 : 846-852, 1996
10) Yamamoto, A. & Ishihara, K. : Int. J. Immunother., 12 : 73, 1996
11) Merrill, J. T. et al. : Ann. Rheum. Dis., 70 : 1905-1913, 2011

3章 サイトカインと受容体

TNF-α 【和文】腫瘍壊死因子α

本分子の研究の経緯

TNF-α (tumor necrosis factor-α) は，1960年代にはじめて腫瘍を抑制する因子として報告され，1985年に同定された[1]．当初は悪性腫瘍患者の悪液質の病態に関与する因子としてcachectin[2]とよばれていたが，後に炎症にかかわるサイトカインであることが判明した[3]．遺伝子解析結果から現在では19種類のTNFスーパーファミリーが報告されているが，TNF-αはTNF-βとともに唯一タンパク質レベルで同定された分子である．TNFスーパーファミリーが結合する受容体は29種類報告されているが，TNF-αが結合する受容体は，TNFR (TNF receptor) 1/2である．

分子構造

TNF-αは233個のアミノ酸からなる分子量約26 kDaのⅡ型膜貫通タンパク質である．遺伝子は主要組織適合抗原と同様の6番染色体短腕 (6p21.3) に存在する．C末端の細胞外領域とN末端の細胞内領域からなる．膜貫通型のメタロプロテアーゼであるADAM (a disintegrin and metalloprotease) ファミリーに属するTNF-α変換酵素 (TNF-α converting enzyme: TACE) により細胞外領域が切断され，157個のアミノ酸からなる分子量16 kDaの可溶性TNF分子となる．3分子が非共有結合によってホモ三量体を形成することで，活性分子として作用する．

機能・役割

TNF-αの主な産生細胞は，単球，マクロファージ，T細胞，血管内皮細胞，線維芽細胞などである．産生刺激因子として，細菌成分であるリポ多糖体 (lipopolysaccharide: LPS)，TNF，IL-1，IFN (インターフェロン) -γ，GM-CSFなどの炎症性サイトカイン，免疫複合体などが知られている．一方，産生抑制因子は，IL-4，IL-10，TGF-βなどの抗炎症性サイトカイン，Ⅰ型IFNなどが知られている．

三量体を形成したTNF-αはTNFRに結合し，機能を発揮する．TNF-αがもたらすシグナル伝達には，NF-κB，アポトーシス経路，ERK (extracellular signal-regulated kinase)，p38MAPK，JNK (c-Jun N-terminal kinase) の少なくとも5種類がいわれている．一方で，TNF-αがTNFR1に結合すると，TRADD (TNFR-associated death domain) タンパク質が誘導され[4]，TRAF (TNFR-associated factor) 2，RIP (receptor interacting protein) と複合体Ⅰを形成し，TAK1 (TGF-β-activated kinase 1)，IKK (IκB kinase) 複合体，NF-κBの活性化を経て炎症性サイトカインの遺伝子発現が促進される (図B)．さらに，複合体Ⅰは，FADD (Fas-associated protein with death domain) タンパク質 (図A) と複合体ⅡAを形成し，カスパーゼ8とカスパーゼ3の活性化を経てアポトーシスがもたらされる．また，ミトコンドリアを活性化してROS (reactive oxygen species: 活性酸素種)，シトクロムC，Baxによるカスパーゼ9とカスパーゼ3の活性化を経てアポトーシスがもたらされる．

TNF-α遺伝子のノックアウトマウスの研究では，二次リンパ組織や脾臓の形態は正常であるものの，感染症に罹患しやすく，D-ガラクトサミン治療後のLPS刺激による致死に抵抗性を示す．しかしながら，マクロファージの貪食能やT細胞の増殖，サイトカイン産生などの機能には影響しないとされている．総じて，TNF-αは感染症に対する生体防御において重要な働きを示す．

疾患との関連性・臨床的意義

TNF-αはさまざまな疾患とのかかわりが言われている．がんにおいてはNF-κBを介した腫瘍細胞の生存，増殖，浸潤，血管新生，転移を促進する作用に寄与し

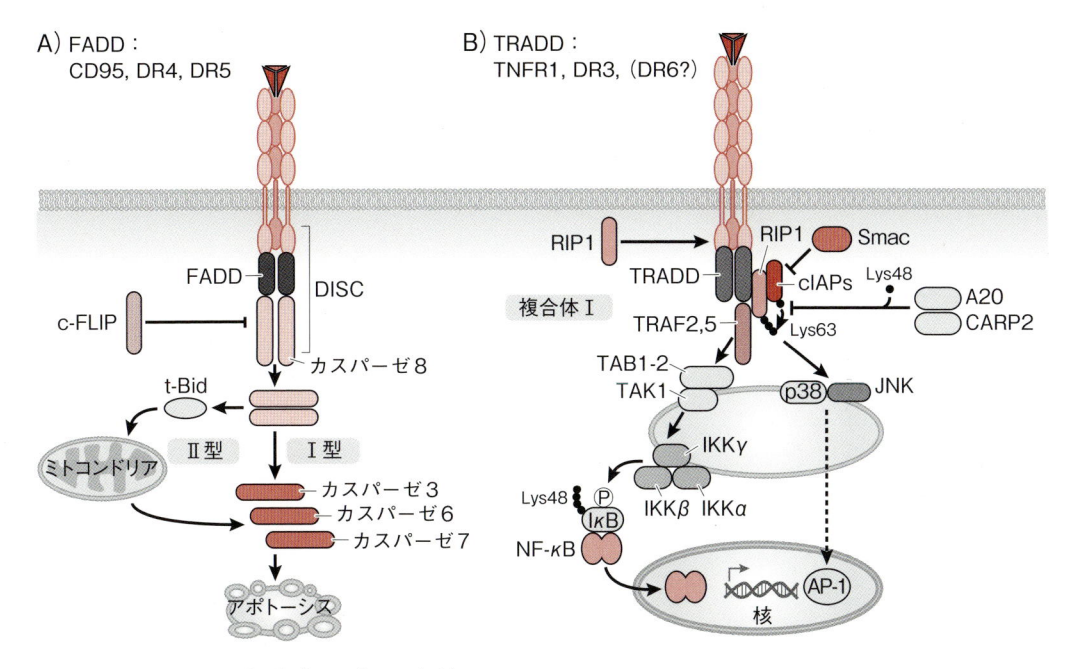

図　TNFRを介した細胞内シグナル伝達（文献5より引用）

A) CD95 (Fas) などの刺激により，FADDがカスパーゼ8とDISC (death-inducing signaling complex) を形成し，アポトーシスを誘導する．B) TNF-αがTNFR1に結合すると，TRADDを中心とした複合体Ⅰが形成され，下流のシグナル伝達が促進される．TRADDは，FADDおよびカスパーゼ8と複合体ⅡAを形成しアポトーシスを誘導する

ており，卵巣がん，乳がんなどでは恒常的にがん細胞がTNF-αを発現している[6]．

　TNF-αとその受容体は脳のマイクログリア細胞に発現しており，うつ，双極性障害，てんかん，アルツハイマー病，パーキンソン病，多発性硬化症との関連が示唆されている[7]．また，心不全や動脈硬化を含む心血管疾患の発症と促進にTNF-αの関与を示唆する報告がなされている[8]．気管支喘息，慢性気管支炎，慢性閉塞性肺疾患，急性肺障害との関連もいわれている[9]．さらに，脂肪細胞からのTNF-α発現とインスリン抵抗性の関連が報告されている．

　治療に関しては，関節リウマチや炎症性腸疾患，乾癬性関節炎，脊椎関節症，ベーチェット病の眼病変に対して用いられている．関節リウマチにおいて，TNFはIL-1やIL-6などほかの炎症性サイトカインの産生を促進し，サイトカインカスケードのより上流に位置すると考えられている．さらにTNFはRANKL (receptor activator of nuclear factor κ-B ligand) の発現誘導を介して，骨・軟骨破壊を促進させる．実際に，これらの疾患治療においてTNF阻害療法は画期的な効果を示し，治療戦略に大きな変革をもたらした．このことが病態とTNF-αを関連づける傍証ともなっている．一方で，結核の再活性化を含めた日和見感染症のリスクや薬剤の投与時反応などが問題となっている．

<文献>

1) Aggarwal, B. B. et al. : J. Biol. Chem., 60 : 2345-2354, 1985
2) Beutler, B. et al. : Nature, 316 : 552-554, 1985
3) Beutler, B. & Cerami, A. : Immunol. Res., 5 : 281-293, 1986
4) Hsu, H. et al. : Cell, 81 : 495-504, 1995
5) Wilson, N. S. et al. : Nat. Immunol., 10 : 348-355, 2009
6) Balkwill, F. : Nat. Rev. Cancer, 9 : 361-371, 2009
7) Dowlati, Y. et al. : Biol. Psychiatry, 67 : 446-457, 2010
8) McKellar, G. E. et al. : Nat. Rev. Cardiol., 6 : 410-417, 2009
9) Matera, M. G. et al. : Pulm. Pharmacol. Ther., 23 : 121-128, 2010

（菊池　潤，竹内　勤）

3章 サイトカインと受容体

IFN-α 【和文】インターフェロンα

● 本分子の研究の経緯

IFN（interferon）は1957年，鶏卵を用いたインフルエンザウイルスの増殖に干渉（interference）作用を有することから発見された[1]．1970年代後半〜1980年代にかけて精製され認識されるようになり，臨床応用されはじめた．特にウイルス感染症のみならず，多発性硬化症への効果も発見され，1990年代にはその有効性が世界規模で認められるようになった．基礎的な研究から，IFNは自然免疫系にかかわる必須の分子であることが証明されている．

● 分子構造

IFN-αは13種類のIFN-αファミリーからなり，IFN-β，IFN-ε，IFN-κ，IFN-ω，IFN-δ，IFN-τとあわせてI型IFNに分類されるが，IFN-δとIFN-τはヒトでは同定されていない．I型IFNをコードする遺伝子は，9番染色体短腕（9p22）にある17の非対立遺伝子である[2]．IFN-αは約188個のアミノ酸からなる分子量約22 kDaのタンパク質であり，2つのジスルフィド結合を含む5つのαヘリックスバンドル構造をもつ．2003年にIII型IFNに分類されたIFN-λは，I型IFNと20％の相同性をもち，IFN-λ1，-λ2，-λ3はそれぞれIL-29，IL-28A，IL-28Bとして知られている．

● 機能・役割

1）IFN-αの産生誘導

IFNは細菌のリポタンパク質やグラム陽性球菌のリポテイコ酸，グラム陰性桿菌のリポ多糖体（lipopolysaccharides：LPS），フラジェリン，RNAやDNAなどがそれぞれ対応するパターン認識受容体（pattern recognition receptors：PRRs）に結合することで，ほとんどの細胞，組織において産生が促進される．I型IFNを誘導する膜タンパク質として，Toll様受容体（Toll-like receptor：TRL）であるTLR7，TLR9，TLR3，TLR4，また細胞質内タンパク質として，RLR〔retinoic acid-inducible gene I（RIG-1）like receptor〕グループのRIG-1，MDA5（melanoma differentiation-associated protein 5），LGP2（laboratory of genetics and physiology 2）やPYHINタンパク質であるIFI16（interferon-inducible protein 16），DAI（DNA-dependent activator of IFN regulatory factors）が知られている[3]．

主に形質細胞様樹状細胞（pDC）において，TLR7とTLR9はそれぞれ細胞外から取り込まれた一本鎖RNAと一本鎖DNAであるCpGDNAをエンドソームで認識すると，細胞内アダプター分子であるMyD88を介して，IκKα（IκB kinase α）およびIRF7（interferon regulatory transcription factor 7）のリン酸化によりI型IFNの産生が誘導される．なお，MyD88からNF-κBのシグナル経路では，IL-6，TNFなどの炎症性サイトカインの産生が誘導される．TLR3とTLR4はIFN-βの誘導をもたらす．RLRはマクロファージ，樹状細胞のほか，線維芽細胞など種々の細胞に作用し，二本鎖RNAやウイルス特有の5'末端に三リン酸をもつ一本鎖RNAを細胞内で認識する．下流ではアダプター分子IPS-1を介して，IκK-ιおよびTBK1が活性化されることで，IFNの発現を誘導する．IFI16およびDAIは二本鎖DNAを認識し，小胞体に局在するSTING（stimulator of interferon genes）と会合することで，IRF3およびIRF7を介してIFN-αの産生を誘導する．

2）IFN-αの働き

IFN-αの産生は通常は抑制されているが，上記の刺激によりほとんどの細胞，組織で産生されうる．産生されたIFN-αは，恒常的に発現している膜タンパク質であるIFNAR1〔IFN（α，β，ω）receptor 1〕とIFNAR2の2つの受容体に結合し，チロシンキナーゼ

であるJAK，TYKを介してそのシグナルが伝達する（図）．

IFN-αにより誘導される遺伝子はISGs（IFN-stimulated genes）とよばれ，300種類以上ある．そのうちの多くの遺伝子は，ウイルス分子を認識するPRRsをエンコードしており，さらなるIFNの産生をもたらす．また，抗ウイルス作用を示すISGsの発現タンパク質として，ISG15（IFN-stimulated protein of 15kDa），GTPase Mx1（myxovirus resistance 1），RNaseL（ribonuclease L），PKR（protein kinase R）などが報告されている．これらは，タンパク質ユビキチン化様作用によるアポトーシス誘導，遺伝子発現阻害などにより抗ウイルス作用を有する[5]．ISG15はエボラウイルスやHIVに対する作用が実験的に示されており，GTPase Mx1はB型肝炎ウイルス，コクサッキーウイルス，ラブドウイルスなどに作用し，出芽，器官形成，細胞分裂を抑制する．RNaseLは2′, 5′-オリゴアデニル酸合成酵素により活性化し作用する．PKRはEIF2α（eukaryotic initiation factor 2α）のリン酸化を介して抗ウイルス作用を発揮し，C型肝炎ウイルスなどを抑制するといわれている[5]．また，Ⅰ型IFNは，抗原提示細胞上のMHCクラスⅠ分子や共刺激分子の発現を増強させる働きがある．

疾患との関連性・臨床的意義

Ⅰ型IFNは，ウイルス性肝炎，多発性硬化症，悪性腫瘍などの治療応用に用いられている．特に，IFN-α製剤はB型肝炎，C型肝炎，ヘアリー細胞白血病，慢性骨髄性白血病，多発性骨髄腫，腎がんなどの治療に用いられている．また，IFN-αは全身性エリテマトーデス（SLE）の発症に関与することが示唆されている[6]．ゲノムワイド研究より，SLE患者ではIFN-α経路に関する遺伝子の発現が亢進していることが示されており，実臨床においては完全ヒト型抗IFN-αモノクローナル抗体製剤やIFN-α受容体抗体製剤などのIFN-αを標的とした治療の効果が検討されている．

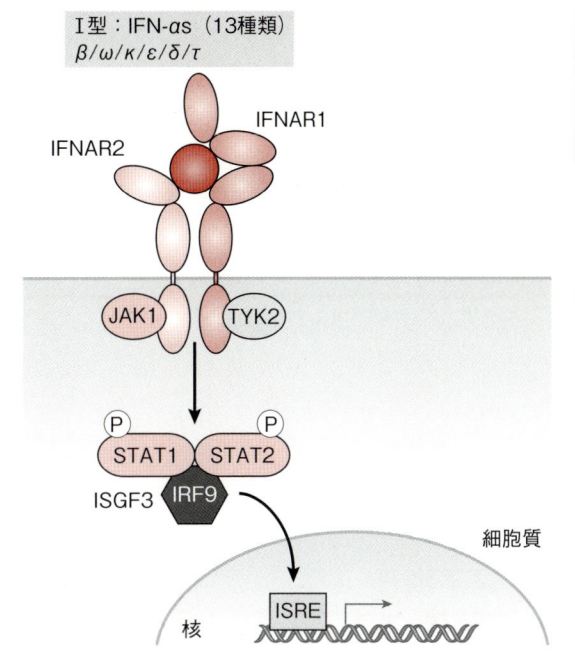

図 インターフェロンの細胞内シグナル伝達
（文献4より一部抜粋して引用）
：Ⅰ型IFN．ISRE：IFN-stimulated response element

<文献>
1) Isaacs, A. & Lindenmann, J. : Proc. R. Soc. Lond. B. Biol. Sci., 147 : 258-267, 1957
2) Hardy, M. P. et al. : Genomics, 84 : 331-345, 2004
3) Takeuchi, O. & Akira, S. : Cell, 140 : 805-820, 2010
4) Borden, E. C. et al. : Nat. Rev. Drug Discov., 6 : 975-990, 2007
5) Sadler, A. J. & Williams, B. R. : Nat. Rev. Immunol., 8 : 559-568, 2008
6) Niewold, T. B. : J. Interferon Cytokine Res., 31 : 887-892, 2011

（菊池　潤，竹内　勤）

memo

3章 サイトカインと受容体

IFN-γ 【和文】インターフェロンγ

本分子の研究の経緯

IFN（interferon）γは1965年にはじめて報告され、1970年代に名付けられた[1]。IFN-γはⅠ型IFNとはアミノ酸配列が異なることから、Ⅱ型IFNに分類される。Ⅰ型IFNは複数の総称であるが、Ⅱ型IFNはIFN-γのみである。

分子構造

IFN-γは166アミノ酸からなる約20 kDaのグリコシル化タンパク質である。主な産生細胞はNK（ナチュラルキラー）細胞もしくは活性化T細胞である。IFN-γは逆平行にホモ二量体を形成し、2つの複合受容体と結合する。複合受容体を構成するIFNGR1（IFN-γ receptor1）はJAK1（Janus kinase 1）結合領域とSTAT1（signal transducer and activator of transcription 1）結合部位をもち、IFNGR2はJAK2結合領域をもつ。IFNGR1はすべての細胞上に恒常的に発現しているが、IFNGR2は調節され限定的に発現する。これらのプロモーター多型もしくは変異は、マラリアとマイコバクテリアに対する易感染性との関連がいわれている[2]。

機能・役割

IFN-γ産生は、NK細胞とT細胞において調節されている。NK細胞はより早期の反応を示し、感染などのストレスによるリガンドを認識すると、ITIMs（immunoreceptor tyrosine-based inhibitory motifs）や種々のキナーゼによる細胞内シグナル伝達を経て、速やかにIFN-γが産生される。また、産生促進因子の1つであるIL-12はNK細胞において、転写因子STAT4を介してIFN-γ産生を促進する。さらに、細胞表面CD28とCD80/86の結合によるNF-κB活性化経路やIL-18、IL-15、IL-2、Ⅰ型IFNが、NK細胞によるIFN-γ産生に寄与する。

T細胞は、抗原刺激やサイトカイン、抗原提示細胞による共刺激によって活性化するが、NK細胞由来のIFN-γ自体が刺激因子となり、T細胞サブセットに影響する。すなわち、ナイーブT細胞をTh1に分化させる。IFN-γがIFNGRに結合し、JAK/STAT1のリン酸化を経て転写因子T-betを誘導することで、IFN-γ産生やIL-12受容体β2鎖の発現が促進され、正のフィードバック機構が形成されている。一方、T-betはIL-4の産生を抑制するため、ナイーブT細胞からTh2への分化が抑制される（図）。逆にIL-4やTGF-βはIFN-γの産生を抑制し、T細胞サブセット分化が調節されている[3]。加えて、DNAメチル化やヒストン修飾などのエピジェネティクスによる関与もIFN-γ産生の調節を担っている[4]。

IFN-γが細胞膜上のIFNGR1/2に結合すると、JAK1/2を活性化しSTAT1の701番目のチロシン残基をリン酸化する。ホモ二量体を形成したリン酸化STAT1は核内に移行し、IFN-γ活性化部位であるGAS（γ-activated sequence）に結合し、転写が促進される。また、PI3K（phosphatidylinositol 3-kinase）とPKC-δ（protein kinase C-δ）を介したSTAT1の活性化の経路が加わることで、よりシグナル伝達が促進される。IFN-γシグナルによって発現する転写因子の1つにIRF1（IFN response factor 1）があり、IRF1は二次的に多くの遺伝子発現に関与している[5]。

IFN-γのもたらす生物学的機能としては、ウイルスや細菌に対する宿主免疫、細胞周期やアポトーシス、炎症などがある。特に、MHCクラスⅠ分子へ提示されるペプチド（エピトープ）を切断するプロセシング酵素である免疫プロテアソームを誘導することで、免疫反応を促進する。また、抗原提示細胞におけるMHCクラスⅡ発現に必須の転写因子CIITA（class Ⅱ major histocompatibility complex transactivator）の発現を促進するのに加え、マクロファージを誘導することで、抗原提示能を促す[6]。さらに細胞周期にお

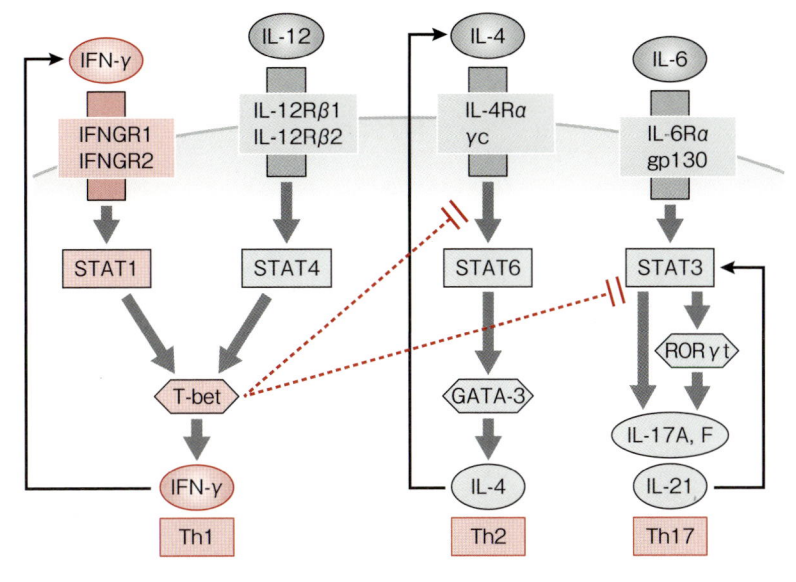

図　IFN-γとT細胞サブセット

けるCDK（cyclin dependent kinase）阻害作用のあるp27 KIP1などの誘導促進，IRF1を介したテロメラーゼ活性抑制や，カスパーゼ1の発現誘導を介した細胞増殖抑制およびアポトーシスの誘導を促進する[7]．

疾患との関連性・臨床的意義

　IFN-γは細胞性免疫にかかわることから，慢性肉芽腫症と大理石骨病の治療に用いられている．慢性肉芽腫症は，活性酸素を誘導する食細胞NADPH酸化酵素（phagocyte NADPH oxidase）の欠損があり，細菌および真菌感染症を繰り返すが，IFN-γ製剤は感染予防効果が示されている．大理石骨病に対するIFN-γ製剤は破骨細胞機能，骨髄造血能，感染予防効果が示されている[8]．

　自己免疫疾患におけるIFN-γのかかわりは複雑性を帯びている．マクロファージなどの活性化や炎症性サイトカイン産生促進は自己免疫病態形成維持に寄与していると考えられる．関節炎，ループス，I型糖尿病モデルマウスではIFN-γが病態を促進することが示されている．一方で，IFN-γがTh17細胞分化抑制やIDO（indoleamine 2, 3-dioxygenase）発現による樹状細胞活性抑制能を潜在的にもつことが示唆されている．IFN-γを欠損したモデルマウスでは自己抗体の誘導と関節炎が促進された報告がある．このように，自己免疫疾患においてIFN-γが病態の促進か抑制に働くかは，疾患の種類や病態の時期，周囲の環境によって変化する可能性が示唆されている[9]．

　悪性腫瘍に関しては，IFN-αが治療に有効である一方で，IFN-γの効果は一定していない．すなわち，IFN-γの作用では腫瘍免疫の活性化による抗腫瘍効果が考えられる一方で，増殖および抗アポトーシスシグナルによる腫瘍増大効果も考えられるためである[10]．現時点では腎がんに一定の効果が示されているが，特にメラノーマの臨床研究においては有効性を示せていない．

＜文献＞
1) Wheelock, E. F. : Science, 149 : 310-311, 1965
2) Roesler, J. et al. : Exp. Hematol., 27 : 1368-1374, 1999
3) Platanias, L. C. : Nat. Rev. immunol., 5 : 375-386, 2005
4) Schoenborn, J. R. et al. : Advances in Immunology, 96 : 41-101, 2007
5) Boehm, U. et al. : Annu. Rev. Immunol., 15 : 749-795, 1997
6) Schroder, K. et al. : J. Leukoc. Biol., 75 : 163-189, 2004
7) Saha, B. et al. : Cytokine, 50 : 1-14, 2010
8) George, P. M. et al. : Pharmacol. Ther., 135 : 44-53, 2012
9) Billiau, A. & Matthys, P. : Cytokine Growth Factor Rev., 20 : 97-113, 2009
10) Zaidi, M. R. & Merlino, G. : Clin. Cancer Res., 17 : 6118-6124, 2011

（菊池　潤，竹内　勤）

3章 サイトカインと受容体

GM-CSF 【和文】顆粒球マクロファージコロニー刺激因子

本分子の研究の経緯

GM-CSF（granulocyte-macrophage colony-stimulating factor）は，骨髄造血細胞や樹状細胞，T細胞の生存，増殖，分化や機能を活性化する働きのあるサイトカインである．1977年にマウスの肺組織からはじめて同定され，1980年代半ばにヒトGM-CSFおよびGM-CSF受容体のクローニングや特性が同定された[1)2)]．元来，造血コロニー刺激因子として同定されたが，後に感染や免疫に急速に反応する造血シグナルとして働くことが示された．現在では遺伝子組換え製剤が臨床応用されている．

分子構造

GM-CSFは144アミノ酸からなる分子量約22 kDaの糖タンパク質である．GM-CSFは5番染色体長腕（5q23-32）に存在する．受容体は，低親和性のαサブユニット（GMRα）と，IL-3およびIL-5と共通の受容体である共通β鎖（βc；p.81概略図1参照）からなる八量体を形成する．GM-CSFは，1つのGMRαと1つのβcからなる2つの部位と結合するほかに，アーチを形成した2つのβcと2つのGMRαからなる部位に結合する（図）．IL-3およびIL-5の受容体とβcを共通にして類似した構造をもつが，誘導される働きの違いはGMRαの構造が規定している．

GM-CSF受容体活性化による主なシグナル伝達経路には，JAK（Janus kinase）/STAT（signal transducers and activators of transcription），MAPK（mitogen-activated protein kinase），PI3K（phosphoinositide 3-kinase）/Akt経路がある．GM-CSF受容体自体に内因性のキナーゼ活性はないが，GM-CSFが結合し，あわせて十二量体構造を形成すると，βcの細胞内領域においてJAK2が活性化され，チロシン残基のリン酸化によりSTAT5とShcが活性化される．また，セリンリン酸化により14-3-3を介してPI3Kの活性化が起こる．MAPK経路の活性化により細胞増殖が促進され，PI3K/Aktの活性化によりBAX/BAK活性阻害を担うMcl-1を維持することで，アポトーシスを阻害し細胞生存をもたらす．また，SLAP，p85，IκKβ，GRAPなどのシグナル分子はGMRαの細胞内領域に結合し，β1インテグリンやFcRγはβcに直接作用してシグナル伝達に寄与する[3)]．

機能・役割

GM-CSFは，活性化T細胞のほかに，単球，マクロファージ，肥満（マスト）細胞，血管内皮細胞，上皮細胞，線維芽細胞など種々の細胞から産生される．抗原刺激，細菌によるLPS（リポ多糖体）刺激，IL-1，IL-6，TNF-αなどの炎症性サイトカインにより産生が促進される．転写後調節においては，IL-10，IFN-γ，IL-4が3'非翻訳領域におけるAU rich配列に作用し，GM-CSF産生を抑制する．通常状態では血中GM-CSFは低値に維持されているが，感染などの免疫学的な刺激により上昇する．また，アレルギー患者の病変皮膚や関節炎の関節液などの局所，急性骨髄性白血病やHIV感染症においては高値を示す[4)]．

GM-CSF/GM-CSF受容体のシグナルによってもたらされる生理活性は多岐にわたる．造血前駆細胞の分化を促進し，単球，マクロファージ，好中球，好酸球，好塩基球への生存，分化，増殖に寄与する．さらに顆粒球の活性酸素産生や脱顆粒を促進し，殺菌能を亢進させる．また，LPS刺激に続いてGM-CSFを作用させると，マクロファージのサブセットはM1マクロファージ（classically activated macrophage）に傾き，IL-6，TNF，IL-12p70，IL-23などの炎症性サイトカインの産生が促進される[5)6)]．樹状細胞（DC）においては前駆体からの分化を促進し，形質細胞様（plasmacytoid）DCの分化を阻害し，migratory DCの分化を促進する働きがあり，恒常性の維持に重要な役割をもつ[7)]．

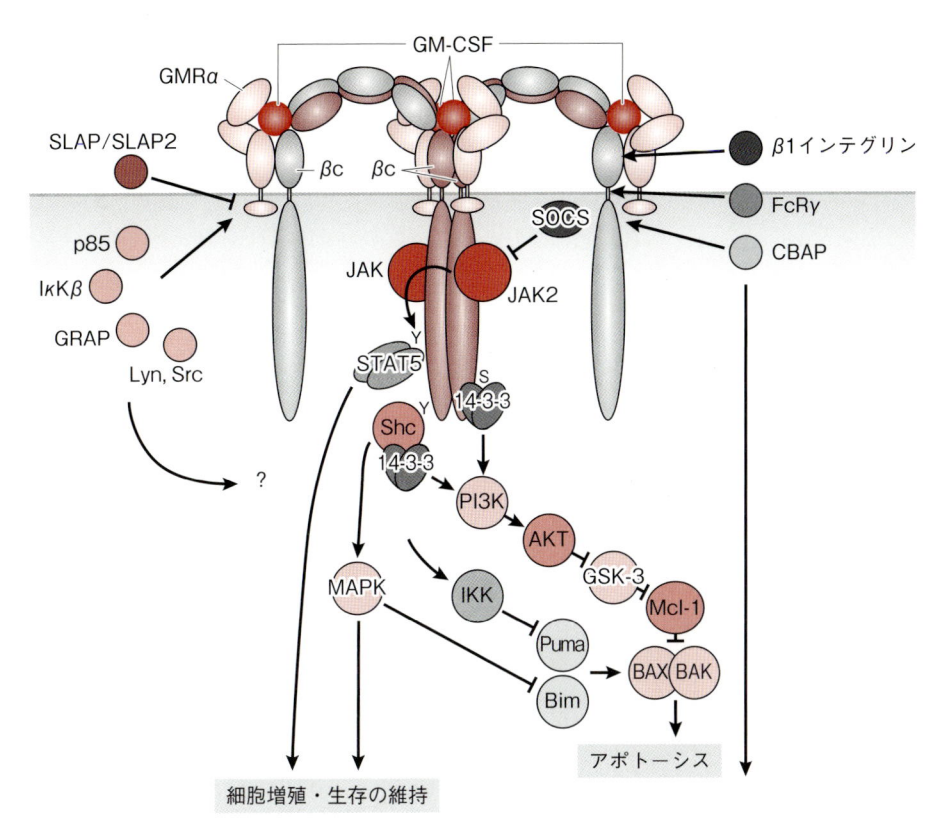

図　GM-CSFのシグナル伝達経路（文献3より引用）

疾患との関連性・臨床的意義

　持続的なGM-CSF刺激は慢性炎症を引き起こす一方で，GM-CSF受容体の遺伝子*CSF2RA*および*CSF2RB*の変異による機能の欠損では，肺胞マクロファージ機能低下による肺胞タンパク症をきたす[8]．また，GM-CSFに関連する遺伝子変異は，真性赤血球増加症，骨髄線維症，本態性血小板血症，急性骨髄性白血病において認められている．関節リウマチの滑液中および血中GM-CSFおよび細胞のGM-CSF受容体は高発現しており，病態との関連が示唆されている．これらを標的としたGMRαに対するモノクローナル抗体製剤の臨床試験が進行している[9)10]．

　ヒトGM-CSF製剤は造血作用があるため，化学療法後の好中球減少症や末梢血造血幹細胞移植に際して用いられている（本邦では先行したG-CSF製剤が用いられている）．樹状細胞を介した腫瘍免疫や，ある種のリンパ腫，白血病における細胞内シグナルに関与していることから，治療ターゲットして研究されている．

<文献>

1) Burgess, A. W. et al. : J. Biol. Chem., 252 : 1998-2003, 1977
2) Wong, G. G. et al. : Science, 228 : 810-815, 1985
3) Hercus, T. R. et al. : Growth Factors, 30 : 63-75, 2012
4) Shi, Y. et al. : Cell Research, 16 : 126-133, 2006
5) Fleetwood, A. J. et al. : J. Immunol., 178 : 5245-5252, 2007
6) Hamilton, J. A. : Nat. Rev. Immunol., 8 : 533-544, 2008
7) van de Laar, L. et al. : Blood, 119 : 3383-3393, 2012
8) Suzuki, T. et al. : Am. J. Respir. Crit. Care Med., 182 : 1292-1304, 2010
9) Berenbaum, F. et al. : Eur. Cytokine Netw., 5 : 43-46, 1994
10) Burmester, G. R. et al. : Ann. Rheum. Dis., 70 : 1542-1549, 2011

（菊池　潤，竹内　勤）

3章 サイトカインと受容体

IL-1　【和文】インターロイキン1

本分子の研究の経緯

　IL-1（interleukin-1）は，その分子が同定される1980年代半ば以前にもleukocyte endogenous mediator, haematopoietin 1, endogenous pyrogen, catabolin, osteoclast activating factorなどといった名称で研究されてきたが，これらの因子の遺伝子配列を同定しすべて同一のIL-1であることが示された[1]．その後，IL-1の特異的な受容体であるIL-1受容体（IL-1 receptor），競合的な阻害因子であるIL-1受容体阻害物質（IL-1 receptor antagonist：IL-1Ra）が報告された．IL-1ファミリーにはIL-1α，IL-1β，IL-1Ra，IL-18，IL-33，IL-1F5～IL-1F10の計11種類あり，これらは共通の保存された遺伝子をもつとされ，機能的には自然免疫系に関する共通点があるものの，作用はさまざまである[2]．本稿においては特にIL-1βについて記載する．

分子構造

　IL-1βはN末端にプロドメインをもち，インフラマソームとよばれる集合タンパク質によってカスパーゼ1を介して切断され，153のアミノ酸からなる17 kDaの活性型タンパク質に変換され分泌される[3]．インフラマソームは基本的にNLR（nod-like receptor），ASC（apoptosis-associated speck-like protein containing a caspase recruitment domain），カスパーゼ1から構成されており，尿酸結晶や細胞外ATPなどの細胞障害因子DAMPs（damage associated molecular pattern molecules）や病原体成分PAMPs（pathogen associated molecular pattern molecules）により活性化することでIL-1βの産生を促進する[4]．なお，IL-1ファミリーに属するIL-18も，カスパーゼ1により切断され活性化を受ける．

機能・役割

　IL-1βの受容体にはIL-1RタイプI（IL-1RI），IL-1RタイプII，IL-1RAcPの3種類あり，IL-1RタイプIIはシグナル伝達に関与しない．IL-1RIとIL-1RAcPにIL-1βが結合すると，MyD88（myeloid differentiation primary response gene 88）とIRAK（interleukin-1 receptor-activated protein kinase）-4が集合し，リン酸化を介してIRAK-1，IRAK-2，TRAF（tumor necrosis factor-associated factor）-6が誘導される．さらにMAP（mitogen-activated protein）キナーゼファミリーやIKK（inhibitor of nuclear factor B kinase）を介する経路からNF（nuclear factor）-κB，AP（activator protein）-1の核内移行が促進され，遺伝子発現がもたらされる[5]（図）．

　IL-1βの制御に働く機構として，IL-1によって発現したIL-1RaがIL-1RIに結合することで競合的に阻害する機序と，IL-1RタイプIIがデコイ受容体として働く2つが知られている．

　IL-1βは主に単球，マクロファージから産生されるが，マスト細胞，好中球，T細胞，B細胞，血管内皮細胞，上皮細胞からも発現する．定常状態では転写発現レベルで発現量が低く保たれている．IL-1βノックアウトマウスでは，特定の刺激に対する発熱や体重減少などの急性期反応が抑制され，T細胞の増殖抑制，機能低下，ウイルス細菌真菌感染症において重症化することが確認されている[6]．近年，多くの自己免疫や慢性炎症性病態において重要な役割を果たすとされている，T細胞サブセットの1つであるTh17の分化において，IL-1が必須の役割を果たすことが指摘されている．

疾患との関連性・臨床的意義

　コラーゲン誘発関節炎モデルマウスにおいてIL-1はTh17分化に必須であり，IL-1阻害によって関節炎が

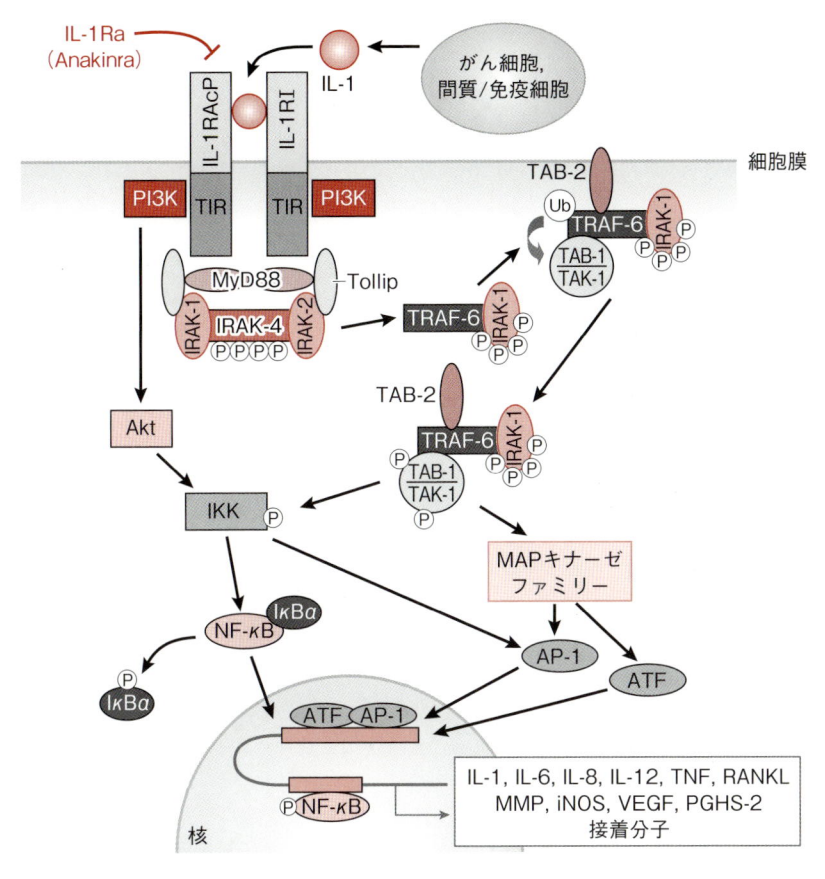

図　IL-1βの細胞内シグナル伝達（文献5より引用）

抑制されることが示されている．しかしながら，ヒト関節リウマチにおいてIL-1Ra製剤である **Anakinra** は関節炎抑制効果を示さなかった[7]．一方，痛風においては，尿酸結晶がインフラマソームを誘導することがいわれており，実際にパイロット研究ではAnakinraによる一定の効果が示されている[8]．

IL-1βの活性化を制御するNLRP3（NBD-, LRR-, PYD-containing protein 3）遺伝子の変異によって起こる，自己炎症性疾患の1つであるクリオピリン関連周期性発熱症候群（cryopyrin-associated periodic syndromes：CAPS）ではIL-1β産生が促進しており，周期性発熱，皮疹，関節炎をきたす[4]．実際にこれらの疾患ではIL-1阻害剤が著効する．また，2型糖尿病の病態に関してもIL-1βが関与することがいわれている[9]．さらに，ベーチェット病に対して一定の効果が報告されており，治験が進行している[10]．

＜文献＞
1) Auron, P. E. et al. : Proc. Natl. Acad. Sci. USA, 81 : 7907-7911, 1984
2) Sims, J. E. & Smith, D. E. : Nat. Rev. Immunol., 10 : 89-102, 2010
3) Martinon, F. et al. : Annu. Rev. Immunol., 27 : 229-265, 2009
4) Krause, K. et al. : Curr. Opin. Allergy Clin. Immunol., 10 : 1-8, 2012
5) Multhoff, G. et al. : Front Immunol., 2 : 98, 2011
6) Kafka, D. et al. : Int. Immunol., 20 : 1139-1146, 2008
7) Mertens, M. & Singh, J. A. : J. Rheumatol., 36 : 1118-1125, 2009
8) So, A. et al. : Arthritis Res. Ther., 9 : R28, 2007
9) Masters, S. L. et al. : Annu. Rev. Immunol., 27 : 621-668, 2009
10) Maedler, K. et al. : J. Clin. Invest., 110 : 851-860, 2002

（菊池　潤，竹内　勤）

3章 サイトカインと受容体

IL-2　【和文】インターロイキン2

◆ 本分子の研究の経緯

IL-2（interleukin-2）は1976年に in vitro でT細胞に対する刺激能をもつことから発見された[1]。IL-2およびIL-2受容体（IL-2R）の欠損マウスを用いた研究から，IL-2は免疫を保持するのみならず，特に制御性T細胞（Treg）による免疫寛容にもかかわっていることが報告された．

◆ 分子構造

IL-2は4つのαヘリックスバンドル構造をとる15 kDaのタンパク質である．IL-2RはIL-2Rα（CD25），IL-2Rβ（CD122），γc（CD132）の3つのサブユニットからなる（図）．IL-2がT細胞または樹状細胞上のCD25に結合し，CD122とγcを含めた三量体（高親和性受容体）と結合するか，またはCD25以外の二量体（低親和性受容体）に結合することで，細胞内シグナル伝達が促進される．JAK（Janus kinase）を介して，STAT（signal transducer and activator of transcription）経路，PI3K（phosphatidylinositol-3 kinase）-AKT経路，MAPK（mitogen-activated protein kinase）経路から，標的遺伝子発現が促進される[2]．

◆ 機能・役割

定常状態においては，IL-2は二次リンパ組織で主にCD4陽性T細胞から産生される．その他にCD8陽性T細胞，ナチュラルキラー（NK）細胞，樹状細胞，マスト細胞からの産生も報告されている[3]．IL-2産生は転写因子BLIMP1（B lymphocyte-induced maturation protein 1）のネガティブフィードバックによる遺伝子制御を受ける．特にセントラルメモリーT細胞（抗原刺激を受けたことのある休息期のT細胞で，二次リンパ組織へ向かう細胞表面マーカーをもち，主に再刺激のためのエフェクターT細胞の前駆細胞である長期生存T細胞）はBLIMP1発現が少量であり，リンパ節においてIL-2産生能を保持している[4]．一方で，持続的な抗原刺激はBLIMP1発現を促進し，FAS，FASリガンド発現を誘導しアポトーシスを誘導する[5]．

IL-2は急性期の一次免疫応答から二次応答に至るまでのCD8陽性T細胞の活性化にかかわっていることが多く報告されている[6]．オートクラインもしくはパラクラインにより分泌されたIL-2は三量体のIL-2Rを介して活性化CD8陽性T細胞の分化を促進し，より高濃度の場合は二量体のIL-2Rに結合してナイーブCD8陽性T細胞や静止期メモリーCD8陽性T細胞，NK細胞を活性化する[7]．また，IL-2はあらゆるCD4陽性T細胞サブセットに影響を与える．IL-2はTregにおいてCD25の発現を促進し，FOXP3発現レベルを維持することで抑制能を促進させ，恒常性の維持に必須のシグナルを形成する[8]．また，STAT5（signal transducer and activator of transcription 5）を介して，Th1，Th2の分化を促進し，Th17の分化を抑制する[9]．

◆ 疾患との関連性・臨床的意義

IL-2産生不全の患者はT細胞，B細胞数は正常であるものの，重症複合免疫不全症を呈する．さらに，X連鎖重症複合免疫不全症の原因遺伝子がIL-2受容体の1つであるγ鎖をコードすることが，1993年に報告された．2000年には遺伝子治療が行われ，一定の効果を得たが，導入したウイルスベクターによると考えられている白血病が発生し，ベクターの改良が進行中である．

IL-2がNK細胞やT細胞を刺激することから，がんの転移に対する治療応用が検討されている．しかしながらマウスを用いた検討では，可溶性IL-2の投与により，全身の血管透過性亢進（vascular leak syndrome：VLS）が惹起されることが示された．これらの症状を起こさないために，特定のIL-2モノクローナ

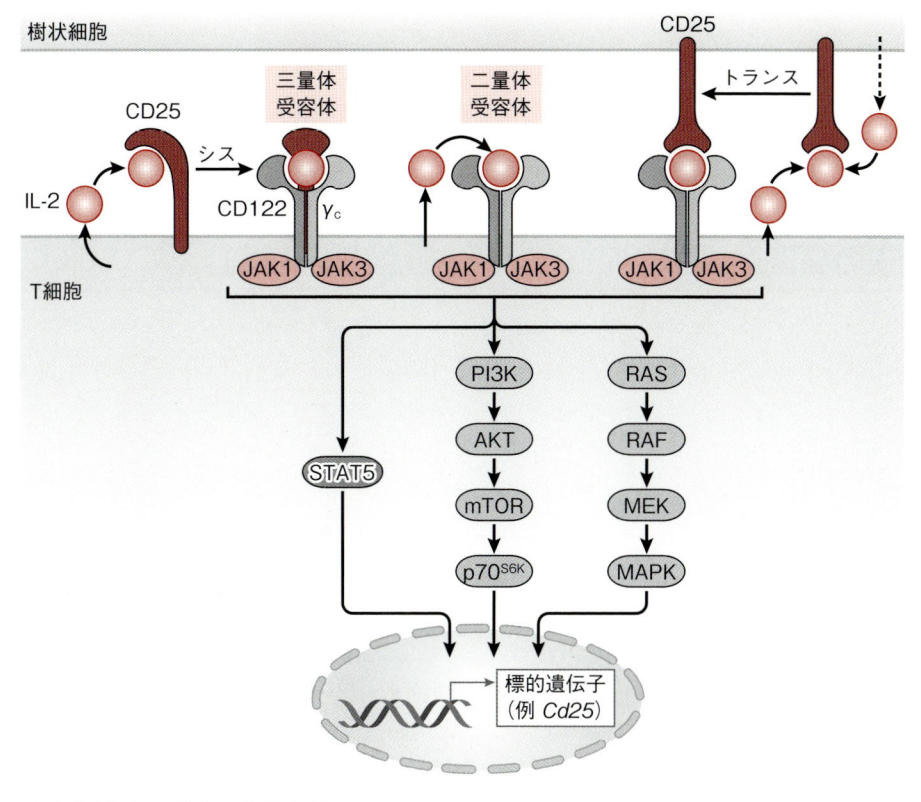

図　IL-2と細胞内シグナル伝達経路（文献2より引用）

ル抗体が開発された．中和抗体であるIL-2特異的モノクローナル抗体のS4B6とIL-2の複合体はVLSの発現が比較的少なく，メモリーCD8陽性T細胞やNK細胞群には強く刺激を誘導し，Tregには弱く作用することから，がん治療や慢性ウイルス感染症への有用性が示唆された[10]．なお，同様の機序がヒトIL-2特異モノクローナル抗体複合体であるMAB602でも示されている．

　IL-2がTregの分化に必須であることから，Treg増幅による免疫寛容の誘導をふまえて，特に移植後領域における治療ターゲットと考えられている．IL-2と中和IL-2特異的モノクローナル抗体であるJES6-1の複合体は前述のVLSを起こしにくく，S4B6と比較してTreg（CD25陽性細胞）に対して強い刺激を誘導する．実際，IL-2-JES6-1複合体を移植マウスに投与するとTregが増加し，拒絶反応が抑制されたことが示され，また，自己免疫疾患モデルマウスへの投与で疾患の進展抑制が示された[11]．ヒトへの治療応用が症例ベースで検討されつつある．

＜文献＞

1) Morgan, D. A. et al. : Science, 193 : 1007-1008, 1976
2) Boyman, O. & Sprent, J. : Nat. Rev. immunol., 12 : 180-190, 2012
3) Malek, T. R. : Annu. Rev. Immunol., 26 : 453-479, 2008
4) Kallies, A. et al. : Immunity, 31 : 283-295, 2009
5) Shin, H. et al. : Immunity, 31 : 309-320, 2009
6) Boyman, O. et al. : Adv. Exp. Med. Biol., 684 : 28-41, 2010
7) Feau, S. et al. : Nat. Immunol., 12 : 908-913, 2011
8) Barron, L. et al. : J. Immunol., 185 : 6426-6430, 2010
9) Liao, W. et al. : Nat. Immunol., 12 : 551-559, 2011
10) Boyman, O. et al. : Expert Opin. Biol. Ther., 6 : 1323-1331, 2006
11) Webster, K. E. et al. : J. Exp. Med., 206 : 751-760, 2009

（菊池　潤，竹内　勤）

3章 サイトカインと受容体

IL-4 【和文】インターロイキン4

本分子の研究の経緯

IL-4（interleukin-4）は1982年に活性化T細胞から分泌されたB細胞増殖因子として発見され，1986年に遺伝子がクローニングされたサイトカインである[1)2)]．当初考えられていた単一の機能は研究が進むにつれてさまざまな働きをもち，造血細胞および非造血細胞において複雑な経路にかかわっていることが判明した．IL-4は，Th2に関連するほかのサイトカインであるIL-33，IL-12，IL-25などと協調して，ナイーブT細胞をTh2にシフトさせ，Th1やTh17の分化を制御するとされている．シークエンスの相同性，細胞表面受容体，細胞内シグナル伝達や部分的な機能においてIL-13と共通点をもつ[3)]．機能的にはTh2フェノタイプを示し，細胞増殖の制御やアポトーシス誘導，リンパ球，マクロファージ，線維芽細胞，上皮細胞，内皮細胞における多くの遺伝子発現を制御する．

分子構造

IL-4は153アミノ酸からなり，グリコシル化の程度によって分子量は12～20 kDaに変化する糖タンパク質である．4つのヘリックスバンドル構造を呈する．*IL-4*遺伝子は5番染色体長腕（5q31.1）に存在し，4つのエキソンから構成され，スプライシングバリアントが存在する．4つすべてのエキソンからなるIL-4タンパク質が一般的にIL-4とよばれているものであり，エキソン2が除かれたバリアントはIL-4δ2とよばれている．ほかのバリアントに関しては不明点が多い[4)]．ヒトIL-4δ2 mRNAはIL-4を産生するすべての細胞で発現し，多くの組織で豊富に存在するが，発現レベルはIL-4より低く保たれている．それぞれのmRNA発現調節機構は定かではないが，IL-4とIL-4δ2のmRNA発現は強く相関している[5)]．

機能・役割

IL-4は主に活性化されたT細胞，特にTh2細胞や濾胞型ヘルパーT細胞から産生されるが，肥満（マスト）細胞，好塩基球，好酸球からも産生される．IL-4受容体はIL-4Rα，IL-13Rα，共通γ鎖（γc）の3つのサブユニットからなる2種類が存在する．タイプI受容体はIL-4Rαとγcのヘテロ二量体であり，主に造血細胞上に発現している．タイプII受容体はIL-4RαとIL-13Rαのヘテロ二量体であり，IL-4とIL-13ともに結合し，非造血細胞に発現している[6)]．まずIL-4が高親和性のIL-4Rαと結合した後，γcもしくはIL-13Rαが集合すると考えられている（図）．IL-4/IL-4受容体複合体は細胞内領域でJAK1，JAK3，TYK2の活性化を経て，STAT6のリン酸化および二量体形成，核内移行を促す．核内では，IL-4，IL-5，IL-13とTh2特異的な転写因子であるGATA-3とc-Mafの転写が促進される．また，IRS（insulin receptor substrate）/PI3K（phosphatidylinositol 3-kinase）を介したシグナル伝達経路も存在する[7)]．

IL-4受容体は，T細胞，B細胞，好酸球，単球マクロファージ，血管内皮細胞，肺線維芽細胞，上皮細胞などに発現している．IL-4は静止期B細胞に作用して細胞周期をG1期に移行させ，さらにIgM刺激によりG2/S期に進展させる[1)]．さらにMHCクラスII分子，IL-4受容体，CD40，CD23の発現を促進する[8)]．また，転写因子NFIL3（nuclear factor interleukin 3 regulated protein）を動員することでB細胞における免疫グロブリンのIgEへのクラススイッチを促進する[9)]．また，M2（alternatively activated）マクロファージを誘導し，寄生虫感染に反応を示す．腸管寄生虫の旋毛虫においては肥満細胞からのIL-4が寄生虫感染防御に必要であることが示されている[10)]．

T細胞においては，IL-4はナイーブT細胞をTh2へシフトさせる．T細胞受容体（TCR）刺激とSTAT6を介したシグナル伝達により誘導された転写因子

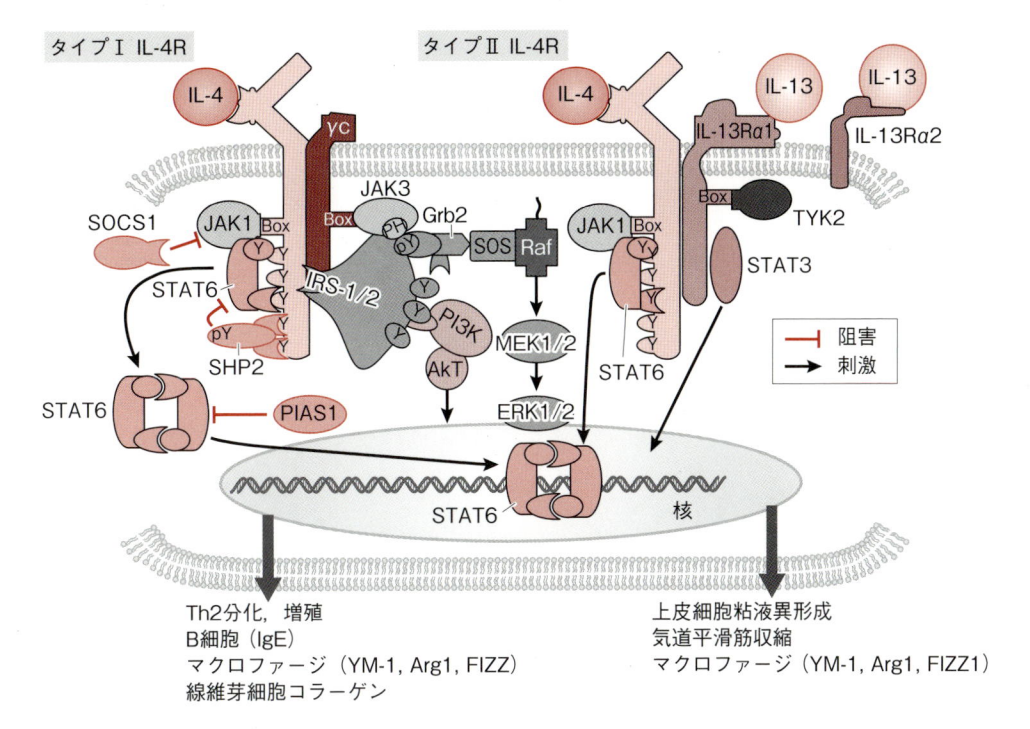

図　IL-4/IL-4受容体のシグナル伝達経路（文献7より引用）

GATA-3はIL-4, IL-5などのTh2サイトカインを産生させる．また，STAT6を介してIFN-γを抑制するのに加え，GATA-3はSTAT4を抑制しIFN-γ産生を抑制し，Th1分化を抑制する．逆にIL-4の働きはTh1サイトカインであるIFN-γによってもたらされるIRF1, T-betによって抑制され，Th1/2バランスが保たれている（p.88参照）．一部の制御性T細胞（TGF-βなどにより誘導される誘導性Treg）の分化において，IL-4は抑制的に働く[11]．

疾患との関連性・臨床的意義

気管支喘息はTh2サイトカインが深くかかわっていることは以前より知られていたが，特にIL-4およびIL-13にかかわる遺伝子多型が報告されていることから，両者に共通の受容体であるIL-4Rαを標的とした検討がなされている．**Pitrakinra**はヒトIL-4の121番目のアルギニンと124番目のチロシンをアスパラギン酸に置換したリコンビナントヒトIL-4Rαバリアント製剤である．Pitrakinraの気管支喘息患者に対する第Ⅱa相試験では，吸入および皮下注射投与で肺機能の改善を認めており，今後の検証が期待されている[12]．

＜文献＞

1) Howard, M. et al. : Immunol. Rev., 78 : 185-210, 1984
2) Lee, F. et al. : Pro. Natl. Acad. Sci. USA, 83 : 2061, 1986
3) Mueller, T. D. et al. : Biochim. Biophys. Acta, 1592 : 237-250, 2002
4) Atamas, S. P. et al. : J. Immunol., 156 : 435-441, 1996
5) Luzina, I. G. et al. : Cytokine, 58 : 20-26, 2012
6) LaPorte, S. L. et al. : Cell, 132 : 259-272, 2008
7) Maes, T. et al. : Am. J. Respir. Cell Mol. Biol., 47 : 261-270, 2012
8) Paul, W. E. et al. : Annu. Rev. immunol., 5 : 429-459, 1987
9) Kashiwada, M. et al. : Proc. Natl. Acad. Sci. USA, 107 : 821-826, 2010
10) Ierna, M. X. et al. : Mucosal Immunol., 1 : 147-155, 2008
11) Pace, L. et al. : J. Immunol., 174 : 7645-7653, 2005
12) Wenzel, S. et al. : Lancet, 370 : 1422-1431, 2007

（菊池　潤，竹内　勤）

3章 サイトカインと受容体

IL-5　【和文】インターロイキン5

本分子の研究の経緯

IL-5（interleukin-5）は1970年はじめにT細胞由来でB細胞活性化作用のあるTRF（T cell-replacing factor）として発見された[1]．その後，1986年に高津らによりcDNAがクローニングされ，B細胞以外にも多彩な作用を呈することから，IL-5と命名された[2]．IL-5は当時同様の作用を有するとされたBCGF II（B-cell growth factor II），IgA-enhancing factor，IL-2Rα-inducing factor，killer helper factor，EDF（eosinophil differentiatnion factor），eosinophil colony stimulating factorと同一のものと判明した[3]．

分子構造

IL-5は134アミノ酸からなる分子量約30 kDaのタンパク質であり，4つのヘリックスバンドル構造をとる．遺伝子は5番染色体長腕（5q23.3〜31.1）に存在し，4つのエキソンと3つのイントロンからなる．遺伝子座はIL-3，IL-4，IL-13，GM-CSFの近傍に存在する．IL-5は二量体を形成し活性型となる．産生細胞はTh2細胞，肥満（マスト）細胞，好酸球，NK（ナチュラルキラー）細胞などであり，その他にもReed Sternberg細胞やEBV（Epstein-Barr virus）感染細胞，HTLV-1感染T細胞からの産生も確認されている．

機能・役割

IL-5の作用として，マウスにおいてはB細胞増殖，活性化，IgA産生誘導が知られており，IL-5欠損動物モデルでは好酸球増多が誘導されない．ヒトでは，抗体産生細胞への作用は認められず，好酸球への作用が主体であり，骨髄好酸球前駆細胞の分化成熟，好酸球遊走や活性化に寄与している．

IL-5の受容体は単独では低親和性であるIL-5Rαと，IL-3受容体およびGM-CSF受容体との共通β鎖（βc；p.81概略図1参照）からなる．これら2つの受容体の複合体は高親和性であり，βc鎖はシグナル伝達に必須である．IL-5/IL-5受容体のシグナル伝達にはJAK/STAT経路，Ras/MAPK，PI3K/ERKなど複数の経路が存在する（図）．受容体の細胞内領域で活性化されたJAK1，JAK2はSTAT1，STAT3，STAT5のリン酸化を介してシグナル伝達を促進し，細胞生存に寄与する．この経路の抑制因子としてJAB；SOCS1（JAK2-binding SH2-containing protein）が知られている．また，βc細胞内領域では活性化したLynチロシンキナーゼが会合しており，その後のリン酸化経路を促進させる．Ras，Raf-1，MEK（MAP or ERK kinase）の活性化を経てMAPKの経路が促進され，結果として好酸球の分化，サイトカイン産生，脱顆粒をもたらす．PI3K/ERKの経路では細胞接着に，NF-κBを介したp38 MAPKの経路では細胞接着や遊走にかかわるとされている．これらの経路で制御されている遺伝子はc-myc，c-fos，c-jun，pim-1があり，好酸球の増殖に必須とされている．

疾患との関連性・臨床的意義

好酸球は生体内で種々の臓器における局所免疫の恒常性の維持に寄与している．種々のアレルギー疾患においては心肺，上気道，消化管，皮膚など多臓器における好酸球浸潤が見受けられる[5]．気管支喘息では局所のT細胞や肥満細胞の顆粒からIL-5が産生され，好酸球がその作用を増強していると考えられている．また，気道上皮細胞から産生されるeotaxinはIL-5と相乗的に病態に関与していると考えられている．実際に喘息患者の気管支肺胞洗浄液中はIL-5濃度と好酸球数，活性化T細胞数に相関関係が認められる．

実臨床においては完全ヒト化抗IL-5モノクローナル抗体が開発されている．**Mepolizumab**は喘息などの治療における研究が多くなされてきた．特発性好酸球増加症に対して，末梢血好酸球数およびステロイド減量

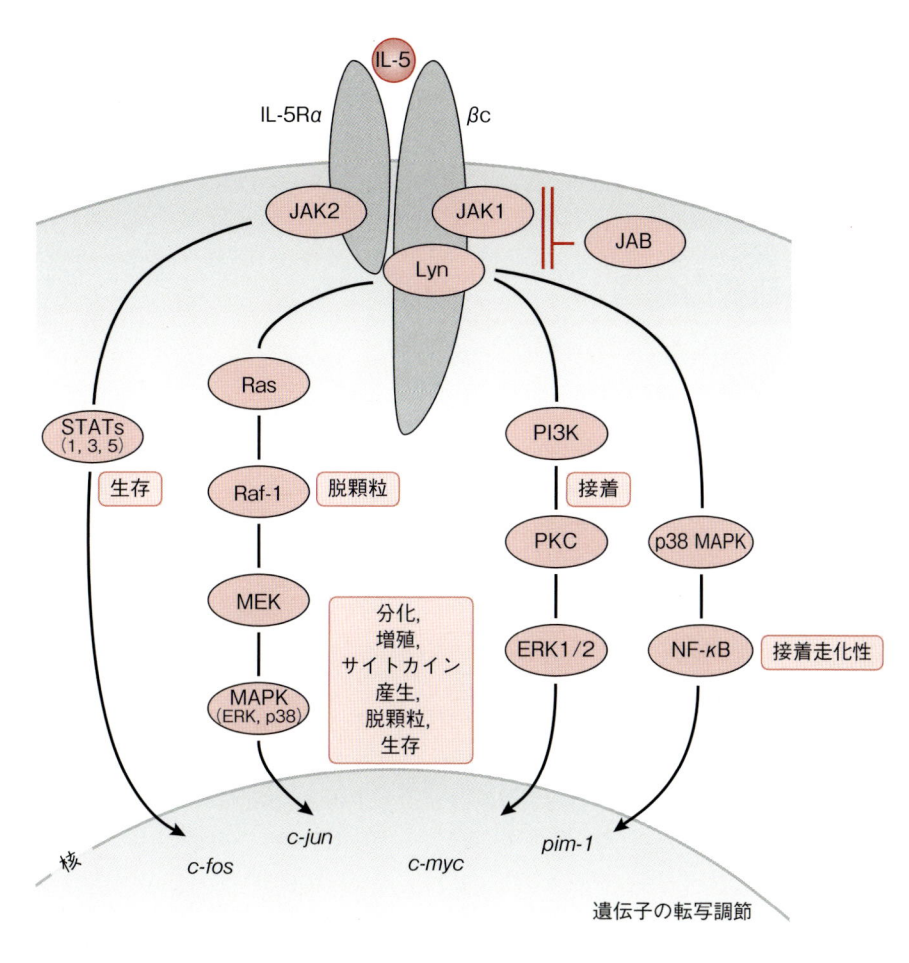

図 IL-5のシグナル伝達経路 (文献4より引用)

効果が示された[6]．また，好酸球性食道炎に関する報告では，食道粘膜の好酸球は優位に低下したが，十二指腸粘膜における好酸球数および肥満細胞数は変化がなく，臨床症状の改善は限られていた[7]．気管支喘息に関しては，末梢血および喀痰中の好酸球数は減少を認めたという報告と，プラセボ群と有意差を認めなかったという報告があり，一定の見解が得られていない．また，第Ⅱ相臨床試験では，有意な臨床効果を示すことができなかった[8]．しかしながら，重症好酸球性喘息に対する他施設二重盲検試験では，約1年間の追跡で有意に喘息発作の増悪を減少したという報告も存在する[9]．このようにIL-5は好酸球増加を伴う慢性アレルギー性疾患の鍵となるサイトカインであり，より特異的な治療ターゲットして注目されている．

＜文献＞
1) Dutton, R. W. et al.：Prog. Immunl., 1：355-368, 1971
2) Takatsu, K. et al.：Immunol. Rev., 102：107-135, 1988
3) Takatsu, K.：Proc. Jpn. Acad. Ser. B. Phys. Biol. Sci., 87：463-485, 2011
4) Molfino, N. A. et al.：Clin. Exp. Allergy, 42：712-737, 2012
5) Lee, J. J. et al.：Clin. Exp. Allergy, 40：563-575, 2010
6) Roufosse, F. et al.：J. Allergy Clin. Immunol., 126：828-835.e3, 2010
7) Straumann, A. et al.：Gut, 59：21-30, 2010
8) Flood-Page, P. et al.：Am. J. Respir. Crit. Care Med., 176：1062-1071, 2007
9) Pavord, I. D. et al.：Lancet, 380：651-659, 2012

（菊池　潤，竹内　勤）

3章 サイトカインと受容体

IL-6　【和文】インターロイキン6

本分子の研究の経緯

B細胞の増殖・分化や抗体産生の過程に，抗原非特異的な液性因子が関与することが示唆されていた．B細胞の抗体産生細胞の分化を誘導する因子の1つであるヒトB細胞分化因子（BCDF，BSF-2）として，1986年に平野らにより*IL-6*（interleukin-6）遺伝子が決定された[1]．当初，IL-6は抗体産生誘導にかかわる分子と考えられていたが，その後の研究から多彩な生理現象や種々の炎症や自己免疫疾患の発症メカニズムに関与していることが明らかになってきた[2]．

IL-6はIL-1やTNF-αと並んで炎症性サイトカインとして知られ，関節リウマチなどの自己免疫疾患の病態形成において中心的な役割を果たしている．IL-6の免疫応答制御における重要性から，IL-6ブロッカー（抗IL-6抗体や抗IL-6受容体など）が開発され，自己免疫や炎症性疾患の有効な治療薬として期待されている[3)4]．IL-6受容体はgp130（CD130）分子と会合して細胞内にシグナルを伝える．このgp130分子を共有する受容体は，IL-6受容体以外にIL-11R，白血球遊走阻止因子（leukemia inhibitory factor：LIF），オンコスタチンM（OSM），毛様体神経栄養因子（ciliary neurotrophic factor：CNTF），カルジオトロフィン-1（cardiotrophin-1：CT-1）が知られ，これらの分子はIL-6ファミリーとよばれている．また，IL-6は脂肪細胞からも分泌され，脂質代謝に関与するアディポカインとして知られる．

分子構造

ヒト*IL-6*遺伝子は染色体上の7p21に位置し，5つのエキソンと4つのイントロンからなる．ヒトIL-6は，28アミノ酸のシグナル配列を含む212アミノ酸から構成される前駆体ペプチドとして産生される．ヒトとマウスにおけるIL-6の相同性は遺伝子レベルで65％，アミノ酸レベルでは42％である．ヒトIL-6は2つの糖鎖修飾部位と4つのシステイン残基をもつ．

機能・役割

1）IL-6の働き

IL-6はT細胞，B細胞，線維芽細胞，単球，内皮細胞，メサンギウム細胞などさまざまな細胞から産生される．マクロファージはリポ多糖（LPS）刺激によりIL-6を含むさまざまなサイトカインを分泌する．IL-6は，B細胞においてIgM，IgG，IgAの抗体産生を誘導する．ハイブリドーマの増殖においても必要な因子である．また，IL-6はT細胞の分化や活性化を引き起こす．炎症時には肝細胞に作用し，C-反応性タンパク（CRP）や血清アミロイドAタンパク（SAA）などの急性期タンパクの産生を誘導する．活性化した樹状細胞から分泌されるIL-6は，制御性T細胞の活性を抑える[5]．一方，ナイーブT細胞のTh17細胞への分化を促進することが知られる．IL-6は，IL-8やMCP-1などのケモカインやICAM-1，VCAM-1などの細胞接着分子の発現を亢進する．IL-6は可溶性IL-6受容体（soluble IL-6 receptor：sIL-6R）の存在下で骨芽細胞上のRANKLの発現を誘導して，破骨細胞の分化を促す．

2）IL-6受容体

IL-6受容体（CD126）には膜結合型（IL-6R）と分泌型のsIL-6Rが存在する（図）．sIL-6RはIL-6Rの細胞内領域と膜貫通領域を欠いた構造で，IL-6に対してはsIL-6RもIL-6Rと同程度の親和性を示す．これら受容体はgp130分子と会合することでシグナル伝達を開始する．gp130分子は幅広い細胞で発現しているが，IL-6Rは肝細胞や好中球に発現が限られることから，血中や体液中に存在するsIL-6Rの役割が重要である．関節の滑膜細胞などのIL-6Rを発現しない細胞でも，IL-6と会合したsIL-6Rがgp130と相互作用することによってIL-6に反応する．

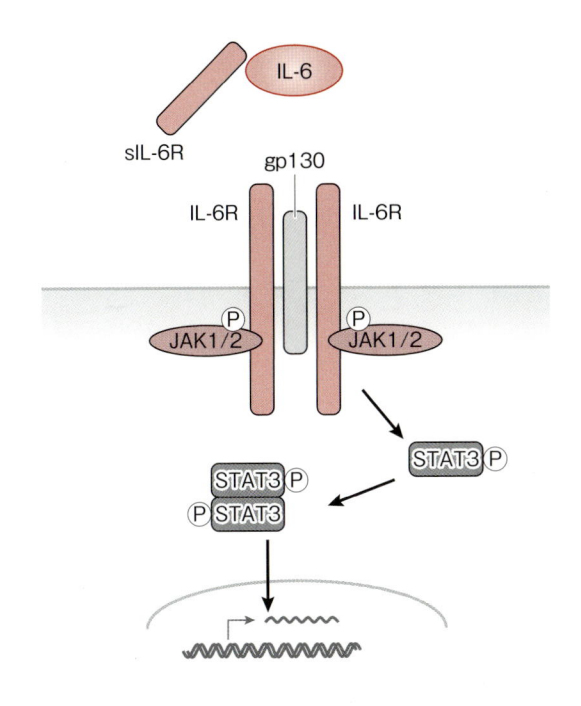

図　IL-6
IL-6受容体（IL-6R）はIL-6Rとgp130により構成される．IL-6受容体は膜結合型（IL-6R）と分泌型の可溶性IL-6受容体（sIL-6R）が存在する．IL-6に対してはsIL-6RもIL-6Rと同程度の親和性を示す．IL-6が受容体に結合するとgp130に結合しているJAK1/2キナーゼが活性化し，STAT1/3分子のリン酸化と核内移行を引き起こし，種々の標的遺伝子の転写活性化を促進する

　IL-6が受容体に結合するとgp130に結合しているJAK（Janus kinase）1/2が活性化し，gp130のチロシンリン酸化を行う．このgp130のリン酸化チロシン残基がSTAT1/3分子のSH2ドメインとの結合部位となる．転写因子であるSTAT1/3はSH2ドメインを介して活性化し，核内へ移行して転写活性化を引き起こす．

疾患との関連性・臨床的意義

　IL-6は炎症性サイトカインとして，さまざまな自己免疫疾患や炎症性腸疾患の発症に関連している．キャッスルマン病患者では強い炎症症状を呈するが，リンパ節の胚中心B細胞より大量のIL-6が産生される．IL-6とIL-6受容体（膜結合型および分泌型）との結合を阻害する，ヒト化抗IL-6受容体モノクローナル抗体である**Tocilizumab**は，キャッスルマン病患者の治療に有効である[6]．また，関節リウマチ患者の関節液中にも大量のIL-6が存在し，血中に放出されたIL-6がCRPの増加や炎症性の貧血，二次性アミロイドーシスなどの異常な免疫病態を引き起こすと考えられる．

　現在，世界初のIL-6阻害薬として開発されたTocilizumabは，すでに日本国内で承認され，関節リウマチやキャッスルマン病などの疾患に対して適応がある．IL-6の過剰産生による破骨細胞の分化異常が，関節リウマチ患者での関節破壊に関与していると考えられ，病態に則した治療薬として期待される．

＜文献＞
1）Hirano, T. et al. : Nature, 324 : 73-76, 1986
2）Kishimoto, T. et al. : Science, 258 : 593-597, 1992
3）Nishimoto, N. et al. : Ann. Rheum. Dis., 59 Suppl. 1 : i21-i27, 2000
4）Nishimoto, N. & Kishimoto, T. : Nat. Clin. Pract. Rheumatol., 2 : 619-626, 2006
5）Pasare, C. & Medzhitov, R. : Science, 299 : 1033-1036, 2003
6）Nishimoto, N. et al. : Blood, 106 : 2627-2632, 2005

（西本憲弘，松谷隆治）

3章 サイトカインと受容体

IL-7　【和文】インターロイキン7

■ 本分子の研究の経緯

IL-7（interleukin-7）は、1988年にNamenらによって未分化B細胞（pre-B細胞）の増殖促進因子として発見されたサイトカインである[1]。1988年にマウスの*IL-7*遺伝子がクローニングされ[1]、1989年にはその配列をもとにヒトのIL-7 cDNAが単離された[2]。1990年には細胞膜上に存在するIL-7受容体（IL-7R）のcDNAが単離された。IL-7はpre-B細胞に作用するサイトカインとして同定されたが、成熟T細胞や未熟胸腺T細胞の増殖・分化に関与することが示されている。

■ 分子構造

ヒト*IL-7*遺伝子は染色体上の8q12～q13に位置し、6つのエキソンからなる。IL-7のcDNAは3つの糖鎖結合部位を有しており、分子量は17.4 kDaである。25残基のシグナル配列を含む177のアミノ酸からなる[2]。マウスとヒトのIL-7のアミノ酸配列での相同性は60％で、ヒトのIL-7はマウスより17アミノ酸残基長い。

■ 機能・役割

1）IL-7の働き

IL-7は血球系細胞、骨髄や胸腺、皮膚、肝臓など多くの組織の間質細胞によって産生され、T細胞やB細胞の生存、増殖および分化などに関与している。IL-7は肝細胞増殖因子（hepatocyte growth factor：HGF）とヘテロ二量体を形成し、pre-pro-B細胞のpro-B細胞への分化を促進する増殖促進因子として働く[3]。また、胸腺T細胞の分化に関与しており、CD4陽性およびCD8陽性細胞を含むすべてのナイーブとメモリーT細胞の維持に重要である[4]。また、IL-7は免疫グロブリンの多様性に関与するVDJ遺伝子の再編を促進する働きも有している。IL-7は小腸上皮細胞や小腸杯細胞により産生され、小腸粘膜リンパ球の増殖を制御することが知られる[5]。

2）IL-7シグナル伝達

IL-7は、IL-7受容体α鎖（IL-7Rα、CD127）と共通γ鎖（γc鎖、CD132）から構成される、ヘテロ二量体受容体を介してシグナルを伝達する（図）。γc鎖はIL-7のほかにもIL-2、IL-4、IL-9、IL-15およびIL-21にも共有されるが[6]（p.81概略図1参照）、IL-7に対する反応性は大部分IL-7Rα鎖に依存している。IL-7Rα鎖は主に胸腺細胞、成熟T細胞、樹状細胞、単球などに発現する。また、未熟B細胞にも発現するが、成熟B細胞での発現はみられない。サイトカインの1つである胸腺間質性リンパ球新生因子（thymic stromal lymphopoietin：TSLP）の受容体はIL-7Rα鎖を共有している。

IL-7Rからのシグナル伝達にはJAK-STAT、PI-3キナーゼ（PI3K）-AktおよびSrcキナーゼ経路が関与している。IL-7Rα鎖とγc鎖の細胞内ドメインにそれぞれJAK1およびJAK3結合部位が存在し、リン酸化される。リン酸化されたチロシン残基にSTAT1、STAT3、STAT5が結合し、活性化したSTATは二量体を形成し、核内に移行して転写活性化を引き起こす。

■ 疾患との関連性・臨床的意義

IL-7はナイーブならびにメモリーT細胞の維持に重要であることから、T細胞性免疫の増強効果を期待した治療が期待されている。敗血症においては、アポトーシスによって免疫エフェクター細胞が減少するが、IL-7の投与は敗血症患者の生存期間を改善する効果があると報告されている[7]。また、細胞傷害性T細胞の増強によりC型慢性肝炎やHIV感染患者で抗ウイルス活性を高める効果が期待されている。抗腫瘍免疫の亢進によるがん治療への応用も期待されている。一方、炎症性腸疾患の発症にはIL-7/IL-7Rシグナルが必須である

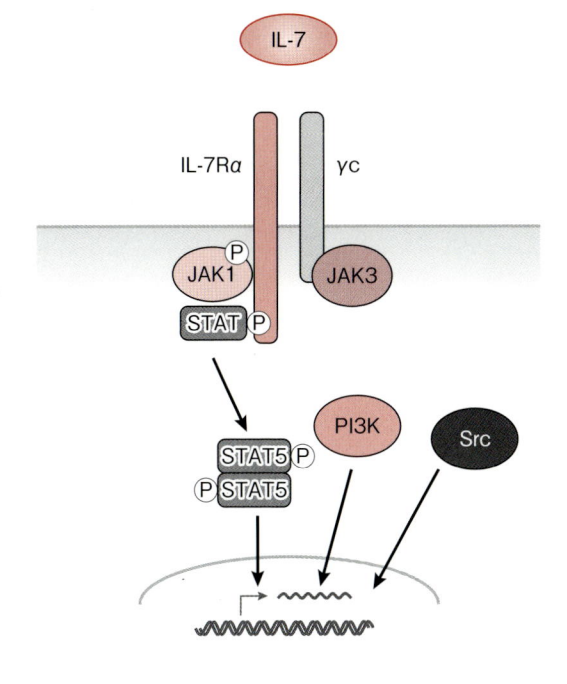

図 IL-7
IL-7受容体は，IL-7Rαと共通γ鎖（γc鎖）から構成される．IL-7Rα鎖とγc鎖の細胞内ドメインにそれぞれJAK1およびJAK3結合部位が存在し，リン酸化される．リン酸化されたチロシン残基にSTAT5が結合し，活性化したSTATは二量体を形成し，核内に移行して標的遺伝子の転写活性化を促進する

ことが知られる．また，IL-7は関節リウマチや好酸球活性増強を介して喘息にも関与していると考えられることから，これら疾患に対して抗IL-7抗体などを用いたIL-7阻害治療が検討されている．

＜文献＞
1) Namen, A. E. et al. : Nature, 333 : 571–573, 1988
2) Goodwin, R. G. et al. : Proc. Natl. Acad. Sci. USA, 86 : 302–306, 1989
3) Lai, L. & Goldschneider, I. : J. Immunol., 167 : 3550–3554, 2001
4) Seddon, B. et al. : Nat. Immunol., 4 : 680–686, 2003
5) Watanabe, M. et al. : J. Clin. Invest., 95 : 2945–2953, 1995
6) Ozaki, K. & Leonard, W. J. : J. Biol. Chem., 277 : 29355–29358, 2002
7) Venet, F. et al. : J. Immunol., 189 : 5073–5081, 2012

（西本憲弘，松谷隆治）

memo

3章 サイトカインと受容体

IL-10

【和文】インターロイキン10
【別名】CSIF

■ 本分子の研究の経緯

IL-10（interleukin-10）は，1989年，米国DNAX研究所のFiorentinoらによって，ヘルパーT（Th）2細胞から産生されるTh1細胞のサイトカイン産生を制御するヒトサイトカイン産生抑制因子（cytokine synthesis inhibitory factor：CSIF）として同定された[1]．Mooreらは，この活性に基づいてマウスおよびヒトのIL-10 cDNAを単離した[2)3)]．IL-10は，EB（Epstein-Barr）ウイルスのORF（open reading frame）の1つであるBCRF1に高い相同性を有し，EBウイルスの宿主免疫からの回避機構に関与すると考えられている[4]．

IL-10は単球，マクロファージ，樹状細胞（DC），B-1細胞，肥満（マスト）細胞，ケラチノサイト，CD8陽性T細胞，Th1細胞，Th2細胞，Th17細胞，制御性T細胞（Treg細胞）など多様な細胞によって産生され，免疫抑制活性とともに炎症にも関与する多面的なサイトカインであることが知られる．また，IL-10は，坂口らによって同定された免疫抑制能を有する内在性制御性T細胞（CD4陽性CD25陽性Foxp3陽性Treg）[5]，IL-10産生タイプI制御性T細胞（Tr1），IL-10産生制御性B細胞（B10細胞），抑制性CD8陽性T細胞や免疫寛容誘導性DCによっても産生され，これら細胞の抑制機能の発現や分化誘導に重要であることが示されている．また，がん細胞自身が産生するIL-10が抗腫瘍免疫の抑制にもかかわっていることもわかってきた．

■ 分子構造

ヒトIL-10遺伝子は染色体1q31～q32に位置するIL10遺伝子にコードされ，5つのエキソンからなる[6]．IL-10は18のシグナル配列を含む178アミノ酸残基からなり，分子量35～40 kDaのホモ二量体からなる糖タンパク質である．IL-10のヒトとマウス間の相同性は，アミノ酸レベルで73％であり，ヒトIL-10はEBウイルスのBCRF1に対しアミノ酸レベルで84％の相同性をもつ[7]．IL-10受容体（IL-10R）は，IL-10R1とIL-10R2から構成される（図）．IL-10はIL-19，IL-20，IL-22，IL-24，IL-26，インターフェロン（IFN-α，-β，-ε，-κ，-ω，-δ，-τ，-γ），インターフェロン様分子（limitin，IL-28A，IL-28B，IL-29）を含むクラス-2サイトカインに分類される．

■ 機能・役割

IL-10はマクロファージや制御性T細胞などの細胞によって産生され，免疫抑制とともに炎症にも働く多面的作用をもったサイトカインである．IL-10はDCやマクロファージなどの抗原提示細胞に作用し，主要組織適合性抗原（MHC）クラスII分子やCD80/CD86などの共刺激分子の発現を低下させ，IFN-γ，IL-2，IL-3，IL-12，TNF-αやGM-CSFなどの炎症性サイトカインの合成を阻害し，免疫抑制に働く．ウイルス感染時の免疫応答では，細胞傷害性T細胞によってIL-10が放出され，NK（ナチュラルキラー）細胞による細胞障害性活性を阻害する．一方，B細胞の生存や増殖を高め，免疫グロブリン産生やアイソタイプスイッチを促進する．また，細胞傷害性T細胞の分化を促進することも知られる．

抑制活性をもつIL-10は，炎症性サイトカインのIL-6（p.100参照）と同様に，STAT（signal transducers and activator of transcription）3を活性化する．同時に，STAT3活性化後には負の制御分子であるSOCS（suppressor of cytokine signaling）3の発現も誘導される．SOCS3はIL-6受容体の構成分子であるリン酸化gp130に結合するが，IL-10受容体には会合しない．この違いが炎症性と抑制性サイトカインとしての機能を規定していると考えられている．IL-10はNF-κB活性を阻害し，JAK-STATシグナル経路の制御に関連する．

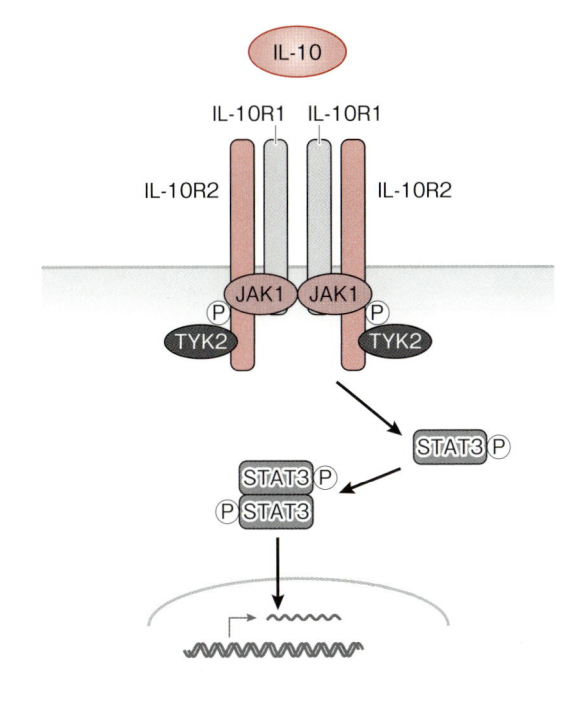

図 IL-10

IL-10受容体（IL-10R）は，IL-10R1とIL-10R2から構成される．IL-10は，IL-6と同様にSTAT3を活性化する．同時に，STAT3の活性化に続き負の制御分子であるSOCS3の発現が誘導される．SOCS3はIL-6受容体の構成分子であるリン酸化gp130に結合するが，IL-10Rには会合しない

疾患との関連性・臨床的意義

　IL-10は抑制性サイトカインとしてさまざまな疾患に関与していることが知られる．潰瘍性大腸炎やクローン病などの炎症性腸疾患においては，血清中IL-10濃度が低下する．実際に，組換えIL-10産生細菌による治療がクローン病患者に効果があるという報告もある[8]．また，*IL-10*遺伝子欠損マウスはコンベンショナルな条件で炎症性大腸炎を自然発症する[9]．常在細菌に対する過剰な免疫応答が，腸管マクロファージ，Tr1やTreg細胞によるIL-10によって抑制されていると考えられる．IL-10欠損下ではTLR（Toll-like receptor）を介した自然免疫系の活性化によりIL-12やIL-23などの過剰産生を引き起こし，Th1優位な免疫環境によって慢性腸炎を発症させると考えられている．また，敗血症や重症急性膵臓炎などの炎症性疾患でも血清中IL-10値が低下することが知られる．しかし，自己免疫疾患である全身性エリテマトーデス（SLE）患者においては，血清中IL-10量の上昇が報告されている．

　マウスでは，肥満細胞によって産生されるIL-10は，アレルギー反応の局所で炎症反応を抑制することが示されている．したがって，炎症やアレルギー性疾患での過剰な免疫応答を制御するためにIL-10が重要であり，IL-10を補う治療の可能性が考えられる．

＜文献＞

1) Fiorentino, D. F. et al. : J. Exp. Med., 170 : 2081-2095, 1989
2) Moore, K. W. et al. : Science, 248 : 1230-1234, 1990
3) Vieira, P. et al. : Proc. Natl. Acad. Sci. USA, 88 : 1172-1176, 1991
4) Hsu, D. H. et al. : Science, 250 : 830-832, 1990
5) Eskdale, J. et al. : Immunogenetics, 46 : 120-128, 1997
6) Yamaguchi, T. et al. : Semin. Immunol., 23 : 424-430, 2011
7) Moore, K. W. et al. : Annu. Rev. Immunol., 11 : 165-190, 1993
8) Braat, H. et al. : Clin. Gastroenterol. Hepatol., 4 : 754-759, 2006
9) Kühn, R. et al. : Cell, 75 : 263-274, 1993

〔西本憲弘，松谷隆治〕

3章 サイトカインと受容体

IL-13 【和文】インターロイキン13

■ 本分子の研究の経緯

IL-13（interleukin-13）は，1993年，MintyらによりヒトT末梢血単球からLPS（リポ多糖）刺激によって誘導される，炎症性サイトカインの産生を抑制する活性化T細胞由来サイトカインとして同定された[1]．同年，McKenzieらも活性化T細胞のcDNAライブラリーよりマウスTh細胞由来P600の相同遺伝子としてヒトIL-13を単離した[2]．IL-13は，Th2細胞，NK（ナチュラルキラー）細胞，肥満（マスト）細胞，好塩基球，樹状細胞，およびケラチノサイトなどさまざまなタイプの細胞によって産生される，多面的サイトカインである．

■ 分子構造

ヒトIL-13遺伝子はIL-4遺伝子に隣接した染色体5q31に位置し，その遺伝子は4つのエキソンからなる．IL-13は24のシグナル配列を含む146アミノ酸からなる，12 kDaの非修飾の分泌型サイトカインである．IL-13遺伝子座の位置する5q23～31領域にはIL-3，IL-4，IL-5およびGM-CSFの遺伝子がコードされており，その構造や機能はIL-4に類似することが知られる．

■ 機能・役割

1）IL-13の働き

IL-13は，IL-4（p.96参照）と同様にB細胞に作用してB細胞増殖の促進やIgEへのアイソタイプクラススイッチを誘導し，CD23の発現を亢進する．単球やマクロファージからのIL-1，IL-6，IL-8あるいはTNF-αなどの炎症性サイトカインの産生を抑制する一方，IL-4とは異なりNK細胞によるIFN-γの産生を増強する．

前述したように，IL-13はIL-4と類似した機能をもつ．しかしながら，IL-13の造血系細胞への影響はIL-4に比べあまり重要ではないと考えられている．IL-13はTh2などのT細胞分化やT細胞増殖効果を示さないことから，IL-4とは異なり，末梢組織におけるアレルギー性炎症のエフェクターとして機能すると考えられている[3,4]．

2）IL-13シグナル伝達

IL-13シグナルはJAK2-STAT6で伝達される（図）．IL-13は，IL-4受容体α鎖（IL-4Rα）と，2つのIL-13特異的結合鎖の1つであるIL-13受容体α1鎖（IL-13Rα1）のヘテロ二量体を介してシグナル伝達する．IL-13Rα1は，低い親和性でIL-13と結合するが，IL-4Rαと対になった場合にはより高い親和性で結合してシグナル伝達する．IL-13受容体はIL-13とIL-4のいずれによっても活性化されるが，IL-4受容体はIL-13と結合しない．IL-13受容体は，気道上皮，平滑筋，マスト細胞，好酸球，好塩基球，B細胞，線維芽細胞，単球およびマクロファージなどの広範な細胞上で発現される．

■ 疾患との関連性・臨床的意義

IL-13は気管支喘息の発症に関連することが知られるほか，気道閉塞につながるアレルギー性肺疾患のさまざまな病態を誘導することが報告されている．IL-4も同様に誘導するが，IL-13ほど重要ではない．IL-13はケモカインの分泌を誘導し，肺へのアレルギーに関連するエフェクター細胞を誘引する．実際，マウスにおいて，IL-13の経気管支投与は粘液産生亢進，杯細胞過形成，気道粘膜下の線維化，気道過敏性亢進などの喘息病態を生じ，IL-13のブロッキングは，これらの病態を抑制することが報告されている[5]．現在，気管支喘息治療薬としてヒト化抗IL-13抗体が開発されている[6]．

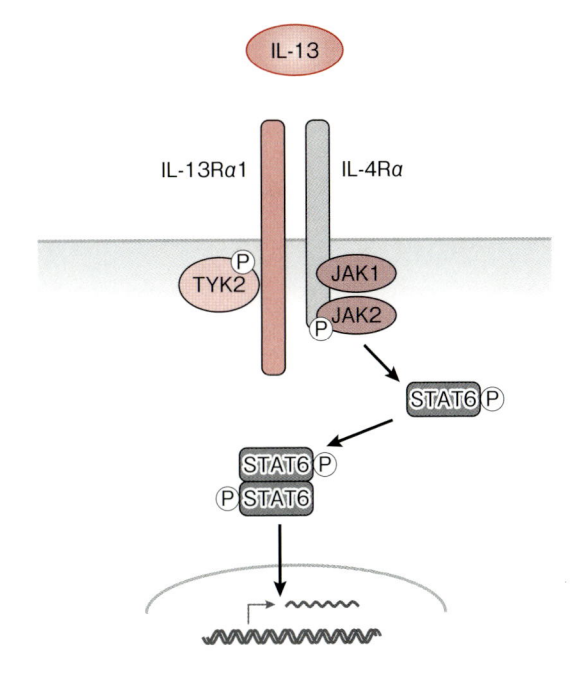

図 IL-13

IL-13は，IL-4受容体α鎖（IL-4Rα）とIL-13受容体α1鎖（IL-13Rα1）のヘテロ二量体を介してシグナル伝達する．IL-13Rα1は，低い親和性でIL-13と結合するが，IL-4Rαと会合しシグナル伝達する．IL-13受容体はIL-13とIL-4のいずれによっても活性化されるが，IL-4受容体はIL-13と結合しない．IL-13シグナルはJAK2-STAT6経路を介して伝達され，転写活性化が誘導される

＜文献＞

1) Minty, A. et al. : Nature, 362 : 248-250, 1993
2) McKenzie, A. N. et al. : Proc. Natl. Acad. Sci. USA, 90 : 3735-3739, 1993
3) Wynn, T. A. : Annu. Rev. Immunol., 21 : 425-456, 2003
4) Wills-Karp, M. et al. : Science, 282 : 2258-2261, 1998
5) Kuperman, D. A. et al. : Nat. Med., 8 : 885-889, 2002
6) Corren, J. et al. : N. Engl. J. Med., 365 : 1088-1098, 2011

（西本憲弘，松谷隆治）

memo

3章　サイトカインと受容体

IL-17
【和文】インターロイキン17
【別名】CTLA-8

本分子の研究の経緯

IL-17A（interleukin-17A）遺伝子は1993年にRouvierらによってマウス細胞傷害性T細胞クローンとラットT細胞リンパ腫のハイブリドーマPC60から単離され，CTLA-8と命名された[1]．このCTLA-8はHerpesvirus Saimiri gene 13と高い相同性を示し，線維芽細胞においてNF-κBの活性化やIL-6の産生を促進することが示され，1995年に新しいサイトカインとしてIL-17と命名された[2)3)]．その後，相同性検索からIL-17B，IL-17C，IL-17D，IL-17E（IL-25），IL-17Fが同定され，IL-17は6つの遺伝子ファミリーを形成していることが知られている．個々のIL-17ファミリーのメンバーは異なる細胞発現パターンを示す．IL-17AとIL-17Fは一部の活性化T細胞に発現し，炎症時に発現が亢進する．IL-17Bは数種の末梢組織や免疫組織に発現する．IL-17Cも炎症時に発現亢進するが，通常の発現レベルは低い．IL-17Dは神経系や骨格筋で高発現され，IL-17Eは末梢組織では低レベルである[4)]．

近年，IL-17を産生するCD4陽性Tヘルパー（Th）細胞は，これまで知られていたIFN-γ陽性Th1細胞やIL-4陽性Th2細胞とは異なる新たなT細胞サブセットとして，Th17細胞とよばれる．IL-17Aは，IL-6やTNF-αなどの炎症性サイトカインを誘導することで知られ，さまざまな細胞に作用し，炎症を惹起する．また，IL-17は骨芽細胞に作用し，RANKLの発現を促すことにより破骨細胞の分化を促進することが報告され，骨免疫学の分野で注目されるようになった．IL-17は関節リウマチ（RA）をはじめとするさまざまな自己免疫疾患，炎症性疾患，アレルギー，細菌感染防御において重要な役割を果たしていることが明らかとなっている．

分子構造

IL-17Aは染色体上の6q12に位置し，3つのエキソンから構成される．23アミノ酸残基のシグナル配列を含む155アミノ酸からなる，分子量約21 kDaのホモ二量体糖タンパク質である．マウスとヒトのIL-17Aのアミノ酸レベルでの相同性は63％である．IL-17はIL-17受容体（IL-17R）のうちIL-17RAとIL-17RCからなるヘテロ二量体受容体に結合し，シグナルを伝達する（図）．IL-17ファミリーは保存された4つのシステイン残基をもち類似したタンパク質構造をもつが，ほかのサイトカインと類似した配列はない．

機能・役割

IL-17Aは，線維芽細胞，上皮細胞，血管内皮細胞，マクロファージなど多様な細胞に作用して，IL-6やTNF-αなどの炎症性サイトカインやケモカインを誘導し，好中球遊走を亢進して炎症を惹起する．IL-17はIFN-γと同様に，多様な組織でケモカイン産生を亢進し，炎症部位に単球や好中球を誘導することによって遅延型反応を引き起こす因子として働く．Th細胞によって産生されるIL-17は，炎症性サイトカインとして機能し，遅延型反応によって組織損傷を引き起こす．IL-17はTNFとIL-1と相乗的に働く．IL-17はIL-17RA，IL-17RBおよびIL-17RCの少なくとも3つある，IL-17Rとよばれるタイプ I 膜貫通性受容体に結合する．

免疫抑制に働くTreg細胞の分化にはTGF-βが必要であり，反対に炎症性サイトカインIL-17を産生するTh17の分化にはTGF-βとIL-6が関与することから，Th17細胞とTreg細胞のバランスが自己免疫や炎症性疾患に重要であることが示されている．IL-23はIL-17の発現を誘導しないが，Th17細胞の生存と増殖を促進すると考えられている．最近，核内オーファン受容体のRORγt（retinoid-acid receptor-related

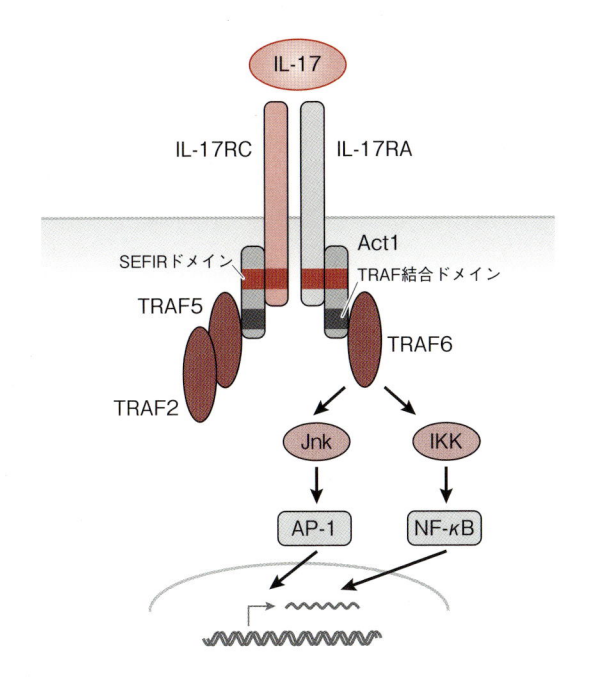

図 IL-17

IL-17の受容体（IL-17R）はIL-17RAとIL-17RCからなる．IL-17が結合後，Act1がSEFIRドメインを介してIL-17Rに会合する．TRAF6がAct1のTRAF結合ドメインに会合することにより，NF-κB経路やAP-1経路が活性化され，炎症性サイトカインやケモカインが誘導される

orphan receptor γ t）がTh17細胞の分化を決定することが報告された[5]．IL-17は骨芽細胞に作用し破骨細胞分化因子RANKLの発現を誘導し，破骨細胞の分化を促進する．

疾患との関連性・臨床的意義

炎症性サイトカインであるIL-17は自己免疫疾患や炎症性腸疾患と関連する．また，病原体感染に対する生体防御においても重要な役割を果たす．関節リウマチ患者の滑膜においてIL-17の産生が亢進していることが知られる．IL-17は，滑膜線維芽細胞からの炎症性サイトカインの産生およびプロスタグランジンの産生を亢進し，滑膜線維芽細胞や関節軟骨細胞からのMMP（マトリックスメタロプロテアーゼ）産生を増強し，破骨細胞分化に関連している．IL-17は関節リウマチにおける炎症環境において，TNF-αやIL-1βなどの炎症性サイトカインと相乗的に作用し，関節リウマチの病態形成に重要な役割を果たす．

IL-17阻害薬であるVidofludimusは乾癬や炎症性腸疾患の治療薬として研究されている．また，抗IL-17抗体による治療が乾癬や関節リウマチ患者において実施検討されている．また，抗IL-23抗体である**Ustekinumab**は，IL-17の産生を低下させることにより乾癬治療に働くことが示されている．

IL-17Fは喘息患者の気道で発現し，その発現は重症度と相関することが報告されている．IL-17Fは気管支上皮細胞，血管内皮細胞，線維芽細胞や好酸球においてサイトカイン，ケモカイン，接着分子を誘導する．

＜文献＞

1) Rouvier, E. et al. : J. Immunol., 150 : 5445-5456, 1993
2) Yao, Z. et al. : Immunity, 3 : 811-821, 1995
3) Yao, Z. et al. : J. Immunol., 155 : 5483-5486, 1995
4) Kolls, J. K. & Lindén, A. : Immunity, 21 : 467-476, 2004
5) Ivanov, I. I. et al. : Cell, 126 : 1121-1133, 2006

（西本憲弘，松谷隆治）

3章　サイトカインと受容体

IL-18
【和文】インターロイキン18
【別名】IGIF

本分子の研究の経緯

　ヒト*IL-18*（interleukin-18）遺伝子は，1995年，岡村らによってマウス脾細胞にNK（ナチュラルキラー）活性を誘導するIFN-γ誘導因子（IFN-γ-inducing factor：IGIF）として同定された[1]．IL-18はIFN-γの誘導因子として発見されたが，その後アレルギー性炎症を誘導することが明らかになった．IL-18はIL-33とともにIL-1ファミリーに属するサイトカインで，抗原刺激なしに好塩基球や肥満（マスト）細胞を刺激し，Th2サイトカインの産生を誘導することが知られる．IL-18は，マクロファージ，樹状細胞，ケラチノサイト，腸上皮細胞，骨芽細胞，関節軟骨細胞，副腎皮質細胞など，多様な細胞によって産生される[2]．

分子構造

　*IL-18*遺伝子は染色体11q22に位置し，192アミノ酸の前駆体タンパク質として産生され，157アミノ酸残基の成熟タンパク質として産生される．IL-18は生理活性のないIL-18前駆体として細胞内に貯蔵されており，LPS（リポ多糖）などの刺激によって活性化されるインフラマソームの活性化に伴うカスパーゼ1（IL-1 converting enzyme：ICE）の作用により切断され，活性型のIL-18が細胞外へ分泌される．また，細胞外に放出された不活性型IL-18前駆体は，細胞外プロテアーゼにより活性型IL-18になる．IL-18結合タンパク質はIL-18と結合し，IL-18の作用を抑制すると考えられている[2][3]．

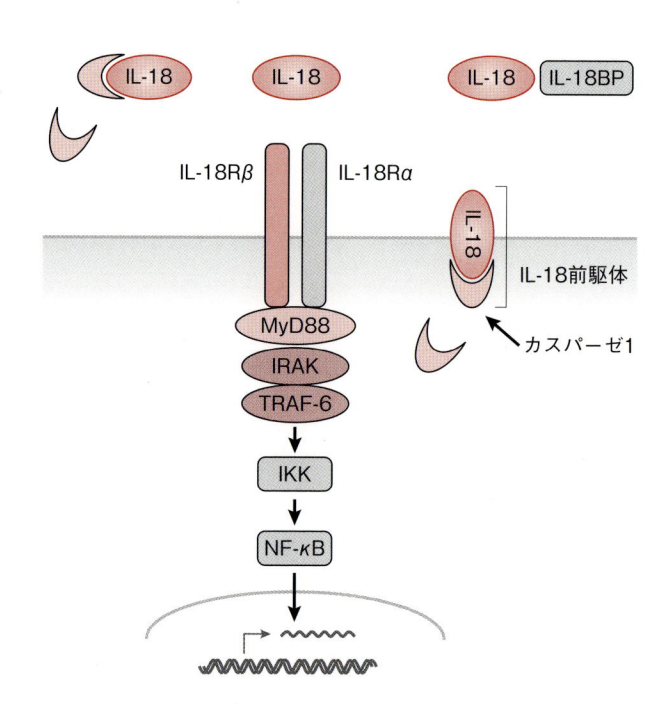

図　IL-18
IL-18は不活性型のIL-18前駆体として細胞内に貯蔵されており，カスパーゼ1（ICE）の作用により切断され，活性型IL-18が細胞外へ分泌される．また，細胞外に放出された不活性型IL-18前駆体も，細胞外プロテアーゼによりIL-18になる．IL-18結合タンパク質（IL-18BP）はIL-18と結合し，IL-18の作用を抑制すると考えられている．IL-18シグナルはMyD88依存的経路を経て，NF-κBの活性化により転写制御される

機能・役割

　IL-18はマクロファージ，樹状細胞，骨芽細胞，ケラチノサイトなどから産生される[2)3)]．IL-18の受容体（IL-18R）は，シグナル伝達に必須であるIL-18Rα鎖とIL-18に対する親和性を高めるIL-18Rβ鎖から構成されるヘテロ二量体受容体である[3)]（図）．IL-18Rは，肺，脾臓，大腸，内皮細胞，白血球などの多様な組織で発現される．T細胞は，IL-12やIFN-αによる刺激によりIL-18Rα鎖とIL-18Rβ鎖を発現し，IL-18に反応してIFN-γの産生を促し，Th1反応を強力に誘導する．一方，IL-2が共存するとT細胞にIL-4の産生を促し，IL-5，IL-9，IL-13などのTh2サイトカインの産生を誘導する．また，マウスでは，抗原刺激によるT細胞受容体からのシグナルなしでT細胞を活性化させ，T細胞におけるIL-4産生やCD40リガンド（CD40L）の発現を増強させ，IgE産生を誘導することがわかった．IL-18は，肥満細胞や好塩基球に対してはIgE非依存性にIL-4，IL-13，ヒスタミンを産生させる．

疾患との関連性・臨床的意義

　IL-18はNK活性を誘導し，Th1反応を誘導することから抗がん作用があると考えられている．一方でIL-18は，IL-4やIgEの産生を亢進することから，アトピー性皮膚炎などのアレルギー性疾患の発症にも関与することが指摘されている．また，関節リウマチ，間質性肺炎，肺障害，骨代謝疾患，クローン病などの炎症性腸疾患への関与も指摘されている[4)]．

<文献>
1) Okamura, H. et al. : Nature, 378 : 88-91, 1995
2) Nakanishi, K. et al. : Annu. Rev. Immunol., 19 : 423-474, 2001
3) Sims, J. E. : Curr. Opin. Immunol., 14 : 117-122, 2002
4) Tsutsui, H. & Nakanishi, K. : Immunotherapy, 4 : 1883-1894, 2012

（西本憲弘，松谷隆治）

memo

3章 サイトカインと受容体

IL-12/23
【和文】インターロイキン12/23
【別名】NKSF, CLMF (IL-12)

本分子の研究の経緯

IL-12は，1989年に小林らによりNK（ナチュラルキラー）細胞活性化因子（natural killer-stimulating factor：NKSF）として同定された[1]．また，1990年にSternらにより細胞傷害性T細胞を活性化する因子（cytotoxic lymphocyte maturation factor：CLMF）としても報告された[2]．IL-12はp35とp40サブユニットからなるヘテロ二量体である．p35はIL-6やG-CSFに，p40はIL-6受容体αの細胞外ドメインに高い相同性を有している．一方2000年，Oppmannらによってp35と相同性を有する遺伝子の探索から，IL-12のサブユニットの1つp40と会合する分子としてp19が同定され，p40/p19ヘテロ二量体がIL-23であることが報告された[3]．

共通のp40サブユニットをもつIL-12およびIL-23は類似した機能を有している．*p40*遺伝子欠損マウスを用いてIL-12（p40/p35）が自己免疫疾患の発症に関与すると考えられたが，実際はp40を共有するIL-23によることが明らかになり，その後のIL-17を産生するTh17細胞の発見につながった．

分子構造

IL-12は70 kDaの糖タンパク質で，p40とp35サブユニットがジスルフィド結合により結合したヘテロ二量体である（図左）．p40とp35はそれぞれ異なる染色体上にマップされ，独立して発現制御を受けている．p40は染色体上の3q25～26に位置し，7つのエキソンからなる253アミノ酸のタンパク質であり，p35は5q31～33に位置し，8つのエキソンからなる328アミノ酸のタンパク質である．IL-23はIL-12のサブユニットp40とp19のヘテロ二量体から構成される（図右）．

機能・役割

1）IL-12

IL-12はB細胞および単球系細胞より産生されるT細胞刺激因子（T cell-stimulating factor）として知られる．IL-12の主要な役割はIFN-γの産生誘導であり，そのIFN-γはマクロファージの活性化を増強する．T細胞やNK細胞に対しては，細胞増殖や細胞障害性活性を促進する．樹状細胞やマクロファージなどの抗原提示細胞から分泌されるIL-12は，ナイーブT細胞をTh1細胞に分化させる[4]．しかし，IL-12欠損マウスにおいてもIFN-γの産生や感染防御能は維持されるので，IL-12はTh1細胞の分化に必須ではなく，Th1の分化と維持に働く効果的な因子の1つであると理解されている．

IL-12のサブユニットであるp40は単独で分泌されるが，p35の発現は少なく，p40/p35ヘテロ二量体を形成した後にIL-12として分泌される．TLR（Toll-like receptor）からの刺激でp40の発現は誘導されるが，p35のp40への結合にはIFN-γやT細胞からの刺激が必要である．

IL-12受容体（IL-12R）はNK細胞，活性化T細胞，抗原提示細胞に発現される．T細胞やNK細胞におけるIL-12のシグナルにはSTAT4が重要であり，JAK-STAT経路が使用される．

2）IL-23

IL-23はIL-12産生細胞と類似した細胞群により産生され，その生理機能もよく似ている．IL-12はIL-23と相互に発現を促進し，相乗的に作用してIFN-γ産生を誘導する．IL-12はTh1細胞への分化を誘導するのに対し，IL-23はメモリーTh1細胞に作用して細胞増殖を促し，炎症性サイトカインの産生を促進する．また，IL-23はTh17細胞への分化誘導後のTh17細胞の生存と増殖を促進することが知られる．

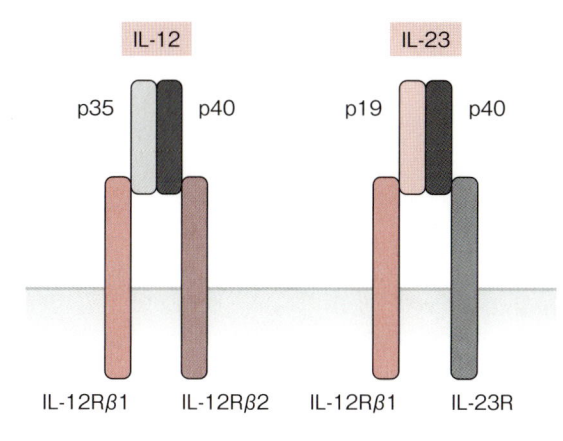

図 IL-12/23

IL-12 は p35 と p40 からなり，IL-23 は p19 と p40 からなるヘテロ二量体タンパク質である．IL-12 と IL-23 は p40 サブユニットを共有しており，類似した機能を有している

疾患との関連性・臨床的意義

　IL-12 や IL-23 は，自己免疫疾患やクローン病などの炎症性腸疾患における慢性炎症において高産生されることが知られる．IL-12 は Th1 細胞の分化に，IL-23 は Th17 細胞の活性化に関与しており，IL-12 や IL-23 のブロッキングは炎症性腸疾患や乾癬などの自己免疫疾患の治療になりうる．実際，ヒト IL-12 および IL-23 の共通サブユニット p40 に対する遺伝子組換えヒト IgG1 モノクローナル抗体（**Ustekinumab**）が開発され，多発性硬化症，クローン病，乾癬の治療薬として検討されている[5)〜7)]．

　T 細胞や NK 細胞に対する細胞性免疫機能を高める作用から，IL-12 には感染防御，抗がん療法，免疫不全症に対する効果も期待されている．また，IL-12 は血管新生阻害作用をもつ．これは，IFN-γ の産生を増加させることで CXCL10 ケモカインの発現を増強し，血管の新生を阻害する．これら免疫増強作用と血管新生阻害活性のため，抗がん剤としての利用にも関心がもたれている．

<文献>
1) Kobayashi, M. et al.：J. Exp. Med., 170：827-845, 1989
2) Stern, A. S. et al.：Proc. Natl. Acad. Sci. USA, 87：6808-6812, 1990
3) Oppmann, B. et al.：Immunity, 13：715-725, 2000
4) Hsieh, C. S. et al.：Science, 260：547-549, 1993
5) Leonardi, C. L. et al.：Lancet, 371：1665-1674, 2008
6) Papp, K. A. et al.：Lancet, 371：1675-1684, 2008
7) Sandborn, W. J. et al.：N. Engl. J. Med., 367：1519-1528, 2012

（西本憲弘，松谷隆治）

memo

3章 サイトカインと受容体

IL-22

【和文】インターロイキン22

【別名】IL-TIF

本分子の研究の経緯

IL-22（interleukin-22）は，2000年にDumoutierらによりマウスT細胞においてIL-8によって誘導され，IL-10と高い相同性を有するIL-10関連T細胞由来誘導因子（IL-10-related T cell-derived inducible factor：IL-TIF）としてクローニングされ[1]，同年ヒトIL-22遺伝子が報告された[2]．IL-22を含め，IL-10とアミノ酸配列の一部や構造的な相同性をもつサイトカインはIL-10ファミリーとよばれ，IL-19，IL-20，IL-24，IL-26がある．IL-22は，主に活性化T細胞やNK（ナチュラルキラー）細胞により産生される．種々の炎症性疾患に関連する，RORγt（retinoid-acid receptor-related orphan receptor γt）陽性のIL-17を産生するTh17細胞がIL-22を発現し，その役割や機能が注目されている．

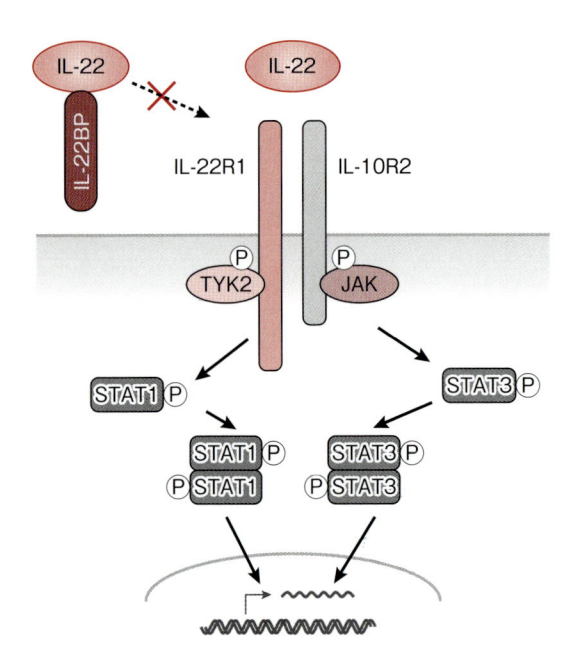

分子構造

IL-22遺伝子は染色体12q15に位置し，5つのエキソンからなり，179アミノ酸からなる25 kDaの糖鎖タンパク質である．IL-10とアミノ酸配列で22％の相同性を有している．IL-22は，主要な受容体IL-22R1（IL-TIF-R1，CRF2-9）とアクセサリー受容体IL-10R2から構成されるヘテロ二量体受容体複合体に結合し（図），さらに可溶性結合タンパク質IL-22BPによる相互作用によって制御される[3,4]．IL-22R1はIL-20とIL-24にも結合し，一方IL-10R2はIL-10，IL-27，IL-28，IL-29にも結合する．IL-22受容体複合体への結合は，JAK-STAT経路を介したシグナル伝達を開始させる．

機能・役割

IL-22はCD4陽性T細胞，γδ細胞，NK細胞などにより産生される．IL-22は，IL-17AまたはIL-17Fと協同的に作用するTh17サイトカインである[5]．IL-22は細胞や肺や腸組織の上皮細胞の生存を促す．IL-22はIL-17を産生するTh17細胞によって分泌され，乾癬などの炎症性の角化症で重要な役割を果たしている[6]．Th17細胞によって産生されたIL-22は，表皮のケラチノサイトにディフェンシンやS100関連タンパク質などの抗菌ペプチドの発現を誘導する．過剰産生された抗菌ペプチドはケラチノサイトの増殖を誘導する．

疾患との関連性・臨床的意義

IL-22は，アトピー性皮膚炎患者や乾癬患者の炎症部位で発現が亢進していることが知られる．また，

図 IL-22
IL-22は，IL-22R1（IL-TIF-R1，CRF2-9）とIL-10R2から構成されるヘテロ二量体受容体である．可溶性結合タンパク質IL-22BPによる相互作用によって制御される[3,4]．IL-22受容体複合体への結合は，JAK-STAT経路を介したシグナル伝達を開始させる

Th17細胞からも産生されることから，さまざまな自己免疫疾患や炎症性疾患の発症と関連している．乾癬患者の病変皮膚や血中ではIL-22が高発現している．

＜文献＞
1) Dumoutier, L. et al. : J. Immunol., 164 : 1814-1819, 2000
2) Dumoutier, L. et al. : Proc. Natl. Acad. Sci. USA, 97 : 10144-10149, 2000
3) Xie, M. H. et al. : J. Biol. Chem., 275 : 31335-31339, 2000
4) Pestka, S. et al. : Annu. Rev. Immunol., 22 : 929-979, 2004
5) Liang, S. C. et al. : J. Exp. Med., 203 : 2271-2279, 2006
6) Sonnenberg, G. F. et al. : J. Exp. Med., 207 : 1293-1305, 2010

（西本憲弘，松谷隆治）

memo

3章 サイトカインと受容体

IL-33　【和文】インターロイキン33

●本分子の研究の経緯

IL-33（interleukin-33）はIL-1α/βやIL-18などのIL-1ファミリーメンバーに属するサイトカインである．IL-33は，Baekkevoldらによって2003年に高内皮細静脈の内皮細胞（high endothelial venule endothelial cells：HEVECs）に特異的に発現する核内因子としてすでに同定されていた[1]．その後，IL-1受容体（IL-1R）ファミリーの受容体の1つであるST2のリガンドとして作用することが示され，IL-33として報告された[2,3]．ST2は，Th2細胞，好塩基球や肥満（マスト）細胞に発現することから，Th2型の免疫応答に関与することが示唆され，喘息やアレルギー性炎症に重要なサイトカインとして研究されている．

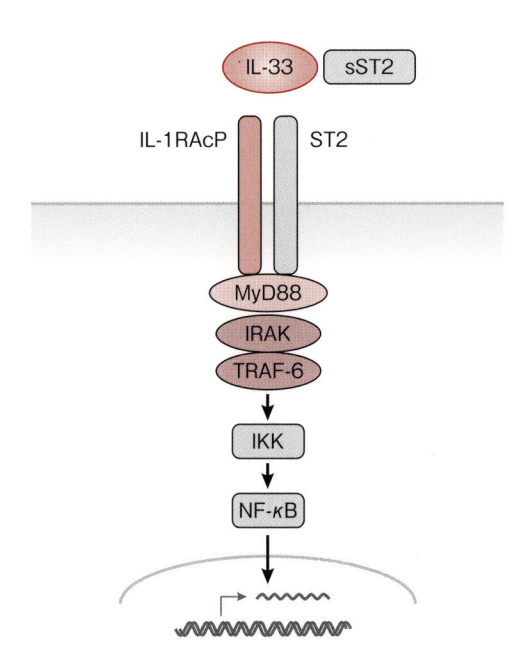

図　IL-33
IL-33はST2とIL-1RAcPから構成される受容体複合体を介してシグナル伝達する．ST2のデコイ型受容体である可溶性ST2（sST2）は，IL-33と結合してその効果を減弱させると考えられる．IL-33はMyD88依存性シグナルを介してNF-κBを核へ移行させ，遺伝子発現を誘導する

●分子構造

*IL-33*は染色体上では9p24.1に位置し，ヒトIL-33は270アミノ酸，マウスIL-33は266アミノ酸からなる．IL-33は生理活性を有する30 kDaの前駆体タンパク質として細胞外に放出される．カスパーゼ1により切断されるIL-1βやIL-18とは異なり，IL-33は好中球セリンプロテアーゼ（カテプシンG）やエラスターゼ[4,5]，あるいはカルパイン[6]によって切断され，成熟IL-33として機能する．分子内のN末端領域にはホメオドメイン様のヘリックス・ターン・ヘリックス構造からなるクロマチン結合部位を有し，サイトカインのみならず転写抑制因子としても機能すると考えられる．

●機能・役割

1）核内因子

IL-33は，炎症性サイトカインであるとともに転写制御機能をもつ核内因子としても機能すると考えられる．核内因子としてのIL-33の機能はまだよくわかっていない．核に存在するIL-33は，HMGB1（high mobility group box 1）と同様に細胞が障害された際に放出され，周囲の細胞に危険を知らせるアラーミン分子として働くことや，ヘテロクロマチンと結合することから転写抑制因子として働く可能性が示唆されている．

2）炎症性サイトカイン

IL-33はIL-1βのようなサイトカインに応答して産生される．IL-4，IL-5，IL-13などのサイトカインの産生を誘導し，Th2型免疫応答に関与することが知られる．IL-33は，Th2細胞や肥満細胞に発現するST2とIL-1受容体アクセサリータンパク質（IL-1RAcP）から構成される受容体複合体を介してシグナル伝達する（図）．ST2の膜貫通領域と細胞内ドメインのないデ

コイ型受容体である可溶性ST2（sST2）は，IL-33と結合してその効果を減弱させると考えられる．IL-33は，生体防御機構，免疫調節やアレルギー性炎症反応に重要なサイトカインであり，神経細胞傷害においても重要な役割を担っている．

疾患との関連性・臨床的意義

IL-33は，消化管，肺，腎臓，肝臓などにおいて発現がみられ，上皮細胞や血管内皮細胞などの間葉系で多く産生されることが知られている．IL-33の疾患とのかかわりはまだ十分に理解されていない．関節リウマチやクローン病の患者の炎症組織において，内皮細胞などで高いIL-33の発現がみられることから，これら疾患との関連が示唆されている．またIL-33は喘息，鼻炎，副鼻腔炎などのアレルギー性疾患，糖尿病，炎症性腸疾患，全身性エリテマトーデス（SLE）の発症，さらにはアルツハイマー病や心疾患などのさまざまな疾患の発症に幅広く関与していると考えられている．また，IL-33と結合するsST2は心疾患，潰瘍性大腸炎，SLE，肺炎，敗血症などで上昇することが報告され，これら疾患の発症との関連において注目されている．

<文献>
1) Baekkevold, E. S. et al.：Am. J. Pathol., 163：69-79, 2003
2) Schmitz, J. et al.：Immunity, 23：479-490, 2005
3) Dinarello, C. A.：Immunity, 23：461-462, 2005
4) Talabot-Ayer, D. et al.：J. Biol. Chem., 284：19420-19426, 2009
5) Lefrançais, E. et al.：Proc. Natl. Acad. Sci. USA, 109：1673-1678, 2012
6) Hayakawa, M. et al.：Biochem. Biophys. Res. Commun., 387：218-222, 2009

（西本憲弘，松谷隆治）

memo

3章 サイトカインと受容体

TSLP

【和文】胸腺間質性リンパ球新生因子
【別名】B細胞成長因子

本分子の研究の経緯

TSLP（thymic stromal lymphopoietin）は1994年，FriendらによりB細胞成長因子として胸腺ストローマ細胞株の培養上清から同定された[1]．2000年にマウス *TSLP* 遺伝子がクローニングされ[2]，2001年には *in silco* でゲノムデータベースからマウス *TSLP* 相同遺伝子としてヒト *TSLP* 遺伝子が見つけられた[3]．

TSLPは寄生虫感染に対する免疫応答時のTh2反応やアトピー性皮膚炎，喘息を含む多くの炎症性疾患の発症と関連することが知られる[4]．TSLPはIL-7様サイトカインとして知られ，IL-7と高い相同性を有している．その生理学的活性もIL-7と類似している点が多い．

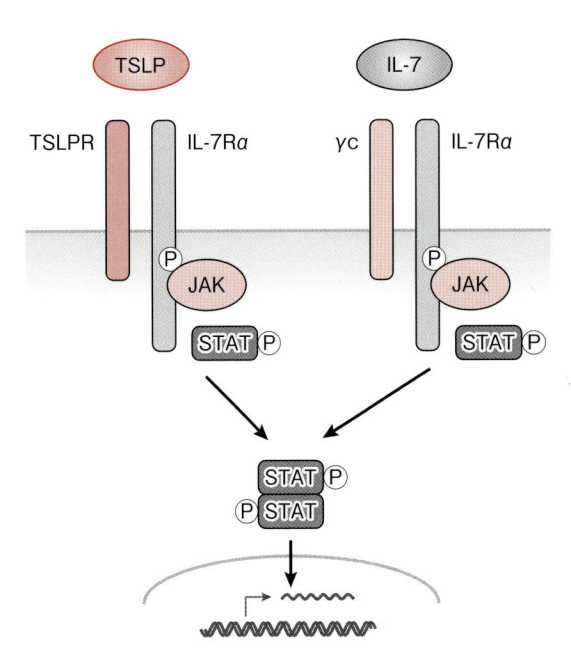

図 TSLP
TSLPは，IL-7様サイトカインとして知られ，IL-7と高い相同性を有している．TSLPはIL-7Rαと，共通γ鎖（γc）に類似したTSLP受容体鎖（TSLPR）から構成されるヘテロ二量体受容体を介してシグナル伝達する．TSLPシグナルはSTAT3およびSTAT5を介して伝達される

分子構造

ヒト *TSLP* 遺伝子は染色体上の5q22.1に位置し，159アミノ酸からなる．ヒトとマウスの相同性はアミノ酸配列で43%である．TSLPはIL-7受容体のα鎖（IL-7Rα）と共通γ鎖と近縁なTSLP受容体鎖（TSLPR）から構成されるヘテロ二量体受容体を介してシグナル伝達する（図）．TSLPRはTSLPに対する親和性は低いが，IL-7Rαと会合して高親和性に結合し，シグナル伝達することができる．TSLPは転写因子STAT3およびSTAT5のリン酸化を介して細胞の活性化を誘導する．

機能・役割

当初，TSLPはT細胞やB細胞の増殖や分化に影響することが示されたが，その分化への影響はあまり大きくない．むしろ，TSLPRとIL-7Rαを共発現する細胞は主に骨髄系樹状細胞であり，TSLPのターゲット細胞の1つだと考えられる．TSLPは樹状細胞（DC）に働き，その生存を促し，MHCクラスII分子，CD86やCD40などの共刺激分子や，CCL17やCCL22などのケモカインの発現を亢進する．TSLPに刺激されたDCは，ナイーブCD4陽性T細胞に働き，IL-4，IL-5，IL-13などのTh2サイトカインの産生を亢進させる．また，肥満（マスト）細胞や好酸球もTSLPRを発現しており，TSLP刺激によりTh2サイトカインの産生が誘導される．TSLPは，NK（ナチュラルキラー）T細胞に対してはIL-13の産生を誘導する．TSLPは直接CD4陽性T細胞に作用するとともに，DC，肥満細胞，好酸球，NK細胞など多様な細胞を刺激し，結果としてTh2細胞への分化やTh2サイトカインの産生を促進する[5]．TSLPは主に胸腺，扁桃，気管，皮膚，消化管などのケラチノサイトや上皮細胞に強く発現している．

疾患との関連性・臨床的意義

　TSLPは，種々の細胞に作用しTh2サイトカインを産生させることから，アトピー性皮膚炎や喘息などのアレルギー疾患に関連することが知られる．TSLPの単一塩基多型（SNP）が気管支喘息と関連するという報告もある[6]．上皮細胞から細胞障害に応じて産生されたTSLPが，アレルギー炎症部位への顆粒球細胞の動員を促し，活性化されたDCはT細胞に作用してTh2細胞への分化やTh2サイトカインの産生を促進し，アレルギー炎症反応の発症や増悪に関連すると考えられる．TSLPはアトピー性皮膚炎や気管支喘息などの治療薬のターゲットになると期待される．

＜文献＞
1) Friend, S. L. et al.：Exp. Hematol., 22：321-328, 1994
2) Sims, J. E. et al.：J. Exp. Med., 192：671-680, 2000
3) Reche, P. A. et al.：J. Immunol., 167：336-343, 2001
4) He, R. & Geha, R. S.：Ann. N. Y. Acad. Sci., 1183：13-24, 2010
5) Ziegler, S. F. & Artis, D.：Nat. Immunol., 11：289-293, 2010
6) Hirota, T. et al.：Nat. Genet., 43：893-896, 2011

（西本憲弘，松谷隆治）

memo

第1部　免疫・アレルギー疾患の分子標的用語

4章 ケモカインと受容体

概論　治療標的としてのケモカインと受容体

竹田正秀, 植木重治, 茆原順一

【本章の用語】IL-8, MCP-1, MIP-1, RANTES, SDF-1/PBSF, TARC/MDC

はじめに

　免疫・アレルギー疾患の研究は, 生化学・分子生物学・細胞学的な手法の発展, 動物モデルの開発などにより, 長足の進歩を続けている. さまざまな疾患のメカニズムの理解は, 歴史的に治療法も大きく変えてきた.

　例えば, 数十年前の喘息治療の中心は, 原因物質の回避と気管支拡張薬の投与であった. その理由は, 喘息の病態が原因物質に対する可逆性の気道閉塞と理解されていたためである. 喘息患者は発作が起きるたびに交感神経刺激薬などの気管支拡張薬を投与されていたが, この治療では発作回数や頻度を減らすことができなかった. その後, 喘息における肥満（マスト）細胞や好酸球をはじめとした炎症細胞と炎症性メディエーターの役割が判明し, 慢性の気道炎症が重要な役割を担っていることが明らかになった. これにより, 吸入ステロイド薬や抗ロイコトリエン薬などによる炎症のコントロールが治療の主体となり, 患者のQOL（quality of life）を大きく改善することに成功している.

　近年では, 抗体医薬を用いた分子標的治療が開発され, 喘息でも抗IgE抗体（Omalizumab）が臨床で使用されるようになった. クローン病や関節リウマチにおいても, その病態にTNF-αが重要であるとの理解から, 抗ヒトTNF-αモノクローナル抗体（Infliximab）が使用されている. 今後も病態のさらなる解明によって, 鍵となる分子が明らかになっていくと考えられる. なかでもケモカインは免疫細胞の動態を調節する主役であり, ケモカイン・ケモカイン受容体を標的分子とした治療薬の開発が注目されている.

ケモカインとケモカイン受容体

　ケモカインは, 白血球走化に対する作用（chemotaxis）を有するサイトカインの一群である. ケモカインのプロトタイプとして, IL-8/CXCL8とMCP-1/CCL2が1987〜1989年にかけて吉村, 松島らによってクローニングされて以降[1)〜3)], 新規ケモカインの同定作業が進められ, 現在までに40を超えるケモカインが知られるに至っている[4)].

　ケモカインは, 92〜99個のアミノ酸から構成されており, それぞれがジスルフィド結合をする4つのシステイン残基を有している. このアミノ酸配列の違いから, 現在ケモカインは, C, CC, CXC, CX_3Cの4種に大別される. 各ケモカインは, 細胞表面に存在するケモカイン受容体にリガンドとして作用することで主に細胞の遊走因子として作用し, 細胞の局所への集積に寄与している. 遊走以外にも, さまざまな細胞機能を修飾・誘導することがわかっている. ケモカイン受容体は現在まで約20種が同定されており, C, CC,

CXC，CX₃Cにそれぞれ対応する形で，XCR，CCR，CXCR，CX₃CRの4種に大別される[4]．いずれもGタンパク質共役型受容体（G protein-coupled receptor：GPCR）に属している．多くの免疫・アレルギー疾患では白血球が病巣局所に浸潤し，白血球が病態形成に重要な役割を果たすことが明らかとなっている．その意味でケモカイン・ケモカイン受容体をターゲットとした治療薬の開発が注目されるところであり，現在多くの企業で開発研究が進められている．

◆ ケモカイン・ケモカイン受容体を標的とした治療応用の可能性

1）創薬へのアプローチ

多くのサイトカインが，受容体との1対1の関係性をもつのに対して，ケモカインは受容体と，1対複数あるいは，複数対1の関係をもつ[5]．換言すると，1つのケモカインが複数の受容体に作用する，あるいは，1つの受容体に対して複数のケモカインが作用するといった関係性がある．この点でケモカイン・ケモカイン受容体を標的とした治療応用は，サイトカインを対象とした場合と比べ複雑な側面をもつ．しかし，細胞の局所への遊走と，活性化に重要な役割を果たすケモカインとその受容体は創薬の観点から非常に魅力的である．

ケモカイン・ケモカイン受容体を標的とした治療応用として，現在までに行われてきているアプローチ方法は3つに大別される．

① アゴニスト活性をもたないミミックケモカインアンタゴニスト
② ケモカインあるいはケモカイン受容体に対する中和抗体
③ ケモカイン受容体に対する低分子阻害薬

である．ケモカインが発見された当初は，ミミックケモカインアンタゴニストの研究・開発が行われたが，その後，中和抗体の開発研究を経て，現在では受容体低分子阻害薬の開発と臨床研究が活発に行われている．なかでもHIV感染の際，CD4分子とco-receptorとして働くCCR5に対する阻害薬の研究が進展しており，現在MaravirocがHIVのentry inhibitor（侵入阻害薬）として承認・市販されるなど，臨床の場で使用される薬剤も出現している[6]．

2）創薬に向けた病態の理解

本稿では，IL-8，MCP-1，MIP-1，RANTES，SDF-1/PBSF，TARC/MDCの6つのケモカインについて概説する．いずれのケモカインもその受容体を介して細胞の局所への集積に重要な役割を果たし，さまざまな病態形成にかかわっている．ケモカイン・ケモカイン受容体をターゲットとした治療薬の開発においては，1つのケモカインがどの受容体を介して細胞の遊走・活性化を誘導し，それが疾患のなかでどのような役割を担うのか，という病態におけるケモカインの位置づけが理解される必要がある．

例えば，さまざまな研究からCOPD（chronic obstructive pulmonary disease：慢性閉塞性肺疾患）では概略図に示すような病態が明らかになっている．COPDはガイドラインでも定義されているように，タバコ煙を主とする有害物質を長期吸入曝露することで生じた肺の炎症性疾患である[7]．タバコ煙は肺局所のマクロファージに作用し，マクロファージからIL-8（CXCL8）が産生される．このIL-8が作用する受容体はCXCR1およびCXCR2であり，これは主に好中球に発現している．IL-8の刺激を受けた好中球はMMP9などのマトリックスメタロプロテアーゼやエラスターゼを局所で産生する．その結果として，肺胞

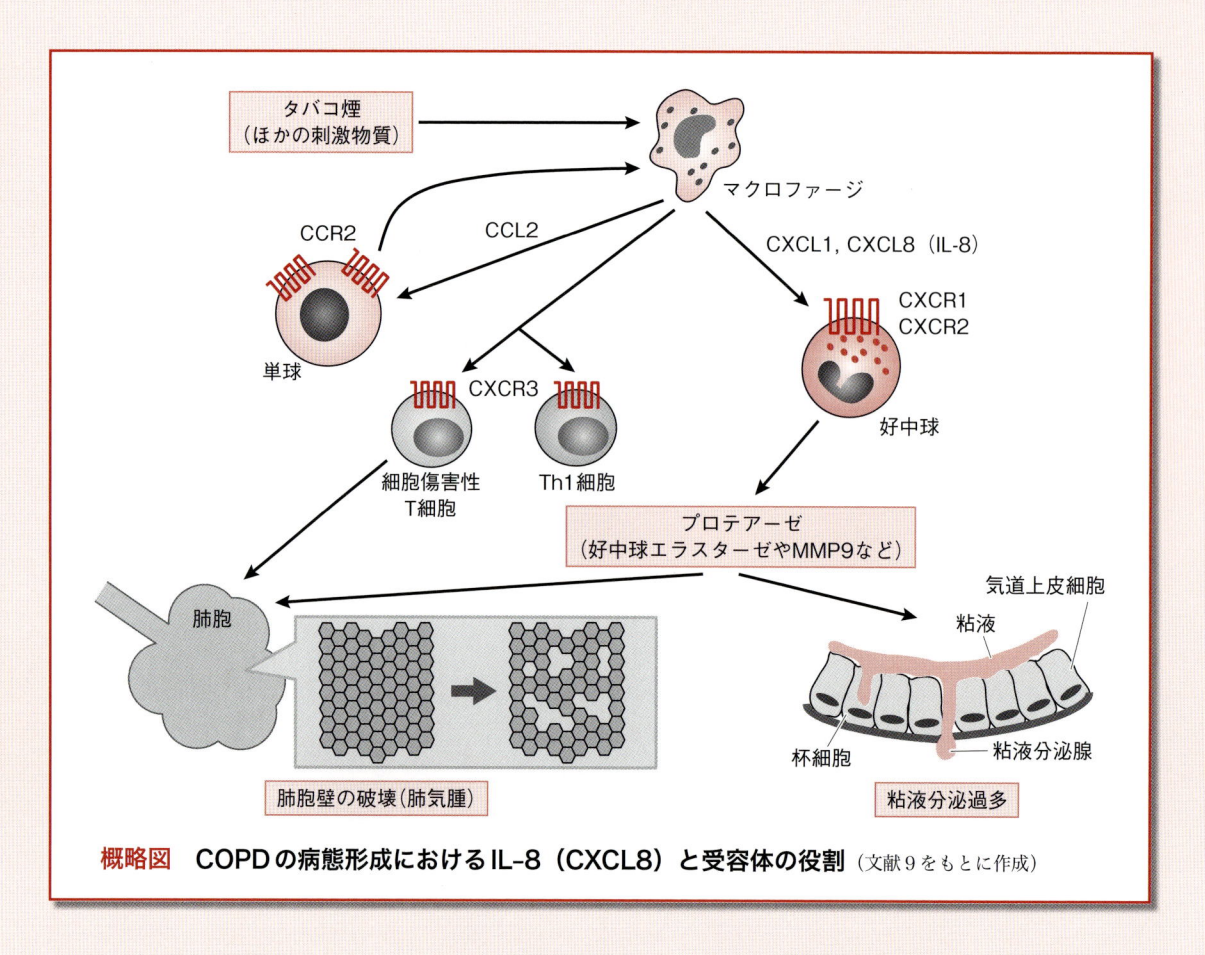

概略図　COPDの病態形成におけるIL-8（CXCL8）と受容体の役割（文献9をもとに作成）

破壊や気道上皮からの粘液産生をもたらし，閉塞性の病態形成に関与する（概略図）[8)9)]．

このように，疾患の細胞・分子学的な病態基盤が理解された結果，IL-8や好中球に発現するCXCR1/CXCR2の重要性が明らかになり，CXCR1/CXCR2をターゲットとした受容体拮抗薬の臨床応用が進められている[9)]．ここではIL-8の受容体を標的としたCOPD治療への応用を例にあげたが，その他，本章で取り上げるケモカインに関して，その受容体と現在臨床応用が進められている疾患を表にまとめたので参照されたい．

◆おわりに

免疫・アレルギー疾患の病態には，種々の白血球細胞の病巣局所への集積と活性化が重要である．その意味でケモカインが病態形成に果たす意義は大きく，免疫・アレルギー疾患の治療標的としてケモカイン・ケモカイン受容体に期待が集まっている．しかしながら，先にも述べたようにケモカインと受容体との関係は必ずしも1対1で対応しておらず，治療応用への道は平坦ではない．今後は複数のケモカイン受容体を拮抗・阻害する薬剤の開発が，この問題を解決する1つの糸口となるかもしれない．実際にデュアル阻害薬の開発が報告されはじめており[10)]，ケモカイン・ケモカイン受容体を標的とした治療応用は新たな局面を迎えようとしている．ケモカイン・ケモカイン受容体に着眼した治療薬開発が今後も進められ，実際の臨床に役立つ日がくることを期待してやまない．

表 本章で解説するケモカイン・ケモカイン受容体を標的として進行している臨床試験の現状 (2013年1月時点)

ケモカイン	別名	受容体	臨床応用が期待される疾患	臨床試験の状況
IL-8	CXCL8	CXCR1	COPD（CXCR2アンタゴニスト）	第Ⅰ相
		CXCR2	喘息（抗CXCR2 mAb）	第Ⅰ相
			動脈硬化（CXCR2アンタゴニスト）	第Ⅰ相
MCP-1	CCL2	CCR2	動脈硬化（mAb）	第Ⅱ相
			糖尿病（CCR2アンタゴニスト）	第Ⅱ相
MIP-1	CCL3（MIP-1α）	CCR1, CCR5	関節リウマチ（CCR1アンタゴニスト）	第Ⅱ相
	CCL4（MIP-1β）	CCR5	HIV（CCR5アンタゴニスト）	販売, 第Ⅱ相など
			関節リウマチ（CCR5アンタゴニスト）	第Ⅱ相中止
RANTES	CCL5	CCR1	関節リウマチ（CCR1アンタゴニスト）	第Ⅱ相
		CCR3	喘息（CCR3アンタゴニスト）	第Ⅱ相
		CCR4		
		CCR5	HIV（CCR5アンタゴニスト）	販売, 第Ⅱ相など
SDF-1/PBSF	CXCL12	CXCR4	HIV（CXCR4アンタゴニスト）	販売
			多発性骨髄腫, 非ホジキンリンパ腫（CXCR4アンタゴニスト）	販売
			固形がん（CXCR4阻害薬）	第Ⅰ相
TARC/MDC	CCL17（TARC）	CCR4	アトピー性皮膚炎（血清TARC測定）	
	CCL22（MDC）	CCR4		

mAb：モノクローナル抗体, TARC：thymus and activation-regulated chemokine
（文献5, 9をもとに作成）

<文献>

1) Yoshimura, T. et al.：Proc. Natl. Acad. Sci. USA, 84：9233-9237, 1987
2) Yoshimura, T. et al.：J. Exp. Med., 169：1449-1459, 1989
3) Matsushima, K. et al.：J. Exp. Med., 169：1485-1490, 1989
4) Hamann, I. et al.：J. Neurol. Sci., 274：31-38, 2008
5) 横地祥司, 松島綱治：医学のあゆみ, 230：798-805, 2009
6) Mackay, C. R.：Nat. Immunol., 9：988-998, 2008
7) 『COPD（慢性閉塞性肺疾患）診断と治療のためのガイドライン 第3版』（日本呼吸器学会/著），メディカルレビュー社，2009
8) Snelgrove, R. J.：Eur. J. Pharmacol., 667：1-5, 2011
9) Koelink, P. J. et al.：Pharmacol. Ther., 133：1-18, 2012
10) Horuk, R.：Nat. Rev. Drug Discov., 8：23-33, 2009

4章 ケモカインと受容体

IL-8
【和文】インターロイキン8
【別名】CXCL8

■ 本分子の研究の経緯

吉村らは，LPS（リポ多糖）で刺激した単球から，好中球に対して強い走化能を有するサイトカインを精製し，MDNCF（monocyte-derived neutrophil chemotactic factor）と命名した[1]．同時期にWalzら，SchroederらがそれぞれNAF（neutorphil-activating factor），NAP-1（neutrophil-activating protein 1）を報告し[2][3]，これらが同一の分子であることが明らかとなり，1989年にIL-8（interleukin-8）と命名された．分子構造からCXCケモカインのプロトタイプであることが明らかにされ，別名CXCL8ともよばれている．その後の研究から，IL-8は好中球の遊走のみならず，さまざまな細胞機能にもかかわっていることが明らかとなった．実際に，好中球の浸潤・集積が認められる部位においてIL-8の産生亢進が認められることから，さまざまな疾患の好中球性炎症の形成にかかわっていると考えられている．IL-8が作用する受容体としては，CXCR1とCXCR2が知られており，好中球の細胞表面上に恒常的な発現が認められる．

■ 分子構造

IL-8は，前駆体99アミノ酸，成熟タンパク質77アミノ酸からなる，CXCケモカインの1つである．4つのシステイン残基を有し，最初の2つのシステイン残基はCXCモチーフを形成している．

受容体はCXCR1とCXCR2の2つが知られている．CXCR1はIL-8に対してのみ親和性が高く，一方CXCR2はIL-8以外にも，最初のシステイン残基の前にE-L-R（Glu-Leu-Arg）モチーフを保有する複数のCXCケモカインに対して高い親和性を有している．

■ 機能・役割

好中球にはCXCR1とCXCR2が発現しており，IL-8はこれら受容体に結合することで作用を発揮する（図）[4]．IL-8は単球のほか，血管内皮細胞，線維芽細胞，気道上皮細胞などから産生され，流血中の好中球における接着分子発現の亢進や遊走活性に寄与している．その他，好中球からの活性酸素放出や脱顆粒などを誘導することも知られており，好中球が病態形成に関与する疾患において重要な働きを有している．

■ 疾患との関連性・臨床的意義

これまでに，さまざまな疾患モデルを用いて好中球性炎症におけるIL-8の役割が検討されている．例えば，ウサギを用いた好中球浸潤を伴う急性炎症モデルでは，抗IL-8抗体の投与により，炎症局所の好中球集積が抑制される[5]．また，免疫複合体沈着による急性糸球体腎炎モデルでは，抗IL-8抗体の投与により，好中球浸潤は完全には抑制できないものの組織学的に臓器障害をほとんど認めなかった[6]．このことは，IL-8が単に好中球の遊走にのみかかわるのではなく，炎症局所での細胞活性化による臓器障害にも影響することを示唆するものと考えられている．

一方，IL-8はCOPD（慢性閉塞性肺疾患）の病態形成に中心的な役割を果たしていることがわかっている．過剰なIL-8の刺激を受けた好中球は，肺胞破壊や粘液産生を促進するエラスターゼやMMP9を放出することで，気道閉塞性病態が形成される（p.122概略図参照）．このことから，CXCR1/CXCR2を標的としたCOPD治療薬の開発が進められており，現在，臨床研究が行われているところである．

その他，難治性の重症喘息患者において，気道に好中球の集積を認める一群のあることが知られている．このような好中球性炎症を伴う喘息患者においても，IL-8との関連が臨床的に明らかとなってきており，難治性喘息の病態解明や抗IL-8抗体の治療応用について期待が集まっている．

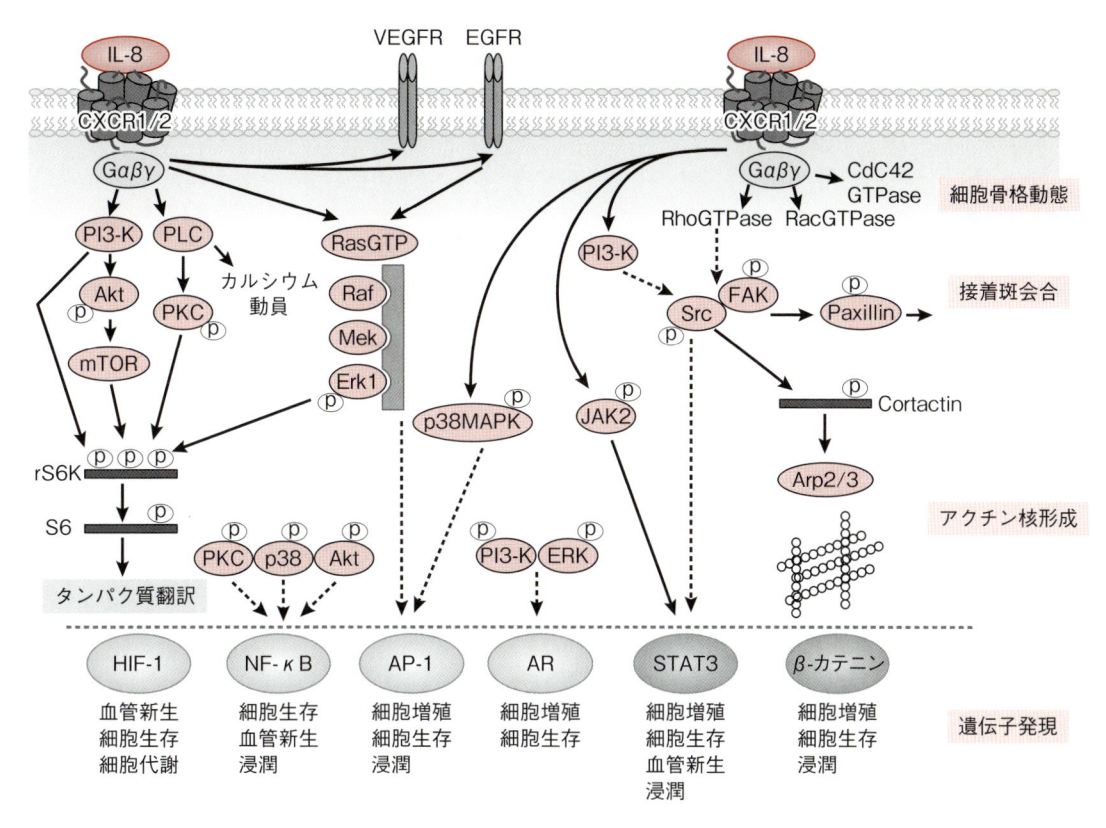

図 IL-8（CXCL8）のCXCR1/2刺激による細胞内シグナル経路（文献4より引用）

<文献>
1) Yoshimura, T. et al. : Proc. Natl. Acad. Sci. USA, 84 : 9233-9237, 1987
2) Walz, A. et al. : Biochem. Biophys. Res. Commun., 149 : 755-761, 1987
3) Schroeder, J. M. et al. : J. Invest. Dermatol., 87 : 53-58, 1986
4) Waugh, D. J. & Wilson, C. : Clin. Cancer Res., 14 : 6735-6741, 2008
5) Mukaida, N. et al. : Cytokine Growth Factor Rev., 9 : 9-23, 1998
6) Wada, T. et al. : J. Exp. Med., 180 : 1135-1140, 1994

（竹田正秀，植木重治，茆原順一）

memo

4章 ケモカインと受容体

MCP-1
【和文】単球走化性タンパク質1
【別名】CCL2

本分子の研究の経緯

MCP-1（monocyte chemotactic protein 1：CCL2）は，1989年に同定されたCCケモカインのプロトタイプで，吉村らはグリオーマ細胞株，松島らは骨髄単核細胞株からそれぞれ独立に同定した[1)2)]．その標的受容体は，CharoらによってCCR2であることが報告されている[3)]．MCP-1はCCR2を有する単球/マクロファージの遊走因子として機能し，自然免疫において重要な役割を果たすことが明らかになっている．近年，MCP-1/CCR2の遺伝子操作マウスなどの知見から，動脈硬化・心血管リモデリング・インスリン抵抗性などの病態形成に関与していることが判明し，これらの疾患における治療標的分子としても注目を集めている．

分子構造

MCP-1は，前駆体99アミノ酸，成熟タンパク質76アミノ酸から構成されている．4つのシステインを有し，N末端の2つのシステインは隣接しCCモチーフを示している．遺伝子は17番染色体q12上に存在している．

機能・役割

MCP-1はCCR2を標的として機能を発揮する（図）[4)]．MCP-1の主な産生細胞は，単球/マクロファージ，線維芽細胞，血管内皮細胞，上皮細胞，平滑筋細胞が知られている．CCR2を有する細胞としては，単球/マクロファージ，メモリーT細胞，好塩基球があげられる．単球/マクロファージに対して強い遊走活性を示し，慢性炎症の形成に重要な役割を有している．また単球/マクロファージの接着分子であるCD11b，CD11cの発現を誘導すること，活性酸素産生を増加させること，IL-1やIL-6の産生を増加させることも知られている．

疾患との関連性・臨床的意義

1) 疾患のバイオマーカー

MCP-1は疾患のバイオマーカーとしても検討されており，関節リウマチ，腎糸球体疾患，サルコイドーシスなどにおいてMCP-1の産生亢進が認められている．MCP-1は正常組織からはほとんど産生が認められず，これらの炎症局所で産生される．そのため，血清のみならず，尿・気管支肺胞洗浄液などさまざまな局所検体で測定する意義があると考えられている．

2) 疾患における役割

現在，MCP-1はマクロファージの血管内皮への集積を介して，動脈硬化において中心的な役割を果たすケモカインであると認識されている．動脈硬化モデルマウスでMCP-1や受容体であるCCR2を欠損させると，血管壁へのマクロファージの集積や動脈硬化形成が抑制される[5)6)]．また，ステント装着後再狭窄病変の血管内皮細胞やマクロファージにおいて，MCP-1の発現亢進が確認されている．

近年では，肥満による脂肪組織の炎症がインスリン抵抗性に影響することが明らかとなっているが，MCP-1トランスジェニックマウスでは，野生型マウスと比較してインスリン抵抗性が悪化することが報告され[7)]，糖尿病へのMCP-1の関与が示唆されている．

3) 治療薬の開発

MCP-1/CCR2をターゲットとした治療薬の開発も進められている．dominant negative inhibitorとして作用する変異型MCP-1が動脈硬化形成を抑制することや，バルーンカテーテルによる内膜傷害後の新生内膜形成や血管リモデリング形成を抑制することが報告されている[8)]．その他，低分子CCR2拮抗薬の開発が進められ，動脈硬化を中心に単球/マクロファージ性炎症疾患への治療応用が期待されている．

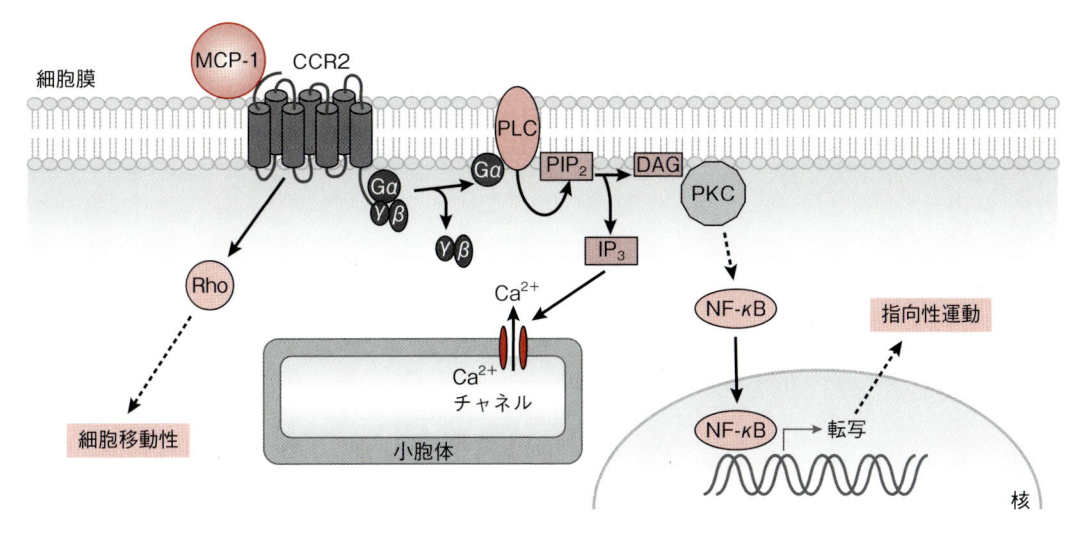

図　MCP-1のCCR2刺激による細胞内シグナル経路（文献4より引用）

PLC：ホスホリパーゼC, PIP$_2$：ホスファチジルイノシトール4,5-二リン酸, DAG：ジアシルグリセロール, IP$_3$：イノシトール三リン酸, PKC：プロテインキナーゼC

＜文献＞

1) Yoshimura, T. et al. : J. Exp. Med., 169：1449-1459, 1989
2) Matsushima, K. et al. : J. Exp. Med., 169：1485-1490, 1989
3) Charo, I. F. et al. : Proc. Natl. Acad. Sci. USA, 91：2752-2756, 1994
4) Melgarejo, E. et al. : Int. J. Biochem. Cell Biol., 41：998-1001, 2009
5) Gu, L. et al. : Mol. Cell, 2：275-281, 1998
6) Gosling, J. et al. : J. Clin. Invest., 103：773-778, 1999
7) Kamei, N. et al. : J. Biol. Chem., 281：26602-26614, 2006
8) Mori, E. et al. : Circulation, 105：2905-2910, 2002

（竹田正秀, 植木重治, 茆原順一）

memo

4章 ケモカインと受容体

MIP-1

【和文】マクロファージ炎症性タンパク質
【別名】CCL3(MIP-1α), CCL4(MIP-1β)

本分子の研究の経緯

WolpeらはRAW264.7（マウスマクロファージ様細胞株）をLPS（リポ多糖）刺激することにより産生されるサイトカインを同定し、MIP (macrophage inflammatory protein)と命名した[1]。このMIPはヒト好中球に対して遊走活性を有することが示された。さらにcDNAクローニングによってMIPにはMIP-1α, MIP-1βの2種類の分子が存在することが明らかとなった。

このMIP同定以前に、Obaruらが、ヒト扁桃リンパ球をTPA (12-O-tetradecanoylphorbol 13-acetate)、PHA (phytohemagglutinin)刺激することで産生されるLD78αを、またLipesらがT細胞をPHA刺激することでAct-2が誘導されることを報告していたが、これらはのちに、それぞれMIP-1α, MIP-1βであることが判明している[2,3]。系統的な名称としてCCL3 (MIP-1α), CCL4 (MIP-1β)ともよばれている。

分子構造

MIP-1αは前駆体92アミノ酸、成熟タンパク質70アミノ酸から構成されている。MIP-1βは前駆体92アミノ酸、成熟タンパク質69アミノ酸より構成されている。いずれも4つのシステインを有し、N末端の2つのシステインは隣接し、CCモチーフを形成している。ヒトMIP-1αはヒトMIP-1βとアミノ酸配列レベルで約70％の相同性を示している。

機能・役割

MIP-1は、LPSなどの種々の刺激により活性化された単球/マクロファージより産生される。その他リンパ球、樹状細胞をはじめとした細胞からも産生が報告されている[4]（表）。

MIP-1α, MIP-1βはそれぞれ作用する受容体を異にしている。MIP-1αはCCR1, CCR5に作用する一方、MIP-1βはCCR5に作用する。CCR1は主に、単球、T細胞、好酸球、未熟樹状細胞上に発現しており、CCR5は、単球、T細胞、Th1細胞、未熟樹状細胞に発現している。いずれも単球に対して遊走活性と貪食作用を促進させる機能も有しているが、これらの作用はMIP-1αの方が強い。MIP-1α, MIP-1βはリンパ球・未熟樹状細胞・NK（ナチュラルキラー）細胞に対する遊走活性をもつが、特にMIP-1αはTh1細胞に、MIP-1βはCD4陽性メモリーT細胞に作用する。MIP-1βは、Tリンパ球の接着分子を活性化させ、血管外への遊走を亢進させることが報告されている[5]。

疾患との関連性・臨床的意義

CD8陽性T細胞は、MIP-1α, MIP-1βを産生することでHIV感染抑制的に作用することが知られている。これはマクロファージ指向性HIVが、CD4分子以外にCCR5を共受容体として使用するため、CCR5のリガンドであるMIP-1α, MIP-1βがHIVと競合するためである[6]。MIP-1βはCCR5のみに作用することから、MIP-1β産生を誘導する薬剤がHIV感染を効率的に抑制できる可能性がある。

また、MIP-1αは好酸球に対する遊走活性を有しており、喘息発作時に喀痰中でのMIP-1αが上昇することが報告されている。MIP-1αはIgEの産生促進にも寄与することから、喘息の増悪にかかわるケモカインであると考えられている[4,7]。MIP-1αは多発性骨髄腫の骨破壊病変に影響を及ぼすこと、腫瘍細胞の増殖や生存を促進させることが報告されている。また関節リウマチ患者の関節液中のMIP-1β濃度の上昇が報告されており、滑膜へのT細胞浸潤を含めた病態への関与が指摘されている[8]。

その他、多発性硬化症の病変部位、細菌性髄膜炎、全身性強皮症、肺線維症などでも局所にMIP-1α, MIP-1βの発現が亢進していることが報告されている。

表 MIP-1α（CCL3）・MIP-1β（CCL4）の主な産生細胞とその刺激物質ならびに抑制物質 （文献9より転載）

	細胞の種類	刺激物質	抑制物質
CCL3	単球	LPS・IL-1β・ファイトヘマグルチニン（PHA）・IFN-γ・IFN-α・リポテイコ酸・ICAM-1	IL-4・IL-10・IL-13・糖質ステロイド
	マクロファージ	LPS・HIV-1感染・IL-1β	IL-4・IL-10・糖質ステロイド・NO合成酵素（NOS）抑制剤
	Tリンパ球	HIV-1感染・PHA＋PMA・ICAM-1＋LFA-3	IL-4・IL-10・IL-18・IFN-γ・NOS抑制剤
	Bリンパ球	B細胞受容体刺激	
	NK細胞	IL-2＋IL-15	
	樹状細胞	LPS・TNF-α・CD40リガンド	
	好中球	LPS・LPS＋GM-CSF	
	好塩基球	抗IgE抗体	
	骨髄CD34陽性細胞	恒常的	
	血小板	恒常的	
	アストロサイト	IL-1β	
	ミクログリア	IL-1β	
	上皮細胞	TNF-α・IL-1β・RSウイルス感染	
	線維芽細胞	IL-1・IL-1＋INF-α	
	血管平滑筋細胞	IL-4・IL-10・TNF-α・IFN-γ・IL-1β	
	メサンギウム細胞	TNF-α＋INF-γ	
CCL4	単球	LPS・IL-7	IL-4
	マクロファージ	HIV-1感染	
	Tリンパ球	ICAM-1＋LFA-3	
	Bリンパ球	B細胞受容体刺激	
	NK細胞	IL-2＋IL-15	
	樹状細胞	LPS・TNF-α・CD40リガンド	
	好中球	髄膜炎菌外膜	IL-10
	ミクログリア	LPS・TNF-α・IL-1β	
	血管平滑筋細胞	IL-1β・IL-10・TNF-α・IFN-γ	
	脳微小血管内皮細胞	LPS・TNF-α・IL-1β	

＜文献＞

1) Wolpe, S. D. et al. : J. Exp. Med., 167 : 570–581, 1988
2) Obaru, K. et al. : J. Biochem., 99 : 885–894, 1986
3) Lipes, M. A. et al. : Proc. Natl. Acad. Sci. USA, 85 : 9704–9708, 1988
4) Menten, P. et al. : Cytokine Growth Factor Rev., 13 : 455–481, 2002
5) Tanaka, Y. et al. : Nature, 361 : 79–82, 1993
6) Cocchi, F. et al. : Science, 270 : 1811–1815, 1995
7) Kurashima, K. et al. : J. Leukoc. Biol., 59 : 313–316, 1996
8) Patel, D. D. et al. : Clin. Immunol., 98 : 39–45, 2001
9) 向田直史：臨床免疫・アレルギー科, 57(Suppl. 21) : 358–371, 2012

（竹田正秀，植木重治，茆原順一）

4章 ケモカインと受容体

RANTES 【別名】CCL5

◆ 本分子の研究の経緯

Schallらは，T細胞に選択的な発現遺伝子の検索過程で，mitogen（分裂促進因子）や抗原によりT細胞が刺激を受けた際に産生されるケモカインとしてRANTES（regulated and normal T cell expressed and secreted）を発見した[1]．RANTESはCCケモカインの1つであり，CCL5ともよばれる．RANTESの産生細胞としては，T細胞のほかに，B細胞，単球，血管内皮細胞，気道上皮細胞，線維芽細胞，樹状細胞，血小板，好酸球などが知られている．

RANTESの受容体としては，7回膜貫通Gタンパク質共役型受容体のCCR1，CCR3，CCR4，CCR5であることが判明し，ほかのケモカインと同様に，主に細胞の遊走・活性化に関与することが知られている．CCR1は単球，CCR3は好酸球，好塩基球，CCR4はTh2細胞，CCR5は単球，Th1細胞に存在しており，RANTESはこれらの受容体にリガンドとして作用することで，それぞれの細胞機能に関与している（図）[2]．なかでも好酸球に対する遊走活性はきわめて強く[3]，一方で好中球の遊走は誘導しない．

◆ 分子構造

RANTESの構造は，ほかのCCケモカインと同様に4つのシステインを有し，N末端側の2つのシステインが隣接しており，CCモチーフを形成している．RANTESの前駆体は91アミノ酸，成熟タンパク質は68アミノ酸より構成され，分子量は約8 kDaである．またRANTESをコードする遺伝子もほかのCCケモカインと同様に染色体17q11に存在し，cDNAの長さは1,320 bpである．

◆ 機能・役割

RANTESは，CCR1，CCR3，CCR4，CCR5に作用し機能を発現する．特に好酸球に対する遊走活性が強く，好酸球に対するRANTESの機能について多くの研究成果が報告されている．好酸球に対するその他の機能としては，血管内皮細胞や気道上皮細胞に発現が認められるICAM-1に対する好酸球の接着能を亢進させることや，活性酸素の放出を誘導することなどが報告されている[4][5]．この他にも好塩基球や肥満（マスト）細胞に対しても遊走増強作用を示すことから，RANTESはアレルギー疾患の症状発現に影響を及ぼすケモカインであると考えられている．

◆ 疾患との関連性・臨床的意義

アレルギー性結膜炎患者の涙液中のRANTES濃度は健常人と比較して有意に高値であることや，アトピー性皮膚炎患者の皮疹部にRANTESのmRNAが存在していること，喘息患者の血漿中のRANTESが有意に上昇していることなど，アレルギー疾患の血漿や局所においてRANTESが高発現していることが明らかにされている[6][7]．RANTESはアレルギー疾患の炎症局所で産生され，炎症細胞を集積していると考えられる．

RANTESはアレルギー疾患以外にも，HIV感染との関連で注目されている．HIV感染のターゲットはCD4分子であるが，CD4陽性T細胞に発現するCCR5は共受容体として作用し，CCR5にRANTESなどのリガンドが作用するとHIV感染に対し阻害的に作用することが報告された[8]．この報告を契機にCCR5をターゲットとした治療薬の研究が行われ，現在では実用化を視野にいれた低分子化合物の開発が進められている．

また，Th1細胞や単球に対する遊走活性から，関節リウマチや多発性硬化症などの自己免疫疾患においても研究が進んでいる．多発性硬化症の動物モデルにおいて，くも膜下腔でRANTESの発現亢進が報告されている．また，実際に関節リウマチ患者の関節滑液中のRANTES濃度の亢進が報告されており，局所で産生されるRANTESがTh1細胞の遊走を誘導していることが

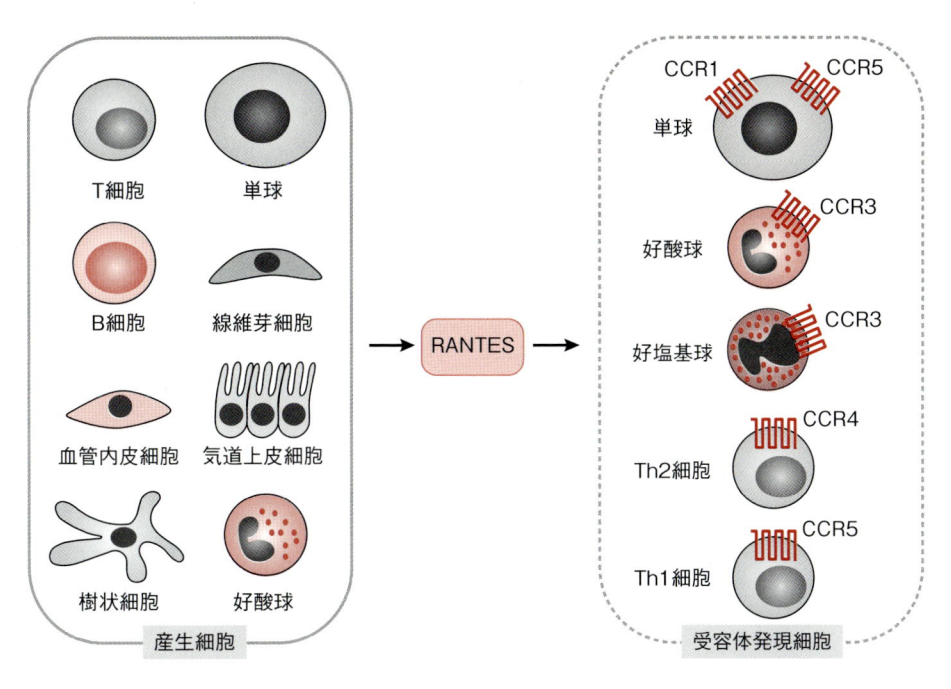

図　RANTES（CCL5）の産生細胞と標的細胞（文献2より転載）

推察されている[9]．ラット関節炎モデルでは，RANTESに対するポリクローナル抗体の投与により関節の炎症が抑制されるなど，RANTESをターゲットとした治療への応用が期待されている．その他，糸球体腎炎や腎移植後の拒絶反応，メタボリック症候群などにおいても病態形成への関与が示唆されている．

＜文献＞
1) Schall, T. J. et al. : J. Immunol., 141 : 1018-1025, 1988
2) 茆原順一：臨床免疫・アレルギー科, 57(Suppl. 21) : 372-379, 2012
3) Kameyoshi, Y. et al. : J. Exp. Med., 176 : 587-592, 1992
4) Kakazu, T. et al. : Int. Arch. Allergy Immunol., 108, Suppl. 1 : 9-11, 1995
5) Chihara, J. et al. : Allergy, 53 : 1178-1182, 1998
6) Yamada, H. et al. : Int. Arch. Allergy Immunol., 111, Suppl. 1 : 19-21, 1996
7) Chihara, J. et al. : J. Allergy Clin. Immunol., 100 : S52-S55, 1997
8) McNicholl, J. M. et al. : Emerg. Infect. Dis., 3 : 261-271, 1997
9) Hosaka, S. et al. : Clin. Exp. Immunol., 97 : 451-457, 1994

（竹田正秀，植木重治，茆原順一）

memo

4章　ケモカインと受容体

SDF-1/PBSF　【別名】CXCL12

本分子の研究の経緯

SDF-1（stromal cell-derived factor-1）/PBSF（pre-B cell growth stimulating factor）はCXCL12ともよばれている．その単離は1993年に田代らによってなされ，骨髄ストローマ細胞株が産生する新規の分泌タンパク質であることからSDF-1と命名されたが，その機能的役割は不明であった[1]．同時期に，長澤らはBリンパ球前駆細胞の増殖促進因子としてPBSFを単離したが，cDNAの塩基配列によりSDF-1とPBSFは同一分子であることが判明し，SDF-1の機能が知られるに至った[2]．その後，このSDF-1/PBSFの受容体がCXCR4であることが報告され，細胞内シグナル経路と受容体発現細胞への影響が明らかにされている（図）[3]．1996年には，CXCR4がTリンパ球指向型HIVの宿主細胞への侵入に必要な受容体であり，SDF-1/PBSFがHIVの感染を抑制することが報告されている[4]〜[6]．遺伝子欠損マウスを用いた研究から，造血や心血管などの器官形成に関与するケモカインであることが明らかになっている．

分子構造

SDF-1/PBSFは68アミノ酸から形成されている．保存された4つのシステイン残基の最初の2つのシステイン残基の間にアミノ酸が1つ入る構造をとる，CXCケモカインに属している．SDF-1α（CXCL12α）とSDF-1β（CXCL12β）の2つのアイソフォームが存在していることが知られている．

機能・役割

遺伝子欠損マウスにより，SDF-1/PBSFの生体での機能が明らかにされている．同定当初のBリンパ球前駆細胞の増殖のほか，骨髄球系統の造血にも重要な役割を果たすことが知られている．長澤らの研究により，発生過程での造血幹細胞の骨髄への移動と維持に必要であることが報告されている[7]．

また，器官の形成に関しても臓器特異的な機能を発揮する．心臓では，心室中隔の形成に必須であることが報告されたほか，受容体であるCXCR4は血管内皮細胞において強い発現が認められ，CXCR4欠損マウスでは胃腸管に至る血管形成不全を呈することが示されている．さらに近年，SDF-1/PBSFは血管新生の促進に関与することが報告され，腫瘍の増殖とのかかわりについても注目されている．その他，小脳の顆粒細胞層の形成にも関与することが知られ，神経組織形成にも重要な役割を果たすことが示されている．

疾患との関連性・臨床的意義

前述のように，CXCR4はHIV感染における共因子として働くことから，CXCR4とSDF-1/PBSFの役割が注目されている．また，急性骨髄性白血病（acute myeloid leukemia：AML）や慢性リンパ性白血病（chronic lymphoid leukemia：CLL）といった血液系腫瘍へのSDF-1/CXCR4阻害薬の効果が期待され，臨床研究が行われている[3]．SDF-1/PBSFは，造血幹細胞の骨髄への移動・定着および維持に関与するため，SDF-1/CXCR4の機能を抑制することにより，末梢血への造血幹細胞の遊離が増加する．このことから，海外ではCXCR4のアンタゴニスト（AMD3100）がG-CSF（顆粒球コロニー刺激因子）との併用で造血幹細胞の移植に応用されている．

血管新生とのかかわりから，固形腫瘍への関与も注目されている．近年臨床応用されたVEGF（血管内皮細胞増殖因子）阻害薬使用により，腫瘍組織からVEGF以外の血管新生因子が産生され治療抵抗性を示すことが報告されているが[8]，SDF-1/PBSFは血管新生因子の1つとして，治療抵抗性のマーカーとなることが示唆されている．さらにSDF-1/CXCR4阻害薬の固形がんでの治療効果が動物実験で示されており，現

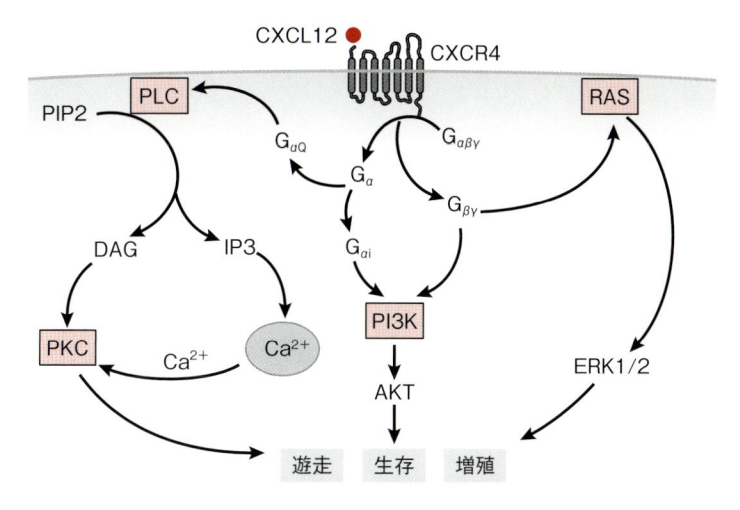

図 SDF-1/PBSF（CXCL12）のCXCR4刺激による細胞内シグナル経路（文献3より引用）
PLC：ホスホリパーゼC, PIP2：ホスファチジルイノシトール4,5-二リン酸, DAG：ジアシルグリセロール, IP3：イノシトール三リン酸, PKC：プロテインキナーゼC, PI3K：ホスファチジルイノシトール3キナーゼ, ERK：extracellular signal-regulated kinase

在，ユーイング（Ewing）肉腫や膠芽腫（glioblastoma）などの固形がんに対する臨床研究が進められている[3]．

<文献>
1) Tashiro, K. et al. : Science, 261 : 600-603, 1993
2) Nagasawa, T. et al. : Proc. Natl. Acad. Sci. USA, 91 : 2305-2309, 1994
3) Domanska, U. M. et al. : Eur. J. Cancer Article, 49 : 219-230, 2013
4) Feng, Y. et al. : Science, 261 : 872-877, 1996
5) Bleul, C. C. et al. : Nature, 382 : 829-833, 1996
6) Oberlin, E. et al. : Nature, 382 : 833-835, 1996
7) Nagasawa, T. et al. : Nature, 382 : 635-638, 1996
8) Jubb, A. M. & Harris, A. L. : Lancet Oncol., 11 : 1172-1183, 2010

（竹田正秀，植木重治，茆原順一）

4章 ケモカインと受容体

TARC/MDC
【別名】CCL17(TARC), CCL22(MDC)

本分子の研究の経緯

TARC（thymus and activation-regulated chemokine）は，今井らが考案したシグナル配列トラップ法（シグナル配列を有する分泌タンパク質や膜タンパク質のcDNAを選択的にクローニングする方法）によって，活性化したヒト末梢血単核球から産生される新たなCCケモカインとして同定された[1]．TARCは胸腺選択的に発現し，T細胞に対する遊走活性をもつことが明らかにされている．一方，MDC（macrophage-derived chemokine）は，マクロファージにおいて最も発現頻度の高い新たなCCケモカインとして発見され，樹状細胞やIL-2活性化NK（ナチュラルキラー）細胞の遊走活性を有することが報告された[2]．このTARC，MDCは高い相同性をもっており，ヒトではともに16番染色体上のq13に近接して存在している．TARCとMDCの作用する受容体はともにCCR4であり，それぞれが類似した機能を有している．現在では，TARCはCCL17，MDCはCCL22ともよばれている．

分子構造

TARCは前駆体93アミノ酸，成熟タンパク質69アミノ酸より構成される．MDCも同様に，前駆体93アミノ酸，成熟タンパク質69アミノ酸より構成されている．ともにCCケモカインに属し，4つのシステインを有しており，最初の2つのシステインはC-C（Cys-Cys）構造をとっている．成熟型TARCは，Cys10とCys34，Cys11とCys50がジスルフィド結合する．一方，成熟型MDCはCys12とCys36，Cys13とCys52がジスルフィド結合する．

機能・役割

TARCは主に胸腺で強発現するほか，肺，小腸，大腸での発現が確認されている．末梢組織での主たる発現細胞は樹状細胞であり，作用相手としては，CCR4を有する，Th2細胞，Th17細胞，Th22細胞，制御性T細胞，CLA（皮膚リンパ球抗原）陽性皮膚指向性メモリーT細胞，CD4陽性CD8低発現胸腺細胞で，これらの細胞の遊走活性を有することが明らかになっている．MDCもほぼ同様の作用を有するが，CCR4非依存的に，単球や好酸球の遊走活性も有することが報告されている[3]．

疾患との関連性・臨床的意義

TARCはTh2細胞の遊走活性を有しており，Th2細胞が病態形成にかかわるアレルギー疾患，特にアトピー性皮膚炎や喘息において重要な役割を果たすと考えられている．

アトピー性皮膚炎においては，健常人と比較し，血清TARCの値は有意に上昇すること，またアトピー性皮膚炎の重症度に伴って上昇することが示されている（図）[4]〜[6]．これは従来マーカーとして利用されていた総IgEや好酸球と比較しても鋭敏性を有しており，血清TARCはアトピー性皮膚炎の皮膚症状スコアと正の相関関係を示し，また，治療後に症状が軽快・増悪した際にも症状スコアと連動した動態を示す．MDCも同様にアトピー性皮膚炎で血中濃度が上昇することが明らかになっているが，症状との鋭敏性に関して，TARCの方が有用であると考えられている．

臨床の場においては，2007年に血清TARCの測定キットが販売承認を取得し，2008年7月から保険適応となり，アトピー性皮膚炎の客観的なモニタリングマーカーとして利用されている．

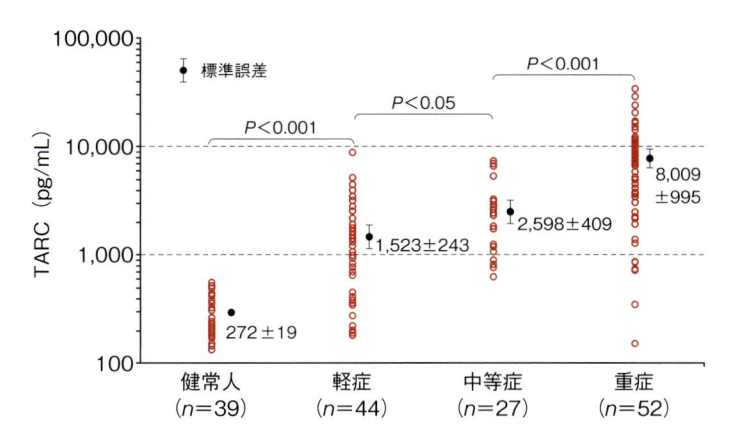

図 アトピー性皮膚炎における重症度と血清TARC値（文献6より引用）
n：各症例の検体数

<文献>

1) Imai, T. et al.：J. Biol. Chem., 271：21514-21521, 1996
2) Godiska, R. et al.：J. Exp. Med., 185：1595-1604, 1997
3) Bochner, B. S. et al.：Clin. Immunol., 103：527-532, 1999
4) Kakinuma, T. et al.：J. Allergy Clin. Immunol., 107：535-541, 2001
5) 玉置邦彦, 他：日本皮膚科学会雑誌, 116：27-39, 2006
6) Tamaki, K. et al.：J. Dermatol., 33：300-302, 2006

（竹田正秀, 植木重治, 茆原順一）

memo

第1部 免疫・アレルギー疾患の分子標的用語

5章 アレルギー関連化学伝達物質

概論 治療標的としてのアレルギー関連化学伝達物質

粒来崇博, 秋山一男

【本章の用語】IgE, ヒスタミン, トロンボキサン A_2, ロイコトリエンおよび受容体, C3aおよび受容体, C5aおよび受容体

◆ はじめに

　アレルギーは, 特定の物質(アレルゲン)に対する極端な免疫応答が起こるために引き起こされる. 免疫応答は生体防御のために不可欠な機能であるが, 組織を傷害する場合に疾患となる. アレルギー疾患を治療するためには, アレルギー反応がどのように起きているのか, メカニズムを解析する必要がある. 多段階的に免疫を制御できるのは副腎皮質ステロイドであるが, 全身への長期投与では副作用も多く治療適応上制約が伴うため, より疾患特異的な分子ないし反応を制御する試みが治療効果を高めるものとして研究されている.

◆ I型アレルギー反応と化学伝達物質

　気管支喘息, アレルギー性鼻炎, アレルギー性結膜炎, 蕁麻疹, アナフィラキシーなどのアレルギー疾患においてよくみられるI型アレルギー反応では, 即時型反応と遅発型反応の二相性反応を示す(概略図1)[1].

1)即時型反応

　まず即時型反応では, アレルゲンを認識する機能としての**IgE**, ついで認識後の効果相におけるマスト細胞からの脱顆粒により放出されるメディエーター群が重要視される.

● IgE

　IgEは免疫グロブリンの1つで, 好塩基球, マスト細胞に親和性が高く, それらの細胞とFc受容体を介して結合し, 脱顆粒のシグナル伝達が行われることで一連のアレルギー反応が出てくる. そのために, 特定のアレルゲンに反応するIgEの存在は, I型アレルギーのアレルゲン特異性を特徴づけるものとして重要視される. 血中の特異的IgE抗体測定はアレルゲンを模索するための検査として用いられる. 治療標的としては, 抗IgE抗体Omalizumabが重症難治性喘息の治療薬として認可され, 有効性が確認されている[2]. また, アレルゲンを少量から投与し, 特異的IgEを制御し免疫寛解誘導を促す免疫療法は, 100年の歴史をもつ伝統的なアレルギー制御の試みであり, 現在も体質を根本的に改善しうる方法として有力な治療法の1つとなっている[3].

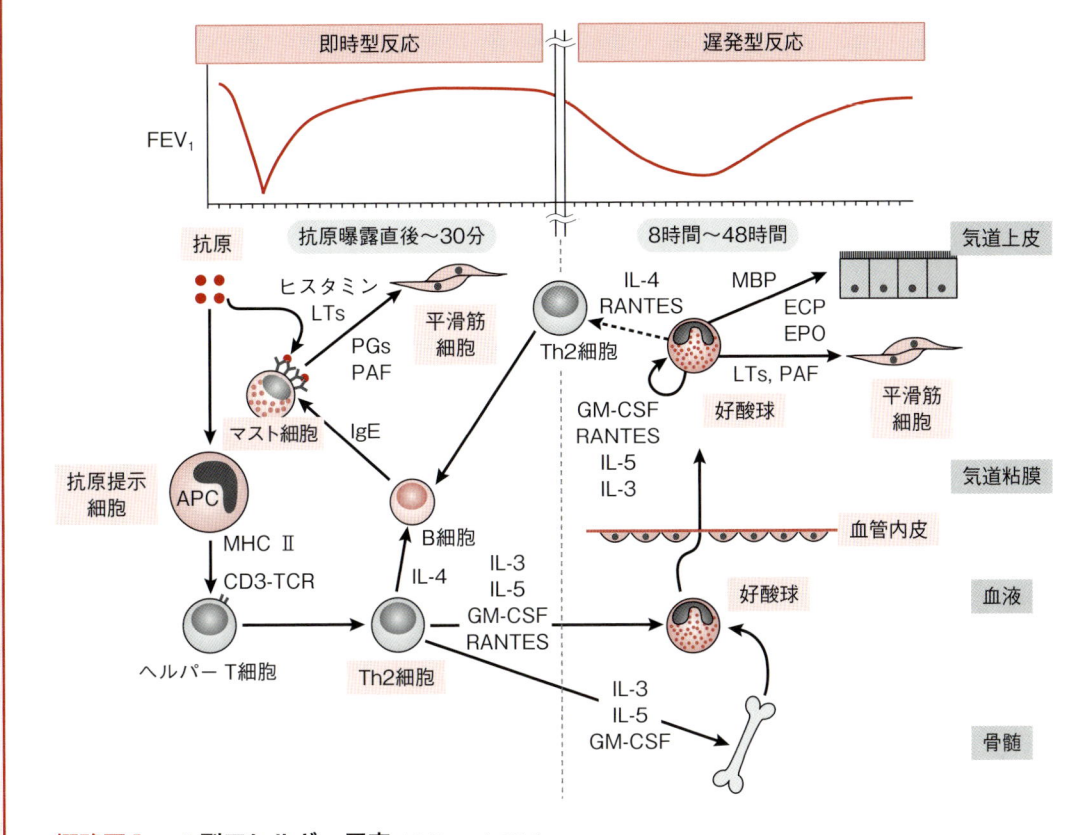

概略図1　I型アレルギー反応（文献5より引用）

FEV₁：1秒量，LTs：ロイコトリエン，PGs：プロスタグランジン，PAF：血小板活性化因子，MBP：major basic protein, ECP：eosinophil cationic protein, EPO：eosinophil peroxidase. MBP, ECP, EPO：好酸球の顆粒に含まれるタンパク質

● メディエーター

　IgEが結合したマスト細胞からは，生理活性をもつ各種メディエーターが放出される．メディエーターは血管透過性亢進，好酸球遊走などの炎症反応を惹起し，アレルギー疾患特有の気道狭窄，粘膜浮腫，皮膚の膨疹，発赤などの症状を呈する．

　重要なメディエーターとしてまず**ヒスタミン**があげられる．ヒスタミンには受容体が4つあり，アレルギー反応と関与するのはH₁受容体である．H₁受容体に対する阻害薬はI型アレルギー反応を抑制するのに有効であり，現在市販されている抗アレルギー薬の多くはここを標的としたものである．ヒスタミン受容体は神経細胞にも存在し（H₃），この相互作用によりヒスタミン標的の薬は眠気を誘発しやすいため，より受容体選択性の高い薬剤の開発が続いている．

　次にアラキドン酸代謝産物があげられる（概略図2）．アラキドン酸カスケードは，リン脂質の代謝からはじまり生理活性物質を次々に生み出す一連の反応であるが，そのなかで重要視されているのは**ロイコトリエン**，**トロンボキサン**，プロスタグランジンである．

　ロイコトリエンは強力な気管支平滑筋収縮作用があり，好酸球性炎症の惹起にかかわるため，気管支喘息，アレルギー性鼻炎の治療標的として重要視される．ロイコトリエン受容体拮抗薬は気管支喘息の第二選択薬剤として，またアレルギー性鼻炎合併治療薬として，

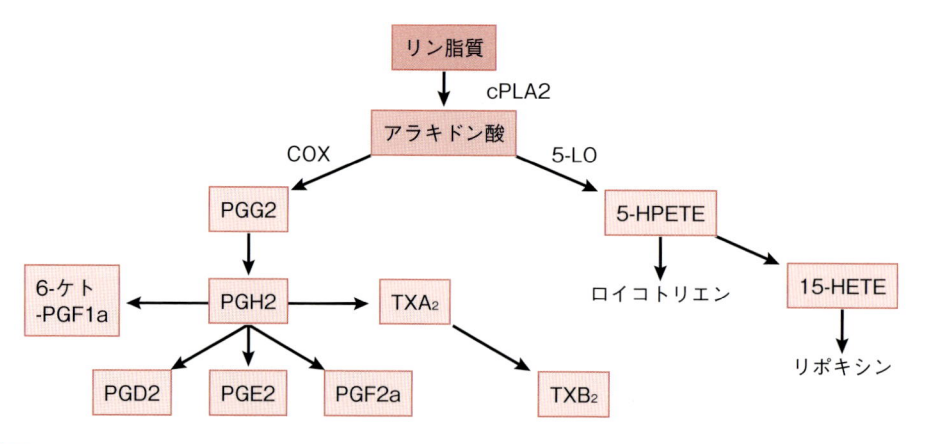

概略図2　アラキドン酸カスケード

PG：prostaglandin（プロスタグランジン），TX：thromboxane（トロンボキサン），HPETE：hydroperoxyeicosatetra-enoic acid（ヒドロペルオキシエイコサテトラエン酸），HETE：hydroxyeicosatetraenoic acid（ヒドロキシエイコサテトラエン酸），COX：cyclooxygenase（シクロオキシゲナーゼ），cPLA2：cytosolic phospholipase A2（細胞質型ホスホリパーゼA2），5-LO：5-lipoxygenase（5-リポキシゲナーゼ）

さらにロイコトリエン産生亢進により重篤な症状を呈するNSAIDs（非ステロイド性抗炎症薬）不耐症に対して汎用される．また，トロンボキサンは，平滑筋収縮作用と血小板凝集能をもつ．トロンボキサンは気道過敏性亢進に強くかかわるとされるため，トロンボキサンの受容体拮抗薬や産生抑制薬は気管支喘息やアレルギー性鼻炎の有効な治療薬とされている．その他，抗血小板作用を期待して，トロンボキサン産生抑制薬は脳血栓やくも膜下出血術後における急性期の血栓および血管平滑筋収縮の抑制のための治療薬となっている．プロスタグランジンについては，抗アレルギー薬としてよりも，血管平滑筋や消化管への作用を期待して消化管運動調整や肺高血圧に対する治療標的として利用されている．

2）遅発型反応

遅発型反応では，好酸球を中心とした細胞遊走が主体となる．遊走した細胞は上記のメディエーターを介してアレルギー反応を持続させる．好酸球性炎症を持続させる因子として，Th2細胞とそれに関連したIL-5，IL-13といったサイトカインの関与が重要視される．近年，サイトカインに対する特異的モノクローナル抗体を用いた抗体療法の研究が進んでおり，好酸球性炎症の抑制に効果があると考えられている．

ほかに細胞遊走にかかわる因子として，メディエーターの他に補体があげられる[4]．補体の活性はアレルギー性炎症に特化したものではない．免疫反応全般において，炎症が惹起され波及すると補体の活性化が誘導され，脱顆粒，炎症細胞遊走浸潤などの反応がより惹起されていく．補体は原始的な生物から存在しており，抗体とともに作用し，異物の貪食（オプソニン効果），炎症細胞の遊走に作用し，局所炎症の形成に関与する．主として好中球とともに反応するため，感染症や，II型，III型アレルギーとの関与が大きく，疾患とのかかわりが深いのはARDS（急性呼吸窮迫症候群）やSLE（全身性エリテマトーデス），血清病などである．アレルギー反応においては，C1が蕁麻疹の亜型である血管性浮腫と関与するほか，**C3a**，**C5a**は投与によってアナフィラキシー様反応を呈するため，アナフィ

ラトキシンと称されている．気管支喘息の気道炎症にも一部関与している，といわれている．炎症による補体消費に伴い低補体血症となるため，SLE などで血中補体濃度がスクリーニングとして用いられる．治療標的薬は，遺伝性血管浮腫に対する C1 阻害剤以外には今の段階では市販されていない．

◆アレルギー疾患の治療に向けて

このように，アレルギー反応において生体内の反応は種々の生理活性物質の相互作用と連携によって成り立っており，感染症のようにただ一点を阻害することで疾患をすべて制御することはできない．疾患の特性を理解し，有効な作用部位に多段階的に抑制を試みることが必要である．

＜文献＞
1) Nelson, H. S. : J. Allergy Clin. Immunol., 112 : S96-S100, 2003
2) Busse, W. et al. : J. Allergy Clin. Immunol., 108 : 184-190, 2001
3) Calderón, M. et al. : Allergy, 67 : 462-476, 2012
4) 阿部正義：呼吸，25 : 590-602, 2006
5) 粒来崇博，秋山一男：アレルギー・免疫，11 : 96-101, 2004

memo

5章　アレルギー関連化学伝達物質

IgE　【和文】免疫グロブリンE

本因子の研究の経緯

IgE（immunoglobulin E）はB細胞から分泌される免疫グロブリンのサブタイプの1つで，沈降係数7.9〜8.0s，分子量19万の糖タンパク質である．アレルギー反応の要因として血清内に重要な液性因子が含まれることは20世紀初頭にすでに判明していたが，1966年，石坂らによってIgEと同定された[1]．IgEは免疫グロブリンのなかで存在量が最も少なく，健常者で100 IU/mL程度である．後述のごとくIgEはI型アレルギー反応の最初の一歩を司るため，アレルギー疾患の診断，治療標的として注目されている．

分子構造

IgEは，ほかの免疫グロブリンと同様に2本のH鎖とL鎖からなっており，定常部はCε1〜Cε4の4つのドメインからなる（図）[2]．半減期は1〜5日である．

機能・役割

健常者のIgEはそもそも非常に少なく，生体防御としての役割はよくわかっていない．しかし，回虫感染で増加することから，寄生虫免疫との関与が考えられている．

アレルギー反応としては，まず個体が繰り返しある抗原にさらされることで感作が成立し，形質細胞から特異的IgEが分泌されるようになる．IgEが産生されるにはIL-4，IL-13の存在，またB細胞のCD40-CD40L（リガンド）結合が必要で，Th2細胞はこれらのシグナルに深くかかわる．産生されたIgEはマスト細胞，好塩基球細胞表面の受容体であるFcεRIに強固に結合する．

アレルギーが特異的な物質に対してのみ反応するのは，その抗原に対するIgEを産生するクローンが存在し，継続してIgEが産生されているためである．このことからIgEは，I型アレルギーの即時反応の抗原認識部分を担う因子として重要視される．IgEが抗原を認識するとIgE受容体（FcεRI）を介してマスト細胞，好塩基球にシグナルが伝達され，脱顆粒などが促される．結果としてヒスタミン，ロイコトリエン，トロンボキサンなどの炎症性メディエーターが放出され，一連のアレルギー反応に至る．

疾患との関連性・臨床的意義

ダニ，花粉などの特定の物質（アレルゲン）に対する特異的IgEが存在する場合，個体がこれらの抗原に曝露されると抗原を認識し，マスト細胞，好塩基球細胞表面のFcεRIに強固に結合し，脱顆粒を促しI型アレルギーの即時反応がはじまっていく．すなわちIgEがどの抗原に対してアレルギー反応を起こすか，抗原選択を担っており，アレルギー反応を特徴づけている．

1）アレルゲン同定の指標

IgEはI型アレルギー反応の最初の一歩となるため，アレルゲンの同定の指標として，また治療標的として重要視されている．アレルギー感作が成立している生体内では，IgEは定常的に分泌されている．このためそれぞれの抗原に反応する特異的IgEを測定，定量することが保険診療上可能になっており，アレルギー体質のスクリーニングによく用いられる．現在の検査法では主要抗原に対する反応のみをみているため，ある程度の目安にはなるが，すべての抗原のアレルギー反応を反映してはいない．また，血中の抗体であるため組織特異性を反映してはいない．

2）治療標的

また，IgEを標的とした治療としては，I型アレルギー反応を制御し寛解を誘導する特異的免疫療法が知られる[3]．免疫療法は感作されている抗原を少量ずつ

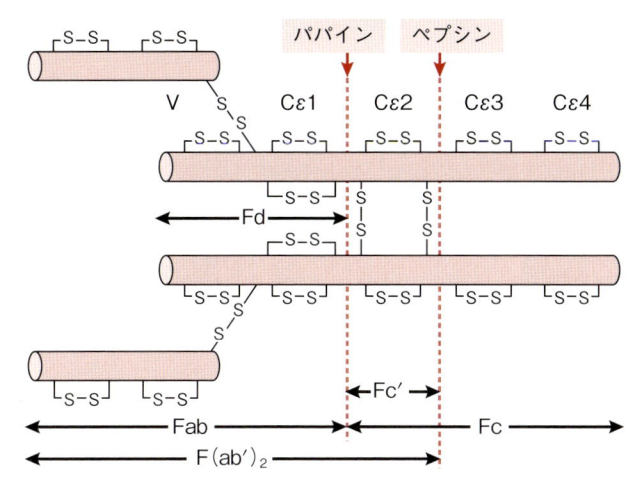

図　IgEの構造（文献2より引用）
Fab：抗原結合部位，Fc：受容体結合部位

投与し漸増することで寛解を誘導するものであるが，原理としてIgE抗体に対するブロッキング抗体であるIgG4が産生されるという説，制御性T細胞によりTh2優位の体質が改善されるという説など，IgE周囲の反応を制御することで寛解が得られる，と考えられている．アレルギー体質を根本的に制御しうる唯一の治療法として100年の歴史があり，現在も有効な方法として行われている．

また，IgE全体に対する治療として，IgEに対するモノクローナル抗体**Omalizumab**が登場し，重症難治性喘息に対する有効な治療法として効果を発揮している[4]．ブロッキング抗体であるため，体重とIgE値にあわせて使用する．

<文献>
1) Ishizaka, T. et al. : J. Immunol., 99 : 82-91, 1967
2) 森田 寛：『臨床アレルギー学 改訂第3版』（宮本昭正/監修　牧野荘平，他/編），pp.104-105, 南江堂，2007
3) Calderón, M. et al. : Allergy, 67 : 462-476, 2012
4) Busse, W. et al. : J. Allergy Clin. Immunol., 108 : 184-190, 2001

（粒来崇博，秋山一男）

memo

5章 アレルギー関連化学伝達物質

ヒスタミン

本因子の研究の経緯

ヒスタミン（histamine）は麦角抽出物中の血圧降下物質として1907年に発見，1910年に同定された．生体内に広く分布し，結合する受容体により多彩な反応を呈することから，さまざまな治療標的として検討された．受容体H_1はアレルギー反応，H_2は胃酸分泌に関与することから，H_1受容体拮抗薬が抗アレルギー薬として，H_2受容体拮抗薬が消化器潰瘍治療薬として研究が進められた．副作用を抑制し効果を高めるため，より受容体選択性の高い薬剤の開発が今も続けられている．

分子構造

ヒスタミンはヒスチジンからヒスチジン脱炭酸酵素により生成される．$C_5H_9N_3$，分子量111.24の有機化合物である．

機能・役割

ヒスタミンは主としてマスト細胞と好塩基球内の顆粒に蓄えられている．IgEを介したⅠ型アレルギー反応が起こると，脱顆粒により細胞周囲に放出され，周囲の細胞の受容体を介して機能を発現する[1)2)]．受容体はH_1〜H_4が知られており，アレルギー反応に関与するのは主としてH_1受容体である（表）．

H_1受容体はGタンパク質共役型受容体であり，受容体に刺激が入るとホスホリパーゼC，イノシトール三リン酸（IP3），ジアシルグリセロール生成，細胞内のCa^{2+}の動員，Cキナーゼの活性化を経て，粘膜分泌亢進，平滑筋収縮，血管拡張，浮腫などのアレルギー特有の反応を呈する．H_2受容体は主として消化管粘膜に分布し胃酸分泌に関与，H_3は神経細胞に分布して認知覚醒に関与，H_4は造血細胞に分布してかゆみに関与しているとされる．

疾患との関連性・臨床的意義

1）受容体を標的とした薬剤

IgEが認識したアレルゲンが一連のⅠ型アレルギー反応に至るのは，ヒスタミンを代表とするメディエーターが分泌されるためである．そのため，脱顆粒抑制や，ヒスタミン受容体拮抗によるヒスタミンを介した作用の抑制は，アレルギー反応全般を抑制しうる標的となる．そのため，現在のいわゆる抗アレルギー薬の多くは，ヒスタミン受容体を標的とした薬剤である[2)]．

一方で，ヒスタミンはH_3受容体を介して神経系統に作用する．したがってヒスタミン受容体の抑制は眠気を誘発し，抗コリン作用を惹起するため，眠気が強い場合や，緑内障，前立腺肥大などで投薬が制限される．受容体に対する選択性がより高い薬剤であれば，こうした副作用が少なくなるため，選択性を高めた薬剤開発が今も続いている．

H_2受容体拮抗薬は主として胃酸分泌抑制のために用いられるが，H_1の受容体も拮抗しうるため，重度のアレルギーであるアナフィラキシーショックや難治性の蕁麻疹などでは，H_1拮抗薬とH_2拮抗薬を併用してできるだけ効果を高める使用法も臨床的に試みる場合がある．

2）診断への応用

診断の領域では，ヒスタミンの血中濃度を直接測定することはされていないが，気管支喘息の非特異的な気道過敏性を測定する方法として，ヒスタミンを少量から吸入投与し呼吸機能を測定する気道過敏性試験が行われる[3)]．また，血中の好塩基球を抽出し，スギ，コムギなどの抗原を負荷してヒスタミン分泌量を定量するヒスタミン遊離試験は，Ⅰ型アレルギー反応を *in vitro* で再現する方法として保険適応の検査として利用されている[4)]．

表 ヒスタミン受容体の分布と作用（文献1より引用）

臓器		受容体	反応
血管	小動脈	H_1, H_2	拡張し，血圧低下
	小静脈	H_2	拡張
	内皮細胞	H_1	収縮（基底膜露出し，透過性亢進）
心臓	心室筋	H_2	陽性変力作用
	洞房結節	H_2	陽性変時作用
	房室伝導	H_1	陰性変周期作用
気管支		H_1	収縮
子宮			反応しない
		H_2（ラット）	弛緩
回腸		H_1	収縮
胃		H_2	塩酸分泌促進
中枢		H_1/H_2	覚醒，自発運動促進，摂食抑制，飲水促進，平衡感覚，痙攣抑制
神経終末		H_1	刺激
マスト細胞		H_2	ヒスタミン遊離抑制（作用は弱い）
リンパ球		H_2	免疫抑制
副腎髄質		H_1	カテコラミン遊離

＜文献＞
1) 森田 寛：『臨床アレルギー学 改訂第3版』（宮本昭正／監修　牧野荘平，他／編），p.107，南江堂，2007
2) Nelson, H. S. : J. Allergy Clin. Immunol., 112：S96-S100, 2003
3) 牧野荘平，他：アレルギー，31：1074-1076, 1982
4) 粒来崇博，秋山一男：日本臨床 増刊号，63：23-27, 2005

（粒来崇博，秋山一男）

memo

5章 アレルギー関連化学伝達物質

トロンボキサン A₂

本因子の研究の経緯

トロンボキサン A₂（thronboxane A₂：TXA₂）はアラキドン酸代謝産物の主要な生理活性物質の1つである．リン脂質からホスホリパーゼ A2 によりアラキドン酸が形成，シクロオキシゲナーゼによりプロスタグランジン（PG），ロイコトリエン，トロンボキサン（TX）が形成される（p.138概略図2参照）．TXA₂ は血栓形成，気道過敏性亢進に作用するため，抗血栓療法およびアレルギー性鼻炎，気管支喘息の治療標的として研究が進められている[1]．

分子構造

TXA₂ は，分子量111.24の有機化合物である．アラキドン酸がシクロオキシゲナーゼにより PGG2 を形成，PGH2 を経て TXA₂ が形成される．TXA₂ は37℃，pH7.4 の環境下において40秒で半減する不安定な物質である．TXA₂ は TXB₂ に代謝され，失活していく．

機能・役割

TXA₂ は血栓形成，気道過敏性形成，気道炎症の惹起といった多彩な反応を示すため，炎症性反応の際の生体反応に重要な役割をもつと考えられる．ロイコトリエン（LT），血小板活性化因子（PAF），ブラジキニン，エンドセリンは気道過敏性亢進作用を呈するが，これらの作用は TXA₂ を介していると考えられている[2]（図）．

TXA₂ は TP 受容体を介して作用する．TP 受容体は，血小板，血管平滑筋，気道平滑筋，子宮平滑筋，胸腺，脾臓に分布する．気道平滑筋収縮に作用するのは主として TP1，血管透過性亢進には主として TP2 が関与する．気管支喘息に対しては，TP1 受容体を介して気道平滑筋のコリン作動性神経終末のアセチルコリン遊離を促進し，気道過敏性を形成する．また，TXA₂ は炎症発生時の血小板凝集能亢進と血管平滑筋収縮の作用があり，血栓形成を促進する．

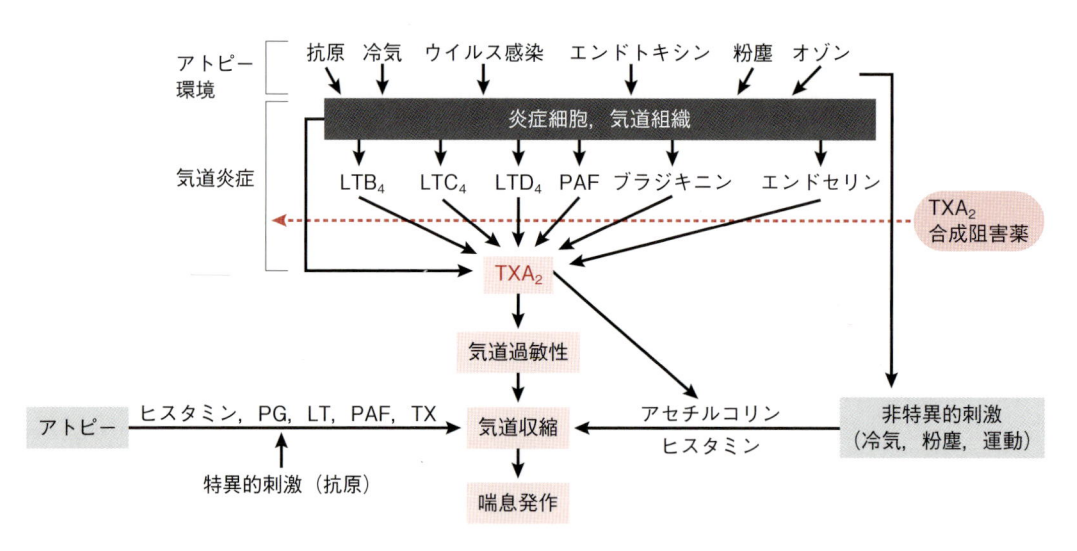

図　TXA₂ を介した気道過敏性形成のメカニズム（文献1より引用）

疾患との関連性・臨床的意義

1）標的治療薬

　アレルギー疾患では，TXA_2の増加が気道平滑筋の収縮，浮腫，分泌亢進，気道過敏性亢進につながっている．気道のほか鼻粘膜でも分泌亢進作用があるため，TXA_2の作用に拮抗する薬剤は，アレルギー性鼻炎，気管支喘息の治療薬となりうる．TXA_2受容体拮抗薬はアレルギー性鼻炎治療薬，気管支喘息治療薬として利用されている．また，TXA_2合成阻害薬は，気管支喘息の治療薬として使われている．TXA_2受容体拮抗薬の方が合成阻害薬よりもやや治療効果が早く発現する．また，抗血栓作用，血管収縮抑制作用を利用し，TXA_2合成阻害薬は脳血栓，くも膜下出血術後急性期の治療薬として使用されている．

2）診断への応用

　診断検査としては，代謝があまりに早いため血中濃度を測定することはきわめて難しい．そのために保険適応のある検査法は今のところない．実験的な手法として，呼気を冷却析出させて気道上皮被覆液を回収する呼気凝縮液で測定が試みられている[3]．気道は気管支喘息の炎症の局所であるため，測定自体は可能であるが，臨床的意義については今後の研究成果の蓄積が必要である．

＜文献＞
1) 黒澤元博：『総合アレルギー学 改訂第2版』（福田健／編），pp318-323，南江堂，2010
2) O'Byrne, P. M. & Fuller, R. W.：Eur. Respir. J., 2：782-786, 1989
3) Sanak, M. et al.：J. Allergy Clin. Immunol., 127：1141-1147.e2, 2011

（粒来崇博，秋山一男）

memo

5章　アレルギー関連化学伝達物質

ロイコトリエンおよび受容体

本因子の研究の経緯

　ロイコトリエン（leukotriene：LT）はアラキドン酸代謝産物の1つである．アラキドン酸カスケードはリン脂質の代謝からはじまり，メディエーターを産生し，炎症，血液凝固に深くかかわるため，炎症性疾患やアレルギー疾患において重要視される．LTはそのなかでも強力な平滑筋収縮作用をもつ物質であり，当初SRS-A（slow reacting substance of anaphylaxis）と命名され，その後の研究でLTと同定された[1]．

分子構造

　LTのなかで活性が高く重要視されるのはLTB4とLTC4である．LTB4は分子量336.5の有機化合物である．LTC4はLTD4，LTE4と代謝され排出される（図）．LTC4，LTD4，LTE4はCysLTs（cysteinyl LTs）と総称される．LTは血中では速やかに代謝されるため，血中での測定はきわめて困難である．

機能・役割

　LTはアラキドン酸が5-リポキシゲナーゼにより代謝されることで生じる．5-HPETEを経てLTA4に代謝される．LTA4はLTB4もしくはLTC4に代謝される．LTは気道平滑筋収縮，粘膜浮腫，分泌亢進の強力な作用があり，気管支喘息，アレルギー性鼻炎，鼻茸の病態形成に深くかかわる．

　LTB4はBLT1およびBLT2受容体を介して，主として好中球の活性に関与する．CysLTsはCysLT1およびCysLT2受容体を介する．CysLT1受容体を介した反応は平滑筋収縮，粘膜下浮腫，分泌物増加，好酸球走化性亢進につながる．CysLT2受容体の機能ははっきりとはわかっていない．LTC4の気道平滑筋収縮作用は，ヒスタミンの3,000～10,000倍強力である．

疾患との関連性・臨床的意義

1）CysLTsを標的とした治療薬

　CysLTsとCysLT1受容体のシグナル伝達は慢性好酸球性気道炎症の好酸球活性化，リモデリングの進展，平滑筋収縮に関与しており，これらは気管支喘息の反応そのものであるため，重要な治療標的と考えられた．また，気管支喘息のなかで10％前後存在するNSAIDs（非ステロイド性抗炎症薬）不耐症（いわゆるアスピリン喘息）はもともとCysLTsの過剰産生状態にあり，COX1阻害薬により，CysLTsと拮抗していたPGE2が急激に減少する〔COX1の阻害により気管支拡張効果をもつPGE2が急激に減少する（p.138概略図2参照）〕ことでCysLTsの作用が顕在化し，発作を起こすのではないか，と考えられている[2]．NSAIDs不耐症の発作は重篤であることから，CysLTsが気管支喘息の病態に重要であることが示唆される[2]．

　NSAIDs不耐症の症例では鼻茸が合併し，鼻茸より大量のCysLTsが産生されていることから，これを治療標的とした薬剤はNSAIDs不耐症，好酸球性副鼻腔炎やアレルギー性鼻炎，そうした合併をもつ気管支喘息には有効であると想定される．現在CysLT1受容体拮抗薬が治療薬として用いられており，NSAIDs不耐症のほか，気管支喘息，鼻茸，好酸球性副鼻腔炎，アレルギー性鼻炎の主要な治療薬として重要視されている．

2）診断への応用

　診断検査としては，代謝が速やかであることから血中で測定することはほぼ不可能である．LT産生亢進状態を証明する方法として，実験的には尿中でLTE4，LTBGといった一連の代謝産物を測定するほか，炎症の局所から採取する方法として喀痰上清，呼気凝縮液（p.145参照）の検体での測定が検討されている[3][4]．

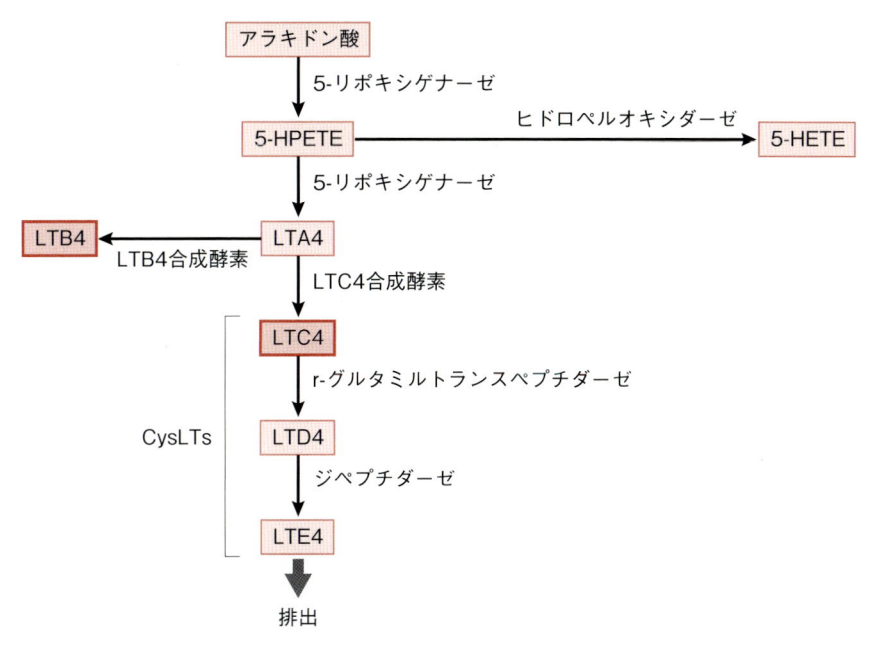

```
アラキドン酸
   │ 5-リポキシゲナーゼ
   ▼
5-HPETE ──ヒドロペルオキシダーゼ──▶ 5-HETE
   │ 5-リポキシゲナーゼ
   ▼
LTB4 ◀──LTB4合成酵素── LTA4
                       │ LTC4合成酵素
                       ▼
          ┌─ LTC4
          │    │ r-グルタミルトランスペプチダーゼ
          │    ▼
   CysLTs│   LTD4
          │    │ ジペプチダーゼ
          │    ▼
          └─ LTE4
                │
                ▼
               排出
```

図　ロイコトリエンの生成

HPETE：hydroperoxyeicosatetraenoic acid（ヒドロペルオキシエイコサテトラエン酸），HETE：hydroxyeicosatetraenoic acid（ヒドロキシエイコサテトラエン酸）

<文献>

1) 森田 寛：『臨床アレルギー学 改訂第3版』(宮本昭正/監修　牧野荘平，他/編)，pp.106-111，南江堂，2007
2) 谷口正実：日本内科学会雑誌，95：148-157，2006
3) Ono, E. et al.：J. Allergy Clin. Immunol., 122：768-773. e1, 2008
4) Mita, H. et al.：Clin. Exp. Allergy, 34：1262-1269, 2004

（粒来崇博，秋山一男）

memo

5章 アレルギー関連化学伝達物質

C3aおよび受容体

本因子の研究の経緯

抗体を補助し，細胞傷害を惹起する物質として補体が同定された．補体は異物の認識，貪食，除去の生体防御のシステムの一環として原始的な生物から存在する．

人間では補体は古典的経路，レクチン経路，副次経路からはじまり，膜状のC3転換酵素から補体活性のカスケードが刺激されていく（図）．C3a，C5aはそのなかで食細胞の集積炎症にかかわるとされ，アナフィラキシー反応に強くかかわる因子として，アナフィラトキシンとよばれる[1]．

分子構造

C3aはC3bにより補体活性化経路のC3から切り出される．C3は分子量185,000の有機化合物である．C3aは補体活性化の刺激がある場合にC3から切り出される．C3a受容体は，アミノ酸482個の7回膜貫通型ロドプシン型受容体である．

機能・役割

補体の主な作用は，食細胞を活性化させるオプソニン効果，食細胞の局所への集積，膜傷害型複合体を介した膜傷害であるが，このうちC3aはマスト細胞および好塩基球に作用し，C3a/C4a受容体を介して脱顆粒を起こしてアナフィラキシー様反応を惹起する．

疾患との関連性・臨床的意義

補体系はⅡ型，Ⅲ型アレルギーと関与しており，補体系が活性化して消費されている場合，低補体血症が起こる．血清病，全身性エリテマトーデス（SLE），血管炎は炎症により補体が消費されているために，低補体血症状態になっていると考えられる．また，C3の遺伝的欠損症は肺炎球菌などの細菌感染症免疫が著しく落ちるため，好中球を中心とした炎症反応に関与して

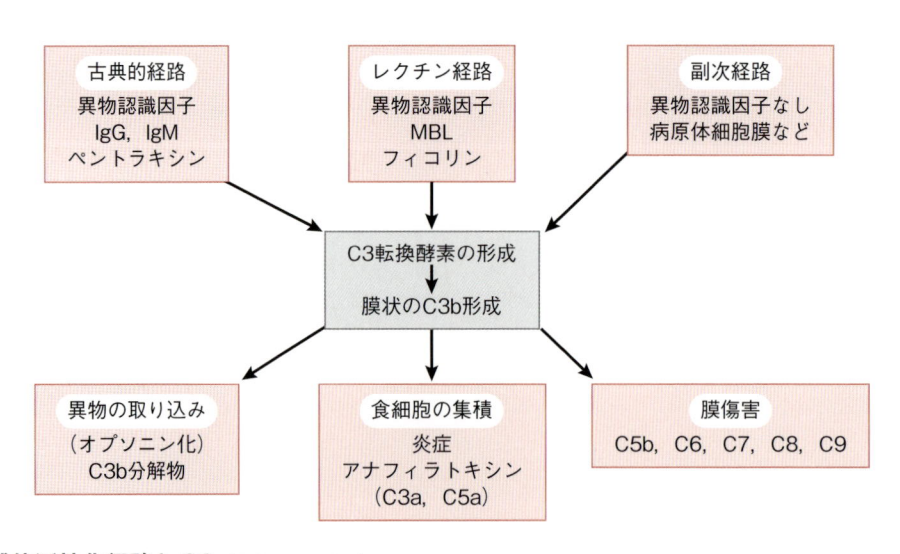

図 補体活性化経路とC3（文献1より引用）
MBL：マンノース結合レクチン

いるのは間違いない．また，C3aの大量投与でマスト細胞，好塩基球で脱顆粒からのヒスタミン遊離につながり，血管透過性亢進，炎症細胞の遊走などアナフィラキシー様反応を惹起することが知られている．

C1インヒビター欠損症は血管神経性浮腫を起こすが，これは補体活性化の異常亢進で増大したアナフィラトキシンの働きによるものと考えられる．気管支喘息では，C3aノックアウトマウス，C3a受容体欠損モルモットにおいてアナフィラキシー反応を起こしても気道過敏性は惹起されないことから[2)3)]，気道過敏性形成にも関与している可能性が指摘されている．C3を治療標的とした薬剤は今のところ臨床応用はされていない．

診断検査としてはアレルギー疾患では用いられていないが，低補体血症を評価するために血中C3濃度を評価し，SLEなどのスクリーニング検査として使用されている．

<文献>

1) 阿部正義：呼吸，25：590-602，2006
2) Humbles, A. A. et al.：Nature, 406：998-1001, 2000
3) Bautsch, W. et al.：J. Immunol., 165：5401-5405, 2000

（粒来崇博，秋山一男）

memo

5章 アレルギー関連化学伝達物質

C5aおよび受容体

本因子の研究の経緯

補体は異物の認識，貪食，除去の生体防御のシステムの一環として原始的な生物から存在するが，人間では補体は古典的経路，レクチン経路，副次経路からはじまり，膜状のC3転換酵素から補体活性のカスケードが刺激されていく（p.148図参照）．C5aはそのなかで食細胞の集積炎症にかかわるとされ，アナフィラキシー反応に強くかかわる因子として，アナフィラトキシンとよばれる[1]．

分子構造

C5aはC3bにより補体活性化経路のC5から切り出される．C5は74個のアミノ酸からなる有機化合物である．C5a受容体は7回膜貫通型のロドプシン型受容体で，アミノ酸350個からなる．

機能・役割

C5aはマスト（肥満）細胞および好塩基球に作用し，C5a受容体を介して脱顆粒を起こしてアナフィラキシー様反応を惹起する．C3に比較してC5は生体内の量は1/10ほどに少ないが，炎症を惹起させる作用は10倍といわれている．C5aは白血球の走化作用を示し，好中球，好酸球の炎症局所への集積，脱顆粒，血管外浸出，血小板凝集を介して組織傷害作用を呈する（表）．

疾患との関連性・臨床的意義

補体系はⅡ型，Ⅲ型アレルギーと関与しており，補体系が活性化して消費されている場合，低補体血症が起こる．血清病，全身性エリテマトーデス（SLE），血管炎は炎症により補体が消費されているために低補体血症に至ると考えられる．C1インヒビター欠損症は血管神経性浮腫を起こすが，これは補体活性化の異常亢進によるアナフィラトキシンの働きによるものと考えられる．

C5aはアナフィラトキシンのなかで最も強力な生理活性があり，白血球遊走に関与し，また好中球性炎症のときの組織への好中球集積に作用している．呼吸器疾患では急性呼吸窮迫症候群（ARDS）の病態形成に

表　補体活性化によりもたらされる活性化産物と生物学的効果

効果	補体活性化産物
細胞融解	膜侵襲複合体（MAC：C5b-9）
炎症反応	
肥満細胞，好塩基球からの脱顆粒	アナフィラトキシン（C3a，C5a）
好酸球の脱顆粒	C3a，C5a
炎症局所への白血球の走化，血管外浸出	C3a，C5a，C5b67
血小板の凝集	C3a，C5a
好中球からの酵素類の遊離	C5a
粒子状抗原のオプソニン化	C3b，C4b，C3bi
ウイルスの中和反応	C3b，C5b-9（MAC）
免疫複合体の可溶化と除去	C3b

（文献1より引用）

重要とされている．アレルギー疾患においては，好酸球性炎症の惹起に関与するほか，IgEと受容体刺激と連携し脱顆粒の促進につながるため，I型アレルギー性炎症の悪化に寄与すると考えられる．気管支喘息においては，気管支肺胞洗浄液（BALF）中のC3a, C5aが気管支喘息症例で増加している[2]，C5a受容体拮抗薬により遅延型反応の気道収縮が改善した[3]，との報告がある．

診断検査としては，アレルギーで用いられてはおらず，SLEなどの炎症性疾患での低補体血症のスクリーニングの目的で，C5の血中濃度が測定される．

<文献>

1) 阿部正義：呼吸, 25：590-602, 2006
2) Krug, N. et al.：Am. J. Respir. Crit. Care Med., 164：1841-1843, 2001
3) Abe, M. et al.：J. Immunol., 167：4651-4660, 2001

（粒来崇博，秋山一男）

memo

第1部 免疫・アレルギー疾患の分子標的用語

6章 細胞内シグナル分子

概論 治療標的としての細胞内シグナル分子

中山田真吾，田中良哉

【本章の用語】JAK/STAT経路，SOCS，Syk，Btk，カルシニューリン，NF-κB/IκBζ，AP-1，p38 MAPK，c-Src，Bcr-Abl，TLR4，ユビキチン-プロテアソーム経路，RORγt

はじめに

　生体内において細胞の分化，増殖，タンパク質合成や分泌など，多くの生命現象は複雑かつ巧妙なネットワークで形成される細胞内シグナル伝達により制御されている．細胞内シグナル分子には数多くの種類があり機能も多彩であるが，その破綻はがんや免疫・アレルギー疾患の原因となる．

　免疫・アレルギー疾患の治療において，ステロイド薬は強力な抗炎症作用により免疫・アレルギー性炎症を制御するが，その非特異的な作用による全身性の副作用が問題である．メトトレキサートを中心とする抗リウマチ薬DMARDや免疫抑制薬によるリンパ球の活性化阻害，生物学的製剤によるサイトカインなどの阻害は，関節リウマチの治療において画期的な効果をもたらした．しかし，治療抵抗性病態の存在，製造コスト，安全性などの問題も残っている．

　このような背景のなか，細胞内シグナル分子を標的とした治療は，細胞毒性の少ない，より特異的な病態制御をめざした，かつ比較的廉価な経口低分子化合物として，有力な次世代の治療と考えられている．一方，免疫・アレルギー疾患のシグナル異常は多彩な因子が複雑に絡み合って成立するため，単一の細胞内シグナル分子の制御による治療は困難であるという懸念もある．しかし，JAKを標的としたTofacitinibが関節リウマチへの優れた治療効果を示すなど，病態形成にかかわる特定のシグナル経路を阻害することは有望な治療戦略である．現在，疾患の原因や病態の増悪をもたらす細胞内シグナル伝達経路の研究，ならびにそのシグナル分子を標的とした創薬開発が精力的に進められている．

治療標的分子としてのプロテインキナーゼ

　免疫・アレルギー疾患においては，サイトカインなどの液性因子や細胞表面抗原などの細胞外環境を受容した細胞内シグナルの活性化が，病態形成において中心的な役割を担う．その際，受容体からの刺激を細胞内シグナルへ変換することが必要であり，細胞内タンパク質のリン酸化による酵素活性の獲得がリレーのように伝播され，最終的に転写因子の活性化を介した遺伝子発現により細胞機能が発揮される（概略図）．

　プロテインキナーゼ（以下，キナーゼと略す）は，ATPなどの高エネルギーリン酸化結合を有する分子から標的分子へとリン酸基を付加するリン酸化酵素であり，細胞内シグナル伝達において中心的に関与する．現在，病態形成において重要な役割をもつキナーゼを

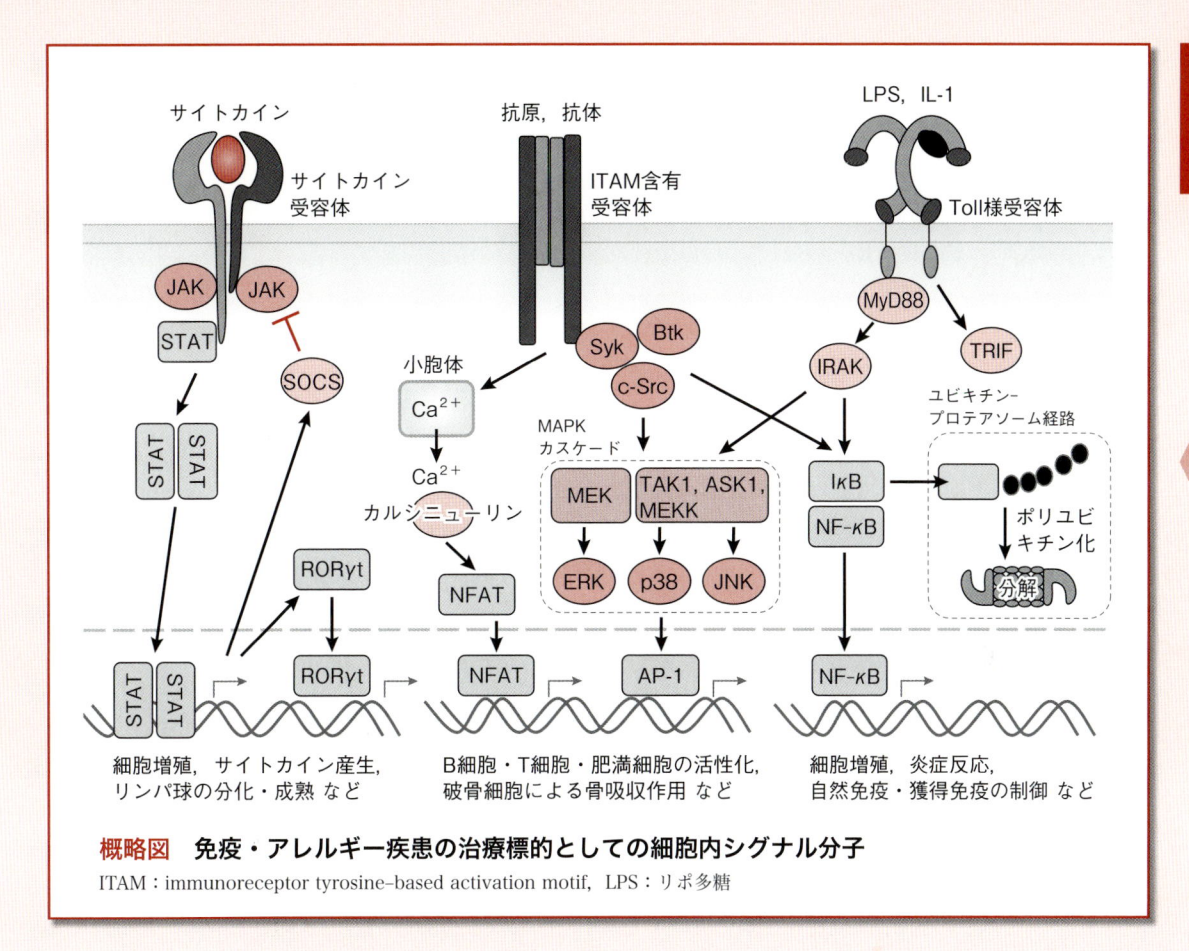

概略図 免疫・アレルギー疾患の治療標的としての細胞内シグナル分子
ITAM：immunoreceptor tyrosine-based activation motif，LPS：リポ多糖

分子標的とした治療応用が試みられている．特に，チロシンキナーゼの機能異常は疾患の原因に密接にかかわっており，格好の治療標的分子とされる．**JAK/STAT経路**はサイトカイン全般で誘導される生物活性に必須であることから，リンパ球などの免疫細胞の活性化の制御に有用である[1]．さらに，JAK/STAT経路の負の制御因子である**SOCS**ファミリーもチロシンキナーゼの阻害に魅力的な分子である[2]．**Syk**は，免疫グロブリン（Ig）スーパーファミリー受容体からのシグナル伝達に重要であり，B細胞，T細胞や肥満（マスト）細胞，マクロファージなどの活性化を制御し，その阻害薬が臨床応用されつつある[3]．さらに，**Btk**はB細胞の分化・成熟に重要な役割を担うことから，B細胞を標的とした有力な治療標的分子となりうる[4]．一方，がん原遺伝子として同定された最初のチロシンキナーゼである**c-Src**は，細胞の増殖・運動，細胞骨格の制御に重要であるとともに骨代謝における破骨細胞の機能にも必須であることから，その阻害による骨粗鬆症や関節リウマチなどの骨破壊制御が期待される[5]．慢性骨髄性白血病細胞における病原タンパク質である**Bcr-Abl**に対する分子標的薬Imatinibやその次世代薬は，Bcr-Ablキナーゼ以外の広範なキナーゼ阻害を発揮するオフターゲット効果が明らかとなり，免疫疾患の難治性病態への応用が期待されている[6]．一方，セリン/スレオニンキナーゼでは，TNF-αやIL-1などの炎症性サイトカインの産生に関与する**p38 MAP**キナーゼの阻害薬において，喘息や関節リウマチなどに対する臨床応用が試みられている[7]．

治療標的分子としての転写因子

　シグナル伝達の最終目的は，遺伝子を制御する転写因子群を活性化することで，特定の遺伝子を発現させ細胞機能を誘導することにある．したがって，免疫シグナルを制御する転写因子は必然的に治療標的となりうる．なかでも，炎症反応の過程で最も重要な転写因子である **NF-κB** は免疫疾患全般において病態の促進因子であり，有力な治療標的である．IκBファミリーは，一般にNF-κBの活性抑制因子であるが，そのファミリーの1つである **IκBζ** は転写を促進する転写因子として，Th17細胞の分化など免疫病態に重要な役割を担うことが明らかとなった[8]．さらに，JNKの下流にあるFos，Jun，ATFなどから構成される **AP-1** シグナルも，NF-κBと同様，ストレス応答性の転写因子であるとともに免疫系の調節にも重要であり，有望な治療標的分子である[9]．

　獲得免疫系におけるヘルパーT細胞は，そのエフェクター機能によって免疫・アレルギー病態に寄与する．近年，自己免疫疾患の炎症病態において，Th17細胞の重要性が報告され，そのマスター転写因子である **RORγt** を標的とした治療が期待されている[10]．

その他の細胞内標的分子

　セリン/スレオニンキナーゼホスファターゼの1つである **カルシニューリン** は，免疫系において，特にT細胞受容体の刺激で誘導されるカルシウムによるシグナル伝達で重要な役割を担う[11]．実際，Cyclosporine AおよびTacrolimusは選択的なカルシニューリン阻害薬として臨床で使用されている．病原体センサーとして近年注目されるToll様受容体（Toll-like receptor：**TLR**）ファミリーは，自然免疫応答のみならず，炎症あるいはアレルギー病態に重要な役割を担うことが明らかになり，その阻害による治療応用が開始されている[12]．

　タンパク質の翻訳後修飾も，細胞内シグナル分子の機能に重要な役割を担う．特に，**ユビキチン-プロテアソーム経路** は，タンパク質分解によって免疫系のシグナル分子を量的に制御するが，近年，その破綻ががんや自己免疫疾患を誘導することが明らかとなり，ユビキチン-プロテアソーム経路の阻害薬による臨床試験が開始された[13]．さらに，タンパク質合成を抑制する機構として，ノンコーディングRNAであるmicroRNAが注目されている．microRNAは，特定のmRNAに作用して，翻訳の抑制やmRNAの分解により，その機能を阻害する．近年，microRNAの発現異常がさまざまな免疫疾患で報告されている．興味深いことに，microRNAの合成に重要な酵素であるDroshaとDicerのノックアウトマウスは，制御性T細胞の不安定性により自己免疫疾患を発症する[14]．今後，特定のmicroRNAの異常が免疫疾患で同定されることで，有望な治療戦略につながるものと期待される．

　以上のように，免疫・アレルギー疾患の病態が分子レベルで理解されるようになり，細胞内シグナル分子を標的とした治療戦略が現実的となってきた．今後，各疾患の病因特異的なシグナル異常が解明され，さらなる分子標的創薬の研究・開発によって，免疫異常の寛解を可能とする新規治療の確立が期待される．

<文献>
1) O'Shea, J. J. & Plenge, R. : Immunity, 36 : 542-550, 2012
2) Yoshimura, A. et al. : Nat. Rev. Immunol., 7 : 454-465, 2007
3) Mócsai, A. et al. : Nat. Rev. Immunol., 10 : 387-402, 2010
4) Conley, M. E. et al. : Annu. Rev. Immunol., 27 : 199-227, 2009
5) Hannon, R. A. et al. : J. Bone Miner. Res., 25 : 463-471, 2010
6) Paniagua, R. T. et al. : J. Clin. Invest., 116 : 2633-2642, 2006
7) Kumar, S. et al. : Nat. Rev. Drug Discov., 2 : 717-726, 2003
8) Okamoto, K. et al. : Nature, 464 : 1381-1385, 2010
9) Macián, F. et al. : Oncogene, 20 : 2476-2489, 2001
10) Solt, L. A. et al. : Nature, 472 : 491-494, 2011
11) Liu, J. et al. : Cell, 66 : 807-815, 1991
12) Coban, C. et al. : Adv. Exp. Med. Biol., 655 : 63-80, 2009
13) Dick, L. R. & Fleming, P. E. : Drug Discov. Today, 15 : 243-249, 2010
14) Zhou, X. et al. : J. Exp. Med., 205 : 1983-1991, 2008

memo

6章 細胞内シグナル分子

JAK/STAT経路

本分子の研究の経緯

　JAK/STAT経路〔JAK（Janus kinase）-STAT（signal transducers and activators of transcription）signaling〕は，1991年にインターフェロン（IFN）刺激で活性化される経路としてはじめて報告された．その後，サイトカイン全般で誘導される，生物活性を媒介するシグナル伝達系として認識されるようになった．

　サイトカインは，免疫応答，炎症，アレルギー，造血，内分泌，神経系などの多くの生命現象にかかわる細胞間情報伝達分子であり，その受容体ファミリーを介して生物学的活性を発揮する．サイトカインがサイトカイン受容体に結合すると，特定のJAK型チロシンキナーゼが会合して活性化する．活性化したJAKは，受容体をリン酸化することでさまざまな細胞内シグナル分子をよび込むが，その代表が転写因子STATである．STATは非活性化状態においては細胞質に存在するが，JAKによってリン酸化を受け，リン酸化されたSTATは二量体となって核へ移行し，特徴的なDNA配列に結合して転写を促進する[1]（図A）．

　このように，JAKは上流の受容体のみならず，受容体に結合した下流分子もリン酸化することから，二面神ヤヌスにちなみ"Janus kinase"とよばれる．また，サイトカイン受容体とJAK，あるいはJAKとSTATとでは数的に1対1で対応しているわけではなく，複数のサイトカイン分子が同一のJAK/STATを活性化しうる（図B）．

分子構造

　JAKは，約130 kDaの非受容体型チロシンキナーゼであり，N末端側のFERMドメイン，SH2様ドメインを介して受容体と会合する．チロシンキナーゼとしての活性はC末端側にあるが，そのN末端側にキナーゼドメインがあり，それ自身には酵素活性がなく，偽キナーゼとしてC末端のキナーゼドメインの機能を調節している．

　STATは，その構造中にDNA結合ドメインやJAKによりリン酸化された受容体との結合部位に当たるSH2ドメインを有し，C末端側には保存されたチロシン残基が存在してSTAT二量体の形成に関与している．

機能・役割

　現在まで，JAKは4種類（JAK1，JAK2，Tyk2，JAK3）知られている．JAK1，JAK2，Tyk2は広範な組織，細胞に発現されているが，JAK3の発現はリンパ球などの血球細胞に限定される．STATは7種類（STAT1，STAT2，STAT3，STAT4，STAT5a，STAT5b，STAT6）が知られており，サイトカインの種類によってどのJAK-STATが活性化されるか決まり，異なる細胞機能を誘導する[2]（図B）．

　さまざまな炎症環境下において，サイトカインにより活性化されるJAK/STAT経路は，適切な免疫応答の誘導に不可欠である．例えば，STAT1の活性化はIFNの作用による抗ウイルス作用をもつ分子の誘導に必須であり，さらに，細胞性免疫応答を誘導するTh1細胞の分化にかかわる．また，STAT3はIL-6，IL-23などによるTh17細胞の誘導に必須であり，STAT4はTh1細胞の誘導のみならず，STAT3と協調して自己免疫にかかわる濾胞性ヘルパーT細胞の分化を誘導する[3]．STAT5はIL-2などを介する細胞増殖の誘導に，STAT6はIL-4によるTh2細胞の分化誘導に必須である．それらの機序として，STATは主としてプロモーター領域に結合して転写を促進することが知られるが，近年，STATがクロマチン構造を規定しているヒストン修飾（エピゲノム）を制御することによって転写を促進あるいは抑制することが報告されている[3]～[5]．

A) リガンド（サイトカイン）

Tofacitinib
VX-509
Baricitinib

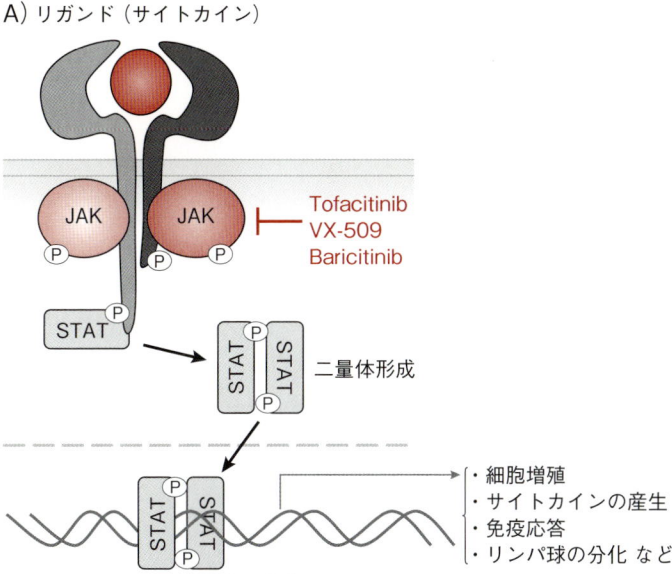

二量体形成

・細胞増殖
・サイトカインの産生
・免疫応答
・リンパ球の分化 など

・クロマチン構造の変化
・ヒストンタンパク質の修飾
・標的遺伝子群の転写活性化

B)

サイトカイン	JAKs	STATs
IL-2, IL-7	JAK1, JAK3	STAT5a/b
IL-4	JAK1, JAK3	STAT6
IL-6	JAK1, JAK2	STAT3
IL-12, IL-23	JAK2, Tyk2	STAT4, STAT3
Epo, GM-CSF	JAK2	STAT5a/b
IFN-α/β	JAK1, Tyk2	STAT1, STAT2, STAT4
IFN-γ	JAK1, JAK2	STAT1, STAT2

Epo：エリスロポエチン

図　サイトカインによるJAK/STAT経路の活性化機構

疾患との関連性・臨床的意義

　JAK/STAT経路は，サイトカインをはじめとしてさまざまな細胞外環境からの情報を細胞内へ伝える重要なシグナル経路であるため，その変異や欠損，シグナル異常は，アレルギー疾患や自己免疫疾患，さらに，造血器疾患，がんなどの多くの病気の発症にかかわっている．例えば，常染色体遺伝性免疫不全患者でのJAK3の変異，真性多血症におけるJAK2の変異，また高IgE症候群の一部でTyk2の変異が見つかっている．興味深いことに，アレルギー症状，免疫不全，骨脆弱を主徴とする高IgE症候群（Job's症候群）はSTAT3のDNA結合部位のドミナントネガティブ型変異が原因である[6]．一方，がん細胞の多くでSTAT3の恒常的活性化がみられる．

　近年，TNFやIL-6などのサイトカインを標的とした生物学的製剤が関節リウマチの治療に一大革命をもたらしたが，サイトカインシグナルの司令塔であるJAK/STATファミリーがポストバイオの有力な候補と考えられている．実際，JAK阻害薬であるTofacitinibが関節リウマチに対して，経口薬であるにもかかわらず生物学的製剤と匹敵する効果を示すことが明らかとなり，免疫疾患での低分子化合物を用いた創薬を先導している[7]．さらに，VX-509やBaricitinibなどのJAK選択性阻害薬が臨床応用されようとしている（図A）．なお，現在までSTATの特異的阻害薬は開発されていない．

＜文献＞

1) O'Shea, J. J. & Plenge, R. : Immunity, 36 : 542-550, 2012
2) Leonard, W. J. & O'Shea, J. J. : Annu. Rev. Immunol., 16 : 293-322, 1998
3) Nakayamada, S. et al. : Immunity, 35 : 919-931, 2011
4) Wei, L. et al. : Immunity, 32 : 840-851, 2010
5) Vahedi, G. et al. : Cell, 151 : 981-993, 2013
6) Minegishi, Y. et al. : Nature, 448 : 1058-1062, 2007
7) Tanaka, Y. et al. : Arthritis Care Res., 63 : 1150-1158, 2011

（中山田真吾，田中良哉）

6章 細胞内シグナル分子

SOCS

本分子の研究の経緯

サイトカインによる免疫系の活性化は，生体防御における重要なステップである．一方，免疫応答において，サイトカインのシグナルの強度を適切に調整することは生体の恒常性を保つために必要である．SOCS (suppressors of cytokine signaling) ファミリーは，サイトカイン刺激によるJAK/STATの活性化で誘導される初期応答遺伝子としてクローニングされ，その後の研究で，それ自身がJAK/STATの強力な抑制因子として免疫応答の沈静にかかわっていることがわかってきた．

当初，エリスロポエチン受容体からのシグナルを抑制するSH2ドメインをもつ新規遺伝子として報告され，1987年，3つのグループからJAKに結合しその活性を抑制する分子群JAB/SSI1/SOCS1（以下，SOCS1と略す）が独立に報告され，ファミリーの存在が明らかとなった．以後，ノックアウトマウスの解析から，SOCSファミリーはサイトカイン全般の負の制御因子として多くの免疫制御にかかわっていることが明らかにされた[1)2)]．

分子構造

現在，SOCSファミリーには8種類の分子（CIS，SOCS1〜7）が知られている．共通する構造として中央にSH2ドメインをもち，C末端にはSOCS-boxとよばれる構造が存在する（図A）．SOCS-boxはユビキチンリガーゼ複合体と会合し，SH2ドメインに会合した標的分子をユビキチン化して分解する．

免疫系に重要なSOCS1とSOCS3には，N末端側にJAKのキナーゼ活性を抑制するKIR (kinase inhibitory region) ドメインが存在する．SOCS分子の発現はJAK/STAT経路によって誘導され，リン酸化したJAKやサイトカイン受容体にSH2によって結合することにより，基質の結合阻害やリン酸化STATと受容体との会合阻害，JAKや受容体分子の分解などの機序によってシグナルを抑制している（図B）．

機能・役割

サイトカインシグナルの抑制機構には，タンパク質分解による受容体発現の減少，チロシンホスファターゼであるSHPによるJAKおよびSTATの脱リン酸化などがある．さらに，SOCSによるJAK/STAT経路の阻害は，免疫応答の終結など生理的にも生体の恒常性の維持に重要な役割を果たしている．例えば，SOCS1は主としてIFN-γによって誘導され，JAKに結合することでそのシグナルを抑制する（図B）[1)2)]．一方，SOCS3は主にIL-6によって誘導され，gp130様受容体に会合してSTAT3を介したシグナルを阻害する（図B）[3)]．

なお，SOCS以外にもSTATの活性を調節する因子が知られており，その代表はPIAS (protein inhibitors of activated STAT) である．PIASファミリーには，PIAS1，PIAS3，PIASx，PIASyの4種類が存在し，PIAS1はSTAT1に，PIAS3はSTAT3のN末端側に結合して，STATのDNA結合を阻害することでSTATによる転写を抑制する[4)]．近年，PIASはRING型SUMO (small ubiquitin-related modifier) リガーゼE3活性をもち，SUMO化を介してタンパク質の翻訳後修飾に関与することが報告されている[5)]．

疾患との関連性・臨床的意義

過剰なサイトカインシグナルは炎症性免疫疾患やアレルギーを引き起こすが，人為的にそのシグナルを調整することは疾患制御につながる．これまでのノックアウトマウスの解析から，SOCSファミリーはTh1細胞やTh17細胞などのエフェクターT細胞の分化を抑制して炎症性疾患の発症抑制に重要であること[6)]，さらに，ヒトの疾患解析などから，SOCS分子の発現異

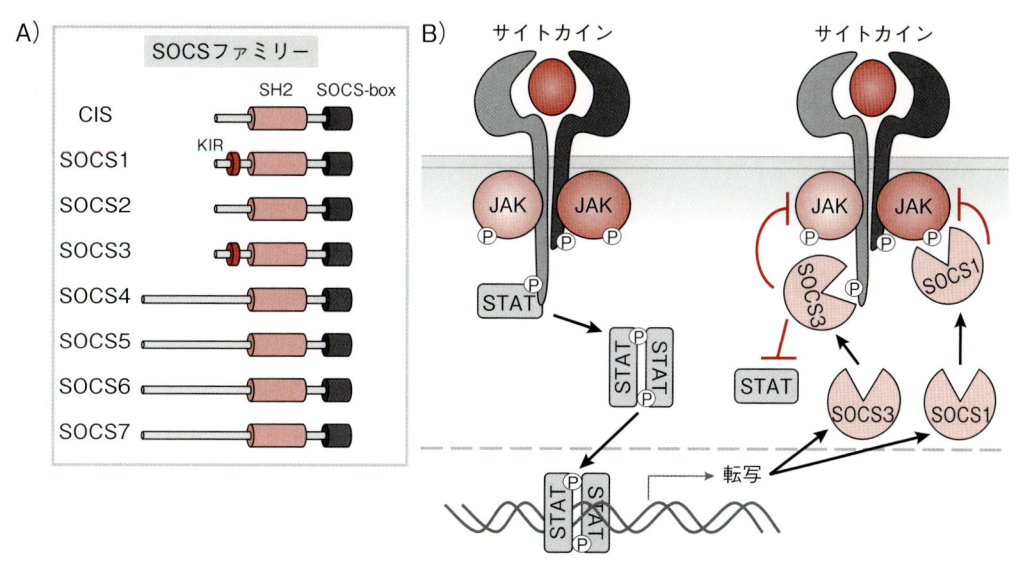

図　SOCSファミリーによるサイトカインシグナルの抑制機構（A：文献6より引用）

常や遺伝子変異が肺がん，乳がん，アレルギー性喘息などの疾患と関連することも報告されている．したがって，サイトカインシグナルの負の制御分子であるPIASやSOCSは，JAKを直接阻害する新しいチロシンキナーゼ阻害薬として非常に魅力的な標的であり，今後，がん，アレルギー，多くの炎症性疾患の治療への応用が期待される．

＜文献＞
1) Yoshimura, A. et al. : Nat. Rev. Immunol., 7 : 454-465, 2007
2) Kubo, M. et al. : Nat. Immunol., 4 : 1169-1176, 2003
3) Yasukawa, H. et al. : Nat. Immunol., 4 : 551-556, 2003
4) Chung, C. D. et al. : Science, 278 : 1803-1805, 1997
5) Rytinki, M. M. et al. : Cell. Mol. Life Sci., 66 : 3029-3041, 2009
6) 鈴木麻友, 他：実験医学, 30 : 746-753, 2012

（中山田真吾，田中良哉）

memo

6章 細胞内シグナル分子

Syk

【和文】脾臓チロシンキナーゼ
【別名】p72^{syk}

本分子の研究の経緯

Syk (spleen tyrosine kinase) は1991年，谷口らによって本邦で発見された72 kDaの非受容体型チロシンキナーゼである．脾臓から単離されたことにちなみ，p72^{syk} (spleen tyrosine kinase：Syk) と命名された[1]．

Sykは，B細胞，T細胞，肥満（マスト）細胞，マクロファージ，好中球，滑膜線維芽細胞などの免疫や炎症に関与する広汎な細胞に発現しており，B細胞受容体 (BCR)，T細胞受容体 (TCR)，Fc受容体 (FcR)，インテグリンなど，ITAM (immunoreceptor tyrosine-based activation motif) 領域を含む多鎖免疫受容体のシグナル伝達において重要な役割を担う[2,3]．最近の研究により，Sykがこの他にもさまざまな生理機能や自己免疫病態の形成に重要な役割を担うことが明らかとなった．

分子構造

Sykは635アミノ酸からなる分子量約72 kDaの分子で，N末端側に2つのSH2ドメインがタンデムに存在し，中央のリンカー領域を挟んで，C末端側にキナーゼドメインが存在する．

Sykの活性化は，α鎖β鎖とγ鎖より構成されるFcRに多価の抗原が凝集すると，β鎖に会合するLynがγ鎖の一部であるITAMモチーフをリン酸化し，このリン酸化部位にSykがSH2ドメインを介して会合することで開始される．さらに，γ鎖の凝集に伴うSykの架橋化によって自己リン酸化が進み下流のシグナルを活性化することで，最終的には細胞内Ca^{2+}の動員や，JNK，ERKなどのMAPキナーゼとNF-κBの活性化を介して，多彩な生物活性を発揮する（図）．哺乳類では，Sykと類似の構造をもつ非受容体型チロシンキナーゼとしてZAP-70が知られ，TCRのシグナルを媒介している．

機能・役割

SykはT細胞，B細胞，肥満細胞，マクロファージ，好中球などの主として免疫担当細胞に発現する．生理的機能としては，TCR，BCR，FcR，インテグリンなどを介した細胞内シグナルを媒介することで，B細胞の分化と活性化，IgEを介する肥満細胞の活性化とヒスタミン放出，サイトカイン産生，血小板の凝集，マクロファージのファゴサイトーシス，インテグリンを介した破骨細胞による骨吸収作用など，多彩な生理機能を誘導する（図）．Syk欠損マウスでは，子宮出血による致死やB細胞の分化異常を認める．

疾患との関連性・臨床的意義

1）自己免疫疾患・がんとのかかわり

Sykは広く免疫系細胞に発現し多彩な免疫シグナルを媒介することで，自然免疫と獲得免疫の双方に重要な役割を果たす．近年，B細胞の効率的な活性化にはBCRからのシグナルに加えて，CD40などの共刺激分子からのシグナルとTLR (toll-like receptor：Toll様受容体) からの増幅シグナルが必要であり，Sykはこれらの媒介を行う重要な分子であることが報告されている[4]．

実際，自己反応性B細胞の活性化が病態に重要である全身性エリテマトーデス (SLE) では，Sykの過剰な活性化が病勢と関連している．したがって，Sykは自己免疫疾患の有力な治療標的と考えられる．一方，乳がんや前骨髄性白血病においては，がん抑制因子として働くことが報告されている[5,6]．

以上のように，ヒトにおける自己免疫疾患やがんとのかかわりは明らかであるが，ヒトにおいて先天性の*syk*遺伝子の欠損や変異は確認されていない．

2）臨床への応用

Syk阻害薬（R112，R406，R788/**Fostamatinib**

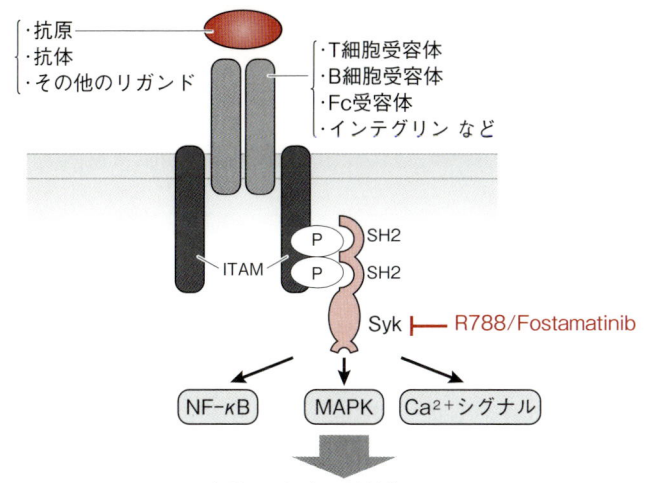

図　Sykを介するシグナル経路と生物活性の誘導

は関節リウマチ（RA），SLE，アレルギー性鼻炎，特発性血小板減少性紫斑病（ITP）などの自己免疫，アレルギー病態に有効性が報告され，現在臨床試験が進行中である．R406のプロドラッグで経口摂取が可能なR788/Fostamatinib（図）は，RAやITPを対象とした第Ⅱ相試験において，高い臨床効果が確認されている[7)8)]．一方で，Sykは多彩な生理作用を有するため，今後その阻害による長期的な安全性に関しては，さらに明らかにしていく必要がある．

<文献>
1) Taniguchi, T. et al. : J. Biol. Chem., 266 : 15790-15796, 1991
2) Sada, K. et al. : J. Biochem., 130 : 177-186, 2001
3) Mócsai, A. et al. : Nat. Rev. Immunol., 10 : 387-402, 2010
4) Iwata, S. et al. : J. Allergy Clin. Immunol., 129 : 1594-1601, 2012
5) Coopman, P. J. et al. : Nature, 406 : 742-747, 2000
6) Hahn, C. K. et al. : Cancer Cell, 16 : 281-294, 2009
7) Weinblatt, M. E. : N. Engl. J. Med., 363 : 1303-1312, 2010
8) Podolanczuk, A. et al. : Blood, 113 : 3154-3160, 2009

（中山田真吾，田中良哉）

memo

6章 細胞内シグナル分子

Btk 【和文】ブルトン型チロシンキナーゼ

本分子の研究の経緯

1952年，アメリカの小児科医Brutonによりはじめて報告された伴性無γ-グロブリン血症（X-linked agammaglobulinemia：XLA）は，B細胞の分化，成熟を欠損するがT細胞には異常のない，免疫不全症である[1]．1993年，その責任遺伝子としてBtk（Bruton's tyrosine kinase）が3つのグループによって同定された[2)~4)]．以後の研究により，Btkは初期B細胞の分化，ならびに成熟B細胞の活性化および生存決定に重要な制御因子であることが証明された．さらに最近，B細胞以外にも単球，肥満（マスト）細胞，破骨細胞などにも発現し，それらの細胞機能の制御に重要な役割を果たすことが報告されている．

分子構造

Btkは，Tecファミリーに属する非受容体型チロシンキナーゼで，659アミノ酸からなる分子量約77 kDaの分子である．構造として，N末端側からPHドメイン，TH（Tec homology）領域，SH3ドメイン，SH2ドメインと続き，C末端側にキナーゼ活性をもつSH1ドメインがある（図A）．リン酸化部位として，Btkの活性化に重要なSykおよびLynによるチロシンリン酸化部位（Y551）がキナーゼドメインに，自己リン酸化部位（Y223）がSH3ドメインに存在している．

機能・役割

Btkは，主としてB細胞に発現しており，T細胞には発現していない．B細胞の分化においては，プレB細胞から未熟B細胞への分化にBtkは必須であり，成熟B細胞の活性化と生存，B細胞受容体刺激後のカルシウム動員に必要とされている（図B）[5)6)]．Btkはまた，肥満細胞，単球および破骨細胞にも発現しており，これらの細胞の機能に重要であることが示されている．

Btkは，IgE受容体を介した刺激により活性化され，肥満細胞の活性化と脱顆粒反応，サイトカイン産生を誘導している．Btk欠損マウスは，単球や肥満細胞の活性化やサイトカイン産生能が低下しており，アレルギー反応が減弱する．さらに，BtkとTecは破骨細胞の分化にも必要であり，BtkとTecを欠損したマウスでは，破骨細胞が成熟できず大理石骨病になる[7]．

疾患との関連性・臨床的意義

ヒトにおけるBtkの突然変異によって，XLAを発症する．これらの患者では，B細胞の成熟障害，免疫グロブリンおよび末梢B細胞レベルの低下などT細胞非依存免疫応答の減少によって，主に細菌感染に特徴づけられる重症な免疫不全症を呈する[5)8)]．

全身性エリテマトーデス（SLE）などの自己免疫疾患では，B細胞の過剰な活性化が病態の鍵を握るため，B細胞の分化を制御するBtkの病態への関与が想定されていた．実際，SLEモデルマウスにおいて，Btkの欠損は疾患進行において顕著な改善をもたらすことが報告された．さらに，Btk欠損マウスはコラーゲン誘導関節炎の発症にも抵抗性である．したがって，BtkはB細胞を分子標的とした自己免疫疾患の有力な治療薬の候補となりうる．さらに，肥満細胞や破骨細胞の機能におけるBtkの役割を考慮すると，気管支喘息などのアレルギー疾患や骨粗鬆症などの骨疾患の治療にもBtkは有用と考えられる．

現在，Btkを選択的に阻害する経口薬**Ibrutinib**（図B）が，非ホジキンリンパ腫の一種である再発性または治療抵抗性の慢性リンパ性白血病と小リンパ球性リンパ腫に対して，高い効果をもつ可能性が明らかとなっており，今後，免疫・アレルギー疾患や骨疾患への治療応用が期待される．

A) Btkの構造と活性化機構

B) B細胞の分化におけるBtkの役割

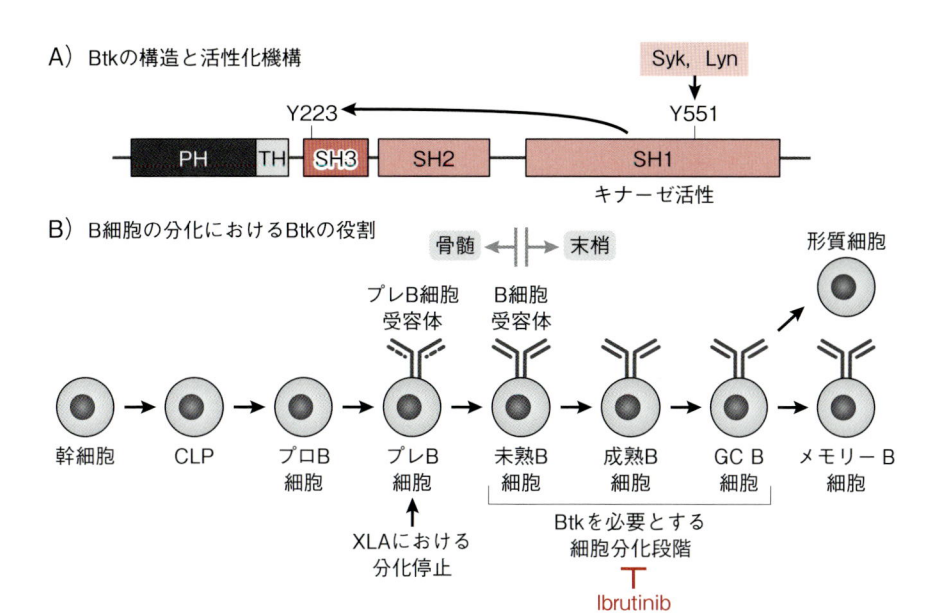

図 Btkの構造（A）とB細胞の分化における役割（B） （B：文献6より改変して転載）

CLP：common lymphoid progenitor（リンパ球系共通前駆細胞），GC：germinal center（胚中心），XLA：X-linked agammaglobulinemia（伴性無γ-グロブリン血症）

＜文献＞
1) Bruton, O. C. : Pediatrics, 9 : 722–727, 1952
2) Vetrie, D. et al. : Nature, 361 : 226–233, 1993
3) Tsukada, S. et al. : Cell, 72 : 279–209, 1993
4) Yamada, N. et al. : Biochem. Biophys. Res. Commun., 192 : 231–240, 1993
5) Lindvall, J. M. et al. : Immunol. Rev., 203 : 200–215, 2005
6) 馬場義裕，塚田 聡：医学のあゆみ，181 : 133–137, 1997
7) Shinohara, M. et al. : Cell, 132 : 794–806, 2008
8) Conley, M. E. et al. : Annu. Rev. Immunol., 27 : 199–227, 2009

（中山田真吾，田中良哉）

memo

6章 細胞内シグナル分子

カルシニューリン

本分子の研究の経緯

カルシニューリン（calcineurin：CN）はカルシウム（Ca^{2+}）による細胞内シグナル伝達を媒介するセリン/スレオニンホスファターゼである．1979年にKleeらによって発見され，中枢神経系に豊富に存在することからカルシニューリンと命名された[1]．

酵母からヒトに至る真核生物のすべての細胞にユビキタスに存在しており，当初は普遍的な生命現象にかかわっていることが想定された．しかし，1991年，カルシニューリンが一部の免疫抑制薬（後述）の標的分子であることが明らかとなり[2]，その結果，神経特異的タンパク質の観点よりも免疫系での役割に関して精力的に研究されてきた経緯がある．

分子構造

カルシニューリンは脱リン酸化を行う触媒サブユニット（カルシニューリンA：CnA）と，Ca^{2+}と結合する調節サブユニット（カルシニューリンB：CnB）からなるヘテロ二量体である（図右）．CnAはN末端側から触媒領域，CnB結合領域，カルモジュリン（CaM）結合，自己抑制を担当する4つのドメインをもつ．また，α，β，γの3つのアイソフォームがあり，組織における発現特異性を規定する．CnBはCa^{2+}と結合する4つのEF handモチーフをもつ．CnBにCa^{2+}が結合すると，CaMがCnAに結合することで自己抑制ドメインが活性中心から解離し，酵素活性が発揮される．

NFAT（nuclear factor of activated T-cells）はカルシニューリンの基質であり，活性化されたカルシニューリンがNFATに結合すると，NFATのセリン残基を脱リン酸化する．この脱リン酸化による構造変化により，NFATが核へ移行し転写因子として機能することで遺伝子発現が誘導される[3]（図左）．

機能・役割

細胞内のCa^{2+}濃度はきわめて低濃度（細胞外Ca^{2+}濃度の1万分の1）に維持されているが，細胞外あるいは小胞体内から細胞質内へCa^{2+}が流入することで細胞内Ca^{2+}濃度が上昇し，神経情報伝達，免疫応答，筋細胞形成など多彩な生体反応が惹起される．カルシニューリンは，免疫系において，特にT細胞受容体の刺激で誘導されるシグナル伝達で重要な役割を担う．

抗原提示細胞がT細胞上のT細胞受容体に結合すると，主にZAP-70，ホスホリパーゼγの活性化を介して，イノシトール三リン酸（IP_3）の合成が促進され，小胞体膜に存在するIP_3受容体に結合し，小胞体内に蓄積されたCa^{2+}の細胞質内への放出を引き起こす．放出された過剰なCa^{2+}がカルシニューリンの調節サブユニットに結合し活性化する．活性化されたカルシニューリンはNFATを脱リン酸化することにより核内に移動させ，NFATがインターロイキン-2（IL-2）の遺伝子発現を誘導する[4]（図左）．IL-2はヘルパーT細胞を活性化してほかのサイトカインの産生を促進し，また細胞傷害性T細胞とNK（ナチュラルキラー）細胞の機能を促進する．

疾患との関連性・臨床的意義

カルシニューリンは，T細胞の活性化とIL-2を介した細胞増殖に関与することで，さまざまな免疫疾患の病態形成にかかわっている．さらに，発見の契機となった中枢神経系などでも重要な役割を担うことが示唆されている．例えば，カルシニューリンを障害したマウスでは，統合失調症様症状を認める[5]．さらに，カルシニューリン調節タンパク質の1つであるRCAN1によるカルシニューリンの阻害が，ダウン症候群の原因の1つであると考えられている[6]．また，ほかにも糖尿病，肥大型心筋症などとの関係も報告されている．

Cyclosporine Aおよび**Tacrolimus**（FK506）は選択

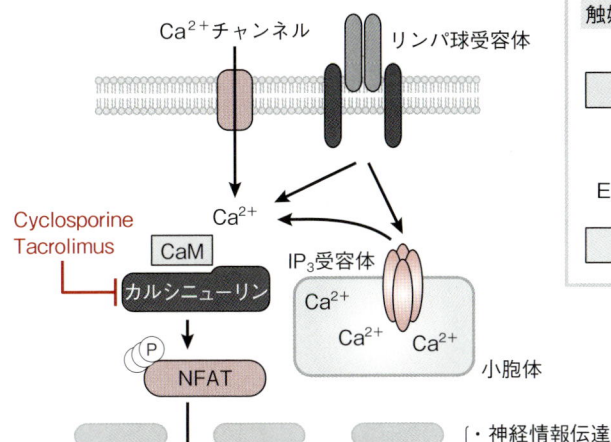

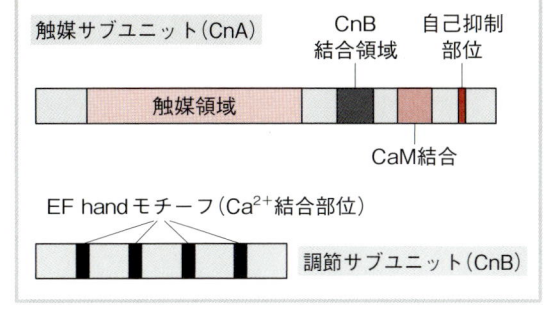

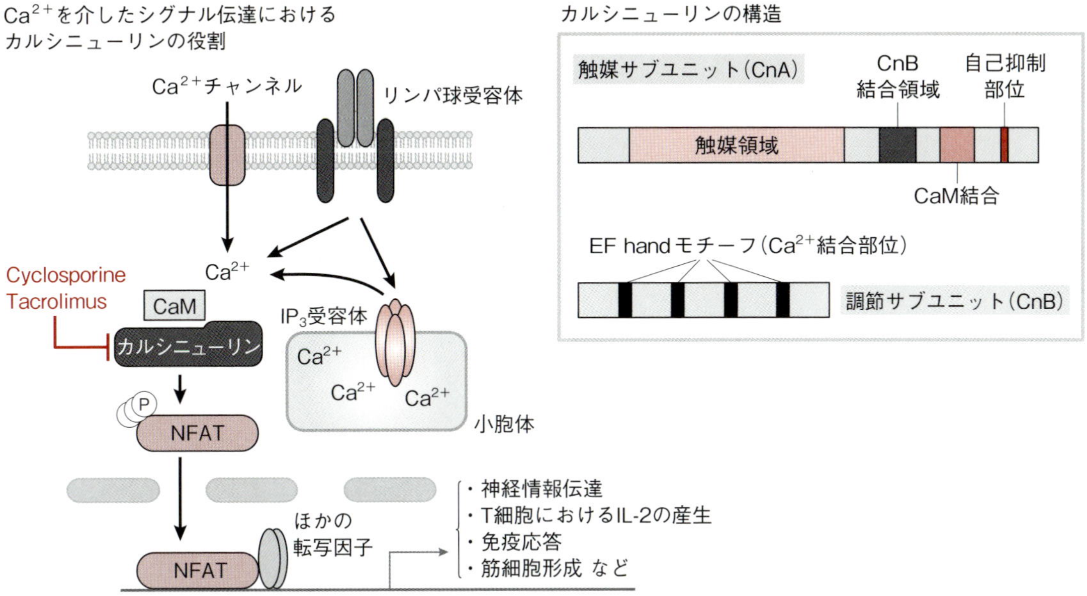

図　カルシニューリンの構造とカルシウムシグナル経路（左図：文献4をもとに作成，右図：文献3より改変して転載）

的なカルシニューリン阻害薬であり（図左），その作用機序は本化合物が細胞内結合タンパク質であるイムノフィリンと複合体を形成し，カルシニューリンに結合することでその活性を阻害する[2]．免疫系では特にNFATの脱リン酸化による核内移行を阻害することで，ヘルパーT細胞によるIL-2などのサイトカイン産生の抑制による強力な免疫抑制作用を示す．現在，臓器移植（腎，肝，心，肺および膵）における拒絶反応の抑制，骨髄移植における拒絶反応および移植片対宿主病の抑制，さらに関節リウマチ，全身性エリテマトーデス，尋常性乾癬，再生不良性貧血，ネフローゼ症候群，全身型重症筋無力症，アトピー性皮膚炎などの治療薬として広い領域で使用されている．

<文献>

1) Klee, C. B. et al. : Proc. Natl. Acad. Sci. USA, 76 : 6270-6273, 1979
2) Liu, J. et al. : Cell, 66 : 807-815, 1991
3) 大洞将嗣，髙柳 広：『シグナル伝達キーワード事典』（山本 雅，他／編），pp.87-89，羊土社，2012
4) 天崎吉晴：日本臨床免疫学会会誌，33 : 249-261, 2010
5) Miyakawa, T. et al. : Proc. Natl. Acad. Sci. USA, 100 : 8987-8992, 2003
6) Fuentes, J. J. et al. : Hum. Mol. Genet., 9 : 1681-1690, 2000

（中山田真吾，田中良哉）

memo

6章 細胞内シグナル分子

NF-κB/IκBζ　【和文】核内因子κB (NF-κB)

本分子の研究の経緯

NF-κB (nuclear factor-κB) は，1986年にBaltimoreらにより，免疫グロブリンκ鎖遺伝子が発現するために必要なエンハンサー領域に結合する転写因子として同定された[1]．当初はB細胞に特異的に発現すると考えられたが，後に真核生物のほぼすべての細胞に発現していることが明らかとなった．

NF-κBは通常細胞質に存在し，抑制因子であるIκB (inhibitor κB) との複合体形成によりその活性が抑制されている[2]．細胞外刺激によってIκBから開放されると，p50とRelAあるいはp52とRelBのヘテロ二量体を形成して核内移行が可能となる．

1) 活性化のメカニズム

活性化のメカニズムとして2つの経路が知られている（図）．主にLPS（リポ多糖）やTNF-α，IL-1などの刺激で活性化される古典的経路では，IκBキナーゼ (IKK) であるIKKα，βおよびγ (NEMO) から構成されるIKK複合体がNF-κB活性を抑制しているが，受容体からのシグナルによりIκBがポリユビキチン化とプロテアソームによって分解され，IκBαによりマスクされていたp50-RelAの核内移行シグナルが露出することで，NF-κBが核に移行できるようになる．

非古典的経路では，BAFFやCD40Lなどの刺激により活性化したNIK (NF-κB inducing kinase) はIKKαから構成されるIKK複合体を活性化し，p100-RelB複合体を限定分解へと導き，産生されたp52-RelBがDNAに結合し，転写活性を示す．

一方，IκBファミリーのなかに抑制因子ではなく転写活性化を促進するものが存在する．2001年，LPSやIL-1βで発現が誘導され，NF-κBと結合し標的遺伝子の発現を促進する因子としてIκBζ (inhibitor κBζ) が同定された[3〜5]．ほかのIκBが細胞質に局在しNF-κBの核移行を阻害しているのとは異なり，IκBζは核内に局在して転写を促進する．

分子構造

NF-κB (Rel) ファミリーはN末端側にRelホモロジードメイン (RHD)，C末端側に転写活性化ドメインを有する．NF-κBファミリーメンバーは互いのRHDにより結合し，ホモあるいはヘテロ二量体を形成したものが核内へ移行し，DNAへ結合して転写因子として機能する．

IκBファミリーにはアンキリンリピートとよばれる配列が存在し，NF-κBのRHDに結合することでC末端側の核移行シグナルをマスクするため，NF-κBが細胞質内にとどめられる．IκBζも同様にアンキリンリピートをC末端側に有するが，ほかのIκBファミリーとは異なりN末端側に核移行シグナルと転写活性化ドメインを有するため，核へ移行しp50などと共同して遺伝子発現を誘導することができる．

機能・役割

NF-κB経路はストレスやサイトカイン，紫外線などの刺激により活性化され，環境変化に対する生命応答を制御している．また，NF-κBは真核生物の細胞に広く分布しており，細胞の増殖や生存，細胞接着など普遍的な細胞機能に関与する．免疫系においても，炎症反応，自然・獲得免疫の制御，リンパ球の成熟などに関連する多数の遺伝子の調節に重要なシグナル伝達経路である（図）．

疾患との関連性・臨床的意義

NF-κB活性の制御異常は気管支喘息，クローン病などの炎症性腸疾患，関節リウマチ (RA) などの自己免疫疾患，悪性腫瘍，敗血症などの原因となる．特に，悪性腫瘍では多くの場合NF-κBの恒常的活性化が認められる[6]．近年，ヘルパーT細胞サブセットであるTh17細胞がRAの病因に重要であることが報告されて

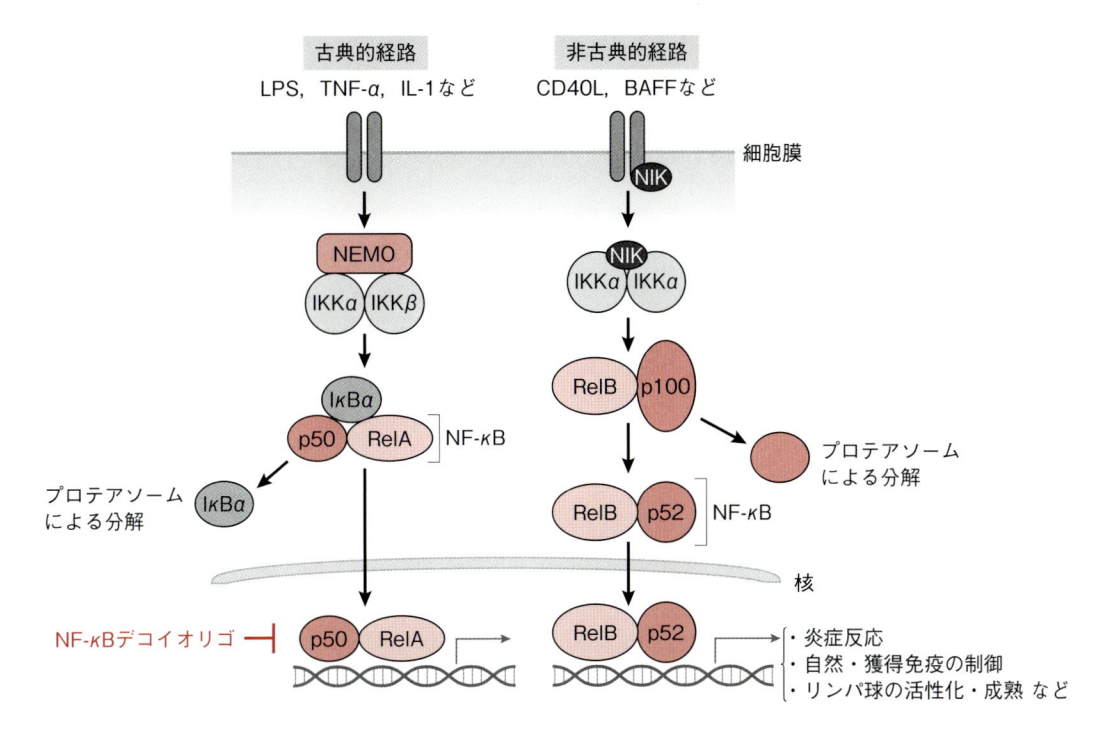

図　NF-κBの古典的および非古典的経路

いるが，興味深いことにIκBζがROR（レチノイド関連オーファン受容体）核内受容体と協調して，Th17細胞の分化に必須であることが報告された[7]．実際，IκBζノックアウトマウスは実験的自己免疫性脳脊髄炎を発症しない．

　NF-κBを標的とした治療に関して，本邦で開発されたクロモン骨格を有する新規抗リウマチ薬であるIguratimod（イグラチモド）は，NF-κBの活性阻害を主な作用機序としている．また，IKKを標的とした阻害薬が現在開発中であり，RAへの臨床応用が期待される．さらに，**NF-κBデコイオリゴ**は，遺伝子の一部と同じ配列を人工的に合成したDNAであり，NF-κBの転写部位への結合を阻害することにより遺伝子発現を抑制する[8]（図）．今後，アトピー性皮膚炎，RAなどに対する新規の核酸医薬として注目されている．

＜文献＞
1) Lenardo, M. J. & Baltimore, D. : Cell, 58 : 227-229, 1989
2) Liu, S. & Chen, Z. J. : Cell Res., 21 : 6-21, 2011
3) Yamazaki, S. et al. : J. Biol. Chem., 276 : 27657-27662, 2001
4) Kitamura, H. et al. : FEBS Lett., 485 : 53-56, 2000
5) Haruta, H. et al. : J. Biol. Chem., 276 : 12485-12488, 2001
6) Hayden, M. S. & Ghosh, S. : Cell, 132 : 344-362, 2008
7) Okamoto, K. et al. : Nature, 464 : 1381-1385, 2010
8) 樋口ゆり子, 他：薬学雑誌, 128 : 209-218, 2008

（中山田真吾，田中良哉）

6章 細胞内シグナル分子

AP-1　【和文】活性化タンパク質-1

本分子の研究の経緯

AP-1 (activator protein-1) はFos, Jun, ATF (activating transcription factor) などのタンパク質で構成される，ホモあるいはヘテロ二量体からなる転写因子である．当初，腫瘍ウイルスSV40 (simian virus 40) のエンハンサー領域にある特異配列を介した，ホルボールエステルTPA（あるいはPMA）誘導性の転写因子として研究されてきた[1)2)]．

AP-1はサイトカインや成長因子，細菌やウイルスの感染などさまざまな刺激に応答して遺伝子発現を制御するとともに，細胞の分化や増殖，アポトーシスなど多くの細胞プロセスも制御している[2)]．もともと発がんとの関連で発見されたが，すべてのAP-1が細胞のがん化を誘導するわけでなく，AP-1の構成要素や細胞の種類によって異なる生物学的作用を有する．

分子構造

AP-1は，Junファミリー (c-Jun, JunB, JunD)，Fosファミリー (c-Fos, Fra-1, Fra-2, FosB) またはATFファミリー (ATF2, ATF3, ATF4, ATF7) からなる二量体により構成され，DNAのAP-1結合部位に結合して転写を促進する[3)]．Junタンパク質は，FosタンパクまたはATFタンパク質とロイシンジッパー構造 (basic region leucine zipper：bZIP) を介してヘテロ二量体を形成するが，Junタンパク質同士でもホモ二量体を形成する．ATFタンパク質もホモ二量体を形成するが，Fosタンパク質はホモ二量体はつくらない．Jun, Fos, ATFのおのおののファミリーの組み合わせにより，多くの種類の二量体が形成され異なる生物学的活性を示す（図）．

機能・役割

AP-1はNF-κB (p.166参照) と同様にストレス応答性の転写因子であり，サイトカイン，増殖因子や紫外線などさまざまな刺激に応答して遺伝子発現を制御するとともに，細胞の分化や増殖，アポトーシスなど多くの細胞プロセスも制御している．免疫系においても炎症反応，自然・獲得免疫の制御，リンパ球の成熟などに関連する多数の遺伝子の調節に重要なシグナル伝達経路である[4)]．

AP-1ファミリーは当初，発がんとの関連が考えられ，c-Fos, FosB, c-Junはがん遺伝子産物とみなされているが，ヒトにおいてこれらの遺伝子の変異は見つかっていない．一方で，JunBとJunDはがん抑制効果を示し，AP-1の構成要素による多様な生物活性を示唆している．

疾患との関連性・臨床的意義

AP-1ファミリーは，NF-κBと同様，さまざまな免疫シグナルの下流に存在する核内転写因子として炎症の制御に深くかかわっており，AP-1の過剰発現は関節リウマチの関節・骨破壊に関与している．骨代謝において，破骨細胞はマクロファージ系の前駆細胞から破骨細胞分化誘導因子RANKLの存在下で誘導されるが，その過程でAP-1がNFATc1と複合体を形成することで破骨細胞の分化が促進される．実際，AP-1の構成分子であるc-Fosのノックアウトマウスでは，破骨細胞が欠損して大理石骨病を発症する．すなわち，RANKLのシグナリングにおいてc-Fosは必須の転写因子と考えられている[5)6)]．

現在，AP-1のDNA結合部位を阻害する低分子化合物T-5224（図）が開発され，コラーゲン誘導関節炎などの動物モデルにおいて治療効果を認めている．今後，c-Fos/AP-1阻害薬として，炎症性疾患や免疫・アレルギー疾患，骨代謝疾患への臨床応用が期待される．

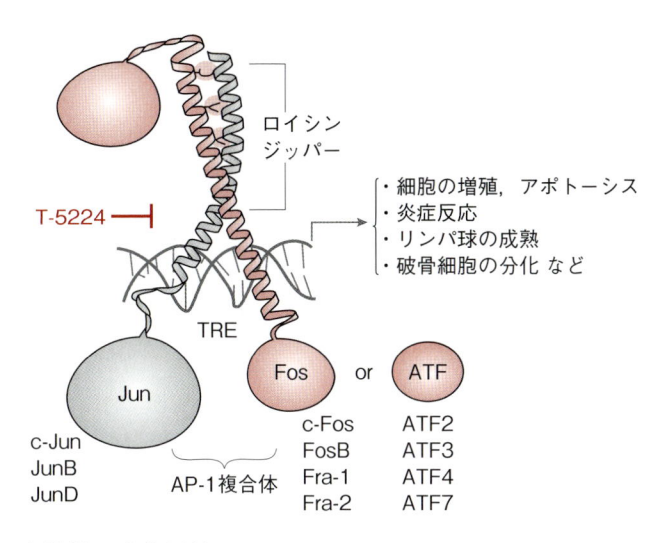

図 AP-1複合体の多様性と生物活性（文献2をもとに作成）
TRE：TPA responsive element

<文献>
1) Karin, M. et al.：Curr. Opin. Cell Biol., 9：240-246, 1997
2) 『シグナル伝達 第2版』（上代淑人，佐藤孝哉/監訳），pp.483-490，メディカルサイエンスインターナショナル，2012
3) Vogt, P. K.：Oncogene, 20：2365-2377, 2001
4) Macián, F. et al.：Oncogene, 20：2476-2489, 2001
5) Takayanagi, H. et al.：Dev. Cell, 3：889-901, 2002
6) Matsuo, K. et al.：J. Biol. Chem., 279：26475-26480, 2004

（中山田真吾，田中良哉）

memo

6章 細胞内シグナル分子

p38 MAPK
【和文】p38 マイトジェン活性化プロテインキナーゼ

本分子の研究の経緯

　MAPK（mitogen-activated protein kinase）は、真核生物に保存されたセリン/スレオニンキナーゼであり、ERK（extracellular signal-regulated kinase）、JNK（c-Jun N-terminal kinase）、およびp38 MAPKの3つのサブファミリーが存在する．p38 MAPKは、1994年に単核球においてLPS（リポ多糖）、ストレス刺激で反応するMAPKの1つとしてp38αが同定され、その後、p38β、p38γ、p38δの各アイソフォームが同定された[1]．

　p38 MAPKは炎症性サイトカイン（TNF-α、IL-1）による刺激や紫外線照射、低酸素、虚血、熱・浸透圧ストレスなどによって活性化される．MAPKの活性化はMKK（MAPK kinase）によって引き起こされ、MKKはMAP3K（MKK kinase）によって活性化される．p38 MAPKの上流にはMKK3やMKK6が存在し活性化を媒介している（図）．活性化したp38 MAPKは、MAPKAPキナーゼ2をリン酸化して活性化させるとともに、多くの転写因子（MK2, MK3, MEF2およびp53など）をリン酸化することで、さまざまな生物活性を誘導する．p38は主に細胞質に存在するが、活性化されリン酸化したp38は核に蓄積する．

分子構造

　p38 MAPKは、分子量38 kDaのセリン/スレオニンキナーゼであり、古典的MAPKであるERK1/2と約45％のホモロジーをもつキナーゼ領域を有する．キナーゼ領域の活性化ループにThr-Gly-Tyr（TGY）配列があり、Thr180とTyr182がMKK3またはMKK6によってリン酸化されることでキナーゼ活性を示す．また、C末端側には基質や上流因子との結合部位であるCD（common docking）ドメインがある[2]．

機能・役割

　p38 MAPKを介したシグナルは炎症性サイトカインの産生、細胞周期の調整、アポトーシス誘導などの生理現象に重要な役割を担う（図）．p38αとβは広範囲な組織に発現しているが、p38γは骨格筋に特異的に発現し、筋細胞の分化時に発現が上昇する．p38δは主に肺、腎臓、内分泌器官などに発現する．p38の機能はこれらアイソフォームや細胞の種類によって異なり、細胞の生存とアポトーシスの誘導といった相反する機能を異なる細胞に誘導する[2]．

疾患との関連性・臨床的意義

　p38 MAPKは、ヒトでは喘息や自己免疫疾患などに関与している．関節リウマチ（RA）においてはTNF-αやIL-6などの炎症性サイトカイン産生、シクロオキシゲナーゼ（COX）-2、マトリックスメタロプロテアーゼ（MMP）-3などの遺伝子の転写を介してその産生を誘導することで病態にかかわる．

　動物モデルにおいて、p38 MAPKの特異的阻害薬により主な炎症性サイトカイン（TNF-αおよびIL-1）、COX-2の生成が阻害されるなど高い抗炎症作用を示し、ヒトへの臨床応用が期待された[3]〜[5]．しかし現在までp38 MAPKを標的とした阻害薬が多数開発され試みられてきたが、RAに対する臨床効果はいずれも観察されず、肝機能障害、心毒性、中枢神経障害などの副作用も多く安全性の課題も指摘されている．このことはp38が組織にユビキタスに発現することに起因すると考えられ、実際、p38αのノックアウトマウスは胚性致死である．現在、その下流の分子であるMK2などを標的とした創薬が試みられている[5][6]．

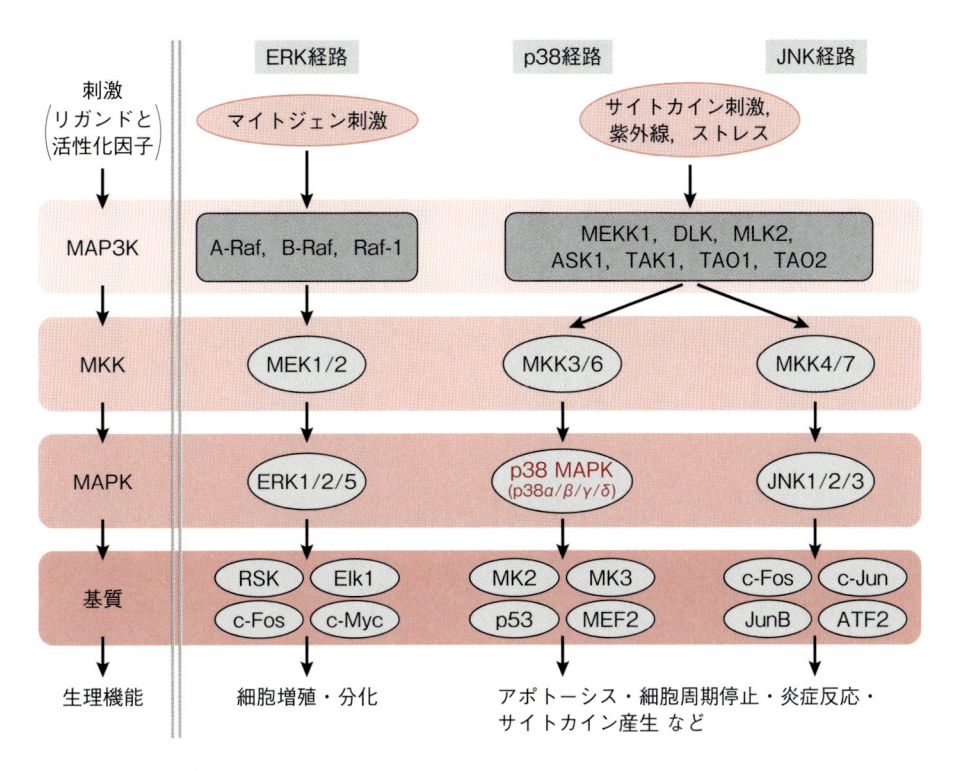

		ERK経路	p38経路	JNK経路
刺激 (リガンドと 活性化因子)		マイトジェン刺激	サイトカイン刺激, 紫外線, ストレス	
MAP3K		A-Raf, B-Raf, Raf-1	MEKK1, DLK, MLK2, ASK1, TAK1, TAO1, TAO2	
MKK		MEK1/2	MKK3/6	MKK4/7
MAPK		ERK1/2/5	p38 MAPK (p38α/β/γ/δ)	JNK1/2/3
基質		RSK, Elk1 c-Fos, c-Myc	MK2, MK3 p53, MEF2	c-Fos, c-Jun JunB, ATF2
生理機能		細胞増殖・分化	アポトーシス・細胞周期停止・炎症反応・ サイトカイン産生 など	

図　MAPキナーゼ経路 (文献7より改変して転載)

<文献>
1) Cuadrado, A. & Nebreda, A. R. : Biochem. J., 429 : 403-417, 2010
2) 斎藤春雄：『シグナル伝達キーワード事典』(山本雅, 他/編), pp.215-222, 羊土社, 2012
3) Nishikawa, M. et al. : Arthritis Rheum., 48 : 2670-2681, 2003
4) Kumar, S. et al. : Nat. Rev. Drug Discov., 2 : 717-726, 2003
5) Duraisamy, S. et al. : Expert Opin. Ther. Targets, 12 : 921-936, 2008
6) 椛座康夫, 富田哲也：医学のあゆみ, 240 : 583-586, 2012
7) 久保田裕二, 他：実験医学, 30 : 732-739, 2012

（中山田真吾, 田中良哉）

memo

6章 細胞内シグナル分子

c-Src

本分子の研究の経緯

c-Srcは，1976年にVarmusとBishopによってラウス肉腫ウイルスのがん遺伝子v-Srcのがん原遺伝子として発見され，最初に同定されたチロシンキナーゼである[1]．細胞外から受容体を介して受け取った増殖因子などの情報を，細胞内へチロシンキナーゼ活性へと変換して伝達するといった発見は，シグナル伝達の研究における最大の躍進をもたらした．

c-Srcは，当初は細胞のがん化との関連性から，細胞増殖や生存に関して精力的に研究されたが，後に，基質となる分子のリン酸化やほかの分子との相互作用によって，細胞遊走，細胞分化，アポトーシスなどの多様な細胞機能を制御していることが明らかになった．Srcファミリーとしては，現在まで8種（c-Src，Fyn，Lyn，cYes，Lck，Blk，c-Fgr，Hck）が同定されており，ファミリーごとに発現特異性があるが，全体として神経系や免疫系の細胞において発現レベルが高い[2]．

分子構造

c-Srcは，SH3，SH2，キナーゼドメインからなる分子量60 kDaの非受容体型チロシンキナーゼである．N末端側に付加されたミリスチン酸を介して主に細胞膜に局在している．通常，C末端のTyr527がCsk（C-terminal Src kinase）によってリン酸化を受け不活性型構造を呈してシグナルがロックされた状態にあるが，EGF（上皮細胞増殖因子）などの増殖因子やインテグリンなどの接着分子の刺激を受けると，SH2ドメインがフリーとなって開いた構造となり，アダプター分子が結合することで活性型の構造を呈してSrc分子を特定の場に集積させる（図）[2]．さらに，Tyr416の自己リン酸化が起こることでSrcはフルに活性化できる．

機能・役割

c-Srcは多くのシグナル伝達分子を基質とするがゆえに，多彩な細胞機能を制御する司令塔的な役割を担う．重要な基質として，細胞接着，細胞運動にかかわるアダプタータンパク質（FAK，Cas，Shcなど），さらに，細胞骨格を制御する裏打ちタンパク質（カテニン，ビンキュリンなど），低分子量Gタンパク質の制御因子（GEF，GAP）や細増殖因子（Ras，PI3Kなど）などがあげられる．c-Srcは特に細胞の増殖・運動性の促進，細胞骨格の再構成に加えて，転移・浸潤の亢進などのがんの形質の獲得に重要な役割をもつ．

疾患との関連性・臨床的意義

c-Srcは最初に同定されたがん原遺伝子であるが，ヒトにおけるsrc遺伝子の欠損，変異は確認されていない．しかし，c-Srcの発現量と活性はがんの悪性度と相関することが報告されている[3][4]．興味深いことに，上記のような多彩な細胞機能とユビキタスな発現にかかわらず，c-Src遺伝子のノックアウトマウスの唯一の表現型は骨吸収不全に起因する骨大理石病の発症である[5]．このマウスでは多核破骨細胞の数に異常はなく，細胞遊走能および骨吸収能の著明な低下が認められる．すなわち，c-Srcは破骨細胞の形態や機能の制御に必須な分子と考えられる．

Srcキナーゼ阻害薬**Saracatinib**は破骨細胞の機能を特異的に阻害することがin vitroで確認され，有害な反応を示さない骨粗鬆症，関節リウマチ，骨転移などに対する新たな治療薬として期待されている[6]．さらに，Bcr-Ablの阻害薬**Imatinib**に抵抗性の慢性骨髄性白血病に対する第二世代の治療薬であるDasatinib（ダサチニブ）は，AblのみならずSrcを強力に阻害することで，優れた抗腫瘍効果を示すことが報告されている[7]．

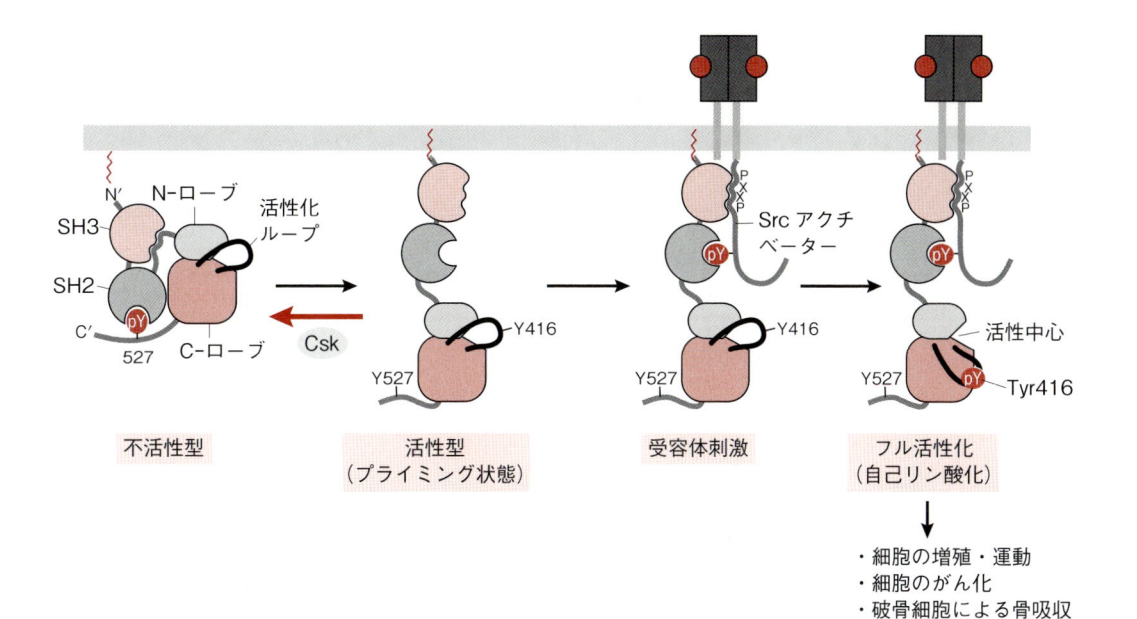

図　c-Srcの構造と活性化機構（文献2より改変して転載）

<文献>
1) Stehelin, D. et al. : Nature, 260 : 170-173, 1976
2) 岡田雅人：『シグナル伝達キーワード事典』（山本雅，他/編），pp.21-24，羊土社，2012
3) Yeatmen, T. J. : Nat. Rev. Cancer., 4 : 470-480, 2004
4) Frame, M. C. : Biochim. Biophys. Acta, 1602 : 114-130, 2002
5) Soriano, P. et al. : Cell, 64 : 693-702, 1991
6) Hannon, R. A. et al. : J. Bone Miner. Res., 25 : 463-471, 2010
7) Hantschel, O. et al. : Leuk. Lymphoma, 49 : 615-619, 2008

（中山田真吾，田中良哉）

memo

6章 細胞内シグナル分子

Bcr-Abl

本分子の研究の経緯

1960年，米国フィラデルフィアにて慢性骨髄性白血病（CML）患者において，9番染色体と22番染色体が相互転座し，9番染色体にあった*abl*（*Abelson*）遺伝子と22番染色体上の*bcr*（*break point cluster region*）遺伝子が融合した*bcr-abl*キメラ遺伝子をもつ異常染色体（フィラデルフィア染色体）が発見された．その転写・翻訳産物であるBcr-Abl融合タンパク質は，チロシンキナーゼ活性が恒常的に亢進した非制御状態にあるため，過剰な細胞増殖を引き起こすことでCMLの病態に至る[1)2)]．

Bcr-Ablキナーゼ阻害薬として最初に登場したメシル酸**Imatinib**は，CMLに対する画期的な分子標的薬と注目された[3)]．さらに，主標的であるBcr-Ablキナーゼ以外にも広範囲のキナーゼを阻害するオフターゲット効果も明らかとなり，免疫疾患の難治性病態への応用が期待されるようになった．

分子構造

フィラデルフィア染色体は，チロシンキナーゼ活性が亢進された210 kDaのBcr-Abl融合タンパク質（p210）を生成する（図A）．Bcr-Ablチロシンキナーゼには特異的結合部位が2つあり，1つはリン酸化チロシン残基をもったシグナル分子が結合する基質結合部位であり，もう1つはそのチロシン残基に結合するリン酸を供給するためのATP結合部位である．Bcr-AblチロシンキナーゼにATPと基質が結合すると，ATPからリン酸基を切り離して基質のチロシンをリン酸化し活性化させる．このリン酸化された基質が下流の基質をリン酸化するといったようにそのシグナルを次々に伝達する．

機能・役割

Ablはトリ白血病の原因となるAbelsonレトロウイルスのがん遺伝子*v-abl*の転写産物として発見され，そのがん原遺伝子が*c-Abl*である．Ablの機能は，細胞骨格の再構成，細胞運動や接着の制御，細胞増殖など多岐に及ぶ．また，がん遺伝子*Bcr-Abl*の基質には細胞周期や細胞増殖の阻害因子が含まれており，これらの増殖制御破綻ががん化促進にかかわると考えられている[4)]．

疾患との関連性・臨床的意義

*Bcr-Abl*融合遺伝子は，CML患者の90％以上，急性リンパ芽球性白血病（ALL）または急性骨髄性白血病（AML）の患者の約20％の症例で見出される．Imatinibは，Bcr-Ablの特異的阻害によるCMLに対する薬物であり，分子標的薬の先駆け的存在である．本剤は，Bcr-AblのキナーゼドメインのATP結合部位に競合的に結合するように分子デザインされた低分子化合物で，その拮抗阻害によって基質のリン酸化と引き続くシグナル伝達を阻害する（図B）．CML，フィラデルフィア染色体陽性ALLに有効な治療薬であるが，Bcr-Abl，c-Ablのみならず，PDGF（血小板由来成長因子）受容体およびc-Kitチロシンキナーゼ活性をも阻害することから（図B），c-Kit陽性消化管間葉腫瘍（gastrointestinal stromal tumor：GIST），肺高血圧症，関節リウマチ，間質性肺炎などへの臨床効果も認められる[5)～9)]．

近年，Imatinib抵抗性のCMLに対する第二世代の治療薬として，Nilotinib（ニロチニブ）やDasatinib（ダサチニブ）が開発された．DasatinibはBcr-Ablへの優れた選択的拮抗作用により，その活性抑制効果はImatinibの325倍とされる．また，T細胞の活性化やB細胞の分化に重要なSrcファミリー（Src, Lck, Yes, Fyn），ZAP-70/Sykファミリーも標的とすることから，

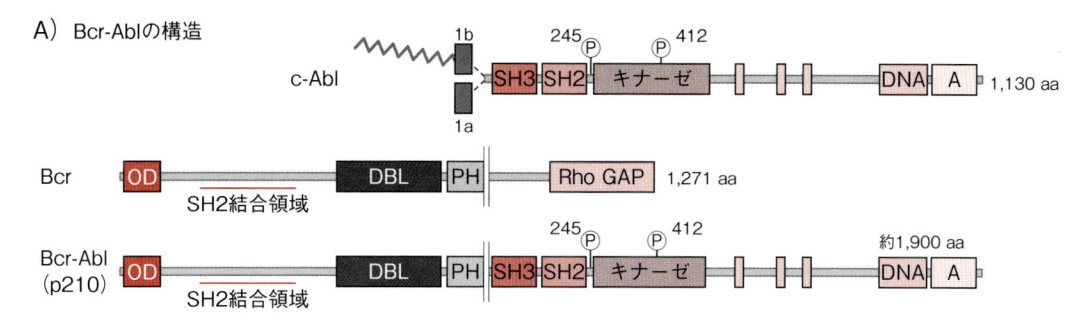

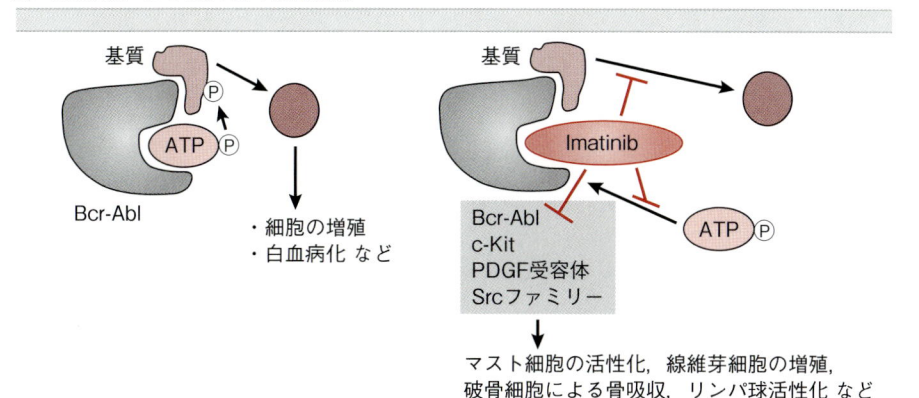

図 Bcr-Ablの構造とイマチニブの作用機序 (A：文献3をもとに作成)
OD：多量体化ドメイン，DBL：びまん性B細胞リンパ腫，PH：プレクストリン相同ドメイン，A：アクチン結合ドメイン，DNA：DNA結合ドメイン

今後，多くの免疫疾患に対する治療薬としても期待される．

<文献>
1) Nowell, P. C. : J. Clin. Invest., 117 : 2033-2035, 2007
2) Hantschel, O. & Superti-Furga, G. : Nat. Rev. Mol. Cell Biol., 5 : 33-44, 2004
3) 「シグナル伝達 第2版」(上代淑人，佐藤孝哉/監訳)，pp.622-629, メディカルサイエンスインターナショナル，2012
4) 岡田雅人：『シグナル伝達キーワード事典』(山本雅，他/編)，pp.147-149, 羊土社，2012
5) Druker, B. J. et al. : N. Engl. J. Med., 344 : 1031-1037, 2001
6) Druker, B. J. et al. : N. Engl. J. Med., 344 : 1038-1042, 2001
7) Demetri, G. D. et al. : N. Engl. J. Med., 347 : 472-480, 2002
8) Paniagua, R. T. et al. : J. Clin. Invest., 116 : 2633-2642, 2006
9) Daniels, C. E. et al. : Am. J. Respir. Crit. Care Med., 181 : 604-610, 2010

(中山田真吾，田中良哉)

memo

6章 細胞内シグナル分子

TLR4　【和文】Toll様受容体4

◆ 本分子の研究の経緯

Toll様受容体（Toll-like receptor）は，病原体に特徴的な分子を認識して適切な自然免疫応答を誘導する受容体である[1)2)]．1997年に最初に同定されたTLR4（Toll-like receptor 4）は，グラム陰性菌の細胞壁成分であるリポ多糖（LPS）やグラム陽性菌のペプチドグリカン層にあるリポテイコ酸をリガンドとして認識する受容体である．

以後の精力的な研究によって，TLRの多くのファミリーが多様な病原体センサーとして次々と同定され，最近では感染防御のみならず，肥満，糖尿病，自己免疫疾患，アレルギー疾患などにも関与していることが明らかにされた．2011年にはTLRの発見に関して，ノーベル賞が授与されている．

◆ 分子構造

TLRは細胞外領域にロイシンリッチリピート，細胞内領域にTIR（Toll-interleukine 1 receptor）ドメインをもつⅠ型膜貫通タンパク質である．TLR4は細胞膜上に存在し，リガンド認識を行うMD-2と結合している（図）．LPSはLPS結合タンパク質や細胞膜上のCD14を介してTLR4と結合する．リガンドを結合すると，TLR4は二量体となり細胞内にシグナルを伝えるとともに，細胞内へ移行する．

TLR4の下流はMyD88依存経路とTRIF依存経路の2つのシグナル伝達経路により制御されている．MyD88依存経路では，TLR4の細胞内側にあるTIRドメインにMyD88およびTIRAP（Toll-interluekine 1 receptor domain-containing adaptor protein）が結合する．MyD88はデスドメインを介してIRAKに結合してこれを活性化し，TRAF6やTAK1，IKK，MAPKファミリーの活性化を介して炎症性サイトカインの産生を誘導する．

TRIF依存経路では，TLR4のTIRドメインにTRAM（TRIF-related adaptor molecule）とTRIFが結合し，TBK1やIRF3の活性化を介して，Ⅰ型インターフェロンの産生を誘導する．

◆ 機能・役割

TLR4はグラム陰性菌の細胞壁外膜の成分であるLPS（＝エンドトキシン）を検出する病原体センサーであり，マクロファージや肥満（マスト）細胞などに発現している．TLR4遺伝子の変異マウスは，LPSに低応答性である．TLR4を介した免疫応答は感染からの防御を担うが，リガンドが多すぎる場合にはエンドトキシンショック（敗血症性ショック）を起こしうる．近年，TLR4は感染への応答のみならず，アレルギーや肥満による炎症病態にも関与することが報告されている．

◆ 疾患との関連性・臨床的意義

TLR4は病原体への応答以外にも，多くの病態にかかわることが明らかになりつつある．例えば，ニッケルやダニに対するアレルギー反応などは，TLR4の活性化を介して炎症が誘導される[3)]．また，ミリスチン酸やパルミチン酸などの飽和脂肪酸がTLR4/MD-2を活性化することが，肥満の病態にかかわっている[4)]．TLR4の遺伝子多型は疾患感受性や治療への反応性などに影響を与えるとするデータも報告されている．また，病原体のRNAやDNAを認識するTLR7やTLR9が，自己の核酸をも認識して全身性エリテマトーデスなどの自己免疫疾患の病態に関与している[5)6)]．

このような背景から，TLRは感染症や自己免疫疾患，がん，さらには代謝性疾患などさまざまな疾病の発症メカニズムの解明や新たな抗体医薬の標的として注目されるようになってきた．**Eritoran**（E5564）はLPSの構成成分であるリピドAのアナログ（構造類似化合物）であり，TLR4のアンタゴニストとして作用し，

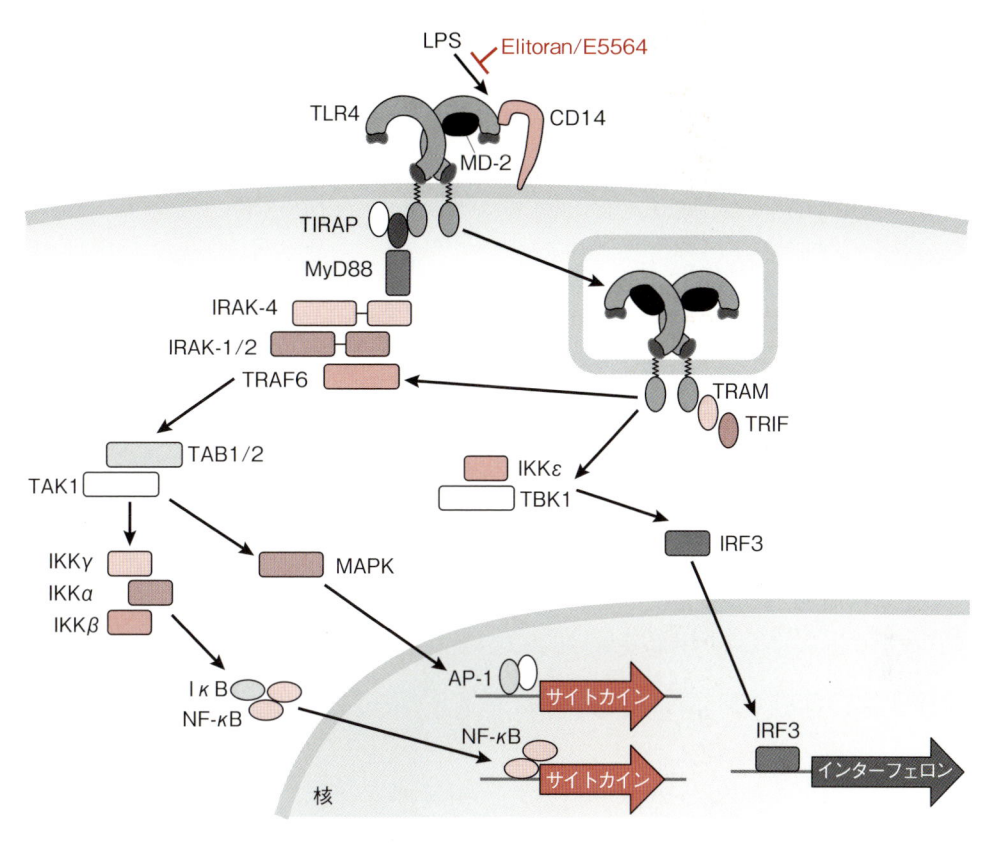

図　TLR4を介したシグナル伝達経路（文献1より改変して転載）

TLR4により引き起こされる過剰な反応を抑制する[7]（図）．特に，細菌の感染に対する過剰炎症反応である重症敗血症に対する治療薬の候補として，臨床試験が進行中である．

＜文献＞
1) 山川奈津子，三宅健介：『シグナル伝達キーワード事典』（山本 雅，他/編），pp.232-238，羊土社，2012
2) 熊谷雄太郎，審良静男：実験医学，30：724-731，羊土社，2012
3) Schmidt, M. et al.：Nat. Immunol., 11：814-819, 2010
4) Suganami, T. et al.：Arterioscler. Thromb. Vasc. Biol., 27：84-91, 2007
5) Lande, R. et al.：Nature, 449：564-569, 2007
6) Marshak-Rothstein, A. & Rifkin, I. R.：Annu. Rev. Immunol., 25：419-441, 2007
7) Wittebole, X. et al.：Mediators Inflamm., 568396, 2010

（中山田真吾，田中良哉）

6章 細胞内シグナル分子
ユビキチン-プロテアソーム経路

本分子の研究の経緯

ユビキチン（ubiquitin）は1980年代に発見された76個のアミノ酸からなる約8 kDaの小型のタンパク質で，酵母からヒトまで核をもつ真核生物に"ユビキタス"に存在することから，ユビキチンと名付けられた．プロテアソーム（proteasome）はタンパク質の分解を行う約2.5 MDaの巨大な酵素複合体であり，ユビキチンにより標識されたタンパク質をプロテアソームで分解する系はユビキチン-プロテアソーム経路（ubiquitin-proteasome pathway）とよばれる．

この経路は，主にタンパク質の修飾に用いられ，タンパク質分解，DNA修復，免疫応答，シグナル伝達などさまざまな生命現象にかかわることが明らかにされてきた．この「ユビキチンを介したタンパク質分解の発見」に関して2004年のノーベル化学賞が授与されている．

分子構造

ユビキチン-プロテアソーム経路を経由したタンパク質分解は，基質タンパク質と多数のユビキチン分子との共有結合によるタグづけ（ユビキチン化）と，タグタンパク質の26Sプロテアソームによる分解というステップで行われる．

標的タンパク質に対するユビキチンの付加には，3つの酵素を必要とする[1]（図）．まず，ユビキチン活性化酵素（E1）の作用によりATP依存性のユビキチン分子が活性化され，次に，活性化されたユビキチン分子がユビキチン結合酵素（E2）に転移され複合体を形成する．さらに，ユビキチンリガーゼ（E3）がE2と基質タンパク質の両者に結合することで，ユビキチンは基質タンパク質へ受け渡される．この一連の反応が繰り返され，数珠状のポリユビキチン鎖が形成される（ポリユビキチン化）．ポリユビキチン化された基質タンパク質はプロテアソームによって分解される．哺乳類においては，E1は2種類，E2は約40種類が同定されているが，E3は1,000種類以上存在するとされ，E3の多様性によって多彩な生命現象を担うことが可能である．

ユビキチンにはK6，K11，K27，K29，K33，K48，K63の7つのリジン残基があり，すべてのリジン残基にユビキチンが付加されうるが，それぞれ役割が異なり，タンパク質の分解に関与するリジン残基はK11とK48である[2]．一方で，K63を介したポリユビキチン化はプロテアソームによる分解を受けず，NF-κBによるシグナル伝達系やDNA修復などにかかわっている．

26Sプロテアソームは，ATP依存性にユビキチン化されたタンパク質の立体構造をほどいて短いペプチドに分解する巨大な酵素複合体であり，中心部にタンパク質分解の活性中心を有する20Sプロテアソーム（触媒ユニット），両端に19Sサブユニット（制御ユニット）が会合した構造からなる．20Sプロテアソームは，それぞれ7種の相同なαサブユニット（α1〜7）とβサブユニット（β1〜7）の14種のサブユニットから形成されている．

機能・役割

ユビキチン-プロテアソーム経路の一般的な機能は，タンパク質分解による分子の量的および質的な制御である．最近，DNA修復やエンドサイトーシスの制御，シグナル伝達といったタンパク質分解以外の機能をもつことが明らかになり，MHCクラスIによる抗原提示などの免疫応答に関与していることも判明した．ウイルス感染などにより産生されるIFN-γ刺激によって，20Sプロテアソームのβサブユニット（β1，β2，β5）が免疫型（β1i，β2i，β5i）に入れ替わることが知られており，このプロテアソームは免疫プロテアソームとよばれる．これによって，抗原提示細胞における切断様式が変化し，MHCクラスIに効率的に提示されるペプチド断片が生成される．

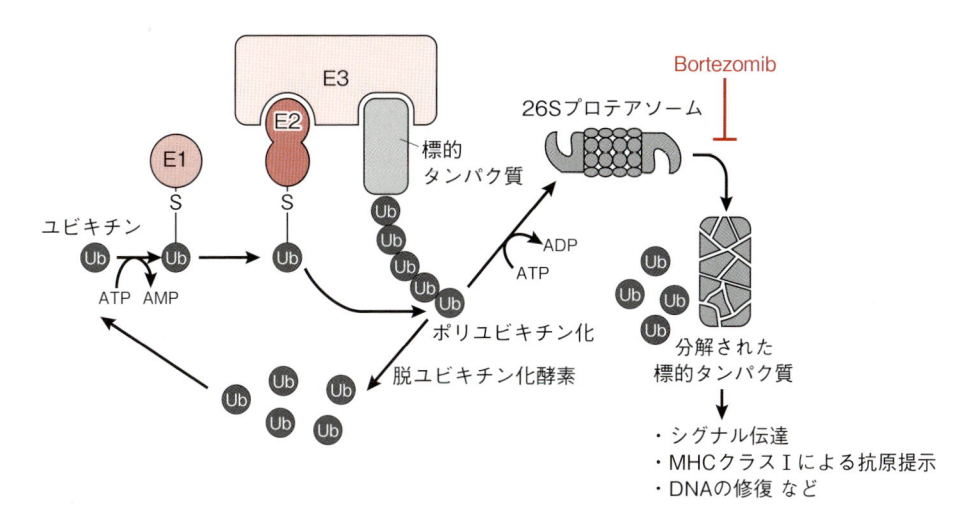

図　ユビキチン-プロテアソーム経路（文献3より改変して転載）

疾患との関連性・臨床的意義

　ユビキチン-プロテアソーム系の破綻はがんや自己免疫疾患，さらに異常タンパク質の蓄積によりパーキンソン病やアルツハイマー病などの神経変性疾患を誘導する[3]．精神発達遅延を主徴とするAngelman症候群はE3の変異によって発症する．ほかにもE3の変異に関連する疾患として，FANCLの変異によるファンコニ貧血，BRCA1の変異による家族性乳がん/卵巣がんなどが知られる．

　プロテアソーム系に対する創薬として，26Sプロテアソームを阻害する**Bortezomib**（図）が多発性骨髄腫に有効であることが報告され，抗がん剤として臨床応用されている．がん組織ではプロテアソームの発現と活性が亢進しており，プロテアソームを介したIκBの分解によるNF-κBの過剰活性化が腫瘍化を促進しているが，Bortezomibはこの過程を阻害することで腫瘍細胞のアポトーシスを誘導し，臨床効果を発揮していると考えられている．現在，E1やE3を標的としたユビキチン修飾酵素や第二世代のプロテアソーム阻害薬（Carfilzomib, Marizomib, MLN9708, ONX0914など）が，血液がんのみならず固形がん，関節リウマチなどの自己免疫疾患に対して，臨床試験が進行中である[4)5)]．

<文献>

1) Liu, Y. C. et al. : Nat. Rev. Immunol., 5 : 941-952, 2005
2) Clague, M. J. & Urbé, S. : Cell, 143 : 682-685, 2010
3) 中山敬一，蟹江共春：『シグナル伝達キーワード事典』（山本 雅，他/編），pp.203-214, 羊土社, 2012
4) Dick, L. R. & Fleming, P. E. : Drug Discov. Today, 15 : 243-249, 2010
5) Muchamuel, T. et al. : Nat. Med., 15 : 781-787, 2009

（中山田真吾，田中良哉）

memo

6章 細胞内シグナル分子

RORγt 【和文】レチノイド関連オーファン受容体γt

本分子の研究の経緯

核内受容体RORγt（retinoid-related orphan receptor γt）は、レチノイド関連オーファン受容体（ROR）ファミリーに属する転写因子であり、1998年、T細胞受容体刺激による細胞死を誘導する因子として同定された[1]。その発現は免疫系の細胞に特異的であり、その後の研究によって、末梢のリンパ器官の発生にかかわること、さらにCD4陽性（ヘルパー）T細胞の分化過程でインターロイキン（IL）-17を産生するTh17細胞を誘導するマスター転写因子であることが明らかとなった[2]。

分子構造

RORγtは497アミノ酸からなる56 kDaの核内受容体であり、N末端側にDNA結合領域があり、C末端側にリガンド結合領域がある。

RORファミリーには、RORα、RORβとRORγtの3つが存在する。一般に核内受容体は二量体となりDNAに結合するが、RORファミリーは単体で結合する。RORγtは、IL-17遺伝子のエンハンサー領域であるCNS2領域に結合し、RORαおよびIκBζ、STAT3、BATFなどのほかの転写因子と協調しながら、主としてIL-17の発現を促進している[3]。

機能・役割

1）ヘルパーT細胞サブセット

ヘルパーT細胞は獲得免疫系による生体防御の主役であり、各種のサイトカインを産生することで免疫応答を調整する。ヘルパーT細胞は、外来抗原と出会ったことのないナイーブT細胞が抗原刺激と特定のサイトカイン環境にさらされることで分化成熟し、マスター転写因子とよばれる特異的な転写因子を発現するようになる。1989年、転写因子T-betを発現しIFN-γを産生することで細胞性免疫を司るTh1細胞と、転写因子Gata3、IL-4を発現して液性免疫を司るTh2細胞から構成される「Th1/Th2パラダイム」が提唱された[4]。当初、これらのバランスの破綻がさまざまな免疫・アレルギー疾患を誘発すると想定されたが、その後、このモデルでは説明できない現象が数多く報告されるようになった。

これを打破するごとく、2005年、IL-17産生性のT細胞がマウスの実験的自己免疫性脳脊髄炎（EAE）の発症に関与していることが示され、Th17細胞と名付けられた[5][6]。次第にヒトにおいても、Th17細胞が乾癬や関節リウマチなどの炎症性免疫疾患において重要な役割を担うことが明らかとされた。さらに近年、Foxp3を発現し免疫寛容を誘導する制御性T細胞（Treg）、B細胞機能を制御する濾胞性ヘルパーT細胞（Tfh）などの新たなサブセットが次々と発見されており、これらのヘルパーT細胞サブセットのバランスの破綻によって自己免疫病態が引き起こされると想定されている（図）[7][8]。

2）RORγtの発見とTh17への分化

ナイーブT細胞からの各サブセットへの分化には、サイトカインを介したJAK/STAT経路が重要な役割を果たしている。Th17への分化にはIL-6、IL-23を介したSTAT3の活性化とTGF-βシグナルによるEomesなどの抑制シグナルの解除によるRORγtの発現が必須である[9]。最終的に、RORγtを安定して発現するTh17細胞はIL-17A、IL-17F、IL-21、IL-22などのサイトカインを産生することで、自己免疫病態の形成に寄与している（図）。

疾患との関連性・臨床的意義

RORγtによって誘導されるTh17細胞は、主に細胞外細菌や真菌に対する感染防御に関与する。ほかのサブセットとのバランスが破綻してTh17細胞に分化が

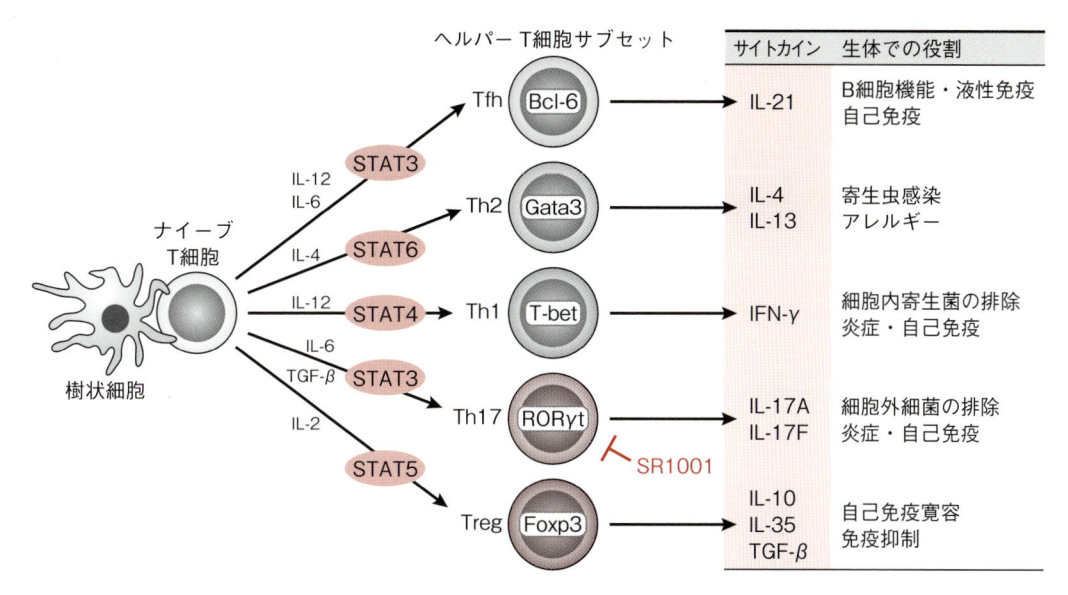

図 ヘルパーT細胞の分化経路と病態形成（文献7をもとに作成）

偏向すると，多発性硬化症，乾癬，関節リウマチが引き起こされる．実際，ヒトにおけるRORγtの変異は見つかっていないが，RORγtのノックアウトマウスではEAEの発症に抵抗性を示す．

近年，RORαとRORγtのリガンド結合領域に特異的に結合して，RORγtの転写活性を阻害する低分子化合物**SR1001**が発見された[10]．本化合物は，*in vitro*でTh17細胞の分化を抑制し，さらにEAEの発症と重症度を抑制することが確認されており，今後，多発性硬化症やその他の自己免疫疾患への治療応用が期待される．

＜文献＞
1) He, Y. W. et al. : Immunity, 9 : 797-806, 1998
2) Korn, T. et al. : Annu. Rev. Immunol., 27 : 485-517, 2009
3) 大洞将嗣，黒崎知博：『シグナル伝達キーワード事典』(山本 雅，他／編), pp.244-246, 羊土社, 2012
4) Mosmann, T. R. & Coffman, R. L. : Annu. Rev. Immunol., 7 : 145-173, 1989
5) Harrington, L. E. et al. : Nat. Immunol., 6 : 1123-1132, 2005
6) Park, H. et al. : Nat. Immunol., 6 : 1133-1141, 2005
7) O'Shea, J. J. & Paul, W. E. : Science, 327 : 1098-1102, 2010
8) Nakayamada, S. et al. : Curr. Opin. Immunol., 24 : 297-302, 2012
9) Ichiyama, K. et al. : Immunity, 34 : 741-754, 2011
10) Solt, L. A. et al. : Nature, 472 : 491-494, 2011

（中山田真吾，田中良哉）

memo

第1部 免疫・アレルギー疾患の分子標的用語

7章 骨免疫関連分子

概論 骨免疫関連分子を標的とした治療戦略

高柳 広

【本章の用語】 RANKL/RANK/OPG, M-CSF, OSCAR, NFATc1, カテプシンK, $\alpha_v\beta_3$インテグリン, TGF-β, IGF, セマフォリン, BMP-2, Wnt/スクレロスチン, オステオポンチン

はじめに

1）骨代謝と免疫系

　高齢化社会を迎えた現代において，骨関節疾患の克服は医療上の大きな課題である．骨組織は，破骨細胞による骨破壊と骨芽細胞による骨形成の絶妙なバランスにより，生涯を通じて生まれ変わっている．この再構築は骨リモデリングとよばれ，健全で強靭な骨組織を維持し，生命維持に必須のミネラルの代謝に重要である．破壊と形成のバランスの破綻は，骨粗鬆症・関節リウマチ・がん骨転移などにみられる骨量減少や骨硬化症・大理石骨病などの骨量増加を引き起こす[1]．

　骨リモデリングの制御機構は，従来から考えられている内分泌系の制御にとどまらず，ほかの生体制御機構によっても複雑な制御を受けている．なかでも骨に守られた骨髄微小環境では生体防御を司る免疫系細胞が育まれており，骨代謝と免疫系は，サイトカインやシグナル伝達分子など多くの制御因子を共有し，密接に関係している．そのため，生体防御に伴う免疫応答や自己免疫性疾患による免疫系の異常な活性化は，骨代謝に影響を及ぼすことになる[1]．しかし，それぞれが個別の分野として発展してきた骨代謝と免疫系は，その相互作用が研究対象として正面から取り組まれることは稀であった．

2）骨免疫学の発展と臨床における重要性

　骨免疫学（osteoimmunology）は，こうした「骨と免疫の相互作用」という概念を，分子レベルの実態として明らかにするために再出発した融合型学際領域であり，2000年にNatureの論説記事で提示されたことにはじまる[2]．そして，近年のマウスジェネティクスの進歩に伴い，単なる細胞レベルでの現象としてではなく個体レベルの検証が可能となったことが，骨免疫学をほかの生命科学の研究領域に匹敵する分野として確立させることに大きく貢献したと考えられる．

　骨と免疫の接点にある最も典型的な病態として，関節リウマチの骨破壊があげられる．関節リウマチは，自己免疫疾患でありながら最も重大な症状が骨に現れる．しかし免疫系の異常と骨破壊を結びつけるメカニズムは長い間明らかにされていなかった．この疑問に答える大きな起点は，破骨細胞分化因子**RANKL**（receptor activator of NF-κB ligand）の発見にある．RANKLは，破骨細胞分化の決定因子として発見される前から，T細胞上に発現する樹状細胞の活性化因子として免疫学の研究領域では注目されていた[1]．そして，近年，RANKLにより誘導される破骨細胞分化のメカニズムが明らかになるにつれ，多く

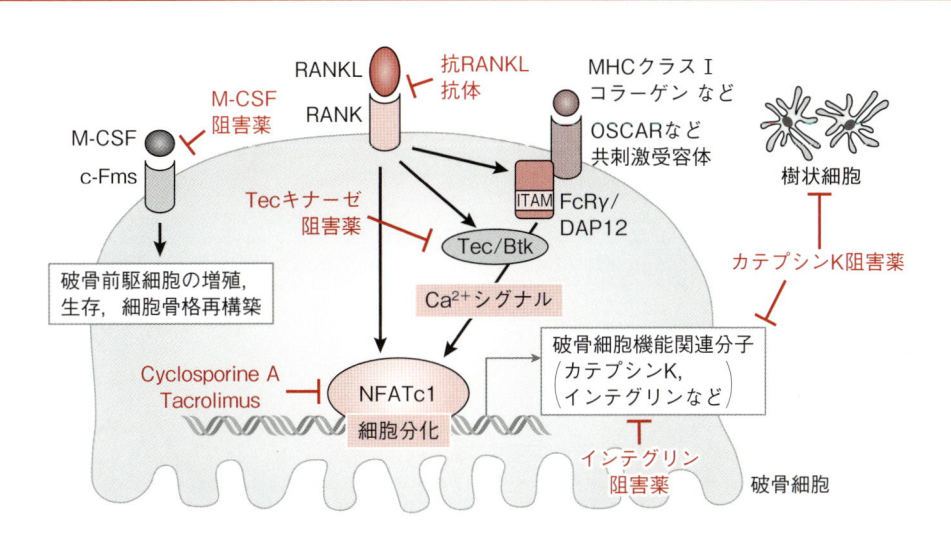

概略図1　破骨細胞と骨免疫関連分子

RANKLと共刺激受容体（OSCARなど）からのITAMシグナルは，破骨細胞分化のマスター転写因子であるNFATc1を活性化し，破骨細胞機能関連分子を誘導する．この分化活性化経路において，さまざまな骨免疫分子が治療標的となりうることが見出されている

の免疫系細胞で機能する分子が破骨細胞でも重要であることが明らかになり，骨免疫学的アプローチから提供される新たな知見が，臨床的にも重要性を増してきている．

破骨細胞と骨免疫関連分子（概略図1）

　　RANKL/RANKシステムは，破骨細胞の運命を決定するだけでなく，胸腺髄質上皮細胞の分化や制御性T細胞（Treg）の制御，乳腺の成熟にも必須な因子である．また，乳がんの発症と骨転移においても重要な役割を担うことが明らかになってきた．現在，完全ヒト型抗RANKL抗体療法が確立され，骨粗鬆症やがんの骨転移に対する有効性が実証されている[3]．

　　M-CSF産生が障害されている*op/op*マウスでは，破骨細胞を欠損し大理石骨病を呈する．M-CSFは，破骨細胞の前駆細胞の増殖や生存に必須の役割を果たす因子であり，骨粗鬆症やリウマチ性疾患の治療標的として注目されている[4]．

　　破骨細胞に特異的な分子として発見された共刺激受容体**OSCAR**は，関節リウマチの関節病変に浸潤した単球ではその発現が高く，破骨細胞へ分化しやすいことが示唆されている．また，OSCARの遺伝子多型と閉経後骨粗鬆症の関連性が報告されている．

　　破骨細胞分化のマスター転写因子である**NFATc1**は，破骨細胞を制御する分子基盤を考えるうえできわめて重要である[5]．実際，NFATc1の活性化を制御するカルシニューリンの阻害薬で，免疫抑制薬として汎用されるTacrolimusやCyclosporine Aは破骨細胞分化を抑制する．また，ITAMシグナルを阻害するTecキナーゼ阻害薬はNFATc1の活性化抑制につながり，関節リウマチや骨粗鬆症などの治療薬として期待される[6]．

　　破骨細胞による骨吸収において中心的な役割を果たすタンパク質分解酵素**カテプシンK**は，骨粗鬆症に対する有望な治療標的とされ，多くの阻害薬が開発されている[7]．また，カテプシンKは破骨細胞特異的な酵素と考えられていたが，樹状細胞でも発現していること

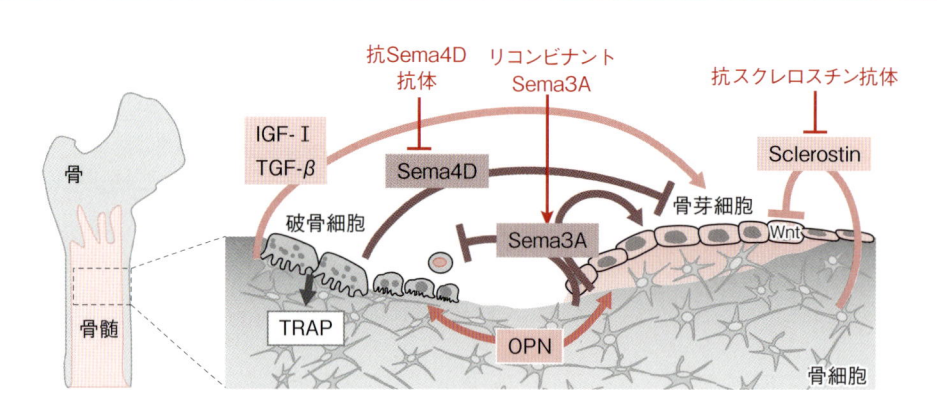

概略図2　骨免疫と細胞間コミュニケーション因子
骨免疫に関連する分子は，さまざまな細胞間コミュニケーションを制御し，生体の生理作用および病態に関与している．抗スクレロスチン抗体や抗Sema4D抗体，リコンビナントSema3Aなどが治療の候補としてあげられる

とが明らかになり，近年，自然免疫応答における新たな機能が見出され，自己免疫性疾患である関節リウマチなどでは，破骨細胞と免疫細胞の両方に作用し疾患改善を導く可能性がある[8]．

インテグリンは破骨細胞の細胞接着において重要な分子であり，その阻害を分子基盤とした破骨細胞の抑制薬の研究が盛んに行われてきた．実際，**インテグリン$α_vβ_3$阻害薬**の閉経後骨粗鬆症患者を対象とした臨床試験が実施され，その有効性が示されている．また，インテグリン$α_vβ_3$阻害薬はメラノーマや前立腺がんなどに対する治療薬としても期待される．

骨免疫と細胞間コミュニケーション因子（概略図2）

TGF-βは発生期の骨格形成に重要であり，成体でも骨リモデリングにおいて，破骨細胞による骨吸収の際に放出・活性化され，間葉系幹細胞の骨吸収部位への遊走と骨芽細胞系列へのコミットメントに重要な役割を果たしている．免疫系では，NKT細胞，nTreg細胞やTh17細胞の分化に関与することが知られ，さまざまな病態に強くかかわっている．現在，TGF-βシグナルを標的とした創薬が開発されており，線維症や進行がんなどへの適応をめざした臨床治験が進んでいる[9]．

IGF-Iは骨基質に豊富に含まれる増殖因子であり，TGF-βと並び，骨吸収によって骨から放出され骨形成を促進するカップリング因子である[10]．また，IGF-Iは広範な臓器に多種多様な生理活性を示すだけでなく，がん化誘導作用があることも報告されている．血中IGF-Iは成長ホルモン（GH）分泌過剰による末端肥大症では高値を示し，GH分泌低下による下垂体機能低下症などでは低値であることから，診断と治療に必須の指標として活用されている[11]．

セマフォリン3A（Sema3A）は，破骨細胞分化を抑制し骨芽細胞の分化を促進する骨保護分子である[12]．また，Sema3Aは，樹状細胞のリンパ管への移動に関与するほか，T細胞に対して抑制的な働きがある．さらに多くのがん細胞ではSema3Aの高発現が認められ，がん細胞への免疫抑制に関与することも見出されている[13]．Sema4DはT細胞に恒常的に

高発現し，B細胞の増殖・抗体産生，樹状細胞の活性化を促進する[13]．骨では，破骨細胞やその前駆細胞からSema4Dが産生され，骨芽細胞の運動能と骨形成を抑制することが明らかにされている[14]．

BMP-2はその骨形成誘導能から，血管石灰化病変への関与や，骨欠損を補うための骨形成促進治療への応用が考えられている．また，進行性骨化性線維異形成症においてもその関与が示唆されており，治療標的として期待されている．また，その発現量が正常組織と乳がん組織とで異なることから，乳がんの診断や予後管理に貢献する可能性が示唆されている．

Wntとその関連分子は，さまざまな細胞の増殖，分化，極性を制御し，個体の初期発生や腫瘍細胞の制御にも深くかかわっている．現在，**スクレロスチン**やDKKのようなWnt阻害分子を標的とした治療法が，骨形成促進や関節保護に有効なことが見出されている[15]．また最近，スクレロスチンが骨量の制御とともに，B細胞の生存に関係することが報告され，骨による免疫系細胞の制御機構の一端も見出され注目を集めている[16]．

骨での**オステオポンチン**（OPN）は，破骨細胞や骨芽細胞の骨への接着にかかわっており，骨以外では細胞遊走や炎症性疾患，血管新生などに関与しており，単なる細胞外基質分子としてだけではなく，液性因子として細胞間ネットワークに深くかかわっている．また，マクロファージやT細胞，NKT細胞などでも産生され，Th1型の応答を誘導したり，NKT細胞の活性化に関与している．さらに，主に破骨細胞で発現されるTRAPがOPNのリン酸化状態を制御し，自己免疫性疾患の発症にかかわっている[17][18]．

◆おわりに

近年，骨構成細胞（破骨細胞，骨芽細胞，骨細胞）間の相互ネットワークが分子レベルで見出され，免疫系を含む骨髄微小環境の制御にも，骨構成細胞が関与することが明らかになりつつある．また，セマフォリンファミリー分子に代表されるように，骨免疫学的な制御だけでなく，神経系やがん領域においても重要な働きを示す分子が発見されており，さらなるほかの研究分野との融合も期待される．骨免疫学的アプローチは，骨疾患や免疫疾患の制御に新たな知見を提示するだけでなく，より幅広い領域において新規治療の分子基盤の確立に貢献していく可能性を秘めている．

<文献>

1) Takayanagi, H. : Nat. Rev. Immunol., 7 : 292-304, 2007
2) Arron, J. R. & Choi, Y. : Nature, 408 : 535-536, 2000
3) Lacey, D. L. et al. : Nat. Rev. Drug Discov., 11 : 401-419, 2012
4) Hume, D. A. & MacDonald, K. P. : Blood, 119 : 1810-1820, 2012
5) Takayanagi, H. et al. : Dev. Cell, 3 : 889-901, 2002
6) Shinohara, M. et al. : Cell, 132 : 794-806, 2008
7) Costa, A. G. et al. : Nat. Rev. Rheumatol., 7 : 447-456, 2011
8) Asagiri, M. et al. : Science, 319 : 624-627, 2008
9) Akhurst, R. J. & Hata, A. : Nat. Rev. Drug Discov., 11 : 790-811, 2012
10) Xian, L. et al. : Nat. Med., 18 : 1095-1101, 2012
11) Walenkamp, M. J. et al. : J. Clin. Endocrinol. Metab., 90 : 2855-2864, 2005
12) Hayashi, M. et al. : Nature, 485 : 69-74, 2012
13) Takamatsu, H. & Kumanogoh, A. : Trends Immunol., 33 : 127-135, 2012
14) Negishi-Koga, T. et al. : Nat. Med., 17 : 1473-1480, 2011
15) Kawai, M. et al. : Nat. Rev. Drug Discov., 10 : 141-156, 2011
16) Cain, C. J. et al. : J. Bone Miner. Res., 27 : 1451-1461, 2012
17) Briggs, T. A. et al. : Nat. Genet., 43 : 127-131, 2011
18) Lausch, E. et al. : Nat. Genet., 43 : 132-137, 2011

7章 骨免疫関連分子

RANKL/RANK/OPG

◆本分子の研究の経緯

　破骨細胞の分化には間葉系細胞の支持を必要とすることから、分化を司る分子が支持細胞に発現することが1980年代初頭に提唱されていた。この仮説を実証する起点となったのが、OPG（osteoprotegerin：破骨細胞分化抑制因子）の発見である[1,2]。OPGはTNF（tumor necrosis factor）受容体ファミリーの可溶性分子で、破骨細胞分化を強力に抑制することから、OPGと結合するリガンド分子が破骨細胞分化因子であると想定された。そして1998年にAmgen社と雪印乳業から、OPGL（osteoprotegerin ligand）およびODF（osteoclast differentiation factor）が個別に同定された[1,2]。

　この報告に先駆け、T細胞のプライミングにおいて樹状細胞との相互作用に注目していたImmunex社は、樹状細胞からRANK（receptor activator of NF-κB）、さらにマウス胸腺細胞とヒト末梢血より、そのリガンド分子としてRANKL（RANK ligand）を、1997年に同定していた。RANKLは、同年にChoiらによって同定されたT細胞に発現する樹状細胞の活性化因子TRANCE（TNF-related activation-induced cytokine）、そして、上述したOPGL、ODFと同一分子であることが明らかになった[1,2]。

◆分子構造（表）

　RANKLは、ヒトでは317個、マウス316個のアミノ酸からなり、相同性は87％維持されている。C末端領域を細胞外にもつII型の膜結合型タンパク質であり、メタロプロテアーゼなどの酵素により細胞外領域が切断され可溶型RANKLに変換される。膜結合型と可溶型RANKLのいずれも活性を有している。またRANKLはホモ三量体構造を形成し、受容体であるRANKにシグナルを伝える[1,3]。

　RANKは、ヒトでは616個、マウス625個のアミノ酸からなる、TNF受容体ファミリーに属する膜型分子である。システインに富む4つのドメインをN末端の細胞外領域にもち、RANKLと結合する。C末端の細胞内領域には、シグナルを伝えるためのアダプター分子の結合配列が存在する[1,3]。

　OPGは、401個のアミノ酸からなる膜貫通領域がない可溶性分子であり、ホモ二量体を形成する。N末端領域にはシグナル配列とシステインに富む4つのドメインが存在し、このドメイン領域が強力にRANKLと結合することでRANKとの結合を阻害している[1,3]。

◆機能・役割

　RANKLおよびRANK欠損マウスは破骨細胞が全く存在せず、重篤な大理石骨病を発症する。また、これら遺伝子欠損マウスではリンパ節形成の不全も観察される（表）[2,3]。さまざまな細胞でRANKLは発現しているが、細胞特異的遺伝子欠損マウスの解析から、生理的条件下では軟骨細胞、骨芽細胞、骨細胞が、骨微小環境における主なRANKLの発現細胞であることが実証されている[4,5]。また、RANKLは、活性型ビタミンD_3、プロスタグランジンE_2、副甲状腺ホルモンなど多くの骨吸収因子によって誘導される[1]。

　RANKは、破骨前駆細胞である単球・マクロファージ系細胞に発現し、RANKLのシグナルを受けることで、破骨細胞分化のマスター転写因子NFATc1を活性化し、破骨細胞へと細胞の運命を決定する[2,3]（p.183 概略図1参照）。

　OPGは、きわめて高い親和性でRANKLに結合し、RANKシグナルを阻害する可溶性デコイ受容体である。OPG欠損マウスは破骨細胞の異常な分化亢進により、顕著な骨粗鬆症とそれに伴う骨折を生ずる[2,3]。すなわち、RANKL/RANKシグナルおよびOPGによるその抑制機構は、生体における骨破壊レベルを決定する必須な役割を担っている。

表 RANKL/RANK/OPGの遺伝子変異と疾患（文献3より引用）

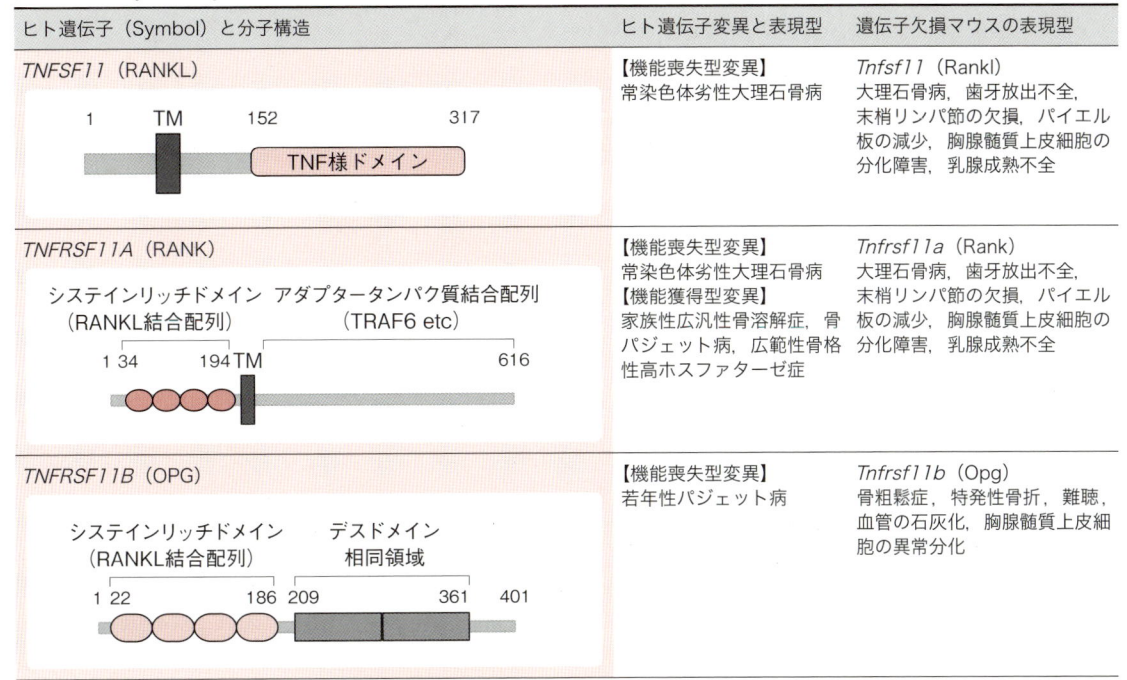

ヒト遺伝子（Symbol）と分子構造	ヒト遺伝子変異と表現型	遺伝子欠損マウスの表現型
TNFSF11（RANKL） 1　TM　152　　　　　　317 　　　　　　TNF様ドメイン	【機能喪失型変異】 常染色体劣性大理石骨病	*Tnfsf11*（Rankl） 大理石骨病，歯牙放出不全，末梢リンパ節の欠損，パイエル板の減少，胸腺髄質上皮細胞の分化障害，乳腺成熟不全
TNFRSF11A（RANK） システインリッチドメイン　アダプタータンパク質結合配列 （RANKL結合配列）　　（TRAF6 etc） 1 34　　194 TM　　　　　　　　616	【機能喪失型変異】 常染色体劣性大理石骨病 【機能獲得型変異】 家族性広汎性骨溶解症，骨パジェット病，広範性骨格性高ホスファターゼ症	*Tnfrsf11a*（Rank） 大理石骨病，歯牙放出不全，末梢リンパ節の欠損，パイエル板の減少，胸腺髄質上皮細胞の分化障害，乳腺成熟不全
TNFRSF11B（OPG） システインリッチドメイン　デスドメイン （RANKL結合配列）　　相同領域 1 22　　186　209　　361　401	【機能喪失型変異】 若年性パジェット病	*Tnfrsf11b*（Opg） 骨粗鬆症，特発性骨折，難聴，血管の石灰化，胸腺髄質上皮細胞の異常分化

TM：膜貫通領域

疾患との関連性・臨床的意義

近年，常染色体劣性大理石骨病（autosomal recessive osteopetrosis：ARO）患者に*RANKL*と*RANK*の機能喪失型変異が見出されている（表）[3]．一方，*RANK*の機能獲得型変異は，家族性広汎性骨溶解症や骨パジェット病患者などに見出され，過剰な骨破壊が生じ，脆くて歪んだ骨組織を呈する．さらに*OPG*の先天性欠失や機能喪失型変異が，若年性パジェット病患者に同定され，破骨細胞による異常な骨破壊像や骨変形などの症状がみられる[3]．*RANK*機能獲得型変異と同様に，破骨細胞を標的とした薬物療法に期待がかかる．また，乳がん患者の原発巣にRANKが強力に発現し骨への転移に関与すること[6]や，乳がんの発症にRANKL/RANKシステムが重要な役割を担うことも明らかになってきた[7,8]．現在，完全ヒト型RANKL抗体（**Denosumab**）は，骨粗鬆症やがんの骨転移に対する治療薬としてその有効性が実証されている[9]．さらに，発熱がRANKL/RANKシステムによって制御されていることが，マウスとヒトで実証された[10]．想像できないような機能が次々と明らかにされているこのシステムのさらなる解明とその応用に，今後も大きな期待がかかる．

\<文献\>

1) Suda, T. et al.：Endocr. Rev., 20：345-357, 1999
2) Takayanagi, H.：Nat. Rev. Immunol., 7：292-304, 2007
3) Nakashima, T. et al.：Trends Endocrinol. Metab., 23：582-590, 2012
4) Nakashima, T. et al.：Nat. Med., 17：1231-1234, 2011
5) Xiong, J. et al.：Nat. Med., 17：1235-1241, 2011
6) Jones, D. H. et al.：Nature, 440：692-696, 2006
7) Schramek, D. et al.：Nature, 468：98-102, 2010
8) Gonzalez-Suarez, E. et al.：Nature, 468：103-107, 2010
9) Lacey, D. L. et al.：Nat. Rev. Drug Discov., 11：401-419, 2012
10) Hanada, R. et al.：Nature, 462：505-509, 2009

（高柳　広）

7章 骨免疫関連分子

M-CSF 【和文】マクロファージコロニー刺激因子

本分子の研究の経緯

　M-CSF（macrophage colony-stimulating factor）は，マクロファージ系の前駆細胞の生存と増殖を促進する因子である．造血前駆細胞による軟寒天内コロニー形成技術によって，マクロファージコロニーの形成を促進する因子として発見された．1990年に吉田らは，破骨細胞を欠損し大理石骨病を呈するop/opマウスでは，M-CSFをコードする遺伝子Csf1の262番目にチミジンが1個挿入され，生じたフレームシフトによって停止コドン（TGA）が出現し，活性のあるM-CSFが産生されないことを報告した[1]．また，op/opマウスにM-CSFを投与することによって破骨細胞が出現し，大理石骨病が軽快することから，op/opマウスにおける大理石骨病の病因はM-CSF産生障害による破骨細胞の形成障害によることが明らかになった．さらに，op/opマウスの骨芽細胞と正常なマウスの脾細胞を共存培養しても破骨細胞は形成されないが，M-CSFを添加すると形成されることから，骨芽細胞からのM-CSF分泌が破骨細胞の形成に必須であることが見出された．

分子構造

　M-CSFは4つのαヘリックスバンドル構造のサイトカインで，4.2 kDaの同一のサブユニットの二量体で構成される．M-CSF受容体cFmsは1回膜貫通型タンパク質で，がん原遺伝子であるCsf1rの産物であり，受容体型チロシンキナーゼスーパーファミリーに属する．細胞外には4つの免疫グロブリン様ドメイン（IgC2）と1つの可変域ドメイン（IgV）がある．細胞内にはチロシンキナーゼドメインがあり，M-CSFが結合すると二量体化と自己リン酸化が促進される（図）．

機能・役割

　M-CSFは，最初に同定された破骨細胞分化に不可欠な因子である．M-CSFが特異的受容体であるcFmsに結合すると，受容体の二量体化と自己リン酸化が生じる．そのシグナルは，Grb2（growth-factor-receptor-bound protein2）を介してERKを，PI3K（phosphoinositide 3-kinase）を介してAKTを活性化させる[2]．M-CSFは，細胞の生存に重要なBcl2を誘導することが見出されており，Bcl2の遺伝子導入によってop/opマウスの大理石骨病は軽減する．したがってM-CSFはマクロファージおよび破骨前駆細胞の増殖，生存に重要な役割を果たしている（図）．

　また，M-CSFは破骨前駆細胞のRANK（receptor activator of NF-κB）発現を刺激し，RANKLのシグナルを増強することで，破骨細胞への運命決定に寄与している．Csf1やCsf1rの欠損マウスは，op/opマウス同様に重篤な大理石骨病を呈する一方で[3]，生殖系や神経系にも表現型が見出されており，胎盤や乳腺の発達への関与も報告されている[4]．

疾患との関連性・臨床的意義

　現在，M-CSF受容体cFmsのリン酸化酵素阻害薬による，関節リウマチに伴う関節破壊の改善を目的とした臨床試験が実施されている．その他，M-CSFおよびその受容体の中和抗体による，皮膚エリテマトーデスや悪性腫瘍に対する有効性も検討されている[5]．また，中和抗体によって卵巣摘出後の骨量低下が改善することが動物実験で明らかにされており[6]．骨粗鬆症に対する適応拡大も含め，今後の発展が期待されている．

　M-CSFには，好中球，血小板，NK細胞の増加作用およびT細胞を成熟させる作用があるため，化学療法後の好中球減少症，各種の血小板減少症の治療に用いられている．また，骨髄移植後の骨髄低形成期にM-CSFを投与することにより，骨髄移植の成功率が上

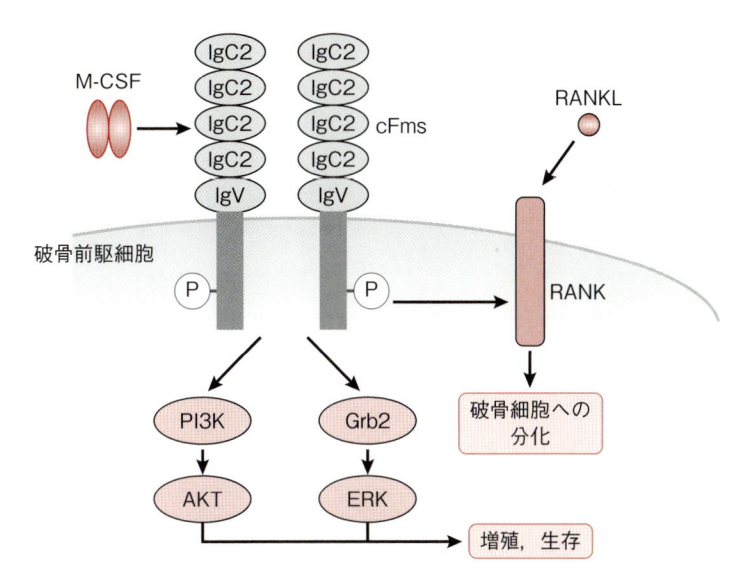

図　M-CSFとその受容体cFmsのシグナル伝達

昇することも知られている．

　血中の単球を増加させる機能がM-CSFにはあり，動物実験ではメラノーマ細胞に細胞死を誘導し，転移を抑制することから，M-CSFを投与する臨床試験も行われている．さらにM-CSFの投与が，生殖機能の改善や腎虚血からの回復に寄与するという報告もあり[7]，さまざまなシステムにおいて，さらなる作用機序の解明とその応用に大きな期待がかかる．また，IL-34がcFmsに結合し皮膚のランゲルハンス細胞や中枢神経系のミクログリア発生を制御していることが最近明らかになり，細胞シグナルの解明も重要な今後の課題である[8]．

＜文献＞
1) Yoshida, H. et al. : Nature, 345 : 442-444, 1990
2) Takayanagi, H. : Nat. Rev. Immunol., 7 : 292-304, 2007
3) Teitelbaum, S. L. & Ross, F. P. : Nat. Rev. Genet., 4 : 638-649, 2003
4) Sapi, E. : Exp. Biol. Med., 229 : 1-11, 2004
5) Hamilton, J. A. & Achuthan, A. : Trends Immunol., 34 : 81-89, 2013
6) Cenci, S. et al. : J. Clin. Invest., 105 : 1279-1287, 2000
7) Hume, D. A. & MacDonald, K. P. : Blood, 119 : 1810-1820, 2012
8) Wang, Y. et al. : Nat. Immunol., 13 : 753-760, 2012

（高柳　広）

memo

7章 骨免疫関連分子

OSCAR 【和文】破骨細胞会合受容体

本分子の研究の経緯

OSCAR（osteoclast associated receptor）は、2002年に、LRC（leukocyte receptor complex）ファミリーに属する新規分子として同定された[1]。破骨細胞とマクロファージは、ともに単球・マクロファージ前駆細胞から分化するが、OSCARは破骨細胞に特異的に発現する分子としてスクリーニング、同定された。

マウスOSCARは、7番染色体の近位端でPIR（paired immunoglobulin-like receptor）遺伝子の近傍に、また、ヒトOSCARは、染色体19q13.4上でLRCファミリー遺伝子の近傍に位置する。ヒトOSCARとマウスOSCARの遺伝子間には、ほかのPIR/LRCファミリーの分子と異なり、高い相同性（〜73％）が存在する[1]。マウスOSCARは、mRNA、タンパク質レベルの両方で破骨細胞に高い発現が認められるが、マクロファージや樹状細胞、リンパ球にはほとんど発現が認められない[1]。一方で、ヒトOSCARはリンパ球系列の細胞には発現が認められないが、樹状細胞を含む単球・マクロファージ前駆細胞由来の細胞全般での発現が、mRNA、タンパク質レベルの両方で認められている[2]。

分子構造

OSCARは分子量約45 kDa（ヒトOSCAR）の1型膜貫通タンパク質で、細胞外領域にはPIR/LRCファミリーと同様に2つのイムノグロブリン様ドメインをもっている。細胞膜領域には正の電荷を帯びたアルギニン残基をもつため、負の電荷を帯びたアダプター分子と会合し、ペア型受容体を形成することができる。アダプター分子は、受容体の細胞膜上の発現の安定化と細胞内シグナル伝達の活性化に寄与する。

機能・役割

アダプター分子と会合してペア型受容体を形成することにより、アダプター分子のもつシグナル伝達モチーフを介して、細胞内の下流シグナルの活性化を制御する。シグナル伝達モチーフには、活性化アミノ酸配列モチーフ（immunoreceptor tyrosine-based activation motif：ITAM）と抑制性アミノ酸配列モチーフ（immunoreceptor tyrosine-based inhibitory motif：ITIM）が存在し、それぞれ下流のシグナルを活性化、抑制することができる。

OSCARのリガンドは、骨芽細胞系列の細胞に発現しており、OSCARは破骨細胞誘導を促進する活性化型受容体としての機能をもつことが報告された[1]。破骨細胞上に発現する、ITAMを有するアダプター分子としては、FcRγ（Fc receptor common γ subunit）やDAP12（DNAX-activating protein 12）が知られている。DAP12欠損マウスの骨組織では、破骨細胞の分化に異常が認められないため[2]、FcRγを介した代償シグナルが存在すると考えられてきた。実際FcRγ/DAP12の二重欠損マウスは重度の大理石骨病を呈し、骨組織における顕著な破骨細胞の分化の阻害が認められた[3]。

FcRγと会合する免疫受容体として、OSCARやPIR-Aが同定された[3]。FcRγのITAMは免疫受容体とRANKLの両方に依存してリン酸化され、カルシウムシグナルを活性化して破骨細胞分化のマスター転写因子であるNFATc1の発現を誘導する。このように、OSCARがFcRγのITAMを介して伝えるシグナルは、RANKLの共刺激シグナルとして破骨細胞分化に必須であることが解明された（図）[3]。ヒトミエロイド細胞においてもヒトOSCARはFcRγとの会合・協調作用を介して、細胞内カルシウム流入やサイトカイン産生を促進することが報告されている[4]。

OSCARがFcRγと会合して破骨細胞の分化を正に制御することは報告されてはいたものの、そのリガンド

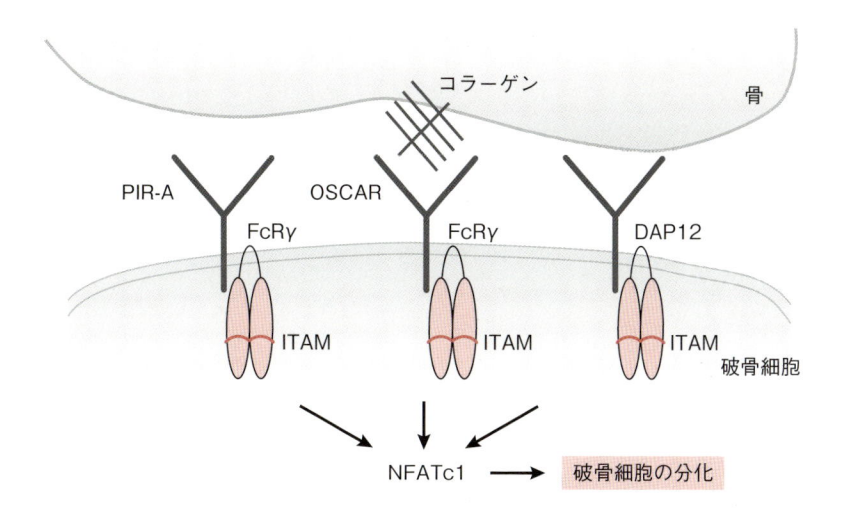

図　OSCAR/FcRγペア型受容体を介した破骨細胞の分化の活性化

は長い間同定されていなかった．最近になって，破骨前駆細胞上に発現するOSCARが，線維性コラーゲンに含まれる特異的な配列と結合し，共刺激シグナルを活性化することにより破骨細胞分化を正に制御することが報告された[5]．生体内において，線維性コラーゲンであるⅠ型，Ⅲ型コラーゲンは，破骨細胞が分化・成熟する骨表面内に豊富に存在している．このことはOSCARとコラーゲンの相互作用によって，骨自身が破骨細胞の分化を促進することを示唆している．

OSCAR/DAP12の二重欠損マウスではDAP12のみを欠損したマウスと比較して，より顕著な破骨細胞数の減少と骨量の増加を伴う大理石骨病様の病態を呈しており，OSCAR/FcRγシグナルの破骨細胞分化における重要性が生体レベルで明らかとなった[5]．一方で，OSCAR/DAP12二重欠損マウスの骨量増加の表現型はFcRγ/DAP12二重欠損マウスと比較して軽度であり，PIR-Aやほかの受容体を介したFcRγシグナルの重要性も示唆される．

疾患との関連性・臨床的意義

関節リウマチ患者では，健常人と比較して関節内に浸潤している単球におけるOSCARの発現が高く，またOSCARの発現の高い単球は，低い単球と比較して破骨細胞へ分化しやすいことが示されている[6]．さらに，OSCARの遺伝子多型と閉経後女性の骨密度減少との関連性が報告されている[7]．ゆえにOSCARは，関節リウマチなどの病的な条件下での骨破壊のみならず，より生理的な条件下での骨破壊においても重要な役割を担っていることが予想され，骨制御薬の有用な標的となりうる．今後，病的，生理的条件下での骨破壊におけるOSCARの機能的位置づけをモデル動物において明確にするとともに，ヒトの骨疾患の治療における有用性の検証が待たれる．

＜文献＞

1) Kim, N. et al.：J. Exp. Med., 195：201-209, 2002
2) Kaifu, T. et al.：J. Clin. Invest., 111：323-332, 2003
3) Koga, T. et al.：Nature, 428：758-763, 2004
4) Merck, E. et al.：Blood, 104：1386-1395, 2004
5) Barrow, A. D. et al.：J. Clin. Invest., 121：3505-3516, 2011
6) Herman, S. et al.：Arthritis Rheum., 58：3041-3050, 2008
7) Kim, G. S. et al.：J. Bone Miner. Res., 20：1342-1348, 2005

（高柳　広）

7章 骨免疫関連分子

NFATc1 【別名】NFAT2, NFATc

本分子の研究の経緯

NFAT (nuclear factor of activated T cells) は，活性化T細胞においてIL-2プロモーター領域に結合する核内タンパク質として同定された転写因子である[1]．その後の研究から，5つのNFATメンバー，NFATc1（別名 NFAT2/NFATc），NFATc2（別名 NFAT1/NFATp），NFATc3（別名 NFAT4/NFATx），NFATc4（別名 NFAT3）とNFAT5（別名 tonicity-responsive enhancer-binding protein：TonEBP）が同定された．

NFATc1は，1994年に胸腺からタンパク質が精製され，ヒトT細胞cDNAライブラリーからNFATc1のcDNAがクローニングされた[2]．1998年にはNFATc1ノックアウトマウスを用いた解析が行われ，NFATc1は発生期において心臓弁および心中隔の形成に必須な役割を担っているほか[3][4]，胸腺や末梢リンパ器官の形成にも重要であることが示された[5]．2002年には，破骨細胞分化過程において，破骨細胞前駆細胞が破骨細胞分化因子RANKLの刺激を受けた後に発現が上昇する転写因子として同定され，破骨細胞分化のマスター転写因子であることが明らかにされた[6]．

分子構造

分子の中央部分にNFATファミリー間で相同性をもつNHR (NFAT-homology region)，続いてRelと比較的相同性の高いDBD (DNA-binding domain) がすべてのNFATファミリーで保存されている．両末端側100アミノ酸はファミリー間で相同性が低く，この領域はTAD (transactivation domain) として機能する．NHRは複数のセリン残基を含み，静止期状態の細胞ではリン酸化されている．このリン酸化状態によりNFATの活性は制御されることから，NHRはNFATの制御領域と考えられる．NHRには脱リン酸化酵素カルシニューリンが結合し，カルシウムシグナルによって活性化されたカルシニューリンはNFATの脱リン酸化，NFATの核内移行を担っている（図）．

機能・役割

破骨細胞分化過程において，RANKL刺激によって活性化されたNF-κBやFosによってNFATc1の初期誘導が起こる．その後，NFATc1はFosを含むAP-1とともにNFATc1自身のプロモーター領域に結合し，NFATc1の自己増殖を行うことで高い発現量を保っている．この間，NFATc1の活性化を保つために恒常的なカルシウムシグナルの活性化が必要となるが，破骨細胞分化過程では，カルシウムオシレーションが観察される[6]．カルシウムオシレーションの誘導には，破骨細胞前駆細胞で発現する免疫グロブリン受容体OSCAR（p.190参照），PIR-A，TREM-2 (triggering receptor expressed in myeloid cells-2) およびSIRPβ1 (signal-regulatory protein β1) およびこれら受容体と細胞内で会合するITAMをもつアダプター分子DAP12，FcRγからのシグナルが必須である[7]．このシグナルはさらに下流でTecチロシンキナーゼBtkとTec，PLCγを含む複合体を介してカルシウムオシレーションを誘導する[8]．

カルシウムオシレーションにより活性化したNFATc1は，酸の分泌に重要な液胞型ATPaseのサブユニットやカテプシンKなどのタンパク質分解酵素，骨との接着に重要なインテグリンβ3サブユニット，破骨細胞の融合に必須なDC-STAMP/OC-STAMP，OSCAR，酒石酸耐性酸性ホスファターゼ，カルシトニン受容体といった破骨細胞の機能制御に重要な遺伝子発現に必須な役割を果たす．

疾患との関連性・臨床的意義

関節リウマチや骨粗鬆症などの疾患では，破骨細胞の異常な活性化による骨吸収の亢進が認められることから，骨破壊や骨量低下を防ぐためには破骨細胞の形

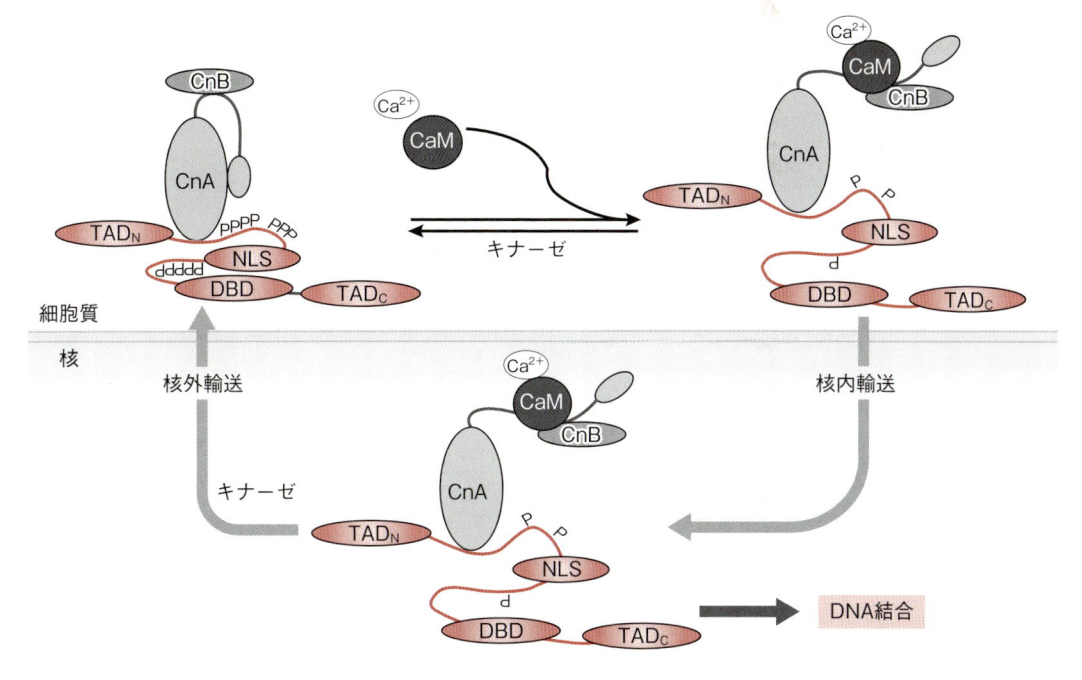

図　NFATの活性化メカニズム
不活性化状態では複数のセリン残基がリン酸化された状態にあり，核移行シグナル（nuclear localization signal：NLS）が分子内部に隠れている．細胞が活性化し，カルシウムシグナルが活性化するとカルシウム–カルモジュリン（CaM）複合体が脱リン酸化酵素カルシニューリンA，B（CnA，CnB）複合体と結合，NFATのリン酸化セリン残基を脱リン酸化する．脱リン酸化されたNFATはNLSが分子表面に露出するため核内に移行し，DNAと結合，転写を開始する．再度リン酸化されると核外へ移行し，不活性化状態に戻る．TAD_N：N端側TAD，TAD_C：C端側TAD

成および機能を阻害することが重要となる．NFATc1は破骨細胞分化のマスター転写因子であることから，NFATc1の機能を阻害することが有効であろう．しかし，NFATc1の活性化を抑制するカルシニューリンの阻害薬である**Tacrolimus**や**Cyclosporine A**は破骨細胞分化を抑制する一方で，骨芽細胞による骨形成も抑制するため，これらの薬剤を投与したマウスは結果として骨量の著しい低下を示す[9]．NFATは骨芽細胞でも重要な役割を果たすため，破骨細胞特異的な阻害方法の開発が望ましい．カルシニューリン阻害薬は臨床的に関節リウマチに使用されているが，骨量増加作用は骨形成抑制作用により相殺される可能性がある．

破骨細胞においてNFATc1活性化を担うITAM経路を阻害するTecキナーゼ阻害薬は，炎症性骨破壊モデルや骨粗鬆症モデルマウスにおける破骨細胞形成を抑制することから[8]，関節リウマチや骨粗鬆症など破骨細胞性骨疾患の治療薬として期待がもてる．実際，新規Btk阻害薬PCI-32765はさまざまな免疫系の細胞に作用することで関節リウマチ骨破壊を抑制することが可能であると報告された[10]．この阻害薬の破骨細胞への直接的な効果や，骨粗鬆症やほかの破骨細胞性骨疾患に対する治療効果に関する研究が必要であろう．

＜文献＞
1) Shaw, J. P. et al.：Science, 241：202-205, 1988
2) Northrop, J. P. et al.：Nature, 369：497-502, 1994
3) Ranger, A. M. et al.：Nature, 392：186-190, 1998
4) de la Pompa, J. L. et al.：Nature, 392：182-186, 1998
5) Ranger, A. M. et al.：Immunity, 8：125-134, 1998
6) Takayanagi, H. et al.：Dev. Cell, 3：889-901, 2002
7) Koga, T. et al.：Nature, 428：758-763, 2004
8) Shinohara, M. et al.：Cell, 132：794-806, 2008
9) Koga, T. et al.：Nat. Med., 11：880-885, 2005
10) Chang, B. Y. et al.：Arthritis Res. Ther., 13：R115, 2011

（高柳　広）

7章 骨免疫関連分子

カテプシンK

本分子の研究の経緯

久米川正好博士らが，ウサギの破骨細胞から単離したRNAを用いて破骨細胞特異的遺伝子を探索し，カテプシン（cathepsin）LやSと相同性を示す新規システインプロテアーゼOC-2を発見した[1]．その後，ウサギOC-2 cDNAをプローブとして用いて，ヒトのOC-2相同遺伝子がクローニングされ，久米川博士のイニシャルからカテプシンKと命名された[2]．なお時期を同じくして，海外の3グループよりヒトOC-2相同遺伝子のクローニングが報告され，おのおのカテプシンO，O2，Xと命名されたが，最終的には日本のグループが命名した「cathespin K」が正式名称に採用された．遺伝子名はCtsk，ヒトでは1番染色体長腕部1q21に位置する．

分子構造

カテプシンとは，主にリソソームに局在し，酸性領域に至適pHを有するタンパク質分解酵素の総称である．そのうちヒトではカテプシンA，Gがセリンプロテアーゼ，カテプシンD，Eがアスパラギン酸プロテアーゼ，そしてカテプシンB，C，F，H，K，L，O，S，V，W，Zの11種類がシステインプロテアーゼとして働く[3]．そのほとんどは不活性型の前駆体として合成され，リソソームなどの酸性環境下にて活性型となる．そのためカテプシンの多くがリソソームで酵素活性を発揮するが，カテプシンKだけは破骨細胞の酸性環境の骨吸収窩に分泌されて骨基質分解に携わる（図）．

カテプシンKの場合，37 kDaの不活性型前駆体がN末端分解を受け，27 kDaの活性化型が合成される．触媒部位はβバレルモチーフとヘリックス構造からなり，V字型の活性溝を形成する．

機能・役割

破骨細胞におけるカテプシンKの発現は，破骨細胞分化因子RANKLの刺激により誘導され，転写因子NFATc1によって制御されている．骨吸収窩に分泌されたカテプシンKは，骨の有機質の主成分であるI型コラーゲンを分解でき，破骨細胞による骨吸収において中心的な役割を果たしている．I型コラーゲンは，2本のα1鎖と1本のα2鎖からなるトリプルヘリックス構造を形成し，N末端とC末端部には非らせん状のテロペプチドが存在する．さらに分子間架橋が形成され，コラーゲン繊維の構造が保たれている．カテプシンKはトリプルヘリックス構造およびテロペプチド領域の双方を分解することができ，こうしたI型コラーゲンに対する高い分解活性はほかのカテプシン分子では認められない．

なおI型コラーゲンの分解産物である，I型コラーゲンC末端テロペプチド（ICTP），I型コラーゲン架橋C-テロペプチド（CTx），I型コラーゲン架橋N-テロペプチド（NTx）は，血中ないし尿中内の骨吸収マーカーとして骨粗鬆症や骨転移疾患の診断に用いられている．またカテプシンKはオステオネクチンやII型コラーゲンも分解できることが知られている．

カテプシンKは発現量が低いものの，皮膚，心臓，骨格筋，肺，子宮，卵巣，精巣，腸などでも発現が認められている[4]．また骨芽細胞や乳がん細胞，マクロファージ，樹状細胞でも発現が報告されている．マクロファージや樹状細胞などの抗原提示細胞では，カテプシンL，S，F，V等が主要組織適合遺伝子複合体（MHC）クラスII分子と抗原ペプチドの複合体形成にかかわることが知られているが，カテプシンKは関与していない．

一方，近年，自然免疫応答におけるカテプシンの新たな機能が見出されている．Toll様受容体（TLR）9が，エンドリソソーム内にて非メチル化CpG DNAを認識する際，TLR9の細胞外ドメインが部分分解を受

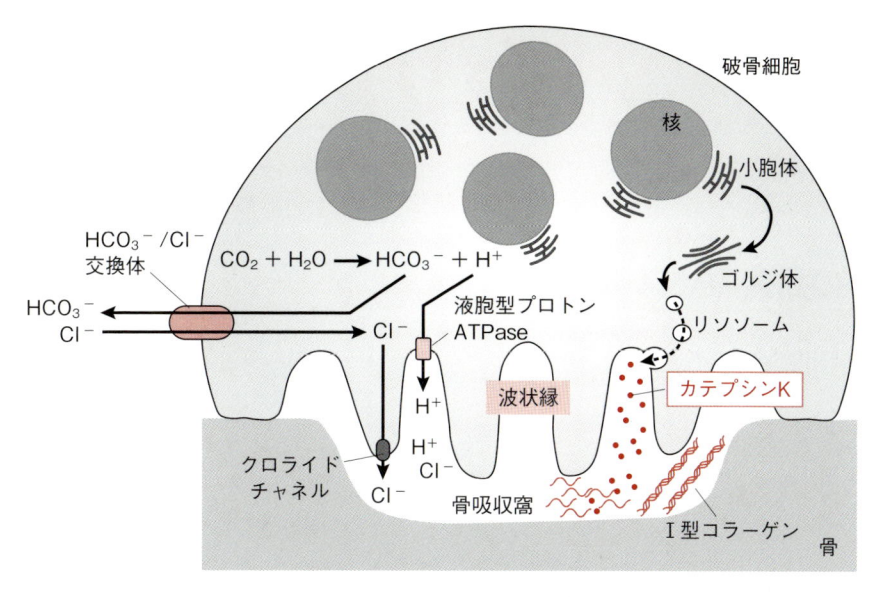

図　破骨細胞による骨吸収

破骨細胞は骨基質に接着すると極性化し，特徴的な微細形態を示す．なかでも破骨細胞が骨吸収を行う部位では，波状縁とよばれるひだ状の細胞膜構造が形成される．そこでは，クロライドチャネルおよび液胞型プロトンATPaseが局在し，Cl^-とH^+がそれぞれ放出される．これにより骨吸収窩は酸性環境となり，骨の無機質成分が溶解される．一方，カテプシンKはゴルジ体からリソソームを経由して波状縁から分泌され，I型コラーゲンを主とする骨の有機質を分解する

けて活性型に変換される必要があることが示された．そのTLR9の部分分解にカテプシンKのほか，B，L，Sが関与していることが明らかにされている[5]．

疾患との関連性・臨床的意義

ヒトにおけるカテプシンK欠損は，骨吸収異常により骨硬化・易骨折性・低身長を特徴とする濃化異骨症（pycnodysostosis）を発症することが報告されている[4,6]．また，カテプシンK遺伝子欠損マウスは破骨細胞の骨吸収能に障害をきたし，骨硬化症を呈する[4]．カテプシンKの阻害は骨粗鬆症や骨転移などの骨量減少性疾患に対する有望な治療戦略とされ，現在までにBalicatib（ノバルティス ファーマ社），Relacatib（グラクソ・スミスクライン社），ONO-5334（小野薬品工業），**Odanacatib**（メルク社）など多くのカテプシンK阻害薬が開発されている[4]．なかでもOdanacatibは最も治験が進んでおり，第II相臨床試験では閉経後骨粗鬆症患者のBMD（骨密度）の改善が認められ，また忍容性に関する問題もないことが報告されている．現在，リスクに対する効果まで検証範囲を広げた第III相臨床試験が実施中であり，初回中間解析で良好な結果が得られている．

＜文献＞

1) Tezuka, K. et al. : J. Biol. Chem., 269 : 1106-1109, 1994
2) Inaoka, T. et al. : Biochem. Biophys. Res. Commun., 206 : 89-96, 1995
3) Brix, K. et al. : Biochimie, 90 : 194-207, 2008
4) Costa, A. G. et al. : Nat. Rev. Rheumatol., 7 : 447-456, 2011
5) Conus, S. & Simon, H. U. : Swiss Med. Wkly., 140 : w13042, 2010
6) Gelb, B. D. et al. : Science, 273 : 1236-1238, 1996

（高柳　広）

7章 骨免疫関連分子

$\alpha_V\beta_3$インテグリン

本分子の研究の経緯

インテグリン（integrin）は，1985年に細胞外基質タンパク質であるフィブロネクチンの細胞表面受容体として，骨肉腫細胞株の界面活性剤抽出画分から精製された[1]．翌1986年，このフィブロネクチン受容体のアミノ酸配列とcDNA塩基配列が決定され，細胞外基質と細胞骨格をintegrateするタンパク質と推測されたことからインテグリンと名付けられた[2]（このインテグリンは現在では$\alpha_5\beta_1$インテグリンとして知られている）．その後，さまざまな細胞外基質タンパク質受容体がフィブロネクチン受容体と類似の構造を有することが判明し，現在までに少なくとも24種類のインテグリンが確認されている．

$\alpha_V\beta_3$インテグリンは，細胞外基質タンパク質であるビトロネクチンの受容体として同定された（α_Vのvはvitronectinのv）[3)4]．$\alpha_V\beta_3$インテグリンはマウスのさまざまな組織で発現が認められており，そのなかでも特に破骨細胞で高い発現を示す．2000年にはβ_3ノックアウトマウスの骨表現系が解析され，$\alpha_V\beta_3$インテグリンは破骨細胞による骨吸収に重要な役割を果たすことが示された[5]．

分子構造

インテグリンはα鎖とβ鎖からなるヘテロ二量体構造をとっており，両鎖とも膜1回貫通タンパク質である．α鎖は18種類，β鎖は8種類が同定されている．α鎖とβ鎖の組み合わせは，理論上は18×8＝144種類存在することになるが，実際に確認されているものは24種類程度である．α鎖とβ鎖はともにN末端から大きな細胞外ドメイン（N末端側の頭部ドメインとC末端側の脚部ドメイン），1回膜貫通ドメイン，短い細胞内ドメインをもつ．両サブユニットの頭部ドメインは互いに会合し，リガンド結合部位を形成する．$\alpha_V\beta_3$インテグリンは基質タンパク質のRGD（Arg-Gly-Asp）配列を認識し，結合する．

近年の構造学的知見の蓄積により，インテグリンは不活性化状態と活性化状態でダイナミックに構造を変化させることが明らかになってきた．すなわち，不活性型では細胞外ドメインは折れ曲がった構造をとり，リガンド結合にかかわる頭部ドメインが隠れているため，リガンド低親和性状態にある．一方，活性化型では細胞外ドメインの起き上がりに伴って頭部ドメインの構造が変化し，リガンド高親和性状態となる．活性化したインテグリンの両サブユニットの細胞内ドメインはお互いに解離した構造をとると考えられており，細胞内ドメイン近傍には細胞骨格タンパク質，アダプタータンパク質，チロシンキナーゼなどのシグナル分子が集積し，シグナル複合体を形成することによって接着シグナルが細胞内へと伝達される（図）．

機能・役割

$\alpha_V\beta_3$インテグリンは破骨細胞に発現する主要なインテグリンである．破骨細胞の活性化の1つの引き金は骨組織への接着であり，$\alpha_V\beta_3$インテグリンはオステオポンチンや骨シアロタンパク質などの骨基質タンパク質に存在するRGD配列を認識し，破骨細胞の骨基質への接着を仲介する．この接着シグナルにより，$\alpha_V\beta_3$インテグリンの細胞内ドメインにc-Srcやp130^{Cas}，Pyk2（FAKのホモログ）などの分子からなる接着シグナル複合体が形成される．この複合体はさらに下流でアクチン骨格の再構築を引き起こし，破骨細胞の機能に必須の細胞骨格構造であるアクチンリングや波状縁の形成を誘導する（outside-inシグナル）．

一方，インテグリンの活性は細胞内シグナルにより調節されており，cFms（M-CSF受容体）からのシグナルにより$\alpha_V\beta_3$インテグリンは低リガンド結合状態から高リガンド結合状態へ遷移する（inside-outシグナル）．このように，$\alpha_V\beta_3$インテグリンは接着シグナルとほかの受容体シグナルを統合することによって骨

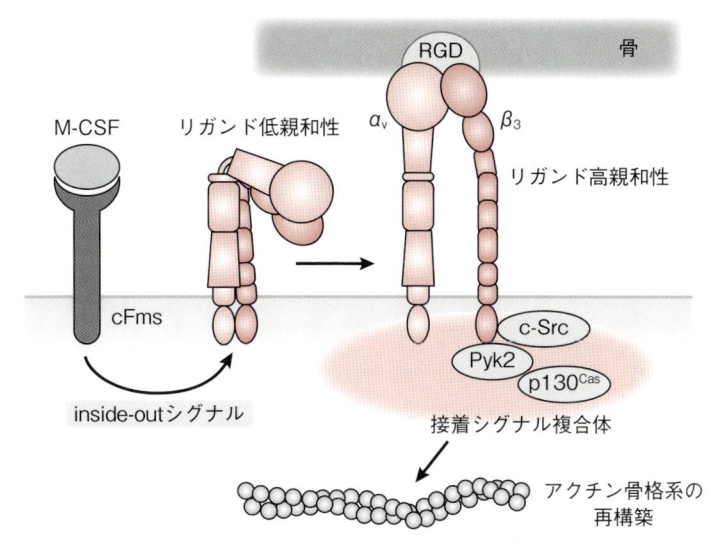

図 インテグリンによる接着シグナルと細胞骨格の再構築

吸収活性を調節する[6]（図）.

疾患との関連性・臨床的意義

$\alpha_v\beta_3$インテグリン阻害薬と破骨細胞の関係については，古くから盛んに研究が行われてきた．インテグリン結合モチーフであるRGD配列をもつペプチドや基質との結合を競合阻害するモノクローナル抗体は，in vitroおよびin vivoで破骨細胞の骨吸収活性を抑制する[7]．また，$\alpha_v\beta_3$インテグリン阻害薬は低カルシウム食や卵巣摘出による骨量低下を抑制することが報告されており[7][8]，$\alpha_v\beta_3$インテグリン阻害薬の骨粗鬆症に対する有用性が示唆されてきた．さらに，インテグリンβ_3サブユニットの33番目のロイシンがプロリンに置換した多型は男女とも骨折リスクが約2倍高いことが報告されており[9]，インテグリン$\alpha_v\beta_3$を標的とした骨粗鬆症をはじめとする破骨細胞性骨疾患の治療戦略は非常に有用であると考えられる．

実際，経口投与可能な非ペプチド性のインテグリン$\alpha_v\beta_3$阻害剤L-000845704の閉経後骨粗鬆症患者を対象とした第II相臨床試験の結果が報告され，L-000845704投与群はプラセボ群と比較して有意な骨密度の増加と尿中NTx（骨吸収マーカー）の減少を示した[10]．骨代謝疾患以外にも，いくつかのインテグリン$\alpha_v\beta_3$阻害薬はメラノーマや前立腺がんなどに対する治療薬として臨床試験が行われている．このようにインテグリン$\alpha_v\beta_3$は骨代謝領域やがん領域における新規治療薬開発の重要なターゲットであり，今後の研究の進展が期待される．

<文献>
1) Pytela, R. et al. : Cell, 40 : 191-198, 1985
2) Tamkun, J. W. et al. : Cell, 46 : 271-282, 1986
3) Pytela, R. et al. : Proc. Natl. Acad. Sci. USA, 82 : 5766-5770, 1985
4) Suzuki, S. et al. : Proc. Natl. Acad. Sci. USA, 83 : 8614-8618, 1986
5) McHugh, K. P. et al. : J. Clin. Invest., 105 : 433-440, 2000
6) Nakamura, I. et al. : J. Bone Miner. Metab., 25 : 337-344, 2007
7) Engleman, V. W. et al. : J. Clin. Invest., 99 : 2284-2292, 1997
8) Masarachia, P. et al. : Endocrinology, 139 : 1401-1410, 1998
9) Tofteng, C. L. et al. : Pharmacogenet. Genomics, 17 : 85-91, 2007
10) Murphy, M. G. et al. : J. Clin. Endocrinol. Metab., 90 : 2022-2028, 2005

（高柳　広）

7章 骨免疫関連分子

TGF-β 【和文】トランスフォーミング増殖因子β

本分子の研究の経緯

TGF-β（transforming growth factor β）はもともと寒天培地中で正常線維芽細胞の増殖能を有する因子として同定されたものであるが，現在では増殖，分化，機能制御にかかわる非常に多機能な因子として知られている．哺乳類ではTGF-β1，TGF-β2，TGF-β3の3つのアイソフォームが知られている．

TGF-βは古くから骨基質中に豊富に存在するサイトカインとして知られ，骨吸収の際に骨基質から放出される古典的なカップリング因子であり，骨芽細胞分化や骨の発生に重要であると考えられてきたが，その生体レベルでの機能は2009年のCaoらの報告によってはじめて証明された[1]．また，免疫系においてもナイーブT細胞から制御性T（Treg）細胞，Th17細胞への分化を促進し，Th1，Th2細胞への分化を抑制する因子として非常に重要な役割を担っていることが明らかになっている[2]．

分子構造

3つのTGF-βは非常に似通った一次構造をもち，すべて巨大な前駆体として合成される．この前駆体はシグナルペプチドとN末端側のLAP（latency-associated protein），C末端側の成熟TGF-βからなり，ゴルジ体でフーリン様プロテアーゼによって切断されることでLAP二量体とTGF-β二量体が形成され，その後，互いに非共有結合し潜在型TGF-β複合体を形成する[2]．この潜在型複合体はそのまま分泌されるか，もしくはLTBP（latent-TGF-β-binding protein）とさらに結合して分泌される．LTBPとの結合はTGF-βの細胞外マトリクスへの局在に重要であると考えられている．

TGF-βは潜在型のままではTGF-β受容体に結合できず，LAPやLTBPから活性化型TGF-βが遊離されることが必要である．通常，TGF-βを産生する細胞と，その活性化過程にかかわる細胞は異なっていると考えられている．骨では主に骨芽細胞により産生されたTGF-βが骨基質に埋め込まれ，破骨細胞による骨吸収の際に放出・活性化されると考えられている[1]．

機能・役割

骨において，TGF-βは発生期と成体のどちらにおいても重要な役割を担っていると考えられる．TGF-β2とTGF-β3のダブルノックアウトマウスは重篤な遠位肋骨の欠損から胎生早期に致死となる[3]．また，TGF-β受容体の1つであるTGFβRIのDermo1-Cre特異的欠損マウスも正中線の癒合障害や長管骨の形成異常から生後すぐに死亡し，骨芽細胞前駆細胞からの骨芽細胞への分化や骨芽細胞の増殖に必要であることが示された[3]．さらに，もう1つのTGF-β受容体であるTGFβRIIのPrx1-Cre特異的欠損マウスにおいても，長管骨，頭蓋骨や関節の形成不全，胸骨の形成異常などが観察されたことから[3]，TGF-βは膜性骨化，軟骨内骨化のどちらにも重要な役割を果たしていると考えられる．

一方，成体の骨恒常性に重要な骨リモデリングにおいてもTGF-βは重要な役割を果たしている．先述のとおり破骨細胞による骨吸収で放出・活性化されたTGF-βは骨髄間葉系幹細胞の骨吸収部位への遊走と，骨芽細胞系列へのコミットメントに重要な役割を果たす古典的なカップリング因子であることが明らかにされている[1]（図）．この報告では，TGF-β1の欠損マウスは重篤な自己免疫疾患を起こすことからTGF-β1とRag2のダブルノックアウトマウスが解析され，骨リモデリングの盛んな3カ月齢では，骨吸収部位への間葉系幹細胞の動員と骨芽細胞分化が有意に低下しており，その結果，骨量が減少していることが示された．また，Caoらはさらにリン酸化TGFβRIIが副甲状腺ホルモン（PTH）の受容体であるPTH1RとPTH依存性に結合し，PTH1R細胞内領域のリン酸化によりTGFβRIIと

PTH1Rを内部移行させることで両シグナルを調節していることも報告した[4]．

また，TGF-βは免疫系，特にT細胞にも非常に重要な役割を果たしており，分化，生存，恒常性維持，トレランスの誘導などにかかわっている[2]．胸腺の発生過程において，TGF-βはNKT細胞，nTreg細胞やCD8 T細胞の分化を促進することが知られる．末梢では，Th1，Th2細胞や細胞傷害性T細胞への分化を抑制し，また，nTreg細胞の増殖抑制や生存維持にもかかわっている．また，IL-2やレチノイン酸存在下でiTreg（induced Treg）細胞の分化を促進する一方で，IL-6の存在下ではTh17細胞への分化が誘導されることも知られている．iTreg細胞とTh17細胞はその決定的な機能の相違にもかかわらず近縁関係にあり，可塑性を有すると考えられている．また，Th17細胞はTGF-β非存在下でIL-23で刺激するとエフェクター機能を獲得し，さまざまな病態にかかわることが知られている．さらに，近年の報告でTGF-β1とTGF-β3によって誘導されたTh17細胞は性状が異なり，TGF-β3によって誘導されたTh17細胞の方が病態に強くかかわっていることが示唆された[5]．

疾患との関連性・臨床的意義

TGF-βはがん化，がんの転移，免疫賦活・抑制，動脈硬化，腎疾患，代謝性疾患，線維症など非常にさまざまな病態にかかわっている．骨系統疾患では，CED（Camurati-Engelmann disease）とよばれる長管骨や頭蓋骨の過剰な膜性骨化を主徴とする稀な疾患の責任遺伝子座が，TGF-β1をコードする領域を含む19番染色体上にあることが示された[6][7]．これらの変異解析から，TGF-β1のシグナルペプチド内とLAPドメイン中の複数の変異が見つかっている．これらの変異TGF-β1は正常型に比べて成熟型TGF-β1がLAPから遊離しやすく，骨微小環境中の活性化型TGF-β1の量が高いことがこの病態の一因であると考えられている．また，Col1a1プロモーターの制御下で変異TGF-β1を発現するトランスジェニックマウスはCEDと同じ表現型を示すことも示されている[1]．さらに，繊維性結合組織の異常により発生するマルファン症候群やそれと類似した病態を示す一部患者では，TGF-β受容体中に変異が見つかっている．

現在，TGF-βシグナルをターゲットとした創薬としては，非常に多くのモノクローナル抗体やアンチセンスオリゴヌクレオチド，低分子化合物などが開発されており，線維症や進行がんなどへの治療を目標とし，第Ⅲ相臨床試験まで到達しているものも存在する[8]．TGF-βは非常に多くの作用を有していることから，適用する疾患を慎重に選択し，副作用を回避することが治療法の確立に重要であると考えられる．

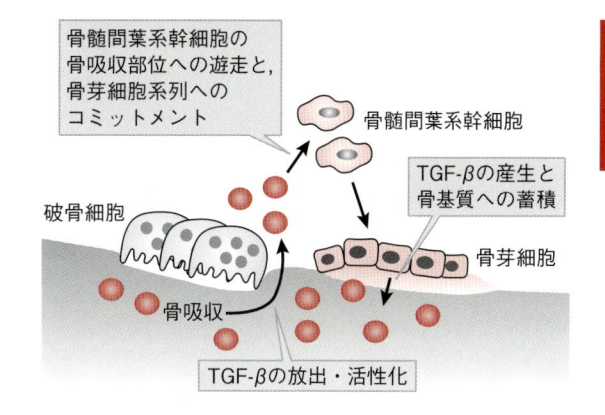

図 TGF-βによる骨リモデリング制御機構

<文献>
1) Tang, Y. et al. : Nat. Med., 15 : 757-765, 2009
2) Li, M. O. & Flavell, R. A. : Cell, 134 : 392-404, 2008
3) Chen, G. et al. : Int. J. Biol. Sci., 8 : 272-288, 2012
4) Qiu, T. et al. : Nat. Cell Biol., 12 : 224-234, 2010
5) Lee, Y. et al. : Nat. Immunol., 13 : 991-999, 2012
6) Janssens, K. et al. : Nat. Genet., 26 : 273-275, 2000
7) Kinoshita, A. et al. : Nat. Genet., 26 : 19-20, 2000
8) Akhurst, R. J. & Hata, A. : Nat. Rev. Drug Discov., 11 : 790-811, 2012

（高柳　広）

7章 骨免疫関連分子

IGF 【和文】インスリン様増殖因子

本分子の研究の経緯

1950年代より，骨格組織に対する成長ホルモン（growth factor：GF）の作用は肝臓で産生される因子，ソマトメジンによって仲介されるという，ソマトメジン仮説が提唱されてきた．その後，1983年にソマトメジンの実態が同定・アミノ酸解析が行われた[1]．その結果，1963年に発見された，ヒト血清中に存在してインスリン様作用を示すがインスリン抗体に反応しないペプチド性増殖因子，インスリン様成長因子（insulin-like growth factor：IGF）[2]とよばれる因子と同一であることが判明した．

IGF-Ⅰ欠損マウスは子宮内発育遅延がみられ，生後も発育は抑制されて8週齢での体重は正常の30％にしか達しない．IGF-Ⅱ欠損マウスもIGF-Ⅰと同程度の子宮内発育遅延がみられる．しかし，生後は出生時の割合を維持したまま発育していくことから，IGF-Ⅱは胎生期の初期の発生に必須であるのに対し，IGF-Ⅰは胎生期から成人に至るまでの成長を促進すると考えられている[3]．IGF-Ⅰの肝臓特異的ノックアウトマウスを用いた研究から，血中IGF-Ⅰの90％が肝臓由来であるにもかかわらず，出生後の発育には必須ではないことが示された[4]．また，上記マウスには骨量減少・骨成長障害がみられるものの，全身性にIGF-Ⅰを欠損したマウスはより重篤な骨量減少を呈することから，骨組織局所で産生されるIGF-Ⅰがオートクライン/パラクラインに作用する可能性が示唆され，従来のソマトメジン仮説に変更が加えられてきた（図）．実際，骨芽細胞特異的IGF-Ⅰノックアウトマウスでは血中IGF-Ⅰレベルの低下が認められないが，骨量や骨のサイズが顕著に低下することが明らかになり，骨組織で発現する局所的なIGF-Ⅰが骨形成に重要な役割を果たすことが証明された[5]．軟骨細胞特異的IGF-Ⅰノックアウトマウスでも同様の結果が得られており，軟骨細胞も骨組織でのIGF-Ⅰの供給源として重用であることが示されている[6]．

現在までに，IGF-Ⅰは骨成長の促進や骨密度上昇作用のみならず，インスリン様効果やインスリン応答の促進，脂質代謝制御，筋組織の合成，免疫機能の活性化，認知機能制御，育毛など，幅広い組織での制御機構に関与する．最近注目されている作用としては，老化や寿命をも制御することがわかってきている．

分子構造

IGF-Ⅰは70個のアミノ酸からなる塩基性ペプチドで，IGF-Ⅱは67個のアミノ酸からなる中性ペプチドであり，両者には40％の相同性がある．また，IGF-ⅠとIGF-Ⅱはプロインスリンと約50％以上の相同性をもつ．プロインスリンは，N末端側から，B鎖，Cペプチド（連結ペプチド），A鎖とよばれる領域からなり，Cペプチド領域が切断された後にA鎖とB鎖がジスルフィド結合した二本鎖のインスリンが生成される．これに対し，IGFは分子内にジスルフィド結合をもつ一本鎖のペプチドである．

血中のIGF-ⅠはIGF結合タンパク質（IGFBP）と結合して安定に標的細胞に運ばれる．哺乳類では6つが同定されているが，IGF-Ⅰの75％はIGFBP-3との複合体として存在する．

機能・役割

IGF-Ⅰは骨基質中に最も多く存在する増殖因子であり，TGF-βと並んで，骨吸収によって骨基質から放出され骨形成を促進する古典的なカップリング因子として古くから考えられてきた．骨芽細胞が産生するIGF-Ⅰが骨芽細胞にオートクラインに働いて骨形成を促進する可能性も残されているが，骨表面において破骨細胞の存在する骨吸収部位近傍に強くIGF-Ⅰ受容体のリン酸化が検出されることが示されて，骨吸収中に骨基質から放出されたIGF-Ⅰのカップリング因子としての作用が示唆された[7]．

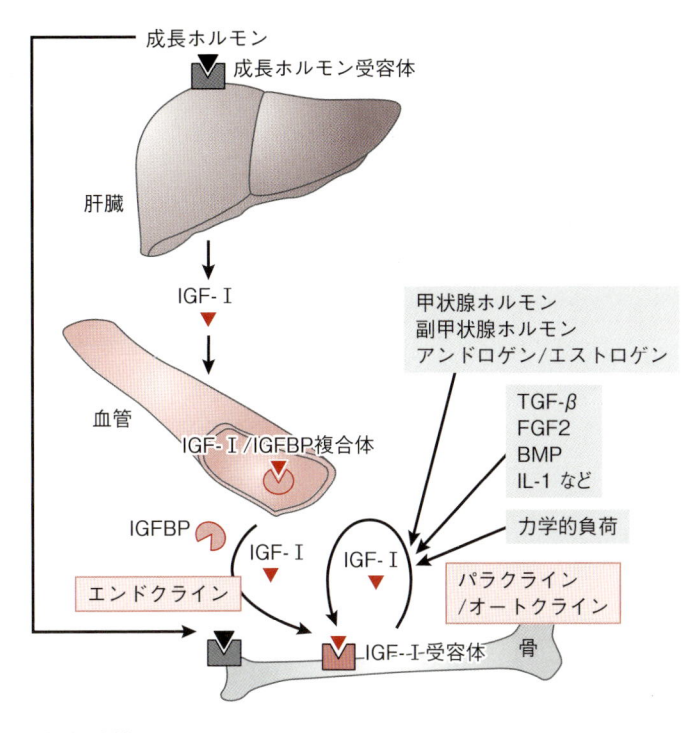

図　IGF-Iの産生制御機構
IGF-Iは成長ホルモンの作用を仲介する．脳下垂体から分泌された成長ホルモンの刺激を受けて，肝臓でIGF-Iが産生される．産生されたIGF-Iは血中でIGFBPと結合し，安定に標的組織へと運搬される（エンドクラインによる制御）．成長ホルモン受容体は骨芽細胞系列細胞にも存在するため，成長ホルモンは直接骨芽細胞に作用して，骨芽細胞からのIGF-I産生を促進する（パラクライン／オートクラインによる制御）．骨芽細胞系列細胞によるIGF-Iの産生は，成長ホルモンだけでなく，甲状腺ホルモン，副甲状腺ホルモン，性ホルモン，TGF-β，FGF2，BMP，IL-1，さらには力学的負荷によっても促進される

骨芽細胞や軟骨細胞はGF受容体を発現しており，GF刺激に応答してIGF-Iを発現する．GF以外にも，甲状腺ホルモン，アンドロゲンやエストロゲンといった性ホルモン，副甲状腺ホルモン（PTH）も骨芽細胞系列細胞からのIGF-I産生を促進する．特に，PTHの骨同化作用には，IGF-Iの発現が必須であることがわかっている．これらの内分泌ホルモン以外にも，FGF2，TGF-β，BMP，IL-1，さらには力学的負荷によってもIGF-I産生が促進される[8]．

IGF-Iの作用は，IGF-I抑制性のIGFBP-1，-2，-4，-6と活性型のIGFBP-3，-5との結合によって調節される．IGFBPのうち，骨組織中に最も多く発現するのは，IGFBP-4とIGFBP-5である．IGFBP-4はIGF-Iと結合することによってIGF-I受容体からIGF-Iを隔離して，IGF-Iの活性化を抑制している．IGFBP-4がタンパク質分化によって壊されると，IGF-Iは骨芽細胞の増殖や分化・石灰化を促進する[9]．IGFBP-5はIGF-Iと独立して骨形成を促進する作用を

もつといわれている．IGF-Iは骨芽細胞上のIGF-I受容体に認識されると，細胞内ではインスリン受容体基質（insulin receptor substrate-1, -2：IRS-1, -2）が活性化し，その下流ではホスファチジルイノシトール3キナーゼ（PI3K）／Akt経路を経て，細胞増殖や骨芽細胞分化・石灰化を促進する[7]．

疾患との関連性・臨床的意義

血中IGF-IはGF分泌過剰による末端肥大症では高値を，GF分泌低下による下垂体機能低下症および下垂体性小人症では低値を示し，血中IGF-IやIGFBP-3の測定はGF分泌異常症の診断と治療に必須の指標となる．また，Laron型低身長症では，GF受容体遺伝子の変異によりGF受容体の発現が低下し，IGF-Iが欠乏して小人症を呈する．IGF-I受容体や*IGF-I*遺伝子にもいくつかの変異が同定されており，程度の差はあるが，子宮内発達遅延や生後の成長遅延，および骨密

度低下を生じることが判明している[10]. 最近では，アルツハイマー病やパーキンソン病，ハンチントン病などの神経変性疾患に脳内のIGF-Iの低下が関与していることが注目され，幅広い疾患のバイオマーカーとしての有用性が示唆されている．

骨組織疾患へのかかわりとしては，以前よりI型糖尿病において，インスリン欠乏症による骨密度の低下が知られてきた．しかしII型糖尿病では，インスリン分泌状態や体重などの因子と骨密度との相関は得られないものの，骨が脆弱し骨折リスクが増加する骨粗鬆症を呈することが報告されるようになった．このリスクファクターとして血中IGF-Iの低下が注目されるようになってきている．しかしながら，IGF-Iは広範な臓器に多種多様な生理活性を示すだけでなく，がん化誘導作用があることも報告されており，臨床応用に際しては，目的臓器特異的かつ目的とする生理作用特異的に効果を発揮する手法の開発が望まれる．

<文献>

1) Klapper, D. G. et al. : Endocrinology, 112 : 2215-2217, 1983
2) Froesch, E. R. et al. : J. Clin. Invest., 42 : 1816-1834, 1963
3) Walenkamp, M. J. & Wit, J. M. : Eur. J. Endocrinol., 157 : S15-S26, 2007
4) Yakar, S. et al. : Proc. Natl. Acad. Sci. USA, 96 : 7324-7329, 1999
5) Govoni, K. E. et al. : Endocrinology, 148 : 5706-5715, 2007
6) Govoni, K. E. et al. : Physiol. Genomics, 30 : 254-362, 2007
7) Xian, L. et al. : Nat. Med., 18 : 1095-1101, 2012
8) Mohan, S. & Kesavan, C. : Curr. Osteoporos. Rep., 10 : 178-186, 2012
9) Govoni, K. E. et al. : Pediatr. Nephrol., 20 : 261-268, 2005
10) Walenkamp, M. J. et al. : J. Clin. Endocrinol. Metab., 90 : 2855-2864, 2005

（高柳　広）

memo

7章 骨免疫関連分子

セマフォリン

本分子の研究の経緯

神経細胞が軸索を伸長させる際に，伸長の方向性を決定するために必要な突起伸長阻害因子，コラプシンの存在が示唆されていた．1993年，ニワトリ脳から後根神経節細胞の成長円錐を退縮させるコラプシンが単離され[1]，これが後にセマフォリン（Semaphorin：Sema）3Aと改名された．Sema3Aの同定に続いて現在までに，約30種類のセマフォリンが線虫からヒトに至る広範な生物種において見つかっており，ウイルスのセマフォリンを含めると8つのサブファミリーでセマフォリンファミリーを形成している．

Sema3Aは，反発作用をもつ神経ガイダンス因子として発見された背景から，個体発生過程における神経回路の形成にかかわる機能が中心的に研究されてきたが，現在では多くのセマフォリンが，器官形成，血管形成，がんの進展など，神経系以外への関与も明らかになってきている．特に，Ⅳ型に属するSema4Dは，1992年にT細胞の活性化に関与する分子としてクローニングされ，免疫系における生理的機能がはじめて報告された[2][3]．Sema3A，Sema4A，Sema4D，Sema6D，Sema7Aなど，免疫応答に関与する分子群は"免疫セマフォリン"ともよばれ，免疫調節機構にかかわるセマフォリンの機能解析も進んできた．

骨組織においては，Sema3B，Sema6D，Sema7Aなどが骨代謝に関与する可能性が示唆されてきたが，最近，ノックアウトマウスを用いた解析により，骨芽細胞系列の細胞が産生するSema3Aや破骨細胞が産生するSema4Dが骨リモデリングにおいて重要な役割を果たすことが示された[4][5]．本項では特にSema3AとSema4Dについて概説する．

分子構造

セマフォリンファミリーに属するタンパク質は，共通して細胞外領域に約500アミノ酸残基からなるSemaドメインとよばれる領域をもつが，Semaドメインに続くC末端領域の構造上の違いにより8つのサブクラスに分類される（図）．

ⅠおよびⅡ型セマフォリンは無脊椎動物に，Ⅲ～Ⅶ型セマフォリンは脊椎動物に発現し，Ⅷ型セマフォリンはウイルスにコードされている．このうち，Ⅱ，Ⅲ，Ⅷ型セマフォリンは分泌型，Ⅰ，Ⅴ，Ⅵ型は膜1回貫通型，Ⅶ型はGPIアンカー型として発現する．Ⅳ型セマフォリンも膜型で発現するが，免疫応答に伴い膜表面でタンパク質分解により切断されて，可溶性タンパク質としても機能することが知られている．

機能・役割

Sema3Aはリンパ管内皮細胞で発現し，抗原を補足した樹状細胞がリンパ管へ移動するのに重要であることが明らかになっている[6]．また，T細胞に対しては抑制的に機能することが報告されており，多くのがん細胞でのSema3Aの高発現が認められていることから，がん細胞に対する免疫抑制に関与している可能性が示唆されている．骨組織においては，Sema3Aは骨芽細胞系列の細胞によって恒常的に産生され，破骨細胞前駆細胞上に存在する受容体Neuropilin-1とA型Plexinを介して破骨細胞分化を抑制する．さらに，Sema3Aは骨芽細胞自身にも作用し，古典的Wnt経路の活性化を介して骨芽細胞分化促進能を有することから，骨形成を十分に行うために必要であると考えられる[4]．

Sema4DはT細胞に恒常的に高レベルで発現し，CD40刺激によるB細胞の増殖・抗体産生，樹状細胞の活性化を促進する[3]．そのため，Sema4D欠損マウスはT細胞依存性抗原に対する抗体産生と抗原特異的T細胞プライミングが低下して免疫不全を呈し，ヒト多発性硬化症のモデルである実験的自己免疫性脳脊髄炎（experimental autoimmune encephalomyelitis：EAE）に対して抵抗性を示す[7]．骨組織におい

	無脊椎動物			脊椎動物					ウイルス
クラス：	Sema1	Sema2	Sema5	Sema3	Sema4	Sema5	Sema6	Sema7	Sema8
メンバー：	A, B	A, B	C	A〜G	A〜G	A, B	A〜D	A	A, B

（図：セマフォリンとその受容体の模式図。Sema3A, Sema3E→Neuropilin-1/A型Plexin（A1〜A4）、Plexin-D1、Sema4A→Tim-2、Sema4A/Sema4D→B型Plexin（B1〜B3）/CD72、Sema5→Off-track/Plexin-A1/VEGFR2、Sema6D→Plexin-A1/TREM2/DAP12、Sema7→α1β1インテグリン、Sema8→Plexin-C1）

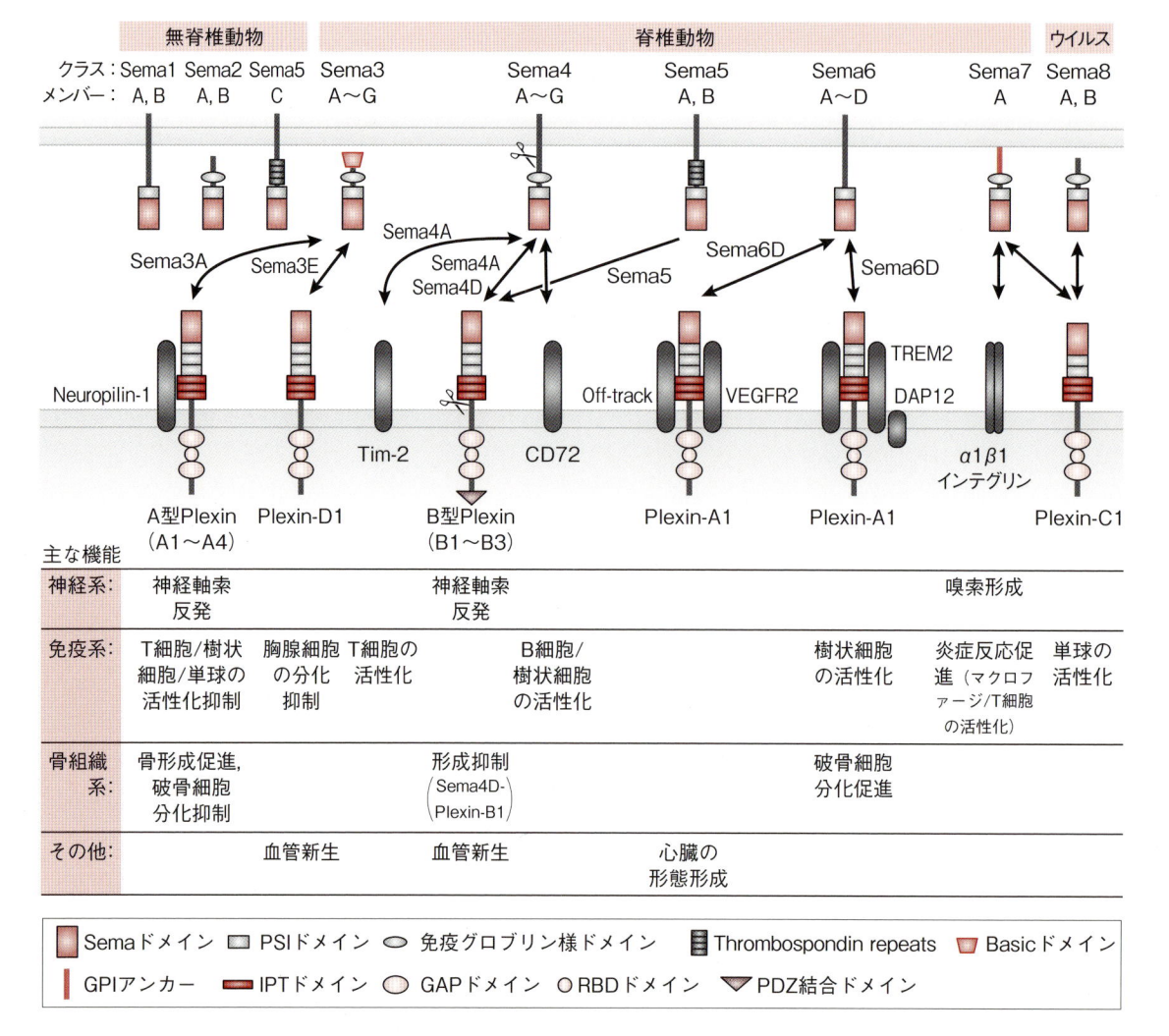

主な機能									
神経系：	神経軸索反発			神経軸索反発			嗅索形成		
免疫系：	T細胞/樹状細胞/単球の活性化抑制	胸腺細胞の分化抑制	T細胞の活性化	B細胞/樹状細胞の活性化			樹状細胞の活性化	炎症反応促進（マクロファージ/T細胞の活性化）	単球の活性化
骨組織系：	骨形成促進，破骨細胞分化抑制			形成抑制(Sema4D-Plexin-B1)			破骨細胞分化促進		
その他：	血管新生			血管新生		心臓の形態形成			

凡例：■ Semaドメイン　□ PSIドメイン　○ 免疫グロブリン様ドメイン　▦ Thrombospondin repeats　▽ Basicドメイン　｜ GPIアンカー　■ IPTドメイン　○ GAPドメイン　○ RBDドメイン　▽ PDZ結合ドメイン

図　セマフォリンファミリーとその受容体

セマフォリンファミリーは発現する生物種と構造の特異性から，8つのサブクラスに分類される．それぞれのセマフォリンは固有の親和性でPlexinまたはTim-2やCD72といった受容体と特異的に結合する．Plexin-A1は，Neuropilin，Off-track，VEGFR，TREM2/DAP12などの受容体と複合体を形成して機能する．Plexinの細胞内領域にはRac1やRasといったGTPaseを活性化するドメインと，Rho GTPaseとの結合ドメインをもっている．特にB型PlexinはC末端に，PDZドメインを有するタンパク質と結合するドメインをもつ．PSI：plexin, semaphoring, integrin，IPT：Ig domain shared by plexins and transcription factor，RBD：Rho GTPase-binding，PDZ：PSD-95/Discs-large/ZO-1

ては，Sema4DはRANKL刺激によって破骨細胞前駆細胞および破骨細胞から産生され，骨芽細胞上に存在する受容体Plexin-B1を介して細胞の運動能を制御するとともに骨形成を抑制する．Sema4D欠損マウスの骨組織の所見から，破骨細胞は，Sema4Dを分泌して骨吸収部位近傍への骨芽細胞の侵入や骨形成を抑制して，骨吸収を遂行すると考えられる[5]．

疾患との関連性・臨床的意義

Sema3Aを自然発症皮膚炎モデルのNc/Ngaマウスへ皮下投与すると，皮膚内の神経細胞量の減少と，さらに炎症性細胞の浸潤抑制により皮膚炎が改善したことから，アトピー性皮膚炎などの難治性掻痒性皮膚疾患治療への応用が期待されている[8]．また，近年の報告では全身性エリテマトーデス（SLE）患者血清中のSema3A濃度が疾患活動性のマーカーとなりうる可能

性が示唆されている．骨組織においては，マウスにSema3Aを投与することで破骨細胞分化抑制活性と骨芽細胞分化促進活性を同時に有することが示され[4]，カップリングの影響を受けにくい骨形成促進剤となりうることが期待される．

一方，Sema4DはSLEのモデルマウスとして知られるMRL/lprマウスの血清中に，自己抗体価の上昇と強く相関して著しく上昇する．全身性の強皮症患者血清中にもSema4Dの上昇が報告され，自己免疫疾患の進行への関与が示唆されている．また，いくつかのがんにSema4Dの過剰発現が検出され，原発腫瘍の増殖だけでなく，血管新生促進や腫瘍細胞の走化性亢進を介してがん転移を促進することが明らかになっている．現在，米国では，自己免疫性骨破壊疾患である関節リウマチや進行性固形がんに対する抗Sema4D抗体の臨床試験が進行している．動物実験段階ではあるが，抗Sema4D抗体は卵巣摘出術による閉経後骨粗鬆症モデルマウスの骨量減少を予防・治療する効果があることが示された[5]．炎症性骨破壊やがん骨転移の治療だけでなく，抗Sema4D抗体の骨形成促進剤としての作用は，将来の骨粗鬆症治療に対する抜本的なアプローチになると期待される．

Sema3A，Sema4DのほかSema7Aの遺伝子多型が閉経後骨粗鬆症の骨密度低下と骨折リスクに関与している可能性[9]や，関節リウマチ患者の滑膜細胞にSema3Cの高発現が報告されており[10]，セマフォリンを標的とした治療戦略の拡大が今後の研究に期待される．

<文献>
1) Luo, Y. et al. : Cell, 75 : 217-227, 1993
2) Bougeret, C. et al. : J. Immunol., 148 : 318-323, 1992
3) Kumanogoh, A. et al. : Immunity, 13 : 621-631, 2000
4) Hayashi, M. et al. : Nature, 485 : 69-74, 2012
5) Negishi-Koga, T. et al. : Nat. Med., 17 : 1473-1480, 2011
6) Takamatsu, H. et al. : Nat. Immunol., 11 : 594-600, 2010
7) Okuno, T. et al. : J. Immunol., 184 : 1499-1506, 2010
8) Yamaguchi, J. et al. : J. Invest. Dermatol., 128 : 2842-2849, 2008
9) Koh, J. M. et al. : J. Hum. Genet., 51 : 112-117, 2006
10) Miller, L. E. et al. : Arthritis Rheum., 50 : 1156-1163, 2004

（高柳　広）

memo

7章　骨免疫関連分子

BMP-2　【和文】骨形成タンパク質2

本分子の研究の経緯

1965年，Uristらは凍結失活骨や脱灰骨中に異所性に軟骨内骨化を惹起する因子が含まれることを報告し[1]，このタンパク質をBMP（bone morphogenetic protein）と命名した．1988年，Wozneyらは4種類のBMP遺伝子（*BMP-1/2A/2B/3*）をクローニングし，それらが*in vitro*において軟骨細胞と骨芽細胞の増殖と分化を制御することを示した．また，BMP-2A/2B/3はTGF（transforming growth factor）-βスーパーファミリーで認められる保存配列を有する，新しいメンバーであることも明らかになった[2]．これまでに30以上のBMPファミリー分子が同定されている．また，BMPは骨や軟骨だけでなく全身における組織形成の重要な調節因子であることも示されている．骨形成にかかわるBMPには，BMP-2/4/5/6/7/9があり[3]，なかでもBMP-2は最もよく研究されている分子である．

分子構造

BMPはTGF-βスーパーファミリーに属する分泌型タンパク質である．TGF-βスーパーファミリーに属する分子は，7つの保存されたシステイン残基を有するシステインノット型のタンパク質である．このなかで，さらに2つのシステイン残基を有するものが特にBMPファミリーに分類される．ほとんどのBMP分子はシステイン残基を介してホモ二量体またはヘテロ二量体を形成する[3,4]．最初に発見された二量体はウシ骨組織より得られたBMP-2とBMP-7からなるヘテロ二量体である[5]．ほかに，BMP-2はBMP-6ともヘテロ二量体を形成することが知られている．

BMP受容体にはⅠ型およびⅡ型受容体が存在する．これらの受容体はリガンド非存在下では解離しているが，リガンドの結合により会合する．会合に伴いⅡ型受容体はⅠ型受容体を細胞質ドメイン（GSドメイン）のリン酸化により活性化し，シグナル伝達が誘導される（図）[3]．BMP-2はⅠ型受容体への親和性が高く，その結合はBMP-2の疎水性のポケットに受容体のフェニルアラニンが結合することにより起こる．これと同一，または類似の結合様式がほかのTGF-βスーパーファミリー分子と受容体との間にも認められる[6]．BMP-2に対するⅠ型受容体としてはALK2/3/6，Ⅱ型受容体としてはBMPR-Ⅱ，ActR-ⅡA/Bが知られている．

機能・役割

BMPシグナルの伝達は主としてSmadを介して行われる（図）．まず，Ⅰ型受容体が受容体制御型Smad（R-Smads；Smad1/5/8）をリン酸化する．2分子のリン酸化R-Smads（pR-Smads）と共有型Smad（Co-Smad；Smad4）は多量体を形成し核内に移行し，DNAに直接結合，またはほかの因子と共同して標的遺伝子の発現を調節する[4]．その結果，*Id1/2/3/4*，*Smad 6/7*，*MyoD*，*Stat1*，*Dlx2/3/5*などの遺伝子発現が誘導される[7]．BMPシグナルは，Noggin，Chordin，Tsg，DanファミリーなどのBMPアンタゴニスト，共受容体やデコイ受容体，抑制性Smad（I-Smads；Smad6/7），SmadのSmurfによるユビキチン化，脱リン酸化，アセチル化，そしてMAPK経路やWnt経路との相互作用を介した複雑な制御を受ける[3,8,9]．

BMPはもともと骨形成に関与する因子として同定されたが，現在では発生や腫瘍形成においても幅広く関与が認められている．BMP-2に関しても，骨形成だけでなく，変異マウスにおいて心臓の形成に異常が起こり胎生致死であることから，発生における重要性が指摘されている[3]．

疾患との関連性・臨床的意義

BMP-2はその骨形成誘導能から，骨化病変形成への関与や骨形成促進による治療への有効性が考えられる．

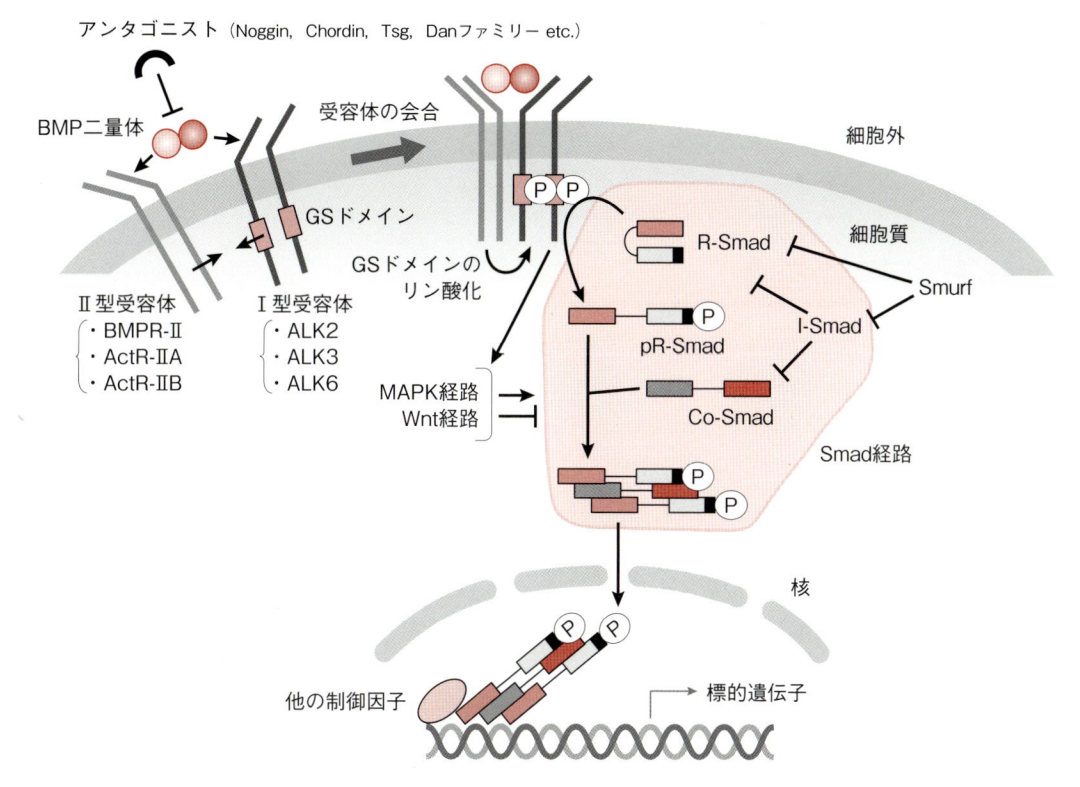

図　BMPシグナル伝達経路

BMP二量体はⅠ型受容体とⅡ型受容体を会合させる．受容体の会合によりⅠ型受容体は活性化され，R-Smadをリン酸化する．活性化R-Smad（pR-Smad）はCo-Smadと複合体を形成し核内に移行，DNAに結合し標的遺伝子の発現を誘導する．BMPシグナルはBMPアンタゴニスト，I-Smad，Smurf，およびMAPK経路やWnt経路とのクロストークを通じて複雑に制御されている

骨化病変としては，血管石灰化病変においてBMP-2はBMP-4やBMP-6とともに見出される[3]．また，進行性骨化性線維異形成症（fibrodysplasia ossificans progressive：FOP）はⅠ型BMP受容体の変異により異所性骨化が起こる疾患であり，BMP-2の関与も考えられる．

治療において，BMP-2は担体とともに骨欠損の補填に用いられる．2002年以降，遺伝子組換えヒトBMP-2の脊椎固定術，脛骨の観血的整復固定術，上顎洞底挙上術，歯槽堤形成術などへの適用がFDAに承認されてきた[10]．ほかにも骨壊死，骨延長術，顎裂部骨移植術，歯周外科治療，インプラント治療における有効性が考えられる．また，BMP-2とBMP-7のmRNA量が正常組織と乳がん組織とで異なることから，乳がんの診断および予後予測への適用が示唆されている[3]．

＜文献＞

1) Urist, M. R. : Science, 150 : 893-899, 1965
2) Wozney, J. M. et al. : Science, 242 : 1528-1534, 1988
3) Blanco, C. M. et al. : Clin. Transl. Oncol., 11 : 126-137, 2009
4) Guo, J. & Wu, G. : Cytokine Growth Factor Rev., 23 : 61-67, 2012
5) Sampath, T. K. et al. : J. Biol. Chem., 265 : 13198-13205, 1990
6) Shi, Y. & Massagué, J. : Cell, 113 : 685-700, 2003
7) 片桐丘信，他：Clin. Calcium, 16 : 776-771, 2006
8) Bessa, P. C. et al. : J. Tissue Eng. Regen. Med., 2 : 1-13, 2008
9) 片桐丘信，他：Clin. Calcium, 18 : 194-201, 2008
10) McKay, W. F. et al. : Int. Orthop., 31 : 729-734, 2007

（高柳　広）

7章 骨免疫関連分子
Wnt/スクレロスチン

本分子の研究の経緯

1982年にがん原遺伝子*Int-1*が，マウス乳がんウイルスによって誘導された乳がんから同定された[1]．その後，*Int-1*がショウジョウバエの*wingless*（*wg*）[2]の哺乳類ホモログであることが判明し[3]，「int」と「wingless」からWntと命名された．1980年代後半〜1990年代初頭にかけて，Wntシグナルにかかわる多くの因子がショウジョウバエの体節形成変異体から発見された．これらの研究を契機に，古典的Wnt経路として定義されるシグナル伝達経路が種を超えて高く保存されていることが明らかとなった[4]．また，1990年初期に大腸腺腫様ポリポーシスの原因にβ-カテニンが関与していることが報告されて以来，部分皮膚低形成，無四肢症，硝子体網膜症などWnt経路が関与するさまざまなヒトの疾患が明らかとなっている[5]．

分子構造

Wntは分泌型でシステインリッチなタンパク質で，39〜46 kDaほどの大きさである．ヒトでは19個，マウスでは18個のWntメンバーが同定されている[6]．Wntタンパク質は疎水性に富み，翻訳後に糖鎖や脂質修飾を受けることが知られる[5]．分泌されたWntリガンドは，Frizzledおよびその共役受容体LRP（low-density-lipoprotein receptor-related protein）5とLRP6に結合する（図）．Frizzledは7回膜貫通型受容体であり，細胞外にWntリガンド結合領域として機能するシステインリッチなN末端をもつ．LRP5/6は細胞外にWntリガンド結合にかかわるTyr-Trp-Thr-Asp（YWTD）ドメインとEGF（epidermal growth factor）様リピートをもつ[6]．

機能・役割

Wntシグナル伝達経路は細胞増殖，細胞運動，細胞極性などを調節し，発がんや発生，幹細胞の維持などに深く関与する[5]．WntシグナルはWntリガンドがFrizzledやLRPファミリーに属する受容体に結合し，活性化されることで伝達される．Wntシグナル伝達経路には古典的Wnt/β-カテニン経路，非古典的経路ともよばれるPCP（planar cell polarity）経路およびWnt/Ca^{2+}経路が知られる[7]（図）．

古典的Wntシグナルはβ-カテニンの安定性を制御することで調節されている．β-カテニンは接着分子カドヘリンと安定した複合体を形成している．Wntシグナルが活性化されていない場合，カドヘリンと複合体を形成していない過剰なβ-カテニンはGSK-3β（glycogen synthase kinase 3β）とAxin，APC（adenomatous poplyposis coil）を含む分解複合体によってリン酸化，ユビキチン化されプロテアソームで分解される．一方，Wntリガンドの刺激があると，スカフォールドタンパク質であるDishevelledとAxinが結合しβ-カテニンの分解が阻害される．細胞質内に蓄積されたβ-カテニンは核内へと移行，Tcf（T-cell factor）/Lef（lymphocyte enhancer factor）ファミリーに属する転写因子に結合し，標的遺伝子の転写を活性化する．最近，Wntリガンド刺激後には，分解複合体と結合したままβ-カテニンのユビキチン化のみが阻害され，新しく合成されたβ-カテニンが細胞質内に蓄積し核内へと移行するモデルが提唱された[8]．

PCP経路では低分子量GTPaseであるRhoやRacの活性化が起こる．Rhoの活性化はRock（Rho-associated kinase）の活性化を誘導し細胞骨格制御に作用し，RacはJNK（Jun kinase）活性化を誘導する[9]．

Wnt/Ca^{2+}経路は細胞質内Ca^{2+}濃度の上昇とカルシニューリンの活性化を介してNFATによる転写を誘導する．また，この経路ではCaMKⅡ（calcium/calmodulin-dependent kinase Ⅱ）の活性化も起き，NLK（Nemo-like kinase）の活性化を介して古典的Wnt経路を抑制することが知られている[9]．Wnt/Ca^{2+}経路ではPLC（phospholipase C）やPKC（protein kinase

C）の活性化も起こる．

疾患との関連性・臨床的意義

　Wntは細胞の増殖，分化，極性を制御し，個体の初期発生，形態形成，幹細胞や腫瘍細胞の制御にも深くかかわっている．Wnt経路の変異は大腸がん，副甲状腺がん，皮膚がんなどの多くのがん細胞で見つかっている．そのため，がん幹細胞を標的とする新規治療薬の候補として，Wnt受容体Frizzledに対するモノクローナル抗体製剤や，LRP5やLRP6のリン酸化阻害薬の開発が進められている．

　骨組織においてはWntシグナルを介して骨形成に作用する因子，スクレロスチン（SOST）に対する抗体が開発されている．全身性の骨形成異常亢進による高骨密度を病態とした遺伝性疾患である硬結性硬化症（sclerosteosis）の病因が，Sost遺伝子の機能喪失性変異であることが2001年に明らかとなり，その転写産物をSclerostin（スクレロスチン）と命名された[10]．またsclerosteosisと類似した症状を示すvan Buchem病ではSost遺伝子に変異は認められないものの，35 kb下流に52 kbの欠失が見つかっており，Sost遺伝子の発現制御に異常があることが明らかとなっている[10]．Sost遺伝子欠損マウスは骨芽細胞による骨形成の亢進，高骨密度を示し，Sost遺伝子のトランスジェニックマウスは低骨量を示す．スクレロスチンの骨形成抑制機序としては，骨形成に重要な役割を果たす古典的Wnt経路の阻害にある．スクレロスチンは骨組織において主に骨細胞から産生され，Wnt受容体の共役受容体であるLRP5/6に結合し，Wntシグナルのアンタゴニストとして働く（図）．したがって，スクレロスチンを標的とすることで骨組織特異的にWntシグナルを活性化させ，骨形成促進が可能となる薬剤開発が期待される[10]．また興味深いことにスクレロスチンが骨量の制御のみならず，B細胞の生存に重要な役割を担うことも見出されている[11]．

　DKK（Dickkopf）は，膜タンパク質KremenおよびLRP5/6とともに三量体を形成するとエンドサイトーシスを促進するため，LRP5/6の細胞膜への発現安定性が低下し，Wntシグナルは抑制される[6]（図）．そのため，抗DKK1抗体はWntシグナルを活性化し，骨形成を促進する薬剤として注目されている[10]．

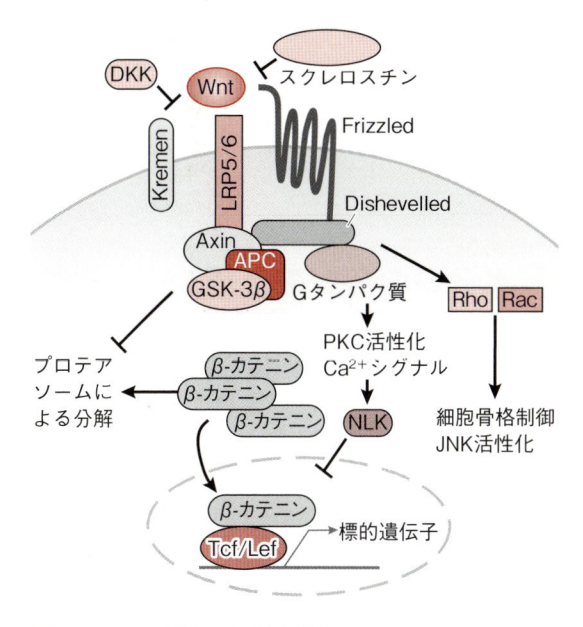

図　Wntシグナル伝達経路

WntはWnt/β-カテニン経路，PCP経路およびWnt/Ca^{2+}経路を活性化する．Wnt刺激がないとき，β-カテニンはGSK-3β，AxinおよびAPCからなる分解複合体によりリン酸化を受け分解される．Wnt刺激により，Wnt/β-カテニン経路ではβ-カテニン分解が抑制され，細胞質内に蓄積されたβ-カテニンが核内移行しTcf/Lefと結合，標的遺伝子転写が開始する．PCP経路ではRho, Racが活性化し，細胞骨格制御やJNK経路の活性化が起きる．Wnt/Ca^{2+}経路ではGタンパク質を介してPKCやCa^{2+}シグナルが活性化する．また，Wnt/β-カテニン経路を抑制するNLKの活性化にも関与する．スクレロスチン，DKKはそれぞれLRP5/6, Kremenと結合しWntのアンタゴニストとして働く．Dishevelledはスカフォールドタンパク質として機能する

＜文献＞

1) Nusse, R. & Varmus, H. E. : Cell, 31 : 99-109, 1982
2) Nüsslein-Volhard, C. & Wieschaus, E. : Nature, 287 : 795-801, 1980
3) Rijsewijk, F. et al. : Cell, 50 : 649-657, 1987
4) Wallingford, J. B. & Habas, R. : Development, 132 : 4421-4436, 2005
5) Clevers, H. & Nusse, R. : Cell, 149 : 1192-1205, 2012
6) Westendorf, J. J. et al. : Gene, 341 : 19-39, 2004
7) Grigoryan, T. et al. : Genes Dev., 22 : 2308-2341, 2008
8) Li, V. S. et al. : Cell, 149 : 1245-1256, 2012
9) Sugimura, R. & Li, L. : Birth Defects Res. C. Embryo Today, 90 : 243-256, 2010
10) Kawai, M. et al. : Nat. Rev. Drug Discov., 10 : 141-156, 2011
11) Cain, C. J. et al. : J. Bone Miner. Res., 27 : 1451-1461, 2012

（高柳　広）

7章 骨免疫関連分子

オステオポンチン

本分子の研究の経緯

オステオポンチン（osteopontin：OPN）はBsp（bone sialoprotein）やDmp1（dentin matrix protein 1）なども含まれるSIBLING（small integrin-binding ligand N-linked glycoprotein）ファミリーに属する，非コラーゲン性のマトリクスタンパク質である[1]．OPNはウイルスやがん遺伝子によってトランスフォーメーションを起こした細胞から新たに同定されたことから，Spp1（secreted phosphoprotein 1）ともよばれており，またT細胞の活性化後早期に発現が誘導されることからEta-1（early T lymphocyte activation-1）としても同定された[2]．OPNはセリン/スレオニンキナーゼによってリン酸化を受ける糖タンパク質で，骨芽細胞をはじめ，破骨細胞を含む造血系細胞や，血管平滑筋細胞，線維芽細胞，心筋細胞などの多くの細胞で発現することが知られている[3]．

分子構造

ヒトOPNは314アミノ酸からなる分泌タンパク質で，中央にRGD（Arg-Gly-Asp）配列を有し（図），$\alpha_V\beta_3$をはじめとするインテグリンと結合することが知られている．アミノ酸配列のほぼ中央にトロンビン切断部位を有しており，この切断によりRGD配列の直下に存在するSVVYGLR配列が露出し，炎症時に重要な役割を果たすインテグリンとも結合することが知られている．また，OPNはRGD配列を介してCD44とも結合し，マクロファージのケモタキシス（走化性）を誘導することが知られている．

近年の報告で，OPNは細胞内にも存在し，機能することが確認された[4]．細胞内OPNは，シグナル配列を含まない転写開始点からの選択的スプライシングにより生成される．また，多くのがんにおいてOPNのスプライスバリアントの発現が確認されている．

機能・役割

骨でのOPNは，破骨細胞や骨芽細胞の骨表面への接着にかかわっている．また，破骨細胞で発現する$\alpha_V\beta_3$インテグリンと結合することで，ポドソームや波状縁の形成を促進することで骨吸収にもかかわっていることが報告された．しかしながら，OPN欠損マウスの骨の解析から，生理的な骨量維持には必須ではないと考えられる[5]．

OPNは骨以外でも細胞遊走や炎症性疾患，血管新生，アポトーシスの抑制などさまざまな過程にかかわっていると考えられている[3]．したがって，OPNは単なる細胞外マトリクス構成分子としてだけではなく，液性因子として細胞間ネットワークに深くかかわっていると考えられている．特に免疫系において，OPNはマクロファージやT細胞，NKT細胞などで産生され，IL-12の発現増強，IL-10の産生抑制によりTh1型の応答を誘導し[2]，また，NKT細胞自身を活性化することが知られている[6]．さらに，細胞内型のOPNはシグナル伝達に深くかかわっており，TLR9のシグナル伝達に重要な役割を果たすことや，細胞骨格の再構成にかかわることが報告されている[4]．

疾患との関連性・臨床的意義

OPNは関節リウマチ，自己免疫性肝炎，多発性硬化症，全身性エリテマトーデスなどの自己免疫疾患において重要な役割を果たしている．最近の報告で，OPNは喘息の発症にもかかわっていることが明らかになった[7]．OPNは喘息患者の肺で高い発現が認められている．さらに，マウスの喘息モデルにおける解析から，OPNがTh2型の応答において相反する2つの効果をもっており，初期免疫における全身感作時には炎症促進的に，その後の気道への抗原曝露においては抗炎症性の効果をもつことが報告された．この効果は2つの樹状細胞サブセットへの効果の違いであることが示唆

```
 1           158       169                    314
H₂N─────────GRGDSVVYGLR────────────────────COOH
                      ↑
                 トロンビン切断部位
              α₉β₁, α₄β₁, α₄β₇ インテグリン
    αᵥβ₃, αᵥβ₁, αᵥβ₅, αᵥβ₆, α₅β₁, α₈β₁ インテグリン
```

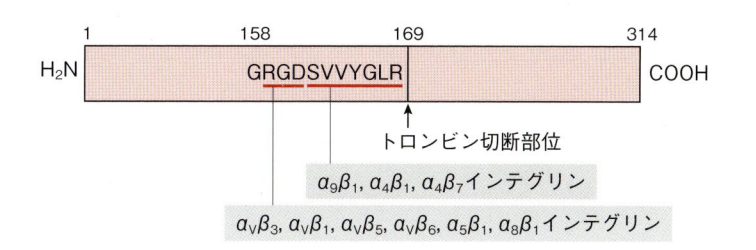

図 ヒトOPNの一次構造

ヒトOPNは314アミノ酸からなり，トロンビンにより2つの機能的ドメインに分断される．N末端側のOPNはRGDドメインを介して$α_Vβ_3$インテグリンなどと結合し，また，トロンビンの切断によって露出したSVVYGLR配列は炎症時に重要な$α_4β_1$インテグリンとも結合する．また，C末端側・N末端側のどちらにもRGD配列非依存的なCD44結合領域が存在する

されている．

また，OPNはデュシェンヌ型筋ジストロフィーにおいても多くの役割を果たしていることが明らかになりつつある[8]．OPNは損傷を受けた筋肉の炎症性環境に存在し，筋ジストロフィーのマウスモデルにおいては，筋肉細胞と筋内に存在する主要なT細胞サブセットの両者がOPNを発現している．OPN欠損マウスでは筋内の好中球やNKT細胞様細胞が減少し，制御性T細胞が増加することで，筋ジストロフィーの発症が強く抑えられることが明らかになった．

さらに，破骨細胞で発現するTRAP（tartrate-resistance acid phosphatase：酒石酸耐性酸性ホスファターゼ）の変異が，SPENCD（脊椎・内軟骨異形成症）という低身長，脳内の石灰化およびエリテマトーデス様自己免疫に関連するごく稀な劣性遺伝性疾患を引き起こすことが明らかになった[9][10]．これらの報告において，TRAPがOPNのリン酸化状態を制御しており，TRAPの存在しないSPENCD患者では，過剰にリン酸化されたままのOPNが自己免疫性疾患の発症にかかわっていることが証明された．この過剰なリン酸化OPNが破骨細胞の過剰な活性化を誘導し，発生期における骨石灰化や骨格系の異常を起こし，さらに，細胞内の過剰リン酸化OPNはTLR9シグナルの異常な活性化を誘導し，形質細胞様樹状細胞からのIFN-α産生を促進し，マクロファージの分化やB細胞の自己抗体産生促進を介して全身性の自己免疫疾患につながる．

以上から，OPNは骨免疫学を理解するうえで非常に重要な因子であり，実に多様な役割を担っていることから，この制御を介した治療応用も期待される．

＜文献＞

1) Staines, K. A. et al. : J. Endocrinol., 214 : 241-255, 2012
2) Ashkar, S. et al. : Science, 287 : 860-864, 2000
3) Sodek, J. et al. : Crit. Rev. Oral Biol. Med., 11 : 279-303, 2000
4) Inoue, M. & Shinohara, M. L. : Immunol. Res., 49 : 160-172, 2011
5) Yoshitake, H. et al. : Proc. Natl. Acad. Sci. USA, 96 : 8156-8160, 1999
6) Diao, H. et al. : Immunity, 21 : 539-550, 2004
7) Xanthou, G. et al. : Nat. Med., 13 : 570-578, 2007
8) Vetrone, S. A. et al. : J. Clin. Invest., 119 : 1583-1594, 2009
9) Briggs, T. A. et al. : Nat. Genet., 43 : 127-131, 2011
10) Lausch, E. et al. : Nat. Genet., 43 : 132-137, 2011

（高柳　広）

memo

第1部 免疫・アレルギー疾患の分子標的用語

8章 副腎皮質ステロイド

概論 副腎皮質ステロイドの作用メカニズムと治療標的

川合眞一

【本章の用語】グルココルチコイド受容体

はじめに

副腎皮質ステロイド（グルココルチコイド，glucocorticoid：GC）は近代医学に最も貢献した代表的薬物の1つである．その臨床応用は，1948年にHenchら[1]が合成コルチゾンを関節リウマチ患者に注射投与したのが最初であったが，その後も現在に至るまで，免疫・アレルギー疾患の中心的治療薬となっている．その作用は特異的**GC受容体**（GC receptor：GR）を介して行われるが，作用に至るまでのメカニズムの詳細はきわめて多様である．

GCは生理的にもたいへんに重要なホルモンだが，免疫・アレルギー疾患に用いる場合には生理的分泌量を超えた用量の投与が原則であり，一般に用量依存性に効果を発揮する．こうした臨床使用におけるGCの有効性は目を見張るものではあるが，一方ではときに重篤となる副作用も作用と同様に用量依存性であり，いずれも同じGRを介している．そのため，GCの副作用分離の試みがさまざまに行われてきたが，受容体の異なるミネラルコルチコイド作用以外の分離にはいまだ成功していない．

本稿では，臨床現場で際立って魅力的な薬物であるGCに関して，まずその臨床薬理学的な特性を述べ，次に現在までに提唱されている代表的な作用メカニズムを紹介したい．

臨床薬理学的な特性

臨床で使われる主な合成GCにはさまざまな種類がある（分子標的治療薬/阻害薬ライブラリー参照）．いずれも経口投与でも100％近くが吸収されるが，これら相互には用量あたりのGC作用の力価が大きく異なっている[2]．その主たる原因は，GCとGRの親和性とGCの代謝速度の違いである．また，内因性GCであるcortisol（コルチゾール）はミネラルコルチコイド作用もある程度有しており，ほかの合成GCとはミネラルコルチコイド作用とGC作用の相対的な力価が相互に異なっている．

成人副腎皮質からの平常時の内因性コルチゾール分泌量は，10 mg/日ほどであるが，アジソン病などにより完全な副腎不全になると，さまざまなストレスへの対応などを考慮して20 mg/日前後が補充されることが多い．

コルチゾールとコルチゾン，prednisolone（プレドニゾロン）とプレドニゾンは，11βヒドロキシステロイドデヒドロゲナーゼ（11β-HSD）を介して血中では平衡関係にある．それぞれ後者はGC活性がないプロドラッグである．この11β-HSDにはアイソザイムが知られており，I型は脂肪組織・肝・中枢神経・筋などに多く発現し，GCを不活性型か

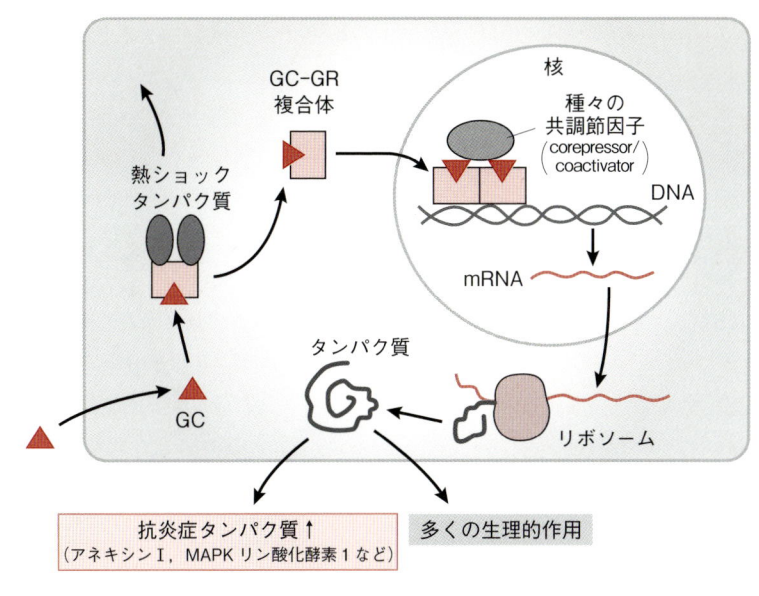

概略図1　GC応答性遺伝子メカニズムによるGCの抗炎症作用

ら活性型へ代謝する．一方，Ⅱ型は腎・大腸・胎盤などに多く発現し，GCを活性型から不活性型に代謝する．また，GCは脂溶性が強く，血中ではコルチゾールとプレドニゾロンはコルチコステロイド結合グロブリン（CBG）と強く結合している．また，ほかの合成GCはCBGとは結合しないが，一部はアルブミンと弱く結合している．こうして血中を運ばれたGCは，遊離分子が標的細胞に取り込まれ，以下に述べるメカニズムで効果（および副作用）を発揮する．

作用メカニズム

GCの作用メカニズムは，以下の転写制御を介するメカニズムと転写制御を介さないメカニズムとが知られているが[3]，いずれもほとんどはGRを介していると考えられている．なお，GRの詳細は用語の項に述べる．

1）転写制御メカニズム
● GC応答性遺伝子メカニズム

GCの最も一般的と考えられている作用メカニズムであり（概略図1），多くの生理的作用はこの機序で発揮されるものと考えられている．GCが存在しない場合，細胞質のGRは熱ショックタンパク質（heat shock protein：HSP）70および90やイムノフィリンと結合している[4]．そこへGRのリガンドであるGCが結合すると，これらのタンパク質のすべてまたは一部が解離してGC-GR複合体が活性化し，核内に移行可能となる．核内では，GC-GR複合体は二量体としてゲノムDNAの特異的結合部位であるGC応答性配列（GC response elements：GRE）に結合し，関連遺伝子の転写を調節する．なお，このGREは一般に6塩基の小さな領域で構成されており，限られた遺伝子のプロモーター部分にのみ

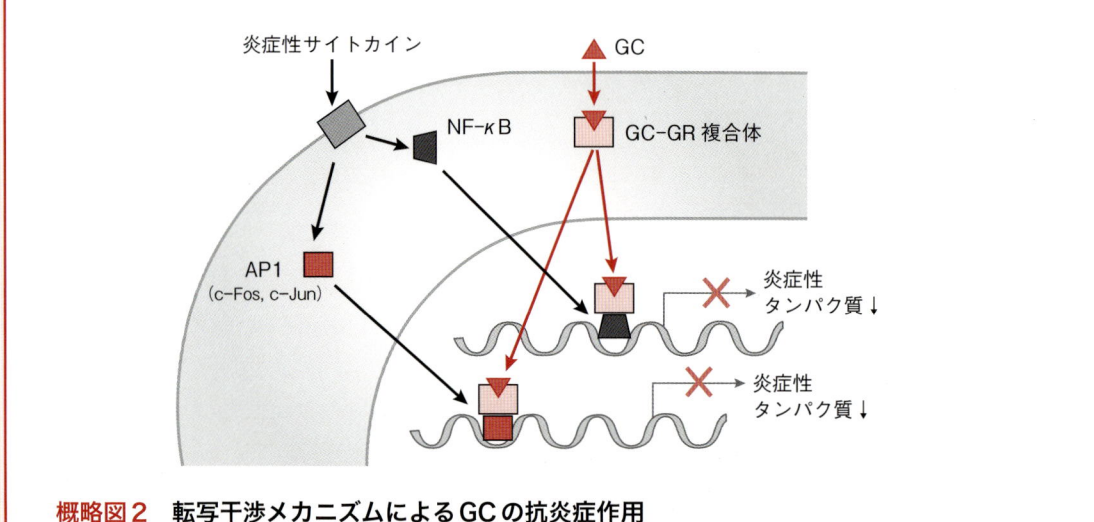

概略図2　転写干渉メカニズムによるGCの抗炎症作用

存在することから，GRによる転写調節は一部の遺伝子に限定される．

GRがゲノムDNAに結合する際には，ほかの転写因子と同様にさまざまな共調節因子（coregulator）が正（coactivator）または負（corepressor）の調節をしている．核内受容体にはすでに250近くの共調節因子が知られているが[5]，GRがGREに結合する際にも多くの共調節因子が転写調節にかかわっている．もちろん，GCがその作用を発揮する場合に，転写レベルで最も影響するのがGC-GR複合体であることは言うまでもないが，共調節因子がそれなりに強く影響を及ぼしていることを示す報告は少なくない．それらの詳細は他誌[5)6)]を参照されたい．

このGRによる転写調節の結果，仮に抗炎症タンパク質または免疫抑制タンパク質が直接発現されれば，臨床医にとっては最もわかりやすい作用メカニズムとなる．1980年前後には，GC誘導性ホスホリパーゼA_2阻害タンパク質，リポモジュリン（lipomodulin）が注目された[7]．このタンパク質は，その後ほかの類似タンパク質も含んでリポコルチン（lipocortin）と総称されたが，さらにその遺伝子配列が決定されるとアネキシンⅠ（annexin Ⅰ）とよばれていた構造タンパク質であることがわかった．この機序は，現在では中心的なGCの抗炎症メカニズムとは考えられてはいないが，一部の抗炎症メカニズムを担っている可能性はある[3]．

この他の抗炎症タンパク質としては，GC誘導性MAPK（mitogen-activated protein kinase）リン酸化酵素1（MAPK phosphatase 1）がある[8]．MAPKリン酸化酵素1は，AP1（activator protein 1）の構成タンパク質の1つであるc-Junを脱リン酸化して不活化し，AP1を介する転写を阻害することによって抗炎症作用を発揮するとされている．

● **転写干渉メカニズム**

GCには，前述したような直接の転写制御による作用メカニズムによらず，ほかの重要な調節因子に働くことによって作用するメカニズムがある．このことは，特に抗炎症・免疫抑制作用としては重要である．

概略図2に示したように，細胞に炎症性サイトカインなどの炎症刺激が加わると，NF-κB (nuclear factor-κB) やAP1が転写因子として核内のゲノムDNAに作用し, 炎症性サイトカインやケモカインなどの炎症・免疫関連タンパク質の発現が増加する. そうした反応のなかで, GC-GR複合体はNF-κBやAP1に直接結合して, それらによる転写調節を阻害する[9]. 一般に, この転写干渉メカニズムは, GC応答性遺伝子メカニズムに比べて低濃度のGCで抗炎症効果を発揮しうるという[3].

2) 転写を介さない作用メカニズム

高用量のGCはGRと結合すると, 細胞内シグナルに関係する分子であるホスファチジルイノシトール3 キナーゼ (phosphatidylinositol 3-kinase) やAktを刺激して血管内皮型一酸化窒素合成酵素 (endotherial nitric oxide synthase) を活性化する[10]. その結果, 一酸化窒素が産生されて血管拡張や抗炎症作用を発揮すると報告されている. こうした転写調節を直接介さないGCの作用メカニズムについては, このような細胞内シグナル伝達系にGC-GR複合体が作用するとするものから, GCが細胞膜または近傍にある分子に直接結合して作用を発揮するという通常のGRを介さない作用メカニズムまで, さまざまに提唱されている. 確かに, 臨床的にはGCの作用はときに分単位で得られることがあり, またパルス療法などの超大量投与が通常のGC療法とは異なる作用があることを実感することもある. それらを説明するには転写を介さない作用メカニズムは魅力的ではあるが, 転写を介する作用メカニズムに比べるとその情報はかなり限られている.

＜文献＞

1) Hench, P. S. et al.：Proc. Staff Meet. Mayo Clin., 24：181-197, 1949
2) 川合眞一：日本医師会雑誌, 140：2325-2329, 2012
3) Rhen, T. & Cidlowski, J. A.：N. Engl. J. Med., 353：1711-1723, 2005
4) Pratt, W. B. et al.：Cell. Signal., 16：857-872, 2004
5) Margolis, R. N. et al.：Mol. Endocrinol., 19：2433-2436, 2005
6) Flammer, J. R. & Rogatsky, I.：Mol. Endocrinol., 25：1075-1086, 2011
7) Hirata, F.：J. Biol. Chem., 256：7730-7733, 1981
8) Kassel, O. et al.：EMBO J., 20：7108-7116, 2001
9) De Bosscher, K. et al.：Endocr. Rev., 24：488-522, 2003
10) Hafezi-Moghadam, A. et al.：Nat. Med., 8：473-479, 2002

8章 副腎皮質ステロイド

グルココルチコイド受容体

本分子の研究の経緯

概論で述べたように，グルココルチコイド（glucocorticoid：GC）は核内受容体であるGC受容体（GR）に特異的に結合して作用を発揮する．核内受容体とは細胞内タンパク質の一種であり，リガンドが結合することで細胞核内でのDNAの転写を調節するリガンド依存性転写因子であり，すでにヒトでは48種類が知られている[1]．GCが結合した後，GC-GR複合体は熱ショックタンパク質が解離するなどによって構造変化をきたし，核内に移行して転写因子として作用する．その他の作用メカニズムもほとんどがGRを介していると考えられており，GRはGCが作用を発揮するうえで欠くことができない分子である．

分子構造

ヒトGR遺伝子は染色体5q31～32に1カ所の遺伝子座を有しており，3カ所の転写開始点を有している（図）[2]．エキソン1はスプライシングされてエキソン2から転写されるが，エキソン9の選択的スプライシングバリアントとして，2つのアイソフォームであるGRα mRNAとGRβ mRNAを産生する．それらが翻訳されて産生されるGRタンパク質は，図のようにリン酸化（phosphorylation）などのさまざまな修飾を受けている．

機能・役割

GRα は，リガンド結合部位（ligand-binding domain：LBD）にGCが結合し，DNA結合部位

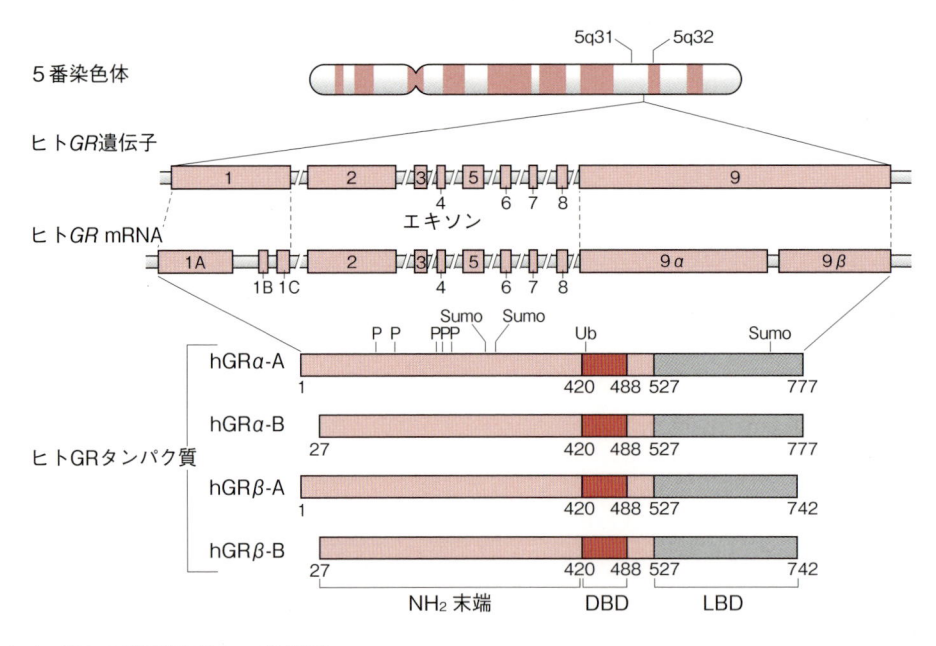

図　ヒトGRの遺伝子座と一次構造（文献2より許可を得て転載）
hGR：human glucocorticoid receptor（ヒトグルココルチコイド受容体），P：phosphorylation（リン酸化），Sumo：sumoylation（Sumo化），Ub：ubiquination（ユビキチン化），DBD：DNA-binding domain（DNA結合部位），LBD：ligand-binding domain（リガンド結合部位）

(DNA-binding domain：DBD）がゲノムDNAのGC応答性配列に結合して，概論に述べたようなGC作用を発揮する．なお，GCのこれ以外の作用メカニズムについてもGRαが関与していると想定されている[2]．一方，GRβは二量体でDBDに結合することは明らかだが，GCは結合せず，リガンドは現在でも不明である．そのためGRβは，DBDにおけるGRαと競合する分子として，GC不応性を生じさせる可能性が示唆されている．例えば，腫瘍壊死因子（TNF）-αなどの炎症性サイトカインはGRβを選択的に増加させるため[3]，GRαの結合が減弱する可能性がある．このことは，炎症性疾患においては，炎症病態によって内因性GCによる炎症制御プロセスが阻害される可能性を示すものである．

エキソン2には2カ所の選択的翻訳開始部位があるため，GRαとGRβそれぞれにAとB，すなわち4種類のGRがある（図）．*in vitro*の検討で，GRα-BはGRα-Aよりも2倍程度の活性増加が示されている．細胞によってこれらのGRの発現比も異なることから*in vivo*での作用を調整している可能性があるが，臨床ではそれらの違いが意味のあるものか否かについての証明はなされていない．

＜文献＞
1) Zhang, Z. et al.：Genome Res., 14：580-590, 2004
2) Rhen, T. & Cidlowski, J. A.：N. Engl. J. Med., 353：1711-1723, 2005
3) Torrego, A. et al.：Am. J. Respir. Crit. Care Med., 170：420-425, 2004

（川合眞一）

memo

第2部
免疫・アレルギー疾患の病態と分子標的治療

第2部　免疫・アレルギー疾患の病態と分子標的治療

1. 関節リウマチ

● 本病態と発症の分子メカニズム

1）病態

関節リウマチ（RA）は，関節滑膜を炎症の主座とする慢性の炎症性疾患である．炎症を起こした関節滑膜からはTNF-αやIL-6などの炎症性サイトカインが産生される．関節炎が進行すると，軟骨・骨の破壊を介して関節機能の低下，日常労作の障害，生活の質の低下が起こる．適切に治療をしないと，さまざまな合併症により生命予後は健常人より約10年短縮する．

2）疫学

RAの有病率は0.5～1.0％とされる．本邦では1,000人対女性5.4，男性1.1と報告されている．好発年齢は40～60歳で，本邦には50万人余の患者がいる．

3）病因

病因には，遺伝，免疫異常，未知の環境要因などが複雑に関与していることが推測されている．特にTNF-α，IL-6などの炎症性サイトカインの過剰産生が，関節炎の病態に深く関与していることが推測されている（図）[1]．また，本症患者では約70％がヒト主要組織適合抗原であるHLA-DR4を有することが知られている．環境要因として，喫煙が危険因子として同定されている．

● 臨床症状

RAの活動期には，発熱，体重減少，貧血，リンパ節腫脹などの全身症状が出現する．朝のこわばりはRAに特徴的であり，持続時間はRAの活動性を反映する．関節炎は多発性，対称性，移動性であり，手に好発する．なかでも，手関節，近位指節間（PIP）関節，中手指節間（MP）関節が侵されやすい．この他，足趾，肘，膝，足関節などの中小関節が侵される．当初は腫脹，疼痛などの炎症所見が主体であるが，遷延すると関節可動域の低下，拘縮などが起こる．急性期には関節液の貯留がみられることもあり，進行すると関節の破壊，筋の萎縮，腱の断裂などにより特有の関節変形が起こる．

リウマトイド結節は肘，膝の前面などに出現する無痛性腫瘤であり，活動期にみられる．内臓病変としては，間質性肺炎，肺線維症があり，リウマトイド肺ともよばれる．この他，悪性関節リウマチでは，胸膜炎，心筋梗塞，皮膚潰瘍などが出現することがある．また，活動期が遷延すると二次性アミロイドーシスが出現し，下痢，吸収障害，腎障害，貧血などが起こる．RAの関節以外の病変は関節外症状とよばれる．

● 診断

関節破壊（骨びらん）は早期から起こるために，早期診断・早期治療が重要である．このため，2010年にアメリカおよびヨーロッパリウマチ学会（ACR/EULAR）が新たな分類基準を提唱した．まず，RA以外の疾患では説明のできない腫脹関節（滑膜炎）が1つ以上あった場合には，①腫脹関節数とパターン，②リウマトイド因子あるいは抗CCP（環状シトルリン化ペプチド）抗体の有無，③関節炎の持続期間，④急性炎症タンパク質増加の有無，の4つからなるスコアリングシステムを適用する．10点満点中6点を超えれば，RAと診断される[2]．

● 最新の治療法

治療には，薬物療法，手術療法，理学療法がある．薬物療法の基本は抗リウマチ薬（DMARDs）であり，非ステロイド系抗炎症薬（NSAIDs），ステロイドはDMARDsが効いてくるまでの「橋渡し」に過ぎない[3)4]．RAと診断されたらまずDMARDsを投与するが，メトトレキサート（MTX）が治療の中心的位置を占め，アンカードラッグと言われている．MTXはまず6～8 mg/週で投与を開始し，その有効性と安全性を確認しながら漸増する．消化器障害などの予防に葉酸

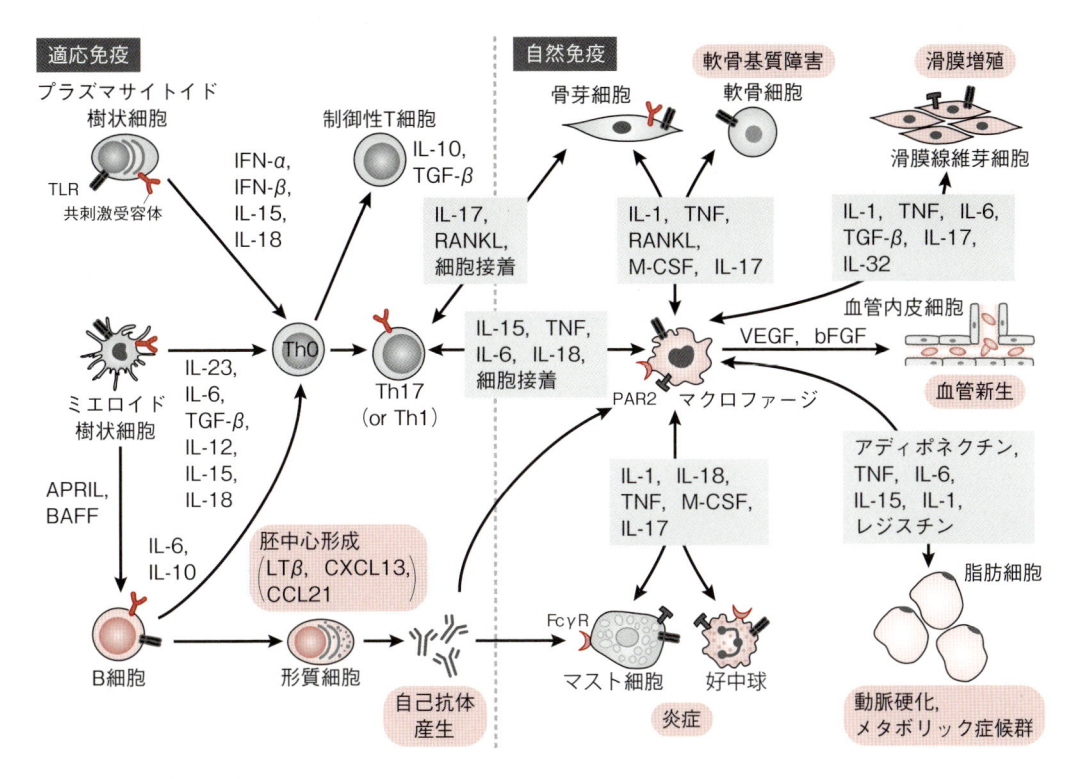

図　関節リウマチの分子機構（文献1より引用）

関節リウマチの発症には自然免疫と適応免疫が複雑に関与している．自然免疫ではマクロファージ，マスト細胞などが何らかの機序で活性化され，サイトカインなどの炎症性メディエーターが産生される．適応免疫では，TおよびBリンパ球，樹状細胞などが，細胞接着あるいはサイトカインを介して活性化される．最終的には，血管新生，炎症細胞浸潤，滑膜増殖などの病理組織学的変化に引き続いて軟骨変性，骨破壊が起こり，関節機能障害がもたらされる．

が併用されることもある．MTXの禁忌例あるいは不耐例では，その他のDMARDsが使用される．十分量のDMARDsを投与しても3～6カ月後に疾患活動性のコントロールができない場合，あるいは副作用などで治療継続困難な場合で，かつ予後不良因子（リウマトイド因子あるいは抗CCP抗体高力価陽性，高疾患活動性，X線像にて骨びらんを有すること，のいずれか）を有する場合には，積極的に生物学的製剤の使用を考慮する．

生物学的製剤としては，抗TNF-α抗体，可溶性TNF受容体などのTNF阻害薬，抗IL-6受容体抗体，**Abatacept**などがあり，高い有効性を示すとともに，関節破壊阻止効果を有する．一方，副作用としては感染症がある．なお，DMARDsや生物学的製剤を早期から積極的に投与すると治療反応性は良好であり，寛解に導入しやすい．

治療の目標は寛解である．総合的疾患活動性指標（DAS28など）を指標として用い，寛解（DAS28<2.6）の導入と維持を目標として治療する（treat-to-target）[5]．治療の見直し・変更は，DAS28を目安にして3～6カ月に行う．寛解導入が不可能な場合には，低疾患活動性（DAS28<3.2）が代替的治療目標となる．生物学的製剤使用時に寛解が半年以上継続すれば，休薬・中止を検討する．

手術療法としては，滑膜切除術，人工関節置換術などがある．最近では，滑膜切除術は行われなくなりつつある．人工関節置換術が有効なのは，膝関節，股関節などの大関節である．

＜文献＞
1) McInnes, I. B. & Schett, G. : Nat. Rev. Immunol., 7 : 429-442, 2007
2) Aletaha, D. et al. : Arthritis Rheum., 62 : 2569-2581, 2010
3) Smolen, J. S. et al. : Ann. Rheum. Dis., 69 : 964-975, 2010
4) Singh, J. A. et al. : Arthritis Care Res., 64 : 625-639, 2012
5) Smolen, J. S. et al. : Ann. Rheum. Dis., 69 : 631-637, 2010

（宮坂信之）

第2部 免疫・アレルギー疾患の病態と分子標的治療

2. 若年性特発性関節炎

● 病態と発症の分子メカニズム

若年性特発性関節炎（JIA）とは，16歳未満の小児に発症した原因不明の慢性関節炎を総称するumbrella nameであり，定義により①全身型，②少関節型，③リウマチ因子（RF）陽性多関節型，④RF陰性多関節型，⑤腱付着部炎関連関節炎，⑥乾癬関連関節炎，⑦分類不能型の7病型に分類される[1]．

このように，JIAには多様な関節炎疾患が含まれているが，臨床的にはその94％を占める①～④の4病型が重要である．また，この4病型においては，病態の類似性から，①の全身型JIAと，②～④の関節型JIAとに分けた治療指針が示されている[2]．

1）関節型JIA（図）

少関節型では抗核抗体が，RF陽性多関節型ではRFや抗CCP（シトルリン化ペプチド）抗体が陽性となることから，自己免疫疾患の1つと考えられている．また発症背景には生体側の遺伝因子もかかわっており，少関節型ではHLA-DRB1*11やDRB1*08が，RF陽性多関節型ではHLA-DRB1*0405との関連が示されている[3]．

関節型JIAの中核病態は滑膜炎である．この滑膜炎はマクロファージがIL-1，IL-6，TNFなどの炎症性サイトカインを産生することからはじまり，同時に産生されたVEGFが血管新生や血管透過性を亢進させ，炎症細胞の浸潤や滑膜増殖を引き起こしながら，経過とともに肉芽組織（パンヌス）を形成する．また，IL-6は滑膜線維芽細胞にRANKLを発現させ，破骨細胞前駆細胞のRANKと結合することで破骨細胞を成熟させて，骨・軟骨の破壊を促進する．また，滑膜細胞や軟骨細胞が産生するMMP-3などの細胞外マトリクス分解酵素も，軟骨破壊を促進する．

2）全身型JIA（図）

関節炎病態に加えて，弛張熱や皮疹，漿膜炎などの全身性炎症病態がみられる．自己抗体は陰性で，好中球やマクロファージなどの自然免疫に関与する細胞が活性化していること，IL-1βやIL-18が異常高値を示すことなど，自己炎症疾患としての特徴をもっている[4]．

全身性炎症病態において中核的な役割を演じているのはIL-6である．IL-6は，関節型と同様に骨・軟骨の破壊を誘導するばかりでなく，全身型の必須病状である弛張熱を引き起こし，好中球数や血小板数，急性炎症性タンパク質〔CRP（C反応性タンパク）/SAA（血清アミロイドAタンパク）〕を増加させ，ヘプシジンを介して鉄欠乏性貧血を引き起こす．また成長期の小児では，成長因子IGF-1の生理活性発現に不可欠なIGFBP3（IGF binding protein 3）の産生を抑制することで，成長障害を引き起こす[5]．

さらに炎症病態が進行すれば，T細胞やマクロファージが異常に活性化され，前者からはM-CSF，IFN-γ，sIL-2Rが，後者からはIL-1β，IL-6，TNFなどの炎症性サイトカインが過剰に産生され，マクロファージ活性化症候群（MAS）へと進展する[6]．

● 分子標的治療薬を用いた最新の治療法

1）抗TNF製剤

関節炎病態に対して有効であるが，全身型JIAの全身性炎症病態に対する有効性は限定的である．本邦ではETA（**Etanercept**）とADA（**Adalimumab**）が認可されており，前者は0.4 mg/kgを週2回，後者は20 mg（体重30 kg未満）または40 mg（体重30 kg以上）を2週ごとに皮下注射で投与する[7][8]．必須ではないが，メトトレキサート 10 mg/m²/w併用した方が有効性が高い．

2）抗IL-6製剤TCZ（**Tocilizumab**）

関節炎病態のみならず，全身型JIAの全身性炎症病態にも有効である[9]．そのため，関節型，全身型の両病型で使用されており，全身型では2週ごと，関節型

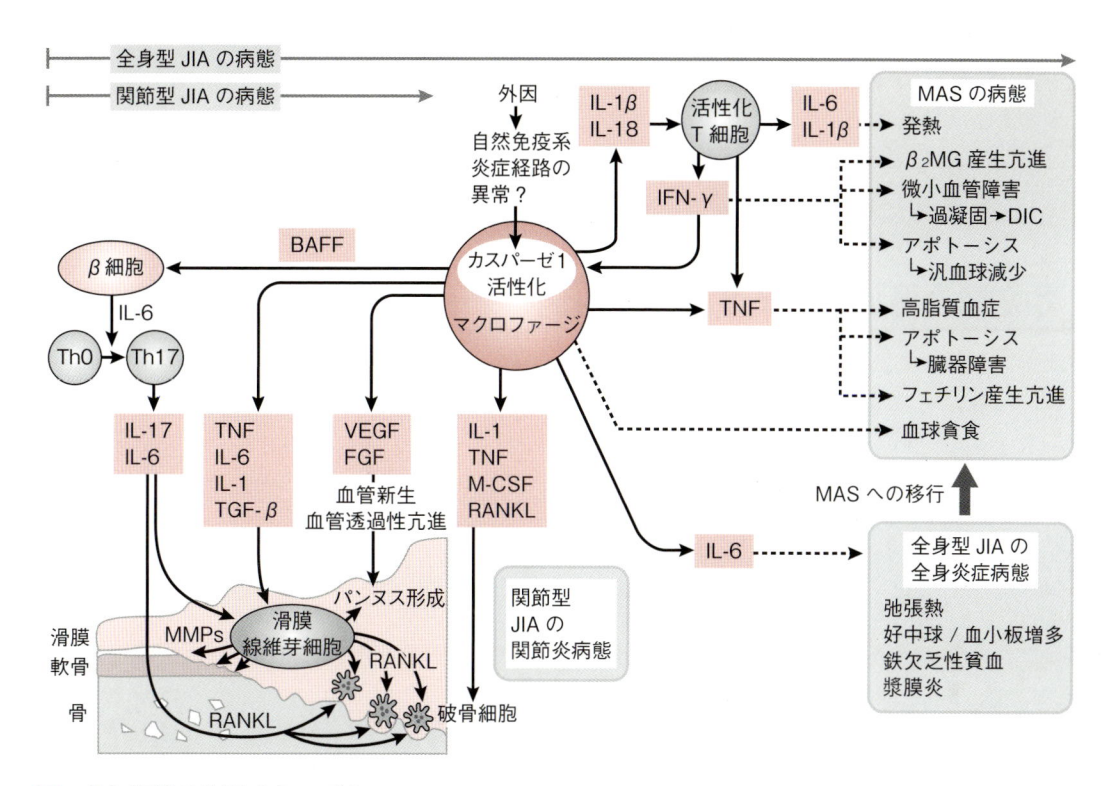

図　JIA病態の分子メカニズム

関節型JIAにおいては，滑膜線維芽細胞からのMMPsを介した軟骨破壊，VEGFによる血管新生を背景とした滑膜増殖・パンヌス形成，血管透過性の亢進による炎症細胞のリクルートメント，RANKLを介した破骨細胞の成熟・活性化による骨関節の破壊がみられる．一方，全身型JIAの全身性炎症病態のほとんどがIL-6で説明可能であるが，カスパーゼ1活性化によるIL-18/IL-1βも病態に関与する．またMAS（マクロファージ活性化症候群）へ移行した病態では，活性化T細胞によるIFN-γや過剰なTNFによる病態が加わり，汎血球減少，臓器障害，DIC（播種性血管内凝固症候群）など多彩で致死的な病態が出現する．β_2MG：β_2マイクログロブリン，MAS：macrophage activating syndrome，MMPs：matrix metalloprotenases，RANKL：receptor activator of NF-κB ligand，VEGF：vascular endothelial growth factor，BAFF：B-cell activating factor of the TNF family

では4週ごとに点滴静注で8 mg/kgを投与する．

一方，TCZ（**Tocilizumab**）はCRPなどの急性炎症反応タンパク質の産生を抑止するため，疾患活動性指標をマスクし，血液検査による疾患活動性評価を困難にする．また，発熱や倦怠感などの臨床症状もマスクし，感染症の早期診断を困難にするため，投与開始後の経過観察には経験や熟練が必要となる．加えて，全身型JIAのMAS病態の抑制や予防に有用とした報告はない．

3）その他

2011年に策定されたACR（米国リウマチ学会）のJIAの治療ガイドラインでは，全身型JIA難治例に対して，IL-1阻害薬（**Anakinra**）とT細胞標的薬（**Abatacept**）が組み入れられた[10]．本邦ではTCZが無効の全身型JIAに対する治療が問題となっており，今後はその選択肢として検討が進むものと思われる．

＜文献＞

1) Petty, R. E. et al. : J. Rheumatol., 31 : 390-392, 2004
2) 日本小児リウマチ学会：日本小児科学会雑誌, 111 : 1103-1112, 2007
3) Thomson, W. et al. : "Arthritis in children and adolescents"(Szer, I. S. et al./eds), pp280-289, Oxford University Press, 2006
4) Takei, S. : Inflammation and Regeneration, 31 : 52-65, 2011
5) De Benedetti F. et al. : J. Clin. Invest., 99 : 643-650, 1997
6) Stéphan, J. L. et al. : Clin. Exp. Rheumatol., 11 : 451-456, 1993
7) Lovell, D. J. et al. : N. Engl. J. Med., 342 : 763-769, 2000
8) Lovell, D. J. et al. : N. Engl. J. Med., 359 : 810-820, 2008
9) Yokota, S. et al. : Lancet, 371 : 998-1006, 2008
10) Beukelman, T. et al. : Arthritis Care Res., 63 : 465-482, 2011

（武井修治）

第2部 免疫・アレルギー疾患の病態と分子標的治療

3. 全身性エリテマトーデス

● 本病態と発症の分子メカニズム

　全身性エリテマトーデス（systemic lupus erythematosus：SLE）は若年女性に好発する原因不明の全身性慢性炎症性疾患である．その病態は，多彩な自己抗体産生により特徴づけられる自己免疫異常により引き起こされ，遺伝的背景および環境因子が関与していると考えられている．自己抗体の産生には，免疫担当細胞であるT細胞とB細胞の質的および量的異常が関係していると考えられている[1)2)]．

1）B細胞の関与

　B細胞は抗体産生にかかわるだけではなく，サイトカイン産生能，抗原提示能を有し，T細胞，樹状細胞の活性化に関与する[3)]．SLE患者では，B細胞受容体シグナルの活性化が認められ，B細胞受容体の下流に位置し細胞分化・活性化にかかわる非受容体型チロシンキナーゼSykの増加が認められる．Sykの活性化によりB細胞受容体からの刺激が効率的に伝えられ，B細胞の増殖，分化が誘導され，多彩な自己抗体産生につながると考えられている．

　B細胞受容体の経路のほか，BLyS/BAFF受容体を介した経路，CD19，CD20，CD22などの細胞表面分子を介した経路も，B細胞のシグナル伝達，増殖にかかわっていると考えられている．

2）T細胞の関与

　T細胞は獲得免疫において中心的な役割を果たしており，T細胞受容体を介してシグナル伝達，活性化が起こる．SLE患者においては，CD3ζ鎖の欠損などによるT細胞受容体に関連した刺激伝達系の異常な亢進が報告されている[1)]．CD3ζ鎖の代替分子であるFcRγ鎖は，Sykと複合体を形成し通常より効率的に刺激を伝達することで，T細胞の異常な活性化が起こると考えられている．

　T細胞では，抗原提示細胞による抗原特異的な増殖のために，抗原提示細胞上のMHCクラスⅡ分子と抗原複合体およびT細胞受容体の結合に加えて共刺激分子によるシグナル伝達が必要である．このシグナル伝達経路が遮断されるとT細胞にはアナジーが誘導される．このうち，T細胞上のCD28と抗原提示細胞およびB細胞上のCD80/86，T細胞上のCD40L（CD154）と抗原提示細胞およびB細胞上のCD40がシグナル伝達において大切であると考えられている．これらT細胞およびB細胞のシグナル伝達，活性化にかかわる因子が治療標的の候補になると考えられる．

● 分子標的治療薬を用いた最新の治療法

　SLEの治療は主にステロイド剤を含む免疫抑制薬による免疫抑制療法が行われ，生命予後の改善が図られてきた．しかし，長期にわたる免疫抑制療法は，しばしば治療合併症を引き起こしADL（日常生活動作）の低下につながることも少なくない．近年，前述のごとく免疫異常の病態解明が進められ，より特異的な治療が可能となりつつある[4)]（図）．

　B細胞では，活性化因子であるBLyS/BAFFに対する完全ヒト化抗BLyS/BAFF抗体である**Belimumab**の有効性が報告され，SLE新規治療薬としてFDAに承認された[3)]．2013年1月現在，本邦でも第Ⅲ相試験が行われている．B細胞上のCD20に対する抗CD20キメラ抗体（**Rituximab**）のSLEに対する有効性が期待されたが，ループス腎炎を対象にした第Ⅲ相試験では対象群に対して有効性は認められなかった．同じくB細胞抗原であるCD22に対するヒト化抗体（**Epratuzumab**）によりSLEの疾患活動性の指標であるBILAGスコアの有意な改善が報告されている．

　ヒト化抗IFN-α抗体（**Sifalimumab**）は，臨床試験が進行中であり，第Ⅰ相試験でSLE活動性の改善および再燃抑制効果が報告されている．

　T細胞上のCD28を介したシグナル伝導を標的とし

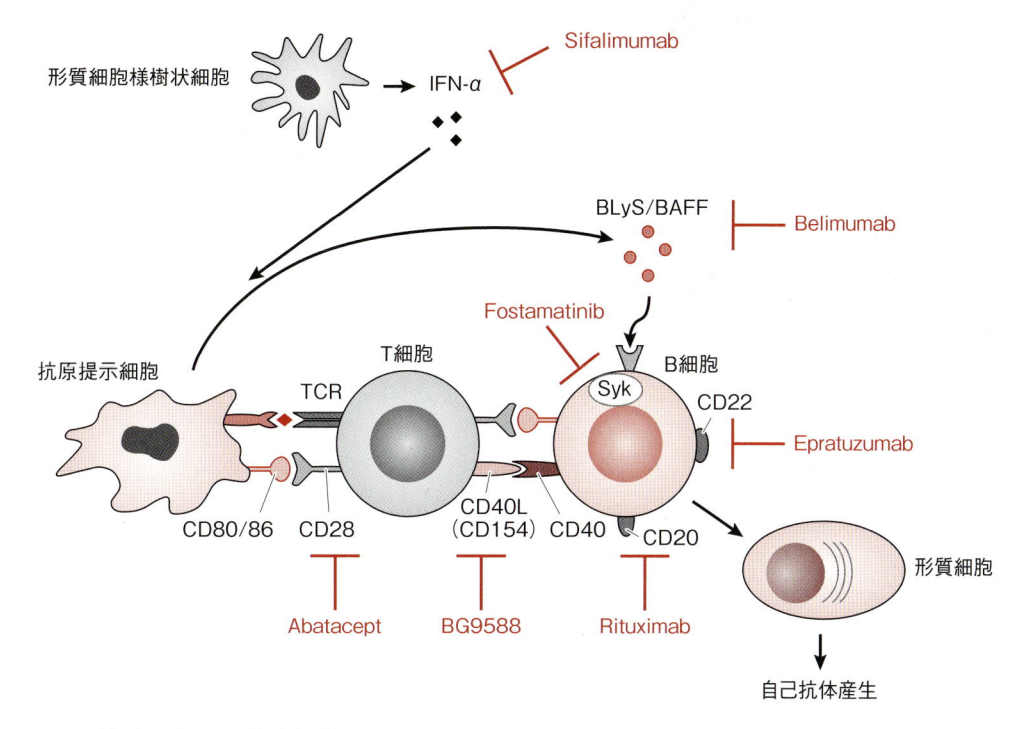

図　SLE治療における分子標的
TCR：T細胞受容体

　たCTLA-4 Ig（**Abatacept**）は，臨床試験が進行中であるがこれまでのところ有効性は示されていない．この他，ヒト化抗CD154モノクローナル抗体（BG9588），BLyS/BAFFおよびBAFFと33％の相同性を有するAPRILと結合し生物学的活性を阻害するTACI-Ig（**Atacicept**）による治療も試みられたが，重篤な血栓形成や感染症の合併症のために開発が中止されている．
　SLE患者におけるT細胞およびB細胞のシグナル異常に関与しているSykは，治療標的となる可能性が考えられる．経口Syk阻害薬（**Fostamatinib**）は，関節リウマチ患者においてその有効性が示されているが，ループスモデルマウスの腎炎でも治療効果が報告されている．また，多発性骨髄腫の治療に用いられるプロテアソーム阻害薬**Bortezomib**は，ループスモデルマウスにおいて自己抗体産生抑制と腎炎の治療効果が報告されている．
　現在，臨床試験が行われている薬剤，モデルマウスの結果から治療効果が期待できる薬剤が多く報告されてきており，今後，SLEの病態解明と効果的な特異的治療法が確立されることが望まれる．

＜文献＞
1）Crispin, J. C. et al. : Ann. Rheum. Dis., 66 : 65-69, 2007
2）Tsokos, G. C. : N. Engl. J. Med., 365 : 2110-2121, 2011
3）Liu, Z. et al. : Nat. Med., 18 : 871-882, 2012
4）Lo, M. S. et al. : Ann. N Y Acad. Sci., 1247 : 138-152, 2012

（坊垣暁之，渥美達也）

4. 血管炎症候群

本病態と発症の分子メカニズム

抗好中球細胞質抗体（anti-neutrophil cytoplasmic autoantibody：ANCA）が関与する小型血管炎として、顕微鏡的多発血管炎（microscopic polyangiitis：MPA），多発血管炎性肉芽腫症〔granulomatosis with polyangiitis：GPA（旧名 Wegener 肉芽腫症）〕，Churg-Strauss 症候群（CSS）が知られており、ANCA 関連血管炎（ANCA associated vasculitis：AAV）と総称されている。本邦では欧米と比較してMPAが圧倒的に多いことが特徴である。

AAVの病態は，自己免疫異常により産生されたANCAが好中球を活性化し，細胞毒性のあるプロテアーゼなどを放出して血管内皮障害をもたらすと考えられている。また，ANCAは直接糸球体血管内皮細胞にも作用し，ケモカイン発現による好中球の誘導・接着にも関与しているとする報告もある。

ANCAの産生には重金属への曝露や薬剤，感染などの環境因子や遺伝因子が関与していることが知られている。感染症などを契機に増加したTNF（腫瘍壊死因子）などの炎症性サイトカインにより好中球がプライミングを受けると、ANCA抗原が好中球膜上に発現する[1]。ANCAが抗原を介して細胞内シグナルを活性化し，タンパク質分解酵素や活性化酸素種・NETs（neutrophil extracellular traps）などを放出させ血管内皮細胞障害を引き起こす。また，好中球脱顆粒は補体副経路も活性化し，C5aによりさらに好中球が活性化する（図）。ANCAを産生するB細胞は抗原提示細胞としても機能し，T細胞と相互作用することで病態の重要な役割を担っている。

分子標的治療薬を用いた最新の治療法

1）AAV

● B細胞除去療法

2010年に報告されたRITUXVAS[2]とRAVE[3]は，MPA・GPAに対するB細胞除去療法（**Rituximab**：RTX）の有効性を示したランダム化比較試験（RCT）である。前者は副腎皮質ステロイド（以下，ステロイド）大量療法に加えてシクロホスファミド（CY）大量静注療法（IV-CY）で寛解導入しアザチオプリンで維持療法を行った対照群と、IV-CY 2回を併用しながらRTX投与を行った群との比較であり、後者は197例におけるステロイドを基礎治療としたRTXとCY内服の比較である。

RITUXVASでは12カ月後の寛解維持率・有害事象ともに両群で差を認めず，RAVEでは6カ月までの寛解導入率は同等で再燃症例に対する有効性はRTX群で有意に高かった。58例（GPA 50例，MPA 8例）の後ろ向き研究でも完全寛解40％，部分寛解52.7％と高い寛解率を認めていることから[4]，GPA・MPAに対するRTXはCYと並ぶ治療の選択肢の1つとして期待されている。

● TNF阻害薬など

TNF阻害薬については20例のGPAに対するオープンラベル試験でETN（**Etanercept**）の有効性が示唆されたが，その後のプラセボ比較試験では標準的治療への付加効果は認めず，さらにETN群では固形がんが増加するという結果に終わった[5]。IFX（**Infliximab**）についても32例の検討で88％に寛解を認め有効性が示唆されたとした報告がある一方で[6]，標準治療への付加効果を認めなかったとする報告もある[7]。これらは標準的治療にTNF阻害薬を追加するという試験デザインであったため効果が限定的であったことも考えられるが，現時点ではMPA・GPAに対するTNF阻害薬の使用については，その適応も含め慎重な検討が必要で

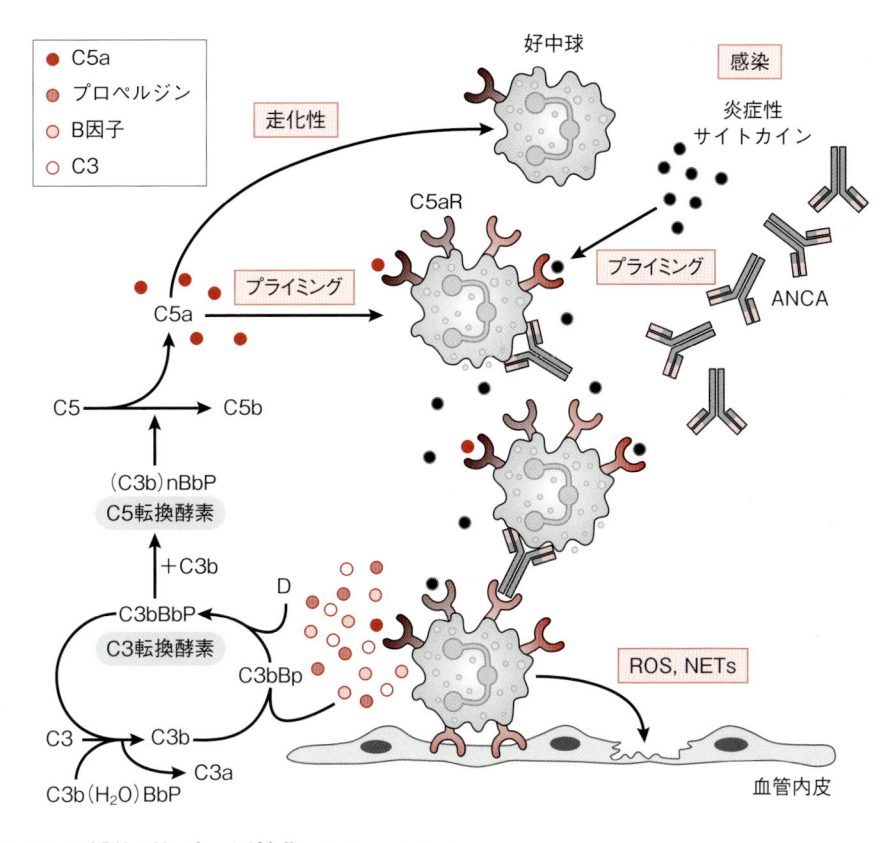

図 ANCAと補体副経路の活性化（文献1より引用）

炎症性サイトカインによりプライミングを受けた好中球の膜上にANCA抗原が発現し，抗原を介してANCAが細胞内シグナルを活性化することで血管内皮障害を引き起こす．また同時に補体副経路も活性化し，C5aにより好中球がさらに活性化するというサイクルを形成する．ROS：活性酸素種

ある．

その他にも，C5a受容体抗体やCSSに対する抗IL-5抗体についても検討が行われている．

2）その他の疾患

活動期の高安動脈炎（Takayasu arteritis：TA）患者血清でTNF-α・IL-6などが上昇していることが確認されており，これらがTAにおける治療標的となる可能性が検討されている．84例のレビュー[8]（のべIFX 75例，ETN 16例，**Adalimumab** 5例）では完全寛解を活動性の消失とステロイドの中止，部分寛解をTAの改善とステロイド減量と定義したところ，完全寛解37％，部分寛解54％と高い寛解率を認め，多くの症例でステロイド減量効果も認めたことからTAにおけるTNF阻害薬の有効性が期待されているが，症例数が少ないこともありRCTなどでの十分な検証はされていない．

TAに対する抗IL-6療法についても，現在までのところは有効性を示唆する症例報告が散見されるのみである．

RTXをTAに使用した報告はほとんど認めないが，Hoyerらは3例の活動性再燃TA症例でRTXにより寛解導入されたと報告している[9]．

巨細胞性動脈炎（giant cell arteritis：GCA）に対するTNF阻害薬についても小規模な報告にとどまるが，44例のRCTでは6カ月間のIFX治療でステロイド減量効果や再燃予防効果は認めなかった[10]．ETNについては，GCA 17例において1年後のステロイド中止率を検討したところ，ETN群の50％でステロイド中止可能となったものの（プラセボ：22％），両群で有意差は認めなかった[11]．以上より現時点ではGCAに対してもTNF阻害薬の有効性は確立していない．

GCAに対する抗IL-6療法やB細胞除去療法については少数の報告を認めるのみである．

今後の展望

血管炎に対する分子標的療法は多岐にわたるが,難治症例や有害事象で標準的治療が継続困難な場合には有力な選択肢となりうる.血管炎症候群は希少疾患であり大規模なRCTの実施は現実的ではないため,今後疫学的な手法を用いるなどしてその有効性が明らかとなり,治療の選択肢となることを期待する.

<文献>

1) Chen, M. & Kallenberg, C. G. : Nat. Rev. Rheumatol., 6 : 653-664, 2010
2) Jones, R. B. et al. : N. Engl. J. Med., 363 : 211-220, 2010
3) Stone, J. H. et al. : N. Engl. J. Med., 363 : 221-232, 2010
4) Roll, P. et al. : J. Rheumatol., 39 : 2153-2156, 2012
5) WGET research group : N. Engl. J. Med., 352 : 351-361, 2005
6) Booth, A. et al. : J. Am. Soc. Nephrol., 15 : 717-721, 2004
7) Morgan, M. D. et al. : Nephron. Clin. Pract., 117 : c89-c97, 2011
8) Comarmond, C. et al. : Autoimmun. Rev., 11 : 678-684, 2012
9) Hoyer, B. F. et al. : Ann. Rheum. Dis., 71 : 75-79, 2012
10) Hoffman, G. S. et al. : Ann. Intern. Med., 146 : 621-630, 2007
11) Martínez-Taboada, V. M. et al. : Ann. Rheum. Dis., 67 : 625-630, 2008

(勝山隆行,佐田憲映,槇野博史)

memo

第2部 免疫・アレルギー疾患の病態と分子標的治療

5. ベーチェット病

本病態と発症の分子メカニズム

ベーチェット病（以下BD）は，口腔粘膜のアフタ性潰瘍，皮膚症状，眼のぶどう膜炎，外陰部潰瘍を主症状とし，急性炎症性発作を繰り返す多臓器侵襲性の難治性の病気である．BDの病因，病態はいまだに不明であるが，疾患感受性遺伝子として*HLA-B51*，*HLA-A-26*が報告されている[1)2)]．*HLA*以外の疾患感受性遺伝子として，近年GWAS（全ゲノム関連解析）により*IL23R/IL12RB2*, *IL10*が報告された[3)4)]．*IL23R/IL12RB2*はTh1，Th17細胞の分化および活性化に関与し，過剰なTh1型の免疫異常を誘導する可能性が考えられる．一方，*IL10*の疾患感受性アリルAはIL-10の産生低下と関連があり，IL-10によるTh1活性化制御や炎症制御が障害され，BDのTh1型の免疫異常をさらに促進する可能性を示す．IL-10の補充療法を含め，今後，これらの分子標的治療の可能性について検討する必要がある．

病態形成のトリガーの実態は不明だが，上述の遺伝的背景をもとに病原微生物をはじめとした外因がかかわり，自己免疫異常や好中球機能過剰をはじめとした自然免疫系の異常が生じると考えられている．特に，これまで細菌微生物，なかでも口腔内に存在する*Streptococcus sanguinis*の役割が研究されてきた．その研究の過程で，細菌由来の65kd熱ショックタンパク質（heat shock protein：HSP）と交差反応性を示す宿主由来HSPが自己抗原となり，自己免疫応答を惹起し，抗原特異的Th1型リンパ球の反応により炎症が発生するという仮説が示された[5)]．さらに最近，家族性地中海熱に代表される自己炎症性疾患との臨床的類似性から，病原微生物などがリンパ球の関与なしに直接的に好中球やマクロファージなどの自然免疫系を刺激する自己炎症のメカニズムが，BDの病態形成により重要ではないかとする考えも提唱されている[6)]．GWASの結果とあわせ，自己免疫的な側面についても新しいサブセットであるTh17型細胞の役割などが検討されている．

さらに近年，インピュテーション法を用いて，新しく*HLA*以外の4つの疾患感受性遺伝子（*CCR1/CCR3, STAT4, KLRC4, ERAP1*）が同定され[7)]，おのおのの機能と病態との関連が注目されている．すなわち，*CCR1*発現と細胞遊走能は保護アリルをもつ個体で高かった．BDにおける除菌能の低下が病因となる可能性が推測される．また，*STAT4*の発現はリスクアリルをもつ個体で高かった．*STAT4*はIL-12により活性化され，IFN-γ産生Th1細胞のシグナル伝達を司ることから，Th1型といわれるBDの病因論を支持する．また，小胞体において抗原のトリミングに関与する*ERAP1*（<u>e</u>ndoplasmic <u>r</u>eticulum <u>a</u>mino<u>p</u>eptidase <u>1</u>：網内系アミノペプチダーゼ）と*HLA-B51*との相乗効果（エピスタシス）の存在から，小胞体内でのペプチドの処理・抗原提示までの過程がBDの病態に重要であることが判明した．

HLAクラスⅠ病との関連

これらの結果から，BDと同じHLAクラスⅠ病であるSpA（seronegative spondyloarthritis：血清反応陰性脊椎関節炎）との関連が注目されている．1974年，MollらはSpAという概念を提案し，そのなかにBD，AS（ankylosing spondylitis：強直性脊椎炎），PsA（psoriatic arthritis：乾癬性関節炎），ReA（reactive arthritis：反応性関節炎）およびIBD（inflammatory bowel disease：炎症性腸疾患）を含めた[8)]．SpAでは関節外症状の眼炎症，関節，皮膚，腸管症状が重複して認められ，遺伝的にもMHCクラスⅠや*IL23R*と関連し，さらに，TNF阻害薬に対する反応も類似していることから，SpAは病因を共有していることが推測される．さらに，*IL10*や*IL23R*変異がBDやIBDと関連していることが報告され，BDを含めSpAグループにおける類似の炎症性経路の存在が示唆される．

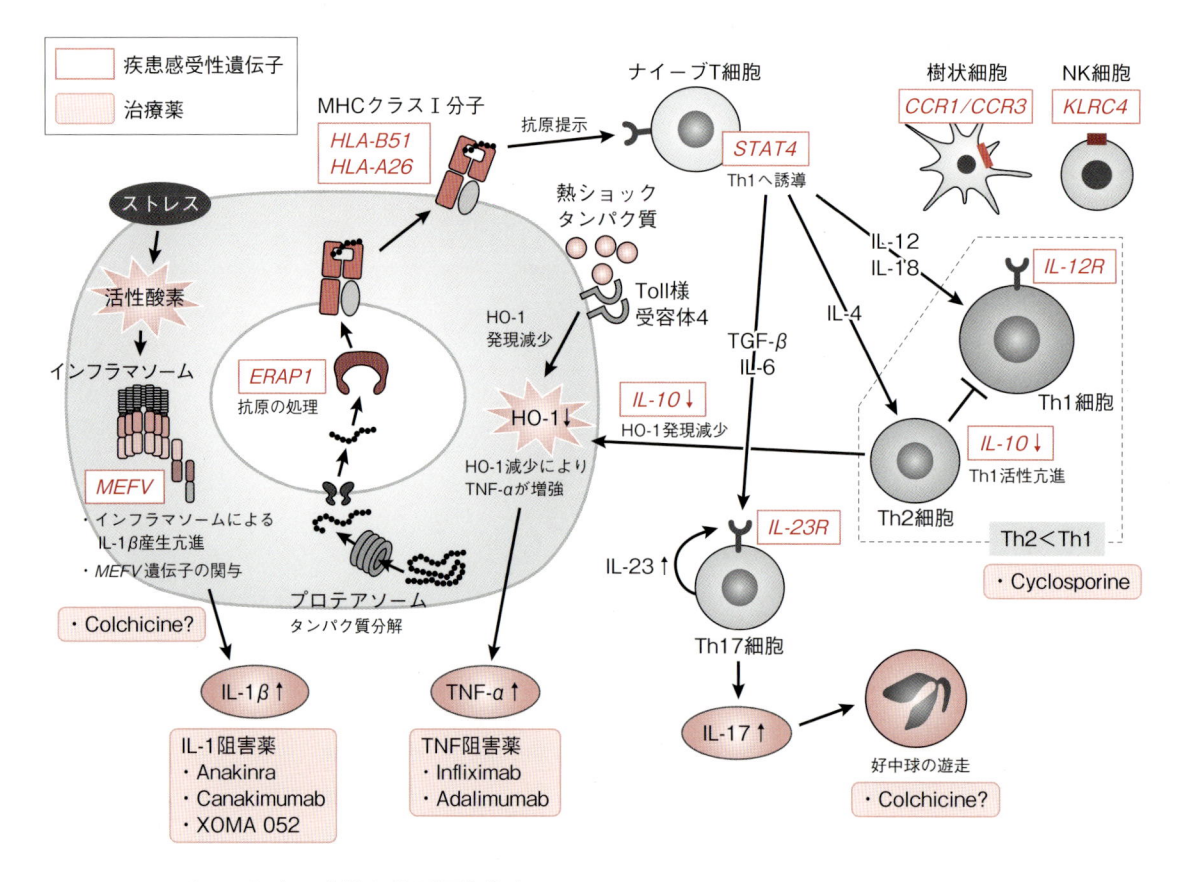

図　ベーチェット病の病態と分子標的治療

BDの病態は，獲得免疫および自然免疫の双方から説明される．獲得免疫では，IL-12などが関与するTh1型の免疫反応が生じることが報告されている（IL-10はTh1型の免疫反応には抑制的）．それらの過程にHLA-B51などMHCクラスⅠ遺伝子の関与が推測されているが，近年，MHCに付与するペプチドをトリミングする網内系アミノペプチダーゼ（ERAP）のSNPがBDの疾患感受性遺伝子として報告され，BD発症におけるHLA-B51との相乗効果が示唆されている．自然免疫では，臨床所見の類似性などから家族性地中海熱などの自己炎症症候群との関連も指摘されている．実際に，それらの疾患に過剰に産生される炎症性サイトカイン（IL-1，TNF）はBDの治療標的になっている．また，Toll様受容体4およびヘムオキシゲナーゼⅠ（HO-1）の異常も指摘され，炎症性サイトカインの分子標的治療に加えて，将来，IL-10，HO-1，ERAPなどを標的とした治療の開発も望まれる

分子標的治療薬を用いた最新の治療法

BDの病態のなかで，QOL（quality of life）に最も影響をあたえるぶどう膜炎の治療として，日本では **Cyclosporine** およびステロイドが使用されてきたが，2007年に世界に先駆けてIFX（**Infliximab**）が難治性ぶどう膜炎に対して保険収載されている．近年は，早期にIFXが臨床応用され，眼発作の減少のみならず，視力の回復も期待できるようになっている．さらに，全国のアンケート調査によると，特殊型の約1割程度にIFXが使用されており，日本のみならず，海外でも腸管BD，神経BDに対する有用性が報告されている．

現在，日本では，ADA（**Adalimumab**）の腸管ベーチェットおよびIFXの特殊型ベーチェット病に対する臨床治験が進んでいるが，トルコのGül博士らにより，IL-1を標的とするIL1β阻害薬（XOMA 052：**Gevokizumab**）がBDの難治性眼病変に有効であることが報告されている[9]．

<文献>
1) Ohno, S. et al. : Arch. Ophthalmol., 100 : 1455-1458, 1982
2) Mizuki, N. et al. : Tissue Antigens, 50 : 57-60, 1997

3) Mizuki, N. et al. : Nat. Genet., 42 : 703-706, 2010
4) Remmers, E. F. et al. : Nat. Genet., 42 : 698-702, 2010
5) Kaneko, S. et al. : Clin. Exp. Immunol., 108 : 204-212, 1997
6) 石ヶ坪良明, 寒川 整：日本臨床免疫学会誌, 34 : 408-419, 2011
7) Kirino. Y. et al. : Nat. Genet., 2013 (in press, doi : 10.1038/ng.2520)
8) Moll, J. M. et al. : Medicine, 53 : 343-364, 1974
9) Gül, A. et al. : Ann. Rheum. Dis., 71 : 563-566, 2012

(石ヶ坪良明, 寒川 整)

memo

第2部　免疫・アレルギー疾患の病態と分子標的治療

6. 炎症性腸疾患

● 本病態と発症の分子メカニズム

炎症性腸疾患（inflammatory bowel disease：IBD）とは潰瘍性大腸炎（ulcerative colitis：UC）とクローン病（crohn's disease：CD）を含む概念であるが、これまでの多くの研究結果から、本症は自然免疫あるいは獲得免疫系における遺伝的背景に環境因子が加わった結果起こる、腸内細菌に対する過剰な免疫反応がその本態と考えられている[1]（図）。

1）IBDの病態における腸内細菌

IBDは先進国に多くみられ、開発途上国では少ないこと、本邦においても本疾患が近年著増していることなどからも、IBDに環境因子が深くかかわることが示唆される。多くのIBD動物モデルにおいて無菌環境では腸炎が発症しないこと、IBDにおいて抗菌薬やプレバイオティクス、プロバイオティクスなど腸内細菌の除去あるいは是正が腸炎の改善に有効であることなどから、腸内細菌の存在はIBDの発症における必須因子であると考えられている。

CDおよびUC患者は健常人に比してバクテロイデスおよびフィルミクテスが減少しており、一方、腸管付着性および腸管侵入性大腸菌が増加していることが報告されている。Devkotaらは、近代の欧米スタイルの食事に多く含まれる飽和脂肪酸が腸内細菌叢に変化を及ぼし、*Bilophila wadsworthia*というTh1型の炎症を誘導する細菌を増加させると報告し、飽和脂肪酸の過剰摂取がIBDの発症につながりうることを証明した[2]。また最近、無菌マウスを用いた系において、幼少期の細菌曝露がないと腸管粘膜や肺のinvariant NKT細胞が増加し、慢性大腸炎や気管支喘息を悪化させることが報告された[3]。

2）IBDの病態におけるオートファジー、自然免疫の異常

IBDにおいてはタイトジャンクションの欠陥が報告されており、潰瘍やびらんなどの上皮障害は、粘液層の欠如やαディフェンシン分泌減少を引き起こし、さらにバリア機能が障害される。その結果、管腔内から粘膜固有層へ病原体が侵入、また、抗原透過性が亢進し、炎症細胞の活性化を誘導する。

オートファジーとは細胞内タンパク質分解機構の1つであるが、異常タンパク質の排除や、飢餓時の細胞内タンパク質リサイクルを行う以外に、細胞質内に侵入した微生物排除にもかかわる。CDの疾患感受性遺伝子であり、オートファジーに重要な分子であるATG16L1を欠損するパネート細胞は抗菌ペプチド分泌に障害があることが報告されている[4]。

腸管上皮より侵入した外来微生物の抗原は、上皮細胞、樹状細胞、マクロファージなどに存在するTLR（toll-like receptor）やNOD（nucleotide-binding oligomerization domain）によって認識される。NODは細菌由来のペプチドグリカンを認識する細胞内センサーであり、NODの活性化によって細胞核内のNF-κBおよびMAP（microgen-activated protein）キナーゼ経路の活性化が起こり、TNF-αやIL-1βといった炎症性サイトカインの分泌が誘導される。NOD2遺伝子異常があるCD患者では、細菌由来ペプチドグリカン刺激時のNF-κBの活性化と炎症性サイトカイン分泌能が低下していることが報告されている。

3）IBDの病態における獲得免疫の異常

エフェクターT細胞は主にIFN-γ、TNF-αなどを産生するTh1と、IL-4、IL-13などを産生するTh2、およびIL-17、IL-23などを産生するTh17に分類される。

CDではIFN-γ、TNF-αなどTh1系のサイトカインが上昇することが知られており、抗TNF-α抗体の有効性からも、本疾患の病態においてTh1が重要な役割を有することが示唆される。一方、UCでは当初、IL-4、IL-5、IL-13の分泌能亢進を介したTh2の上昇がみられ、過剰なTh2により液性免疫の異常が起こり、CDではみられない自己抗体の産生などの病態を形成する

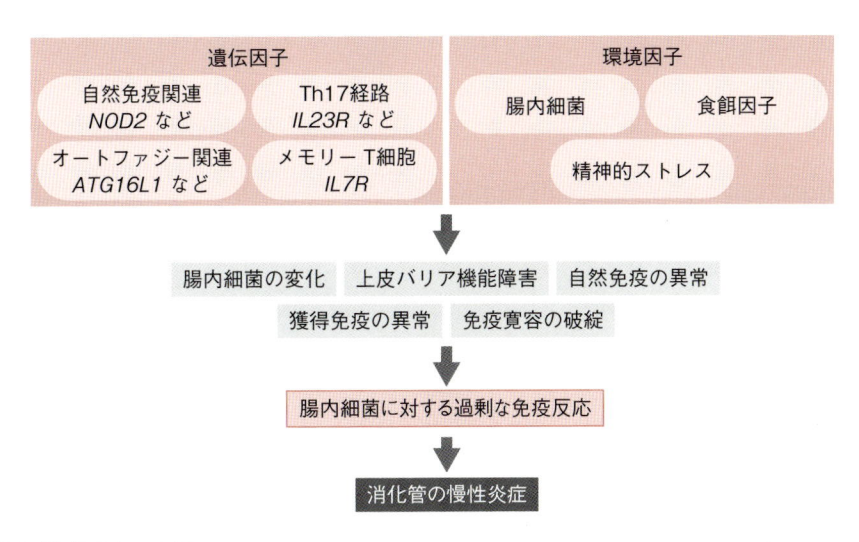

```
           ┌─────────遺伝因子─────────┐   ┌─────────環境因子─────────┐
           │ 自然免疫関連    Th17経路  │   │  腸内細菌      食餌因子  │
           │ NOD2など       IL23Rなど │   │                          │
           │ オートファジー関連 メモリーT細胞│   │    精神的ストレス       │
           │ ATG16L1など    IL7R      │   │                          │
           └───────────┬──────────────┘   └──────────┬───────────────┘
                       └────────────┬────────────────┘
                                    ▼
           腸内細菌の変化  上皮バリア機能障害  自然免疫の異常
                  獲得免疫の異常    免疫寛容の破綻
                                    ▼
                        腸内細菌に対する過剰な免疫反応
                                    ▼
                              消化管の慢性炎症
```

図　IBDの発症メカニズム

と考えられてきた．しかしその後，UCではむしろIL-4の産生低下がみられ，またIFN-γ，TNF-αなどのTh1サイトカイン分泌能亢進もみられるのと報告がなされている．実際，UCに対しても抗TNF-α抗体が有効性を示している．

近年，新たなエフェクターT細胞として発見されたTh17が注目を集めている．Th17はIL-6，TGF-β存在下に分化し，IFN-γ，IL-4を産生せずにIL-6，IL-21，IL-22，TNF-αそしてIL-17を産生する．Th1の分化がT-bet，Th2の分化がGATA-3といった転写因子の発現を介するのに対し，Th17の分化は転写因子RORγtの発現を介する．Th17の重要な促進因子として知られているIL-23は，p19およびp40サブユニットによって二量体を形成する．ヒトの回腸粘膜ではIL-23の産生が亢進しており，また腸管粘膜および腸管関連リンパ組織（GALT）においてIL-17産生細胞が多数存在することがわかった．また，CDおよびUC患者では腸管粘膜においてIL-17，IL-21，IL-22，IL-23，RORγt，IL-23受容体（IL-23R）の発現亢進が報告されている．さらにCD患者腸管粘膜においてIL-23，TNF-α，IL-6を分泌する特殊なサブセットのマクロファージが増加していることが報告された．近年複数のGWAS（genome-wide association study）によってCDおよびUC疾患感受性にIL-23RのSNPが関与することが報告され，IBDにおけるTh17の重要性はますます注目を集めている．

4）IBDの病態における制御性T細胞の異常

制御性T細胞（Treg）は，表面マーカーや発生学的に分類しうる複数の亜集団を含む概念である．CD4陽性CD25陽性Tregは代表的なnTreg（natural Treg）である．nTregは胸腺において自己反応性のT細胞として発生し，自己抗原に対する抗原特異的なT細胞受容体を有する．CD25はIL-2Rα鎖であり，nTreg上のCD25は，生体内に常時存在する自己抗原に反応し，発現したものであると考えられる．nTregはGITR，CTLA-4そして転写因子であるFoxp3を発現する．*Foxp3* はTregのマスター遺伝子であり，最も特異性の高いマーカーであると考えられている[5]．IBD患者の腸管粘膜内Tregは相対的に減少しているとの報告もあり，IBDにおいては何らかの機序によってTregとエフェクター細胞のバランスが破綻していると考えられる[6]．

IL-10はTregが分泌する抑制性のサイトカインであり，近年，UCの疾患感受性遺伝子として同定された．また，*IL10RA* および *IL10RB* の遺伝的な変異によってCD様腸炎を発症した家系も報告されている[7]．

5）IBDの病態とメモリーT細胞

エフェクターT細胞は活性化した細胞であり，エフェクターサイトカインを分泌し，炎症を惹起することにより抗原の除去に寄与する．抗原が消失すると多くのエフェクターT細胞はアポトーシスを起こし，炎症は

収束に向かう．しかし，一部の細胞はメモリーT細胞として生体内に維持される．メモリーT細胞はエフェクターT細胞に比して短期間刺激に対するエフェクターサイトカインの分泌能は劣るが，抗アポトーシス分子を発現し，再び抗原に曝露されると速やかにエフェクターT細胞に分化，増殖する．

IBDの"再燃寛解型"メカニズムにおける中心的な役割を担うのがメモリーT細胞である．寛解導入療法によってエフェクターT細胞が消失したのちもIBDを"記憶"した少量のメモリーT細胞は生体内に存在し，再燃時には速やかにエフェクターT細胞に分化/増殖し炎症を惹起する．近年，メモリーT細胞の維持において重要な役割を果たす，IL-7受容体をコードするIL7RのSNPがUCの疾患感受性に関与すると報告された[8]．

● 分子標的治療薬を用いた最新の治療法

抗TNF-α受容体拮抗薬はIBD治療薬として最も成功した生物製剤である．キメラ抗体製剤である**Infliximab**はまずCDが適応疾患として承認され，その有用性のみでなく，粘膜治癒を介して患者予後を改善することが期待されている．当初は，「既存治療無効例」に対して使用されていたが，現在では発病早期に使用することによる有用性が示唆されており，より早期から積極的に投与されるようになっている．完全ヒト型抗体製剤である**Adalimumab**はInfliximab無効例だけでなく，最初の生物製剤として選択されることも増えてきている．Infliximabは2010年にUCも適応疾患として追加された．ステロイド抵抗の中等〜重症例において使用されている．

UstekinumabはIL-12および23に共通するp40サブユニットをターゲットとしたモノクローナル抗体製剤であり，Th1およびTh17系に対して抑制的に働く．CDに対して有用性が示され，2013年1月現在，国内において臨床治験が進行中である[9]．

＜文献＞
1) Abraham, C. & Cho, J. H. : N. Engl. J. Med., 361 : 2066-2078, 2009
2) Devkota, S. et al. : Nature, 487 : 104-108, 2012
3) Olszak, T. et al. : Science, 336 : 489-493, 2012
4) Cadwell, K. et al. : Nature, 456 : 259-263, 2008
5) Vignali, D. A. et al. : Nat. Rev. Immunol., 8 : 523-532, 2008
6) Makita, S. et al. : J. Immunol., 173 : 3119-3130, 2004
7) Glocker, E. O. et al. : N. Engl. J. Med., 361 : 2033-2045, 2009
8) Anderson, C. A. et al. : Nat. Genet., 43 : 246-252, 2011
9) Sandborn, W. J. et al. : N. Engl. J. Med., 367 : 1519-1528, 2012

（長堀正和，渡辺　守）

memo

第2部 免疫・アレルギー疾患の病態と分子標的治療

7. アレルギー性鼻炎

● 本病態と発症の分子メカニズム

アレルギー性鼻炎はⅠ型のアレルギー反応（p.137概略図1参照）で，くしゃみ，鼻汁，鼻閉を3主徴とする疾患である．

花粉症を含むアレルギー性鼻炎は吸入された抗原により感作が成立し（induction phase），そこで産生された抗原特異的IgEと鼻粘膜に侵入した抗原との局所免疫反応が生じる（effector phase）疾患である．アレルギー性鼻炎の治療はこのアレルギー反応の流れのどの点を抑えるかにポイントがある．

● 分子標的治療薬を用いた最新の治療法

アレルゲン免疫療法は一般のアレルギー治療薬（抗ヒスタミン薬，ケミカルメディエーター遊離抑制薬，ロイコトリエン受容体拮抗薬など）の効果発現のポイントと異なり，アレルギー反応のinduction phaseとeffector phaseの中間より上流にそのポイントがある．分子標的の薬剤でアレルギー性鼻炎におけるエビデンスをもつものは少なく，唯一，抗IgE抗体（**Omalizumab**）が明らかな効果をもつ．この抗IgE抗体もアレルゲン免疫療法と同じく，その作用点が従来のアレルギー治療薬とは異なった特性をもつ薬剤である．

1）抗IgE抗体

1991年，米国のGenentech社がヒトIgEの定常領域にあり，FcεII受容体Ⅰと結合するCε3に対して特異性をもつ抗体を作製した．マウスの単クローナル抗体をベースにして，抗原特異的な部分を残してほかの部位をヒトIgG1κに置換したヒト化単クローナル抗体Omalizumabである．

この抗体が，血中にフリーの状態で存在するIgEのCε3と抗原抗体反応により結合すると，IgE-抗IgE複合体が形成され，その結果フリーの状態のIgEは減少する（図）．このためマスト細胞に結合するIgEが減少して，抗原が侵入してもマスト細胞と結合し架橋を生じることが抑制され，アレルギー反応を制御するのである．もう1つの作用機序はB細胞のIgE産生細胞への分化の抑制がある．これはB細胞上の膜結合型のIgEとも反応するために，IgEのε鎖のmRNA発現を抑制するため生じると考えられている．実際に動物実験ではIgE産生B細胞がほとんど消失する[5]．

2）抗IgE抗体療法の機序

Omalizumabはマスト細胞と結合していないIgEと結合し，マスト細胞に結合できないよう制御する．OmalizumabはT細胞に対する影響がないため，従来の免疫療法と異なり根治的な治療法とはいえないが，免疫学的なコンセプトを実際に薬剤にした点では画期的な薬剤である[1]．

この薬剤は2013年1月現在，本邦では喘息に適応症があり，小児でも申請中である．確かに喘息では多くのエビデンスが存在し，コントロール不良例には福音となっている．この喘息の分野では，Omalizumabのレスポンダー（反応群）という概念も論文化されている[2]．現在の注目は費用対効果の研究である．これは今後，アレルギー疾患すべてに対してOmalizumabを使用する際の大きな問題点である[3,4]．

3）抗IgE抗体療法の効果
● 欧米での成果

欧米では数年前からOmalizumabを用いた抗IgE抗体療法の治験が皮下注射で行われている．対象疾患はアレルギー性鼻炎とアトピー型喘息であり，本邦でも同じ対象に臨床試験が行われている．

欧米での花粉症の治験は喘息とは異なり，1回投与量150 mgあるいは300 mgで行われた．Casaleらの報告ではこれら用量とプラセボと50 mgを入れた4群の二重盲検比較試験を，米国のブタクサ花粉症の患者で行っている[6]．花粉飛散季節を通して，また花粉飛

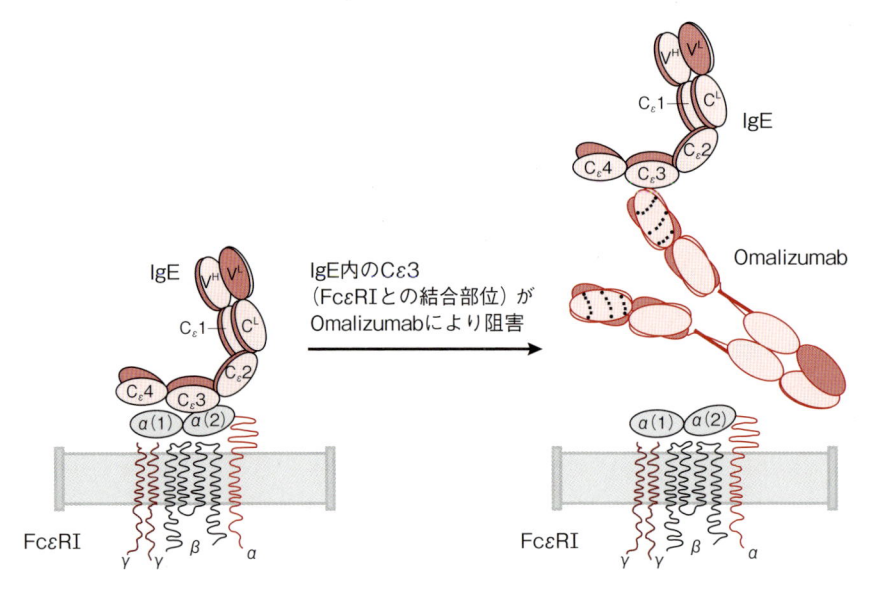

図 Omalizumabの効果発現機序
FcεRI：Fcε受容体

散ピーク時においても300 mg群はプラセボと比較し有意に症状は軽く推移した．この下の用量でも効果があり，用量相関性が認められたほか，QOL（quolity of life）でも有意な改善を示した．欧州でのカバノキ科花粉症でも同様の成績が収められ，救急使用の薬剤の減少も評価されている[7]．

● **本邦での成果**

本邦でも2002年，2003年にスギ花粉症を対象にした臨床試験が行われた．2002年はプラセボ対照の比較試験であり，2003年は抗アレルギー薬との比較試験である．

プラセボ対照試験での投与量は，海外が固定量である300 mgを決め打ちするのに対し，本邦では喘息と同じく，どの程度のOmalizumabを使用すれば全身のIgEが消去できるか考えたdose concept（用量設定コンセプト）を使用した．試験の結果はOmalizumabはスギ花粉症の鼻症状薬物スコアを有意に約40％減少させ，目の症状では有意に50％減少させた．花粉症の各症状（鼻のかゆみ，くしゃみ，鼻汁，鼻閉，目のかゆみ，涙目，結膜充血）はすべて有意に軽かった．有害事象は注射部位の痛みが主体で，潰瘍性大腸炎が報告されたが，関連性は薄いと考えられた[8]．

2003年にはSuplatastを対照薬とした実薬対照試験が行われた．Suplatastと比較しOmalizumabはdose conceptを使用した投与量が定められた．Omalizumabは花粉飛散期に鼻症状薬物スコアをSuplatastの30％を減少させた．花粉症の各症状ではくしゃみ，鼻汁，鼻閉にSuplatastより有意に効果が認められたが，鼻のかゆみや目の症状では有意差がなかった．花粉の本格飛散期を含むどの季節でも同じ割合でOmalizumabの方が有効であり，副作用もなかった[9]．

4）抗IgE抗体療法のその他の使用方法

またさらに海外ではOmalizumabと抗原特異的免疫療法を組み合わせてより効果を増加させる方法も考えられている．Wahnらはシラカバとイネ科の複合感作の小児に，どちらかのアレルゲン免疫療法とOmalizumabを組み合わせるランダム化比較試験を行い，それぞれ免疫療法の症状スコアをさらに半分に減少させた[10]．同じグループの試験で，さらに免疫療法単独では減少しなかった花粉飛散季節後の抗原刺激でのロイコトリエン遊離が抑制された．しかしこの抑制は治療1カ月ではまたもとに戻る[11]．またKlunkerらは，ブタクサ花粉症に対しての急速免疫療法と組み合わせて行った．この試験では急速免疫療法をはじめる9週間前からOmalizumabの投与をはじめて，効果を上げている．症状スコアはOmalizumab単独と，急速免疫療法とOmalizumabのコンビネーションで差がないが，

B細胞がアレルゲンIgE複合体と結合する能力を急速免疫療法単独より抑制した．つまりOmalizumabがB細胞のCD23の発現を，42週目という免疫療法終了後30週間まで抑制することを証明したのである[12]．

鼻ポリープへの試験も行われた．Pennらはアレルギー喘息，アレルギー性鼻副鼻腔炎を合併した鼻ポリープに対して内視鏡手術を行い，その後にOmalizumabを投与し経過の観察を行っている．再発はOmalizumabがなくてもあっても25％（4症例中1症例）であり，症例数も少なく，その効果は完全には検証されていない[13)14)]．

皮膚の領域でもOmalizumabは血管浮腫[15]，慢性蕁麻疹[16]への対応が進んでいる．

<文献>

1) Presta, L. G. et al. : J. Immunol., 151 : 2623-2632, 1993
2) Humbert, M. et al. : Allergy, 63 : 592-596, 2008
3) Wu, A. C. et al. : J. Allergy Clin. Immunol., 120 : 1146-1152, 2007
4) Revicki, D. et al. : J. Allergy Clin. Immunol., 121 : 1514, 2008
5) MacGlashan, D. W. Jr. et al. : J. Immunol., 158 : 1438-1445, 1997
6) Casale, T. B. et al. : J. Allergy Clin. Immunol., 100 : 110-121, 1997
7) Adelroth, E. et al. : J. Allergy Clin. Immunol., 106 : 253-259, 2000
8) Okubo, K. et al. : Allergol. Int., 55 : 379-386, 2006
9) Nagakura, T. et al. : Clin. Exp. Allergy, 38 : 329-337, 2008
10) Kuehr, J. et al. : J. Allergy Clin. Immunol., 109 : 274-280, 2002
11) Kopp, M. V. et al. : Pediatr. Allergy Immunol., 18 : 523-527, 2007
12) Klunker, S. et al. : J. Allergy Clin. Immunol., 120 : 688-695, 2007
13) Penn, R. & Mikula, S. : Am. J. Rhinol., 21 : 428-432, 2007
14) Grundmann, S. A. et al. : J. Allergy Clin. Immunol., 121 : 257-258, 2008
15) Sands, M. F. et al. : J. Allergy Clin. Immnol., 120 : 979-981, 2007
16) Spector, S. L. & Tan, R. A. : Ann. Allergy. Asthma Immunol., 99 : 190-193, 2007

〔大久保公裕〕

memo

8. アトピー性皮膚炎

本病態と発症の分子メカニズム

アトピー性皮膚炎の病態および発症メカニズムは依然不明の点が多い．素因として先天的に表皮のバリア機能が弱いことがあげられ，フィラグリン遺伝子の変異などが知られている．表皮のバリア機能が低下すると，掻爬や細菌感染などに対して脆弱となり，容易に外来抗原が皮膚に侵入する．

アトピー性皮膚炎患者においてはダニやハウスダストなどのアレルゲンが抗原提示されると，Th2型T細胞が強く誘導される．これには樹状細胞から出るIL-10，表皮細胞や樹状細胞から産生されるTSLP，肥満（マスト）細胞から放出されるIL-4などが関与している（図）．Th2型T細胞はIL-4，IL-5，IL-13などのサイトカインを産生する．IL-4はB細胞からのIgE産生を誘導し，IgEによって活性化した肥満細胞はヒスタミンなどさまざまなケミカルメディエーターを放出する．IL-5は好酸球を活性化させる．IL-4，IL-13は表皮細胞の抗菌ペプチド産生を抑制し，表皮のバリア機能はさらに低下する．こうしたさまざまな要素が積み重なって悪循環となり，アトピー性皮膚炎の病態が形成される．

また，アトピー性皮膚炎は慢性期になるとTh2型に加えてTh1型T細胞も病変に浸潤し，IL-12やIFN-γが増加してくる．IL-12は炎症を増強し，IFN-γは表皮細胞のアポトーシスを誘導することで，さらに表皮のバリア機能は損なわれ症状が悪化していくと考えられる．

分子標的治療薬を用いた最新の治療法

アトピー性皮膚炎に対して本邦で承認されている分子標的薬は今のところないが，海外を中心にさまざまな試みがなされている．**Omalizumab**はヒトIgE結合抗体であり，IgEがIgE受容体に結合するのを阻害する．Omalizumabのアトピー性皮膚炎に対する効果には賛否両論がある．21名の中等度〜重症の喘息を合併するアトピー性皮膚炎に用いたパイロットスタディでは，Omalizumabはすべての症例で有効であった[1]．その一方でBelloniらの報告では，有効であったのは11人中6名にとどまった[2]．また，Heilらの20名に用いた報告ではOmalizumab投与群では血清IgE値は著明に減少するものの，臨床上の効果は得られず，アトピー性皮膚炎の病態，殊に慢性期においてはIgEが占める役割は限定的と考えられる[3]．

InfliximabはTNF-αに対するヒト化モノクローナル抗体であるが，中等度〜重症のアトピー性皮膚炎患者9名に投与した報告では全員に臨床症状の改善はみられたものの，46週終了時まで効果が持続した患者は2名にとどまった[4]．また，アトピー性皮膚炎の症状が悪化した報告もあり，評価が難しい．

一方，**Etanercept**は可溶性TNF-α受容体・IgG1融合タンパク質であり，フリーのTNF-αと結合し，TNF-α受容体への結合を阻害する．Etanerceptに関して小児アトピー性皮膚炎患者2名に用いた報告があるが，効果は限定的であった[5]．

RituximabはCD20に対するヒト化モノクローナル抗体である．CD20はB細胞表面に特異的に発現し，Rituximabが結合するとB細胞が枯渇する．Rituximabを6名の重症アトピー性皮膚炎患者に用いた報告では臨床症状の改善を得たが[6]，Sedivá らの2名に用いた報告では一時的な効果しか得られていない[7]．

EfalizumabはCD11aに対するヒト化モノクローナル抗体であり，CD11aを介した免疫細胞の活性化や組織浸潤を抑制する．10名の重症成人アトピー性皮膚炎に用いたパイロットスタディでは，EASI（Eczema Area and Severity Index）スコアが有意に減少した[8]．一方，Iblerらによる後ろ向き研究では11名中2名にしか効果はみられなかった[9]．なお，Efalizumabは副作用として進行性多巣性白質脳症が3例出たため販売中止となった．

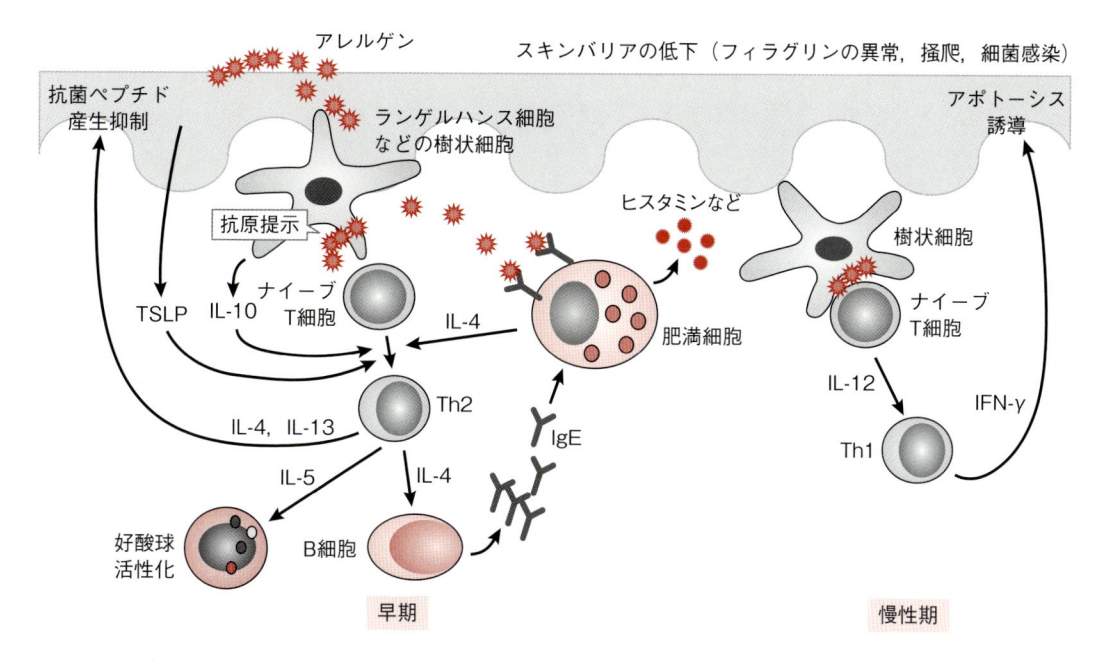

図　アトピー性皮膚炎の発症メカニズム

　AlefaceptはCD58・IgG1融合タンパク質であり，T細胞のCD2と結合しT細胞のアポトーシスを誘導する．アトピー性皮膚炎患者9名に投与したところ，EASIスコアが1名は90％以上，1名は50％以上，4名は50％未満の改善が得られ，3名は悪化した[10]．また，Simonらの報告ではEASIスコアの改善が投与12週で78％，22週で86％と有意な結果が得られた[11]．

　MepolizumabはIL-5に対するヒト化モノクローナル抗体である．アトピー性皮膚炎患者18名に投与したところ，好酸球数は有意に減少したが，臨床症状などに関しては有意な改善は得られなかった[12]．このほか症例報告レベルではIL-12/23 p40完全ヒト型IgG1モノクローナル抗体である**Ustekinumab**が有効であったというものがある[13]．

<文献>

1) Sheinkopf, L. E. et al. : Allergy Asthma Proc., 29 : 530-537, 2008
2) Belloni, B. et al. : J. Allergy Clin. Immunol., 120 : 1223-1225, 2007
3) Heil, P. M. et al. : J. Dtsch. Dermatol. Ges., 8 : 990-998, 2010
4) Jacobi, A. et al. : J. Am. Acad. Dermatol., 52 : 522-526, 2005
5) Buka, R. L. et al. : J. Am. Acad. Dermatol., 53 : 358-359, 2005
6) Simon, D. et al. : J. Allergy Clin. Immunol., 121 : 122-128, 2008
7) Sedivá, A. et al. : J. Allergy Clin. Immunol., 121 : 1515-1516
8) Takiguchi, R. et al. : J. Am. Acad. Dermatol., 56 : 222-227, 2007
9) Ibler, K. et al. : J. Eur. Acad. Dermatol. Venereol., 24 : 837-839, 2010
10) Moul, D. K. et al. : J. Am. Acad. Dermatol., 58 : 984-989, 2008
11) Simon, D. et al. : J. Allergy Clin. Immunol., 122 : 423-424, 2008
12) Oldhoff, J. M. et al. : Allergy, 60 : 693-696, 2005
13) Puya, R. et al. : Int. J. Dermatol., 51 : 115-116, 2012

（門野岳史，佐藤伸一）

第2部 免疫・アレルギー疾患の病態と分子標的治療

9. 乾癬，天疱瘡と免疫性皮膚疾患

● 乾癬の病態と発症の分子メカニズム

乾癬は全身に境界明瞭な厚い鱗屑を伴う紅斑が多発する，慢性的な皮膚疾患である．斑状皮疹を呈する尋常性乾癬が最も多いが，ほかに関節症状を伴う関節症性乾癬や膿疱を伴う膿疱性乾癬などの病型がある．乾癬の皮疹の評価には，紅斑・浸潤・鱗屑と病変範囲をスコア化したPASI（psoriasis area and severity index）スコアが用いられる．

乾癬は，角化するその臨床症状から長らく表皮の疾患と考えられていた．近代になり，組織学・免疫学的な検討がなされるようになり，現在では，さまざまな細胞とその分泌するサイトカインが関与する複雑な免疫疾患であることがわかってきている．

現在考えられている乾癬発症の分子メカニズムを図左に示す．遺伝的素因や外的刺激により真皮樹状細胞が活性化し，その樹状細胞が分泌するIL-12, IL-23によりナイーブのヘルパーT（Th）細胞がTh1細胞，Th17細胞にそれぞれ分化する．Th1細胞が分泌するIFN-γやTNF-α，Th17細胞が分泌するIL-17やIL-22により表皮角化細胞の増殖が促進され，乾癬特有の病変が形成される．また増殖した表皮角化細胞はIL-1, IL-6, TNF-αなどを分泌し樹状細胞に作用し，慢性的な乾癬の皮疹を形成させると考えられている．

● 乾癬と分子標的治療薬

病態の解明が進み，T細胞表面抗原やサイトカインに対する中和抗体が多数開発された．現在，米食品医薬品局に認可されている乾癬に対する分子標的薬は6剤あり，抗CD2抗体である**Alefacept**，TNF-α受容体製剤である**Etanercept**，抗TNF-α抗体である**Adalimumab**, **Infliximab**, **Golimumab**そして抗IL-12/23 p40抗体である**Ustekinumab**である．このなかで本邦にて認可されているものは，Adalimumab, Infliximab, Ustekinumabの3剤である．

軽症の乾癬の治療は外用療法が主体であるが，重症例では内服治療が行われてきた．なかでも**Cyclosporine**は代表的な内服治療薬であり，その有効性は，2.5 mg/kg/日の投与量で内服開始12週目のPASI 70改善率（ベースラインのスコアから70%以上改善した患者の割合）が50%である[1]．一方，Adalimumabの投与12週目のPASI 75改善率は76.9%[2]，Infliximabの10週目での同改善率は80%[3]，そしてUstekinumabの12週目での同改善率は75.7%[4]とCyclosporineよりも高い有効性を示している．このため，既存治療に難治であった患者に用いられている．

そして，さらに新たな分子標的治療薬の治験が行われている．Th17細胞の分泌するIL-17の中和抗体である，**Secukinumab**, **Ixekizumab**，IL-17受容体抗体である**Brodalumab**，そしてJAK阻害薬である**Tofacitinib**である．有効性であるが，12週目でのPASI 75改善率は，Secukinumabで82%[5]，Ixekizumabで82%[6]，Brodalumabで82%[7]，そしてTofacitinibで66.7%[8]である．

● 天疱瘡・類天疱瘡の病態と発症の分子メカニズム

皮膚の構成タンパク質に対する自己抗体により皮膚や粘膜に広範囲に水疱やびらんを呈する疾患に，自己免疫性水疱症がある．表皮細胞間接着構造デスモソームをデスモコリンとともに構成するタンパク質であるデスモグレイン（Dsg）に対する抗体をもつ尋常性天疱瘡・落葉状天疱瘡と，基底膜のヘミデスモソームの構成タンパク質であるBP180, BP230に対する抗体をもつ類天疱瘡が代表的である（図右）．

尋常性天疱瘡には，Dsg3に対する抗体をもつ主に粘膜病変を認める粘膜優位型と，Dsg1・Dsg3に対する抗体をもつ粘膜と皮膚に病変を認める粘膜皮膚型がある．発症年齢は40～50歳代が多い．粘膜びらんは歯

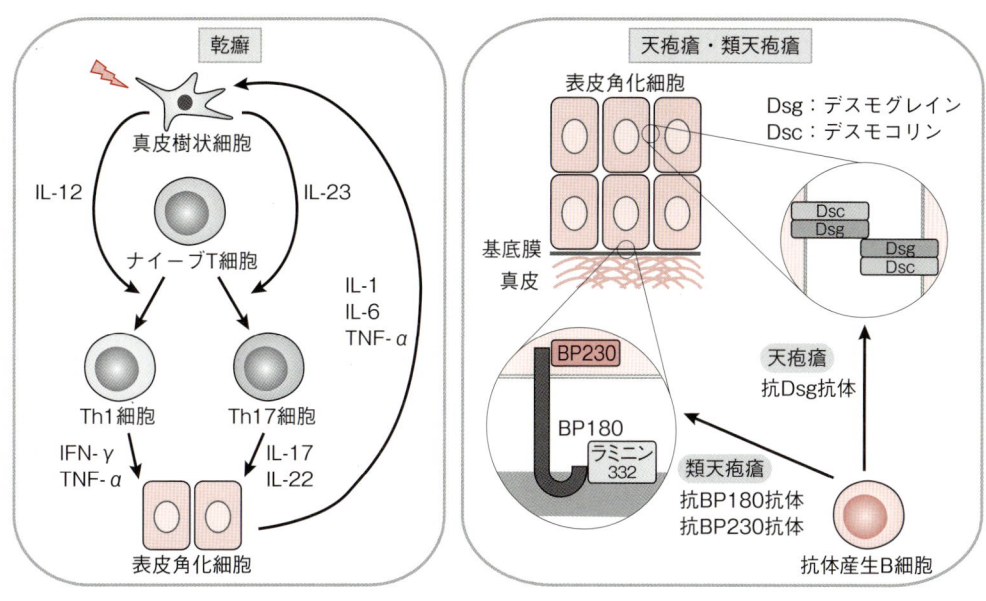

図　乾癬，天疱瘡・類天疱瘡の発症メカニズム

肉・頬粘膜・口蓋から食道までおよび，皮膚では難治性のびらんや弛緩性水疱が全身に多発する．

落葉状天疱瘡は，Dsg1に対する抗体のみをもつ病型である．頭部や顔面，胸背部を中心に弛緩性水疱が多発する．その水疱は尋常性天疱瘡に比して表皮上層に形成されるため破れやすく，乾いて痂皮化しやすい．口腔内病変は認めない．

類天疱瘡は高齢者に多く，皮膚にかゆみを伴う浮腫性紅斑と緊満性水疱が全身に多発する疾患である．粘膜病変を伴うこともある．

天疱瘡，類天疱瘡ともに，病的抗体をELISA法にて計測することができ，病勢の評価に使用されている．

● 天疱瘡・類天疱瘡と分子標的治療薬

水疱症の従来の治療は，ほかの自己免疫疾患と同じく，自己抗体の産生抑制や除去を目的として行われてきた．主に副腎皮質ステロイドや免疫抑制薬（シクロフォスファミド，アザチオプリンやミコフェノレートモフェチルなど）の内服や，血漿交換である．しかし，これら治療薬の長期投与に伴う副作用の問題が多く，また治療抵抗性の症例も少なくない．

悪性リンパ腫治療を目的として開発された抗CD20抗体である **Rituximab** は，自己抗体産生B細胞への抑制効果も期待され，2001年，腫瘍随伴性天疱瘡（悪性リンパ腫を合併する天疱瘡）への治療報告[9]を端緒に天疱瘡にも用いられるようになった．治療した患者の86％が半年後までに完全寛解し，内服ステロイドの中止が可能であったとの報告もなされている[10]．そして類天疱瘡にも効果があることも報告された[11]．本邦でも臨床研究が行われており，今後に期待したい．

<文献>

1) Faerber, L. et al. : Am. J. Clin. Dermatol., 2 : 41-47, 2001
2) Saurat, J.-H. et al. : Br. J. Dermatol., 158 : 558-556, 2008
3) Reich, K. et al. : Lancet, 366 : 1367-1374, 2005
4) Papp, K. A. et al. : Lancet, 371 : 1675-1684, 2008
5) Papp, K. A. et al. : Br. J. Dermatol., 168 : 412-421, 2013
6) Leonardi, C. et al. : N. Engl. J. Med., 366 : 1190-1199, 2012
7) Papp, K. A. et al. : N. Engl. J. Med., 366 : 1181-1189, 2012
8) Papp, K. A. et al. : Br. J. Dermatol., 167 : 668-677, 2012
9) Heizmann, M. et al. : Am. J. Hematol., 66 : 142-144, 2001
10) Cianchini, G. et al. : J. Am. Acad. Dermatol., 67 : 617-622, 2012
11) Kasperkiewicz, M. et al. : J. Am. Acad. Dermatol., 65 : 552-558, 2011

（髙江雄二郎，天谷雅行）

第2部　免疫・アレルギー疾患の病態と分子標的治療

10. 多発性硬化症と視神経脊髄炎

● 病態と発症の分子メカニズム

1）多発性硬化症（MS）

多発性硬化症（multiple sclerosis：MS）は，中枢神経系に組織障害（主に髄鞘脱落）を伴った炎症病変が多発する慢性疾患で，視神経炎に伴う視力低下，脊髄炎に伴う運動障害や感覚障害，大脳萎縮に伴う高次脳機能障害など，きわめて多彩な症状が現れる難病である．発症には遺伝因子と環境因子の両者が関与し，ゲノムワイド関連解析の結果[1]などから，T細胞介在性の自己免疫疾患と考えられている．

国内患者の大部分を占める再発・寛解型MSでは，数カ月〜数年の間隔で再発を繰り返すために，社会活動が大きく制限される．再発時には活性化された自己反応性T細胞（主にTh1細胞）が血液脳関門を通過して中枢神経に侵入する．T細胞は自己抗原に反応して炎症性サイトカインやケモカインなどを産生し，巣状の炎症病変を形成する．B細胞は抗原提示細胞あるいはサイトカイン産生細胞として，MS病態に関与する．

再発・寛解型MSで獲得免疫系（acquired immunity）が重要であるのに対して，徐々に症状が進行する進行型MSでは自然免疫系（innate immunity）の役割が重視されている．

2）神経脊髄炎（NMO）

MS類縁疾患である視神経脊髄炎（neuromyelitis optica：NMO）は，視神経炎と脊髄炎を繰り返す難病で，臨床経過はMSに似通っている．欧米ではMS外来の患者の数％未満であるが，本邦では15〜50％を占める．

近年，MS治療薬インターフェロンβがNMOを悪化させることが明らかになり，MSとNMOの鑑別診断が重要になっている．NMOでは血清中に抗アクアポリン4（aquaporin 4：AQP4）抗体が上昇し，増悪時には抗AQP4抗体を産生するプラズマブラストが増加する[2]．NMOの病変ではアストロサイト障害が顕著であるが，抗AQP4抗体は補体依存性にアストロサイトを障害する．NMO髄液ではIL-6やIL-17濃度の増加が確認されており，Th17細胞の関与を示唆する結果も集積しつつある．

● 分子標的治療薬を用いた最新の治療法

1）MS治療

第一世代の疾患修飾薬インターフェロンβやグラチラマー酢酸（Glatiramer acetate）は，現在MS診療のファーストライン医薬として位置づけられている（グラチラマー酢酸は2013年1月時点で国内未承認）．これらの薬剤が奏功しない症例に対して，セカンドライン医薬が次々に開発されている．

2011年末に国内承認された**Fingolimod**は，スフィンゴシン1-リン酸（S1P）受容体を標的とする経口薬で，MSの再発や大脳萎縮の進行を強く抑制する効果がある．リンパ球は二次リンパ組織から移出する際に，S1P$_1$受容体によってS1P濃度勾配を検知するが，FingolimodはS1P受容体の内在化を促す．その結果リンパ球移動は制限され，リンパ球の体内循環は低下する．T細胞のなかでは，セントラルメモリーT細胞（central memory T cells）に対する影響が大きい．副作用として，リンパ球減少，肝障害，黄斑浮腫，初回投与時の徐脈などがある．

抗α_4インテグリン抗体（**Natalizumab**）はT細胞のVLA-4と血管内皮細胞のVCAM-1の相互作用を阻害することによって，脳炎惹起性Th1細胞の中枢神経侵入を抑制する薬剤で，活動性の高いMS症例での有効性が証明されている（2013年1月時点，国内承認申請中）．しかし重篤な有害事象として，JCウイルスの日和見感染である多巣性進行性白質脳症（progressive multifocal leukoencephalopathy：PML）が一定の割合で出現する．

その他の新薬ではフマル酸誘導体Dimethyl

表 臨床試験中のMS新規治療薬

薬剤名	作用機序	投与方法	国外第III相試験		国内臨床試験
Natalizumab	抗VLA-4抗体	静脈注射	→	海外承認済	→
Glatiramer acetate	免疫調整	皮下注射	→	海外承認済	→
4-aminopyridine	K⁺チャネル阻害	内服	→	海外承認済	(未定)
Alemtuzumab	抗CD52抗体	静脈注射	→		(未定)
Daclizumab	抗CD25抗体	静脈注射	→		(未定)
Peg化IFNβ-1a	免疫調整	皮下注射	→		(未定)
Teriflunomide	免疫調整	経口	→	海外承認済	(未定)
Laquinimod	免疫調整	経口	→		(未定)
Dimethyl fumarate	免疫調整	経口	→		(準備中)
ONO-4641	免疫調整	経口	→		→
Rituximab	抗CD20抗体	静脈注射	→		(未定)

赤字：抗体医薬

fumarateが海外第III相試験で良好な成績を示している．本剤はNrf2（nuclear factor erythroid 2-related factor）シグナル阻害薬で，ドイツでは乾癬の治療に永年処方されてきた．関節リウマチやリンパ球系悪性腫瘍の治療薬の適応拡大研究も盛んになっている．

2）NMO治療

MSの治療薬インターフェロンβ，Fingolimod，NatalizumabによるNMO悪化例の報告が相次ぎ，MSとNMOの免疫病態の相違点について関心が高まっている．

本邦ではNMOに対して，経口ステロイドやアザチオプリンなどの免疫抑制薬が処方されることが多い．欧米では抗CD20抗体**Rituximab**の処方例が多いが，すべての例に有効なわけではない．最近，われわれは抗IL-6受容体抗体（**Tocilizumab**）の有効例を経験し[3]，臨床研究を実施している．また海外では補体C5に対するモノクローナル抗体（Eculizumab）の臨床試験もはじまっている．

<文献>

1) International Multiple Sclerosis Genetics Consortium & Wellcome Trust Case Control Consortium 2：Nature, 476：214-219, 2011
2) Chihara, N. et al.：Proc. Natl. Acad. Sci. USA, 108：3701-3706, 2011
3) Araki, M. et al.：Mod. Rheumatol., 2012（Epub ahead of print）

（山村　隆）

memo

11. 気管支喘息

第2部 免疫・アレルギー疾患の病態と分子標的治療

● 本病態と発症の分子メカニズム

　喘息の基本病態は慢性の気道炎症である．1980年代までは可逆性の気道収縮反応が基本病態と考えられていたが，吸入ステロイド薬の出現によって気道収縮反応は気道炎症によって引き起こされることが明らかとなった．

　喘息の気道炎症にかかわる主な細胞は，リンパ球（特にTh2細胞），好酸球，肥満（マスト）細胞，好塩基球，気道上皮細胞，平滑筋細胞などである．そのなかでもTh2細胞は炎症をコントロールする細胞として重要である（図1）[1]．Th2細胞から産生されるIL-5は好酸球を活性化し好酸球性炎症を惹起する．また，Th2細胞から産生されるIL-4は形質細胞からのIgE産生を誘導し，誘導されたIgEはアレルギー性炎症において中心的な役割を果たす．

　重症喘息を中心に，好中球性炎症も喘息患者の気道炎症に関与する．特に，Th17は深い関連性があり注目されている．さらに，気道上皮細胞は炎症局所において剥離，脱落するのみではなく，炎症を惹起する細胞として考えられている．特に，最近のゲノムワイド関連解析の結果から，気道上皮細胞から産生されるTSLPが気道炎症に深く関与していることが示唆されている[2]．

　気道炎症と並んで重要な病態が気道リモデリングである．気道リモデリングは，基底膜部の線維化，粘膜下腺の過形成および平滑筋の肥大などからなる．気道の不可逆性変化に関与すると考えられているが，その役割は明らかでないことも多い．

● 分子標的治療薬を用いた最新の治療法

1）作用機序と効果

　現在，実地臨床において気管支喘息に対して唯一使用することができる分子標的薬剤は，抗IgE抗体〔**Omalizumab**，商品名：Xolair®（ゾレア®）〕である．Omalizumabはマウス抗ヒトIgEモノクローナル抗体を遺伝子組換え技術にて95％ヒト化したIgG抗体で，IgEのFc領域に存在するCε3ドメインに結合する．Omalizumabの結合した遊離型IgEは肥満細胞や好塩基球などの細胞表面への結合が阻害される．その結果，抗原曝露が起こっても，IgEを介した肥満細胞や好塩基球での一連の反応が阻止され，アレルギー反応による喘息症状の発現が抑制される．一方，Omalizumabは細胞表面に結合している膜結合型IgEに対しては結合しない．

　Omalizumabは喘息患者に対する抗原負荷試験において，即時型喘息反応（EAR）とともに遅発型喘息反応（LAR）も抑制する[3]．Omalizumabの抗炎症効果としては気道の好酸球やTh2サイトカインの抑制が知られており，肥満細胞や好塩基球上の高親和性IgE受容体（FcεRI）も減少させることが証明されている[4]．さらに，Omalizumabは喘息患者の血液中のIL-5, IL-8, IL-13の濃度を低下させる[5]．このように，OmalizumabはIgEを介するI型アレルギー反応を抑制することによって，気道炎症を制御し重症喘息を改善させる．

2）臨床への応用

　Omalizumabの臨床応用としては，1999年，Milgromらが中等症～重症の喘息患者に対して，Omalizumabの経静脈的投与が喘息増悪の回数と経口ステロイド薬の使用量を減少させることを証明したことが先駆けとなった[6]．実地臨床におけるOmalizumabの有効性は，2005年に発表されたINNOVATE試験にて実証された[7]．同試験は，高用量のICS（吸入ステロイド薬）と長時間作用型β₂刺激薬を使用しているにもかかわらず喘息コントロールが不良の重症喘息患者419名を対象に行われた多施設二重盲検比較試験で，Omalizumabは重症難治性喘息患者の喘息増悪回数と重積発作回数（図2）および発作による救急外来受診頻度，呼吸機能，喘息症状点数などを減少させた．

　本邦におけるOmalizumabの使用対象患者は，①高用量のICSとそれ以外の複数の喘息治療薬を使用して

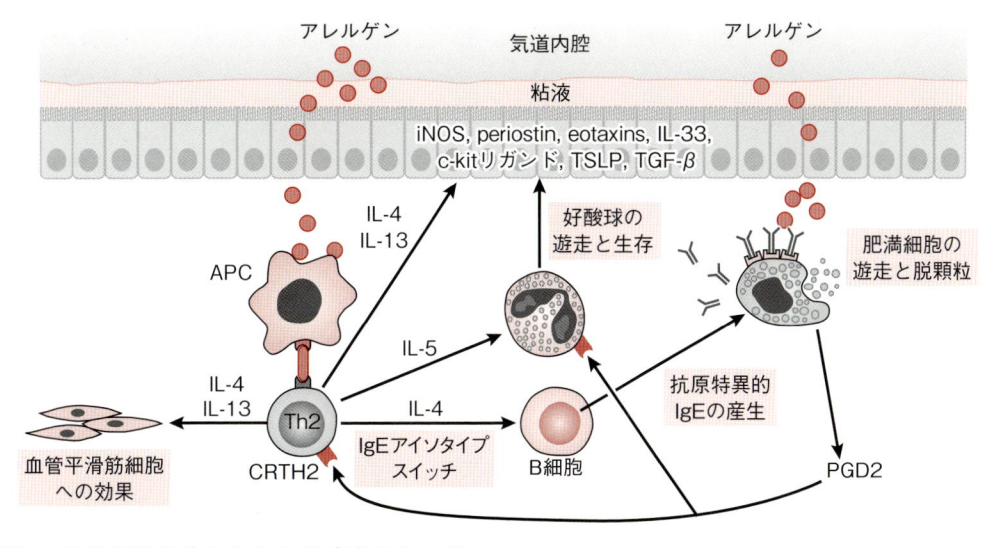

図1 Th2細胞を中心とした炎症カスケード（文献1より引用）

iNOS：誘導型一酸化窒素合成酵素，APC：抗原提示細胞，PGD2：プロスタグランジン2

いるにもかかわらず喘息コントロールが十分でなく，②通年性の吸入抗原に対して陽性反応を示し，③体重および初回投与前血清中総IgE値を用いて投与量換算表からOmalizumabの投与量を換算できる患者である．その投与は通常，皮下注射である．Omalizumabの有効性に関してはさまざまな報告があり，報告によってばらつきもあるがおおむね6割前後である．特に，アレルギー性鼻炎を有する喘息患者に対しては有効性が高いことが知られている[8]．

実地臨床におけるOmalizumabの有効性は患者によって著しく異なる．このことは，表現型は同じアトピー型重症喘息であっても，その重症化にIgEが深く関与する患者と関与しない患者が存在することを証明している．これはすなわち成人喘息における重症化の多様性ともいえる．気管支喘息の病態形成および重症化には，Th2タイプのサイトカインをはじめ種々のサイトカインが関与している．現在，それらのなかでIL-4，IL-5，IL-9，IL-13などのサイトカインに対する分子標的薬剤の臨床治験が実施されており，先行する海外の臨床試験では良好な結果が得られているものもあり，将来の難治性喘息の治療オプションとして期待される．

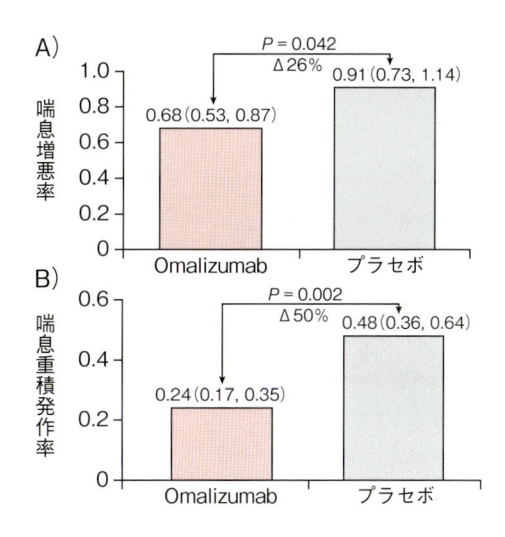

図2 INNOVATE試験におけるOmalizumabの有効性（文献5より引用）

バー上の表示は平均値（95%CI）．A）喘息増悪率，B）喘息重積発作率

＜文献＞
1) Wenzel, S. E. : Nat. Med., 18 : 716-725, 2012
2) Hirota, T. et al. : Nat. Genet., 43 : 893-896, 2011
3) Fahy, J. V. et al. : Am. J. Respir. Crit. Care Med., 155 : 1828-1834, 1997
4) Djukanović, R. et al. : Am. J. Respir. Crit. Care Med., 170 : 583-593, 2004
5) Noga, O. et al. : Int. Arch. Allergy Immunol., 131 : 46-52, 2003
6) Milgrom, H. et al. : N. Engl. J. Med., 341 : 1966-1973, 1999
7) Humbert, M. et al. : Allergy, 60 : 309-316, 2005
8) Humbert, M. et al. : Allergy, 64 : 81-84, 2009

（田中明彦，足立　満）

12. 骨粗鬆症と関連疾患

● 本病態と発症の分子メカニズム

骨粗鬆症とは「骨塩量の減少によって骨微細構造の破綻をきたし，骨強度が低下し骨折に対するリスクが高まった全身性疾患」と定義されており，日本における骨粗鬆症の患者数は1998年における厚生省の推計では780万人，2012年現在では1,300万人を超えるとも言われている．また，本邦の「寝たきり老人」の原因として，骨折が脳卒中に次いで2位となっており，今後訪れるであろう超高齢化社会において骨粗鬆症の治療はさらに重要度を増すと考えられている．

骨芽細胞による骨形成と，破骨細胞による骨吸収によって骨組織は恒常性を保っているが，そのバランスが崩壊することによって骨量の減少をきたすことが骨粗鬆症の原因であると考えられている．したがって骨粗鬆症治療の目的は骨量を維持，回復させることであり，そのためには骨形成を亢進させるか骨吸収を抑制させることでバランスを取り戻すことが必要となる．

● 近年開発・発売された骨粗鬆症薬

現在までもさまざまな骨粗鬆症治療薬が開発され，実際に臨床の場で使用されているが，カルシウム製剤，ビタミンK2製剤，カルシトニン製剤に関しての報告では骨量増加，骨折予防の効果は十分とはいえなかった[1]．

1）活性型ビタミンD3製剤

活性型ビタミンDは，腸管からのカルシウムとリンの吸収，および腎臓でのカルシウム再吸収の促進に働く．また，骨においては破骨細胞による骨吸収と骨芽細胞による骨形成をともに促進する．新しい活性型ビタミンD3製剤である **Eldecalcitol** は従来の活性型ビタミンD製剤と比べ，より高い骨密度の上昇効果，椎体・非椎体骨折の抑制効果が認められている[2]．

2）SERM

欧米では長い間，閉経後の骨粗鬆症にエストロゲン製剤が広く用いられてきた．エストロゲン製剤は骨折予防効果が認められたが，大規模な臨床試験において，乳がん，心血管イベント，脳血管障害などの副作用が明らかとなり，現在では骨粗鬆症薬としての地位を失った[3]．

選択的エストロゲン受容体モジュレーター（selective estrogen receptor modulator：SERM）は骨代謝に対してはエストロゲンアゴニスト活性を示し，骨芽細胞による骨形成を促進，破骨細胞による骨吸収を抑制することによって，閉経後のエストロゲン低下により生じる骨強度の低下を防ぐ一方，子宮組織および乳腺組織に対してはエストロゲンアンタゴニスト活性を示すため，子宮がんや乳がんの副作用を有しない[4)5]．

3）ビスホスホネート

破骨細胞に直接作用し，破骨細胞のアポトーシスの促進または破骨細胞骨格形成を抑制することで強力な骨吸収抑制作用をもつビスホスホネート製剤は，臨床試験において骨量の増加が認められており，大腿骨近位部骨折の予防効果も明らかとなっている．このことより現在，骨粗鬆症に対する第一選択薬として広く用いられている[6]．内服方法がやや困難であったが，現在では月1回の内服でよいものも実用化されており，さらなる新薬の開発が行われている．

4）Teriparatide（ヒトPTH 1-34）

Teriparatide はヒト副甲状腺ホルモン（PTH）の活性部分であるN末端側34個のアミノ酸で構成されており，間欠投与することで前骨芽細胞から骨芽細胞への分化の促進，アポトーシスの抑制に働き，骨芽細胞の機能を活性化し骨新生を促進する．その骨形成能により強力な骨密度増加作用と骨折予防作用を有しており，骨密度が著しく低下し骨折の危険性の高い骨粗鬆症に対して使用が推奨されている[7]．

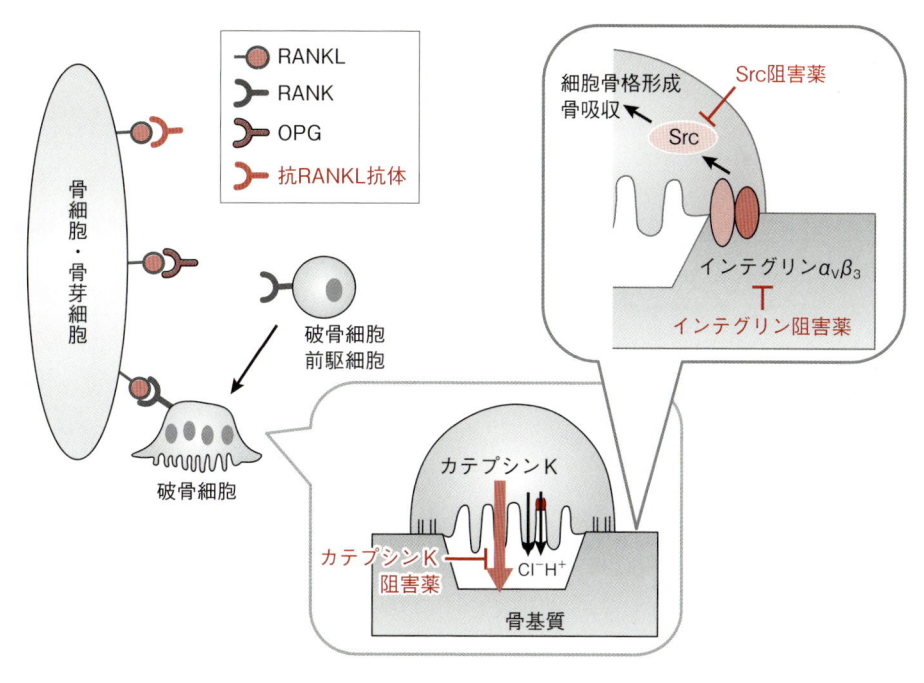

図　骨粗鬆症薬の標的分子

RANKLは骨細胞・骨芽細胞膜上に誘導され，破骨細胞前駆細胞に発現した受容体であるRANKに結合することによって破骨細胞分化が促進される．抗RANKL抗体はRANKLとRANKの結合を阻害することによって破骨細胞分化を抑制する．成熟した破骨細胞が骨基質に接着した際の細胞接着の刺激や細胞外基質のシグナルは，細胞膜受容体であるインテグリン$\alpha_v\beta_3$や細胞内タンパク質チロシンキナーゼSrcを介して細胞内へと伝えられ，破骨細胞は細胞骨格の制御を受け極性を得て活性化に至る．インテグリン阻害薬，Src阻害薬はこのシグナルを阻害することで破骨細胞の活性化を抑制する．極性を得て活性化した破骨細胞は，骨吸収窩にH^+やカテプシンKを放出し骨基質を融解し骨吸収を行う．カテプシンK阻害薬はここを阻害することで骨吸収を抑制する

現在開発中の骨粗鬆症薬

近年，骨代謝調節メカニズムが明らかにされるとともに，骨代謝と免疫学との関係が分子レベルで解明され，骨免疫学という新しい概念の学問が確立された[8]．骨免疫学の進歩に伴い，さまざまな分子をターゲットとした新しい骨粗鬆症薬の開発が行われている（図）．

1）カテプシンK阻害薬

カテプシンKは破骨細胞において高い発現を示すシステインプロテアーゼであり，骨基質の主要構成成分であるⅠ型コラーゲンの分解に携わる．また，カテプシンKは免疫を活性化させる樹状細胞にも存在し，細胞内のTLR9（Toll-like receptor 9）のシグナル伝達を行うことで炎症を活性化させる[9]．これらのことより，カテプシンK阻害薬は骨吸収抑制作用と炎症抑制作用をあわせもつ可能性があり，関節リウマチの治療薬としても期待される．

2）抗RANKL抗体

破骨細胞が分化・活性化するためには破骨細胞前駆細胞や成熟破骨細胞に存在する受容体RANK（receptor activator of NF-κB）に，骨芽細胞などの細胞膜上に発現するRANKLが結合することが必要であることが解明された（RANK-RANKL系）[10)11)]．**Denosumab**は完全ヒト型抗RANKLモノクローナル抗体であり，骨粗鬆症患者において骨代謝を低回転にすることによりビスホスホネートの1つである**Alendronate**よりも有意に骨密度を増加させることがすでに報告されている[12)13)]．

3）インテグリン$\alpha_v\beta_3$阻害薬

インテグリンは細胞外基質に対する細胞表面の受容体で，インテグリン$\alpha_v\beta_3$は破骨細胞の骨表面への最初の接着や，細胞外基質から細胞内へのシグナル伝達に重要であるとされている．*in vitro*の実験でインテグリン$\alpha_v\beta_3$を阻害することにより破骨細胞の遊走が

阻害され，骨吸収が抑制されたことより，骨粗鬆症や悪性腫瘍の治療薬として開発が進められている[14].

4) Src 阻害薬

Srcは細胞内タンパク質のチロシンキナーゼとしてさまざまな細胞に存在し，破骨細胞においては前述のインテグリンの下流で細胞接着・細胞骨格に関与している．破骨細胞においてSrcのシグナルを阻害することで破骨細胞の骨吸収能が低下することより，インテグリンと同様，骨粗鬆症や炎症による骨融解の治療薬として開発が進んでいる[15].

<文献>

1) Cockayne, S. et al. : Arch. Intern. Med., 166 : 1256-1261, 2006
2) Matsumoto, T. et al. : Bone, 49 : 605-612, 2011
3) Rossouw, J. E. et al. : JAMA, 288 : 321-333, 2002
4) Cranney, A. et al. : Endocr. Rev., 23 : 524-528, 2002
5) Seeman, E. et al. : Osteoporos. Int., 17 : 313-316, 2006
6) Papapoulos, S. E. et al. : Osteoporos. Int., 16 : 468-474, 2005
7) Miyauchi, A. et al. : Bone, 47 : 493-502, 2010
8) Takayanagi, H. : Nat. Rev. Immunol., 7 : 292-304, 2007
9) Asagiri, M. et al. : Science, 319 : 624-627, 2008
10) Suda, T. et al. : Endocr. Rev., 20 : 345-357, 1999
11) Arron, J. R. & Choi, Y. : Nature, 408 : 535-536, 2000
12) Miller, P. D. et al. : Bone, 43 : 222-229, 2008
13) Brown, J. P. et al. : J. Bone Miner. Res., 24 : 153-161, 2009
14) Nakamura, I. et al. : J. Cell Sci., 112 : 3985-3993, 1999
15) Soriano, P. et al. : Cell, 64 : 693-702, 1991

〔田中　栄〕

memo

分子標的治療薬／阻害薬ライブラリー

Abatacept（アバタセプト）

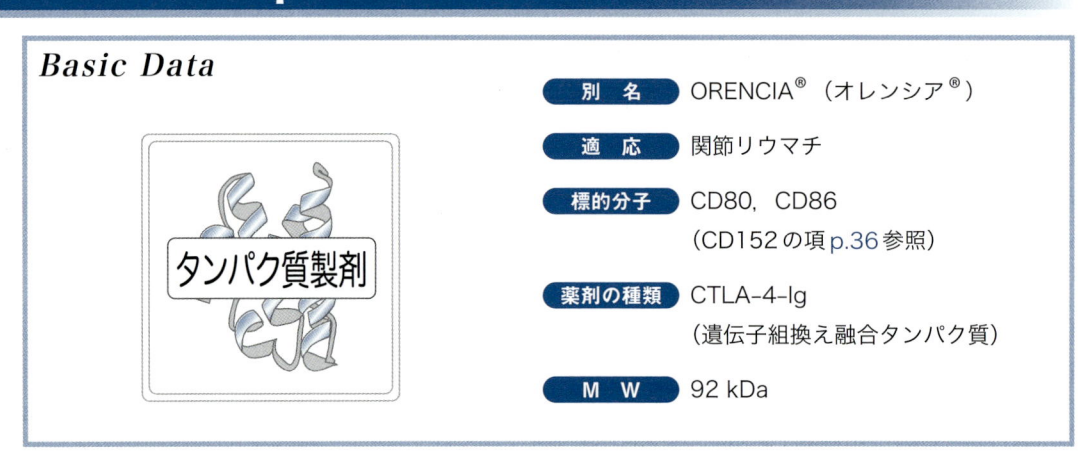

Basic Data

別名	ORENCIA®（オレンシア®）
適応	関節リウマチ
標的分子	CD80，CD86（CD152の項 p.36 参照）
薬剤の種類	CTLA-4-Ig（遺伝子組換え融合タンパク質）
MW	92 kDa

タンパク質製剤

使用法と効果

既存治療で効果不十分な関節リウマチが対象．日本リウマチ学会では[1]，既存の抗リウマチ薬を通常量3カ月以上継続して使用してもコントロール不良の関節リウマチ患者で，コントロール不良の目安として，疼痛関節数6関節以上，腫脹関節数6関節以上，CRP（C反応性タンパク）2.0 mg/dL以上あるいはESR（赤血球沈降速度）28 mm/時以上を満たすことが望ましいとしている[1]．さらに，日和見感染に対する安全性を配慮して，末梢血白血球4,000/mm^{3}以上，末梢血リンパ球数1,000/mm^{3}以上，血中β-D-グルカン陰性を満たすことが望ましい．投与は，体重別の用量〔＜60 kgで500 mg（2バイアル），60〜100 kgで750 mg（3バイアル），＞100 kgで1,000 mg（4バイアル）〕を日局生理食塩液（100 mL）で希釈し，30分かけて点滴静注する．初回投与後，2週後，4週後に投与し，以後4週間隔で投与を継続する．

関節リウマチに対するCTLA-4-Igの臨床的効果はTNF阻害薬と同等であると考えられている[2]．一方，安全性は優れ，重篤な副作用はTNF阻害薬より少ないとされている．1カ月で効果はみられ，レスポンダーでは4カ月までにACR（米国リウマチ学会）のコアセットのすべての項目で改善がみられ，反応は持続し，急に効果が減弱したり，Abataceptに対する抗体の産生により反応に抵抗性がみられることもほとんどない．メトトレキサートに反応しない患者への生物学的製剤の第一選択となりうることも含め，より早期の関節リウマチに対する適応が検討されている[3]．

作用機序

Balatacept参照．T細胞上のCD28と抗原提示細胞上のCD80/86との結合を阻害することで，T細胞の活性化を抑制することを目的として開発された生物学的製剤である．

＜文献＞

1) 『関節リウマチ（RA）に対するアバタセプト使用ガイドライン』（日本リウマチ学会），2010
2) Kremer, J. M. et al.：Arthritis Rheum., 52：2263-2271, 2005
2) Westhovens, R. et al.：J. Rheumatol., 36：736-742, 2009

（山本一彦）

ABT-874 ▶▶ Briakinumabの項を参照

Actemra® ▶▶ Tocilizumab の項を参照

Adalimumab（アダリムマブ）

Basic Data

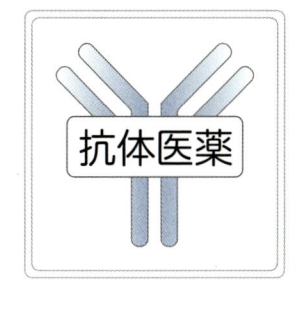

別名 Humira®（ヒュミラ®）

適応
- 既存治療で効果不十分な関節リウマチ（関節の構造的損傷の防止を含む）
- 尋常性乾癬，関節症性乾癬
- 強直性脊椎炎
- 多関節に活動性を有する若年性特発性関節炎
- 中等症または重症の活動期にあるクローン病の寛解導入および，維持療法（既存治療で効果不十分な場合に限る）

標的分子 可溶型および膜結合型TNF-α（p.84参照）

薬剤の種類 皮下注射製剤，完全ヒト型モノクローナル抗体

MW 約148,000

使用法と効果

● 関節リウマチ

通常，40 mgを2週に1回，皮下注射する．なお，効果不十分な場合1回80 mgまで増量できる．

1剤以上の抗リウマチ薬（DMARD）に効果不十分な関節リウマチ患者を対象としたプラセボ対照二重盲検比較試験が行われた結果，24週後のACR20（p.313参照）達成率は，本剤投与群がプラセボ投与群に比べて有意に優れていた（$p < 0.05$）[1]．

さらに関節破壊抑制効果もあわせて確認された[2,3]．過去にメトトレキサートまたはレフルノミドの使用経験がなく，罹病期間が2年以内の患者を対象とし，メトトレキサートを用いたプラセボ対照二重盲検比較試験における26週後のX線スコアで評価した結果，ベースラインからの変化量は本剤投与群がプラセボ投与群に比べて有意に少なく（$p < 0.001$），関節破壊の進展防止効果が確認された．

● 尋常性乾癬および関節症性乾癬

通常，初回に80 mgを皮下注射し，以後2週に1回，40 mgを皮下注射する．なお，効果不十分な場合には1回80 mgまで増量できる．

中等症または重症の尋常性乾癬患者〔慢性局面型皮疹が体表面積（BSA）の10％以上，かつPASI（Psoriasis Area and Severity Index）スコアが12以上〕を対象とした24週間投与二重盲検試験におけるPASI反応率（16週）の結果，本剤投与群のPASI75反応率はプラセボ群に比べて有意に優れていた（$p < 0.001$）[4]．

● 強直性脊椎炎

通常，40 mgを2週に1回，皮下注射する．なお，効果不十分な場合，1回80 mgまで増量できる．

1剤以上の非ステロイド性抗炎症薬（NSAIDs）で

効果不十分または忍容性のない活動性強直性脊椎炎患者を対象とした，非盲検試験における投与12週後の改善率〔ASAS（Assessment of SpondyloArthritis international Society）20〕は，40 mg 隔週投与で73.2％を示し，その有効性が確認された．

● 若年性特発性関節炎

通常，体重15 kg以上30 kg未満の場合は20 mgを，体重30 kg以上の場合は40 mgを2週に1回皮下注射する．

既存治療で疾患活動性のコントロールが困難な多関節に活動性を有する若年性特発性関節炎患者を対象とした，非盲検試験における投与16週後改善率（ACR Pedi 30反応率）はメトトレキサート併用例90.0％，非併用例100％，全体では92.0％を示した[5]．

● クローン病

通常，初回に160 mgを初回投与し，2週間後に80 mgを皮下注射する．初回投与4週間後以降は40 mgを2週に1回皮下注射する．導入療法および維持療法としての有効性が確認されている．

ほかの治療法で効果不十分な中等症または重症の活動期にあるクローン病患者〔CDAI（クローン病の活動性を示す国際基準）値：220～450〕を対象とした，プラセボ対照二重盲検比較試験における4週後の寛解率（CDAI値が150未満）は，本剤投与群がプラセボ投与群に比べ高かった（13 vs 33％）[6]．また維持療法としての効果を調べるため，4週後にCR-70（CDAI値が70以上減少）を示したクローン病患者を対象とした，プラセボ対照二重盲検比較試験で投与52週後の寛解率を検証した結果，本剤投与群がプラセボ投与群に比べ高かった（9 vs 38％）．

作用機序

Adalimumabは完全ヒト型抗ヒトTNF-αモノクローナル抗体製剤である．ヒトTNF-αに対して高い親和性を示し，TNF-α受容体（TNF RIおよびTNF RII）に対するTNF-αの結合を阻害する．

<文献>
1) Miyasaka, N. et al. : Mod. Rheumatol.,18 : 252-262, 2008
2) Breedveld, F. C. et al. : Arthritis Rheum., 54 : 26-37, 2006
3) Keystone, E. C. et al. : Arthritis Rheum., 50 : 1400-1411, 2004
4) Asahina, A. et al. : J. Dermatol., 37 : 299-310, 2010
5) Lovell, D. J. et al. : N. Engl. J. Med., 359 : 810-820, 2008
6) Watanabe, M. et al. : J. Crohns Colitis., 6 : 160-173, 2012

（花岡洋成，竹内　勤）

AER-001 ▶▶ Pitrakinraの項を参照

Aerovant™ ▶▶ Pitrakinraの項を参照

AIN457 ▶▶ Secukinumabの項を参照

AIR645

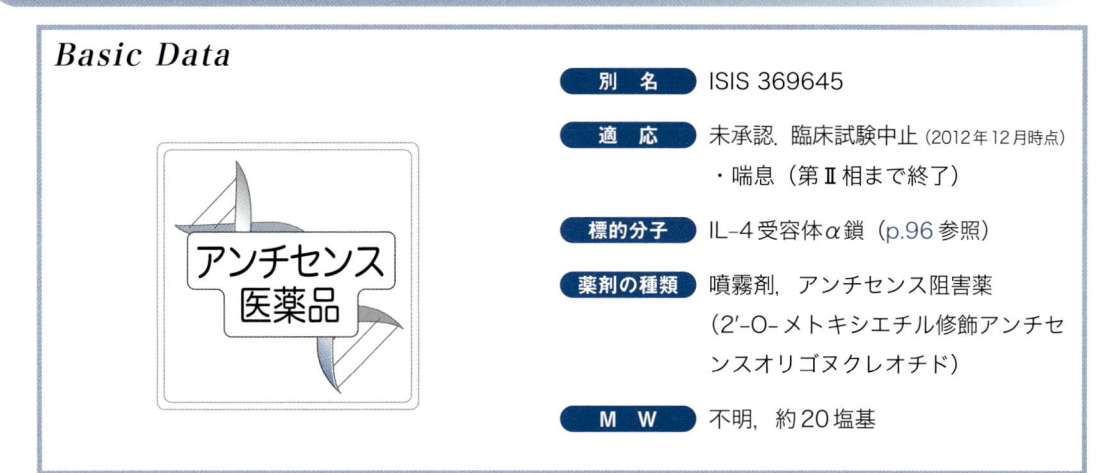

Basic Data

別名	ISIS 369645
適応	未承認，臨床試験中止（2012年12月時点） ・喘息（第Ⅱ相まで終了）
標的分子	IL-4受容体α鎖（p.96参照）
薬剤の種類	噴霧剤，アンチセンス阻害薬（2'-O-メトキシエチル修飾アンチセンスオリゴヌクレオチド）
MW	不明，約20塩基

アンチセンス医薬品

使用法と効果

第Ⅰ相臨床試験では健常人と軽症の喘息患者に対して，22日間で6回の吸入が行われた．1回量は0.3～30 mgの間に設定された．安全性に問題なく，目立った副作用はみられなかった．また，痰における半減期は約5日であった[1)2)]．また，軽症の喘息患者においては血清IgE値および痰の好酸球数の減少がみられた．これらの結果をもとに第Ⅱ相臨床試験が行われたが，その結果は思わしくなく，開発は中止となっている．

作用機序

AIR645はIL-4受容体α鎖（IL-4Rα）に対するアンチセンス阻害薬である．IL-4Rαは，γcとヘテロ二量体を形成した場合（IL-4Rα/γc）はIL-4のタイプⅠ受容体として働き，IL-13Rα1とヘテロ二量体を形成した場合（IL-4Rα/IL-13Rα1）はIL-4のタイプⅡ受容体として働くとともに，IL-13の受容体ともなる．IL-4はTh2型ヘルパーT細胞などから産生され，喘息におけるTh2型の慢性気道炎症に関与する．また，IL-13はIgEの産生，好酸球の活性化，気道過敏性の亢進，気道平滑筋の収縮，粘液産生亢進，気道粘膜の線維化などに関与する．AIR645はIL-4およびIL-13両者のシグナルを抑制することにより効果を発揮すると考えられる[3)]．

<文献>
1) Hodges, M. R. et al. : Am. J. Respir. Crit. Care Med., 179 : A3640, 2009
2) Oh, C. K. et al. : Eur. Respir. Rev., 19 : 46-54, 2010
3) Karras, J. G. et al. : Am. J. Respir. Cell Mol. Biol., 36 : 276-285, 2007

（門野岳史，佐藤伸一）

ALD518 ▶▶ BMS945429の項を参照

Alefacept（アレファセプト）

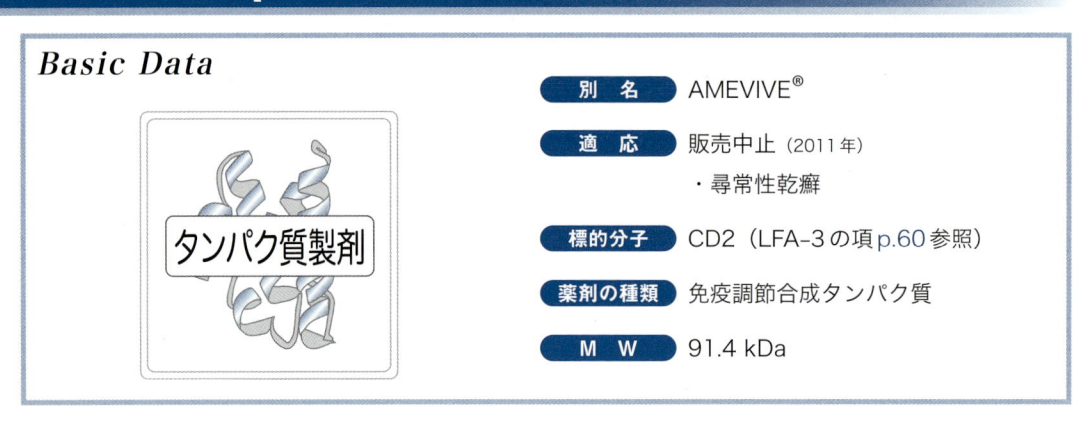

Basic Data

タンパク質製剤

別名	AMEVIVE®
適応	販売中止（2011年） ・尋常性乾癬
標的分子	CD2（LFA-3の項p.60参照）
薬剤の種類	免疫調節合成タンパク質
MW	91.4 kDa

使用法と効果

15 mgの筋肉注射または7.5 mgの静脈内注射を毎週，12週にわたって投与する．米国では中等度～重症の尋常性乾癬症に対して食品医薬品局（FDA）に認可され，臨床応用されていた．その他，カナダ，スイスなど数カ国で承認されていた．12週間後のPACI（psoriasis area and severity index）スコア75％以上を達成した患者が，**Efalizumab**では3割程度，Alefaceptでは21％と作用が弱く，また，重症感染症や悪性腫瘍のリスク上昇などの懸念もあり，2011年に市場撤退された．

作用機序

AlefaceptはCD2のリガンドであるLFA-3の細胞外ドメインに，ヒト免疫グロブリンのヒンジ領域以下のCH2，CH3領域を結合させた免疫調節合成タンパク質である．慢性炎症疾患の病変部位にはCD4陽性およびCD8陽性のメモリーT細胞の浸潤が認められるが，メモリーT細胞はCD2分子を高発現している．Alefaceptは，LFA-3/CD2の相互作用を阻害することで，これらメモリーT細胞の活性化を抑制するだけでなく，LFA-3領域でメモリーT細胞上のCD2に結合し，Fc領域を介してNK（ナチュラルキラー），NKT細胞上のFcγRIIIに結合し，CD4陽性のメモリー細胞を傷害する[1]．

＜文献＞
1) Chamian, F. et al. : Proc. Natl. Acad. Sci. USA, 102 : 2075-2080, 2005

（山本一彦）

Alegysal® ▶▶ Pemirolastの項を参照

Alendronate（アレンドロネート）

Basic Data

$$O=P(OH)(OH)-C(OH)(CH_2CH_2NH_2)-P(OH)(OH)=O$$

別名	アレンドロン酸ナトリウム水和物
適応	骨粗鬆症
標的分子	ファルネシル二リン酸合成酵素（FPPS）
薬剤の種類	経口，注射，ビスホスホネート製剤
MW	325.12

使用法と効果，作用機序

Alendronateは5 mg錠（1日1回）と35 mg錠（週1回）があり，4週に1回900 μgを点滴静注するものもでている．生物学的な分解を受けにくい安定した低脂溶性物質で，消化管吸収がきわめて悪いが，いったん体内に取り込まれると速やかに骨中のハイドロキシアパタイトに付着して破骨細胞の不活性化やアポトーシスを引き起こす．腸管からの吸収は食事などの影響を受けやすく，治療効果を高めるためには早朝空腹時に服用する必要がある．

Alendronateの大規模臨床試験（Fracture intervention trial）で閉経後骨粗鬆症における椎体骨折，大腿骨近位部骨折の骨折予防効果が証明された[1]．Alendronateは骨密度増加，骨折予防効果のほかにもQOL（quality of life）に対する効果や安全性に対する多数の臨床報告がでている．閉経後骨粗鬆症だけでなく，男性骨粗鬆症やステロイド骨粗鬆症への有効性も示されている．しかしAlendronateを含むビスホスホネート（BP）投与による顎骨壊死の発生が報告されている[2]．

BPは『骨粗鬆症の予防と治療のガイドライン2011年版』において骨密度への治療効果，推奨グレードがA（強く推奨される）に位置づけられ，特にAlendronateとリセドロネートは椎体・非椎体骨折，大腿骨近位部骨折に対する推奨度がすべてAとなっている[3]．BPは人工的に合成された化合物でP-C-P構造を有し，化学的に安定した特性をもつ．側鎖の違いによって分けられ，窒素を含有しないものが第一世代（エチドロネート），窒素を含むものが第二世代（Alendronate），第三世代（リセドロネート，ミノドロネート）で，窒素を含有する方が高い骨吸収抑制効果を示す．骨吸収は破骨細胞直下の骨との境界面（波状縁）における酸性環境によって起こり，第一世代BP製剤は細胞代謝にかかわるATPの阻害作用により，第二世代および第三世代BP製剤はファルネシル二リン酸合成酵素（FPPS）の活性阻害によるメバロン酸代謝回路の遮断によって骨吸収を抑制する[3]．

＜文献＞
1) Cummings, S. R. et al.：JAMA, 280：2077-2082, 1998
2) Yoneda, T. et al.：J. Bone Miner. Metab., 28：365-383, 2010
3)『骨粗鬆症の予防と治療ガイドライン 2011年版』（骨粗鬆症の予防と治療ガイドライン作成委員会/編），ライフ・サイエンス出版，2011

（田中　栄）

Alesion® ▶▶ Epinastine の項を参照

Alfacalcidol（アルファカルシドール）

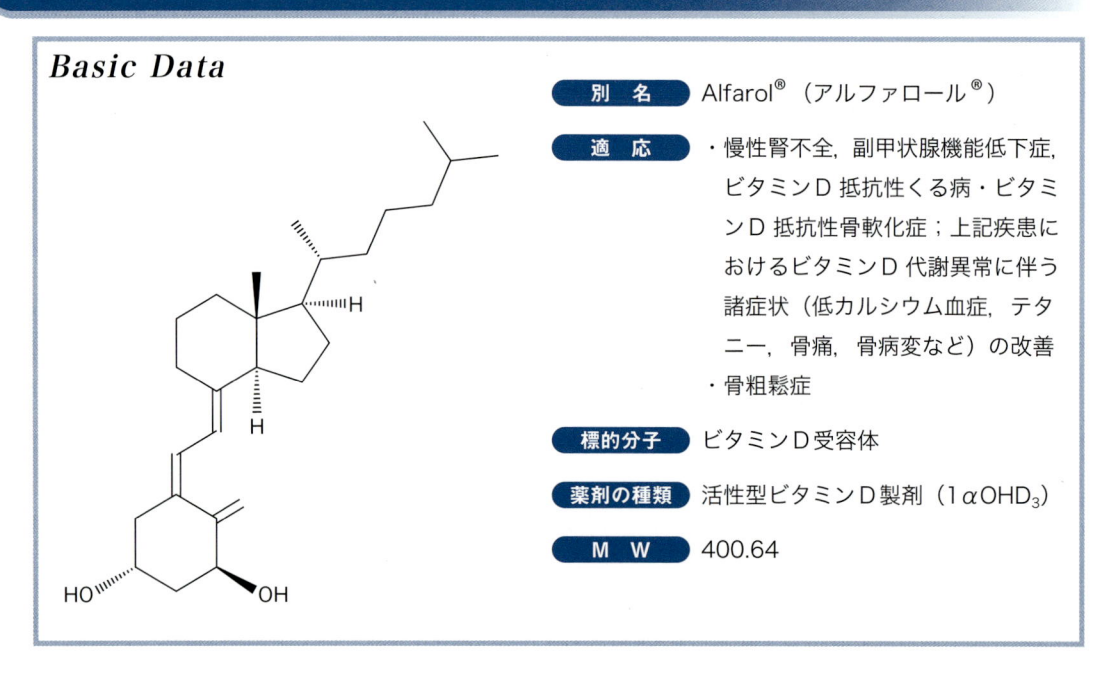

Basic Data

別名	Alfarol®（アルファロール®）
適応	・慢性腎不全，副甲状腺機能低下症，ビタミンD抵抗性くる病・ビタミンD抵抗性骨軟化症；上記疾患におけるビタミンD代謝異常に伴う諸症状（低カルシウム血症，テタニー，骨痛，骨病変など）の改善 ・骨粗鬆症
標的分子	ビタミンD受容体
薬剤の種類	活性型ビタミンD製剤（1αOHD$_3$）
M W	400.64

使用法と効果

慢性腎不全，骨粗鬆症の場合，1日1回Alfacalcidolとして0.5～1.0μgを経口投与する．ただし，年齢，症状により適宜増減する[1]．

2011年版骨粗鬆症ガイドラインでは，骨密度の軽微な上昇効果（グレードB），椎体骨折および非椎体骨折の抑制効果（グレードB）が認められるが，大腿骨近位部骨折を抑制するとの報告はない（グレードC）とされている[2]．

骨密度の上昇効果は軽微であるが，骨質の改善や転倒抑制効果により骨折の抑制効果が生じるのではないかと考えられている．

また，骨粗鬆症の薬物療法には一般的にビタミンDが併用されることが多い．医科用の天然型ビタミンDは製造されていないため，CalcitriolやAlfacalcidolなどの活性型ビタミンDが主に用いられる．

作用機序（Calcitriolの項も参照）

Alfacalcidol（1αOHD$_3$）は肝臓で25位が水酸化され，Calcitriol〔1,25(OH)$_2$D$_3$〕に変化し活性をもつが，これも活性型ビタミンDと称されている．ビタミンDの吸収および活性化，作用については**Calcitriol**の項を参照されたい．

ビタミンDが不足すると，血清のカルシウムおよびリンの値が低下し骨石灰障害が生じ，小児ではくる病，成人では骨軟化症をきたす．それに加えて，PTH（副甲状腺ホルモン）の分泌促進により骨吸収が促進することにより骨密度が低下し，骨粗鬆症を生じる．当然，ビタミンD製剤は骨粗鬆症だけでなく，くる病の治療薬ともなっている．

ビタミンDは脂溶性ビタミンであるため，過剰症を引き起こすことがある．過剰症では，高カルシウム血症，高リン血症とそれに伴う多尿，PTH分泌抑制に伴う高カルシウム尿症が生じ，腎機能低下をきたす．特にカルシウムとの併用できたしやすい．そのため，定期的な血中，尿中カルシウムと腎機能のチェックが必要で，異常をきたした際には，ビタミンD製剤の減量や中止，カルシウム製剤と併用している場合にはカルシウム製剤の中止を検討しなければならない．

<文献>
1) アルファロール® カプセル添付文書
2) 『骨粗鬆症の予防と治療ガイドライン 2011年版』（骨粗鬆症の予防と治療ガイドライン作成委員会／編），ライフ・サイエンス出版，2011
3) O'Donnell, S. et al. : J. Bone Miner. Metab., 26 : 531-542, 2008

(田中 栄)

Alfarol® ▶▶ Alfacalcidol の項を参照

Allegra® ▶▶ Fexofenadine の項を参照

Allelock® ▶▶ Olopatadine の項を参照

Altrakincept（アルトラキンセプト）

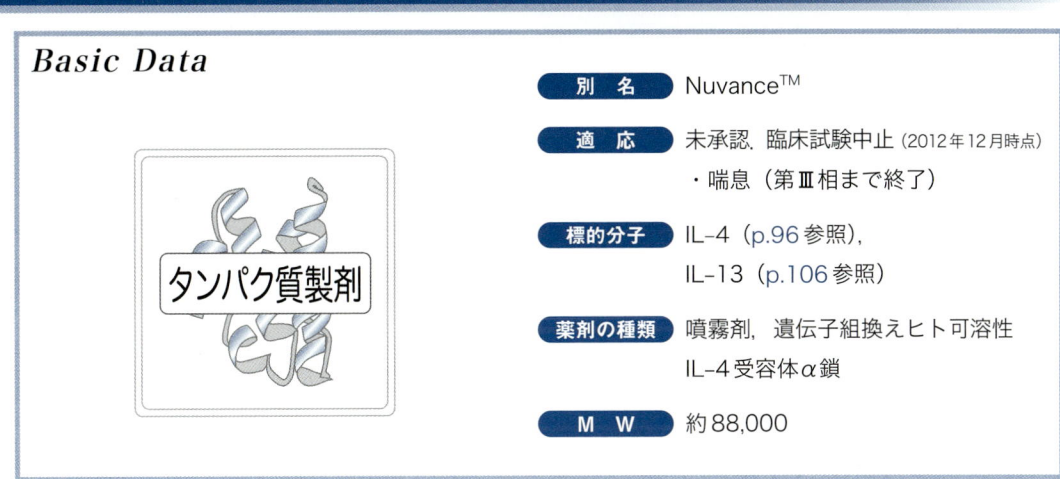

Basic Data

別名	Nuvance™
適応	未承認，臨床試験中止（2012年12月時点）・喘息（第Ⅲ相まで終了）
標的分子	IL-4（p.96 参照），IL-13（p.106 参照）
薬剤の種類	噴霧剤，遺伝子組換えヒト可溶性 IL-4受容体α鎖
M W	約88,000

タンパク質製剤

使用法と効果

第Ⅰ/Ⅱ相臨床試験では中等度のアトピー型喘息患者に対して，0.5 mgもしくは1.5 mgの噴霧による1回投与が行われた．Altrakinceptの血中半減期は約1週間であり，安全性には問題がなかった．投与4日後における1秒量は，1.5 mg投与群ではコントロール群と比べ有意に増加してした（$p<0.05$）．また，投与2日後および4日後におけるFEF25-75％も，1.5 mg投与群で有意に改善した（$p<0.05$）．咳，喘鳴，夜間の喘息発作，息切れ，胸部圧迫感の5項目に関して点数化したasthma symptom scoreに関してはステロイド剤を中止したにもかかわらず，1.5 mg投与群ではスコアは安定していたが，コントロール群および0.5 mg投与群ではスコアが増加した（$p<0.05$）．さらに，1.5 mg投与群ではβ刺激薬の使用が有意に減少した（$p<0.05$）[1]．

引き続き行われた第Ⅱ相臨床試験では，0.75，1.5，3 mgと3種類の濃度で週1回，12週にわたって投与が行われた．1秒量の減少率はコントロール群では13％であったのに対して，3 mg投与群では2％にとどまった（$p=0.05$）．asthma symptom scoreに関しては3 mg投与群ではスコアは安定していたが，コントロール群ではスコアが増加する傾向がみられた

（p＝0.07）[2]．

しかしながら，中等度の喘息患者を対象として行った第Ⅲ相臨床試験の結果が思わしくなく，以降の開発は行われていない[3]．

◆作用機序

Altrakinceptは遺伝子組換えヒト可溶性IL-4受容体α鎖（IL-4Rα）である．IL-4Rαは，γcとヘテロ二量体を形成した場合（IL-4Rα/γc）はIL-4のタイプⅠ受容体として働き，IL-13Rα1とヘテロ二量体を形成した場合（IL-4Rα/IL-13Rα1）はIL-4のタイプⅡ受容体として働くとともに，IL-13の受容体ともなる．AltrakinceptはIL-4およびIL-13に結合し，これらのサイトカインがIL-4Rαに結合するのを阻害する[1]．

＜文献＞
1) Borish, L. C. et al. : Am. J. Respir. Crit. Care Med., 160 : 1816-1823, 1999
2) Borish, L. C. et al. : J. Allergy Clin. Immunol., 107 : 963-970, 2001
3) Holgate, S. T. et al. : Allergol. Int., 53 : 47-54, 2004

（門野岳史，佐藤伸一）

AMADRA® ▶▶ Cyclosporine Aの項を参照

AMEVIVE® ▶▶ Alefaceptの項を参照

AMG317

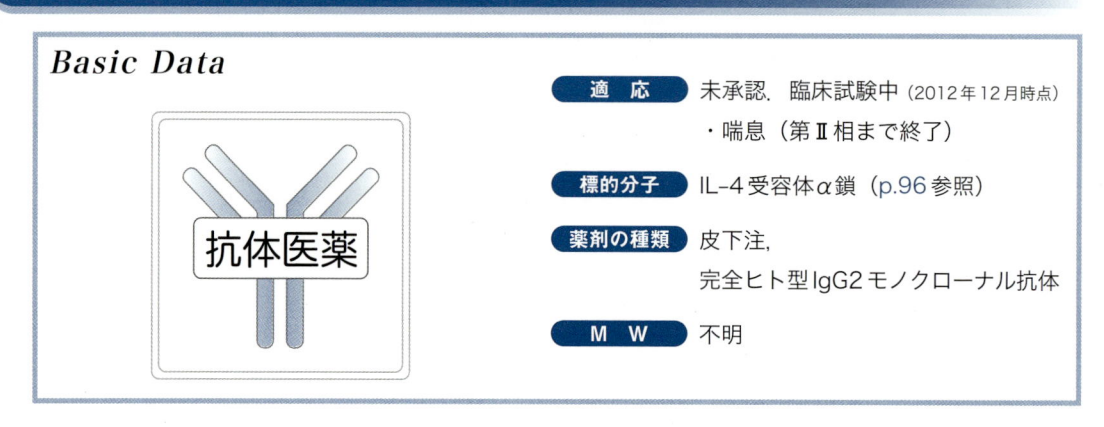

Basic Data

抗体医薬

適応	未承認，臨床試験中（2012年12月時点）・喘息（第Ⅱ相まで終了）
標的分子	IL-4受容体α鎖（p.96参照）
薬剤の種類	皮下注，完全ヒト型IgG2モノクローナル抗体
MW	不明

◆使用法と効果

第Ⅰ相臨床試験では健常人と喘息患者に対して，皮下注もしくは静注で投与が行われた．安全性に問題なく，目立った副作用はみられなかった．また，IL-4およびIL-13によって誘導されるMCP-4/CCL13や，IL-13によって誘導されるTARC/CCL17の産生が抑制された[1]．

これらの結果をふまえて行われた第Ⅱ相臨床試験では，中等度～重症の喘息患者に対して1回量75～300 mgが皮下注にて週に1回投与された．投与12週後の喘息コントロール質問票（asthma control questionnaire：ACQ）のスコアが主要評価項目であったが，有意な改善はみられなかった．また，1秒量や最大呼気速度などの副次評価項目に関しても有意な改善はみられなかった[2]．ただし，ACQスコアが2.86以上の重症群では，AMG317に対して反応しやすい傾向が得られた．なお，45％の被験者においてAMG317に対す

る抗体が出現し，これがAMG317の体内動態に影響を与えることが考えられた[3]．

作用機序

AMG317はIL-4受容体α鎖（IL-4Rα）に対する完全ヒト型IgG2モノクローナル抗体である．IL-4Rαは，γcとヘテロ二量体を形成した場合（IL-4Rα/γc）はIL-4のタイプI受容体として働き，IL-13Rα1とヘテロ二量体を形成した場合（IL-4Rα/IL-13Rα1）はIL-4のタイプII受容体として働くとともに，IL-13の受容体ともなる．IL-4はTh2型ヘルパーT細胞などから産生され，喘息におけるTh2型の慢性気道炎症に関与する．また，IL-13はIgEの産生，好酸球の活性化，気道過敏性の亢進，気道平滑筋の収縮，粘液産生亢進，気道粘膜の線維化などに関与する．AMG317はIL-4およびIL-13両者のシグナルを抑制することにより効果を発揮すると考えられる[1]．

<文献>
1) Oh, C. K. et al. : Eur. Respir. Rev., 19 : 46-54, 2010
2) Corren, J. et al. : Am. J. Respir. Crit. Care Med., 181 : 788-796, 2010
3) Zhou, L. et al. : AAPS J., 15 : 30-40, 2013

（門野岳史，佐藤伸一）

AMG827 ▶▶ Brodalumabの項を参照

Amlexanox（アンレキサノクス）

Basic Data

別名	Solfa®（ソルファ®）
適応	気管支喘息，アレルギー性鼻炎，アレルギー性結膜炎，春季カタル
標的分子	ヒスタミン（p.142参照），ロイコトリエン（p.146参照）
薬剤の種類	経口，点鼻，点眼，メディエーター遊離抑制薬
MW	298.29

使用法と効果

ヒスタミン，ロイコトリエンの遊離抑制作用があり，気管支喘息，アレルギー性鼻炎，アレルギー性結膜炎，春季カタルに用いられる．1回25～50 mgを1日3回，喘息では朝夕眠前，鼻炎では朝昼夕で内服する．また，点鼻薬としてアレルギー性鼻炎に1日3～6回投与，アレルギー性結膜炎，春季カタルに対して点眼薬として1日4回投与する．

作用機序

ヒスタミン遊離抑制作用，ロイコトリエン生成抑制および拮抗作用を有する[1]．そのためI型アレルギー抑制のためのメディエーター遊離抑制薬の1つとしてあげられている．

アレルギー以外の用法として，最近，口内炎に効果があるという報告があり，通常の治療では改善しない難治性のアフタ様口内炎への治療応用に期待が寄せられている[2]．

<文献>
1) 黒澤元博：『総合アレルギー学 改訂第2版』（福田健/編），pp.318-323，南山堂，2010
2) Bell, J. : Clin. Drug Investig., 25 : 555-566, 2005

（粒来崇博，秋山一男）

Anakinra（アナキンラ）

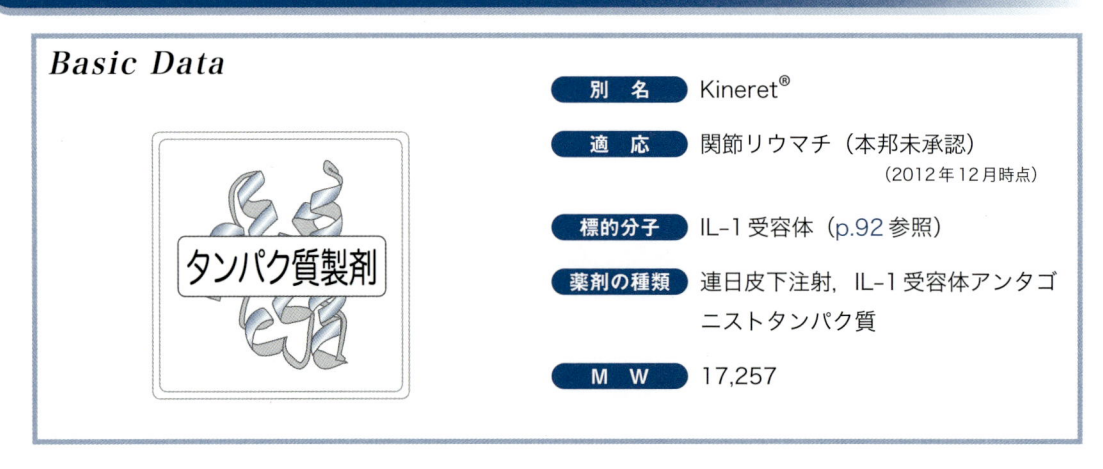

Basic Data

- 別名：Kineret®
- 適応：関節リウマチ（本邦未承認）（2012年12月時点）
- 標的分子：IL-1受容体（p.92 参照）
- 薬剤の種類：連日皮下注射，IL-1受容体アンタゴニストタンパク質
- MW：17,257

使用法と効果

通常，成人にはAnakinraとして100 mgを連日皮下注射投与する．2001年11月にFDA認可．

関節リウマチ（RA）における多施設共同二重盲検，ランダム化，プラセボコントロール試験[1]が米国を中心に行われた．メトトレキサート（MTX）治療抵抗性の活動性RA患者506名に対してAnakinra 100 mgおよびプラセボの皮下注射を行い，投与24週でのACR (American College of Rheumatology) 20（p.313参照）達成率と6カ月でのRA活動性評価，副作用について評価が行われた．ACR20はAnakinra群とプラセボ群で38％対22％（p＜0.001）と有意に改善し，さらに投与4週目でのACR20はAnakinra群でプラセボ群の2倍の達成率を示し（p＜0.005），急速な改善を示した．投与24週時点では，ACR50およびACR70はAnakinra群とプラセボ群で17％対8％（p＜0.01），6％対2％（p＜0.05）であり，ACR20よりも厳しい基準でもAnakinraの有効性が示された．ただし，注射部位反応がAnakinra群とプラセボ群で65％対24％とAnakinra群で多くみられた．

若年性特発性関節炎（JIA）20名（MTX投与前投与19例，TNF阻害薬前投与は14例：70％），成人発症スティル病（AOSD）15名（全例MTX投与歴があり，TNF阻害薬前投与は10例：67％）の有用性と安全性についてフランスでの検討[2]があり，小児では1～2 mg/kg/日，成人では100 mg連日皮下注射が行われた．6カ月でのJIAでのACR50は20名中5名で達成された．他方，AOSD 15例中11例で疾患活動性マーカーの改善が観察された．

一方，痛風において，通常の治療に抵抗性であった10名の痛風患者（急性痛風発作患者：7名，慢性痛風患者：3名）に対して，Anakinra 100 mgを3日間連日投与するパイロットスタディ[3]が行われた．投与48時間以内の速やかな効果が確認されており，10名中9名は投与3日目で関節炎の完全な消褪を認めた．試験期間中，明らかな副作用はみられなかった．

作用機序

ヒトIL-1β受容体拮抗体のリコンビナント製剤で、IL-1アゴニストであるIL-1αとIL-1βがIL-1受容体に結合するのを競合阻害することにより作用を発揮する。IL-1はRAにおいては、炎症性関節炎惹起物質の1つである。

<文献>
1) Cohen, S. B. et al. : Ann. Rheum. Dis., 63 : 1062-1068, 2004
2) Lequerré, T. et al. : Ann. Rheum. Dis., 67 : 302-308, 2008
3) So, A. et al. : Arthritis Res. Ther., 9 : R28, 2007

(中村英樹, 川上 純)

Anrukinzumab (アンルキンズマブ)

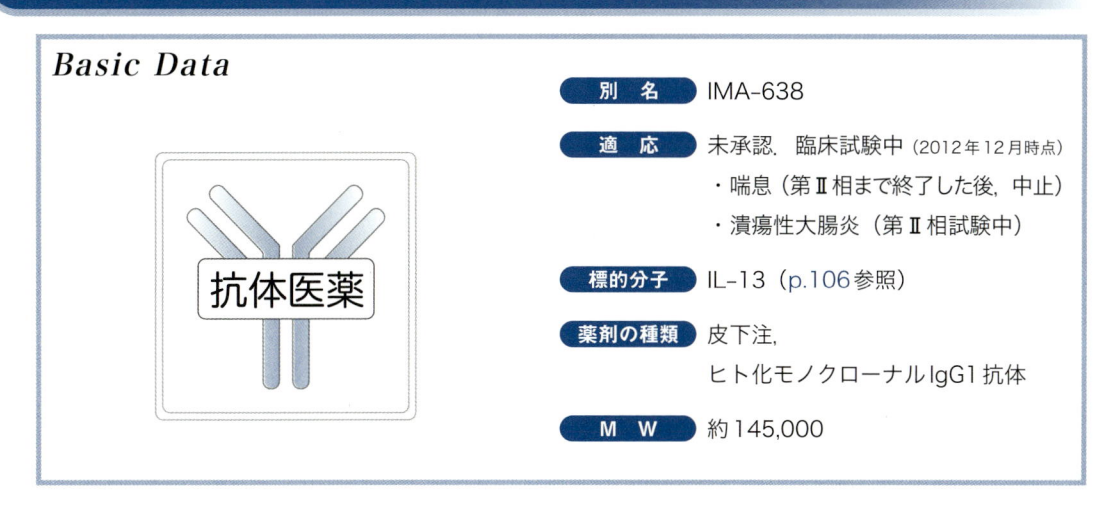

Basic Data

別名	IMA-638
適応	未承認. 臨床試験中 (2012年12月時点) ・喘息 (第Ⅱ相まで終了した後, 中止) ・潰瘍性大腸炎 (第Ⅱ相試験中)
標的分子	IL-13 (p.106参照)
薬剤の種類	皮下注, ヒト化モノクローナルIgG1抗体
M W	約145,000

使用法と効果

カナダで行われた第Ⅱ相臨床試験では軽症のアトピー型喘息患者を対象とし、主要評価項目としては即時性喘息反応 (early asthmatic response : EAR)、および遅発性喘息反応 (late asthmatic response : LAR) におけるアレルゲン惹起後の1秒量の変化量、すなわち1秒量のグラフのAUC (area under the curve) 値が用いられた。1週間隔で2回、2 mg/kgのAnrukinzumab投与により、初回投与14日後のEARおよびLARにおけるAUC値はプラセボと比べて有意に抑制された (EARのAUC_{0-3h}はプラセボと比べて46.3%の抑制, p = 0.030 ; LARのAUC_{3-7h}はプラセボと比べて49.0%の抑制, p = 0.039)。初回投与35日後ではEARおよびLARにおけるAUC値は抑制されたものの、有意差には至らなかった。また、問題となるような副作用は生じなかった[1]。しかしながら、米国で行われた持続性の喘息を対象とする第Ⅱ相臨床試験では十分な臨床上の効果が確認できず、喘息に対する開発は中止となった[2]。

なお、潰瘍性大腸炎に対して第Ⅱ相臨床試験が行われている。

作用機序

AnrukinzumabはIL-13を標的抗原としたヒト化モノクローナル抗体である。IL-13はIL-4RαとIL-13Rα1のヘテロ二量体であるIL-13受容体を介して細胞に働く。IL-13はIgEの産生、好酸球の活性化、気道過敏性の亢進、気道平滑筋の収縮、粘液産生亢進、気道粘膜の線維化などに関与し、喘息の病態形成に深くかかわっている。Anrukinzumab投与により、IL-13とIL-13Rα1もしくはデコイ受容体であるIL-13Ra2との相互作用は影響を受けないが、IL-13受容体のもう1

つのサブユニットであるIL-4Rαの動員が阻害される結果，IL-13の作用が抑えられると考えられている[3]．

<文献>
1) Gauvreau, G. M. et al. : Am. J. Respir. Crit. Care Med., 183 : 1007-1014, 2011
2) Oh, C. K. et al. : Eur. Respir. Rev., 19 : 46-54, 2010
3) Kasaian, M. T. et al. : J. Immunol., 187 : 561-569, 2011

（門野岳史，佐藤伸一）

Apilimod（アピリモド）

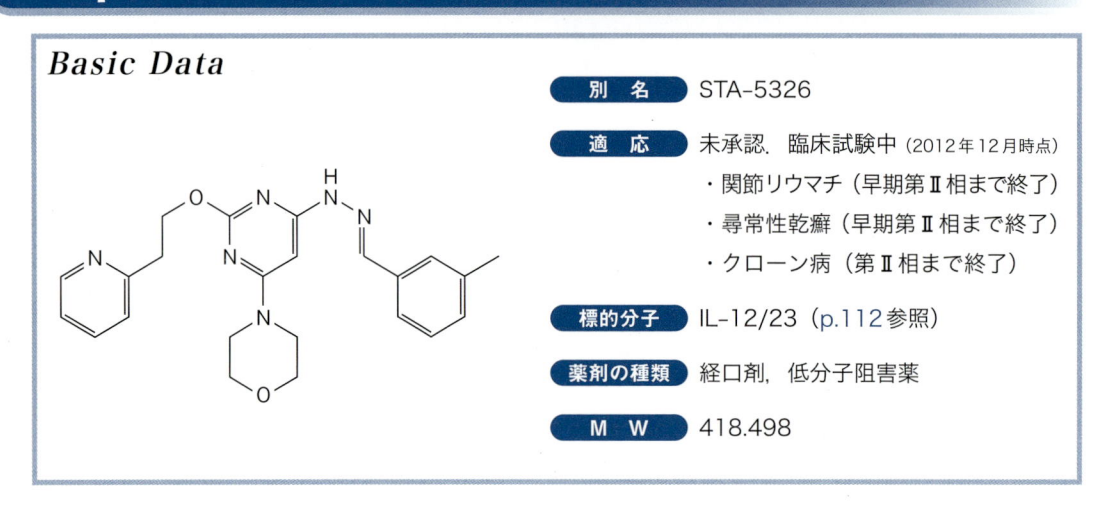

Basic Data

別名	STA-5326
適応	未承認．臨床試験中（2012年12月時点）・関節リウマチ（早期第Ⅱ相まで終了）・尋常性乾癬（早期第Ⅱ相まで終了）・クローン病（第Ⅱ相まで終了）
標的分子	IL-12/23（p.112参照）
薬剤の種類	経口剤，低分子阻害薬
M W	418.498

使用法と効果

関節リウマチに対する早期第Ⅱ相臨床試験では，100 mg/日のApilimodが経口で最大12週にわたって投与された．投与群では投与29日と57日後のDAS28（disease activity score in 28 joints）に関して，有意ではあるがわずかな改善がみられた．関節リウマチの疾患活動性が20％以上改善する率，すなわちACR20（American College of Rheumatology）（p.313参照）改善率は投与29日で6％，57日で25％にとどまり，コントロール群と差がみられなかった．また，Apilimod投与により，滑膜におけるIL-12およびIL-23の発現に変化はみられなかった．

一方，乾癬に対するオープンラベル早期第Ⅱ相臨床試験では，21～70 mg/日のApilimodが経口で12週にわたって投与された．70 mg/日投与群ではPASI（psoriasis area and severity index）および組織学的に皮疹の改善がみられ，また皮膚におけるIL-23 p19およびIL-12/IL-23 p40の発現が有意に減少した[1]．

また，クローン病に対する第Ⅱ相臨床試験では，50～100 mg/日のApilimodが経口で170日にわたって投与された．CDAI（Crohn's disease activity index）スコアを用いて臨床効果をみたところ，投与29日の段階でスコアが100点以上改善した率はコントロール群では28.8％であったのに対して，50 mg投与群では24.7％，100 mg投与群では25.7％にとどまった[2]．

作用機序

ApilimodはIL-12およびIL-23に対する経口の低分子阻害薬である．IL-12およびIL-23はおのおのTh1細胞およびTh17細胞の分化維持や増殖にかかわり，関節リウマチ，乾癬，クローン病などの病態に関与している．Apilimodはこれら両サイトカインの作用を阻害することにより，効果を発揮すると考えられる[3]．

<文献>
1) Wada, Y. et al. : PLoS ONE, 7 : e35069, 2012
2) Sands, B. E. et al. : Inflamm. Bowel Dis., 16 : 1209-1218, 2010
3) Krausz, S. et al. : Arthritis Rheum., 64 : 1750-1755, 2012

（門野岳史，佐藤伸一）

Arcalyst® ▶▶ Rilonaceptの項を参照

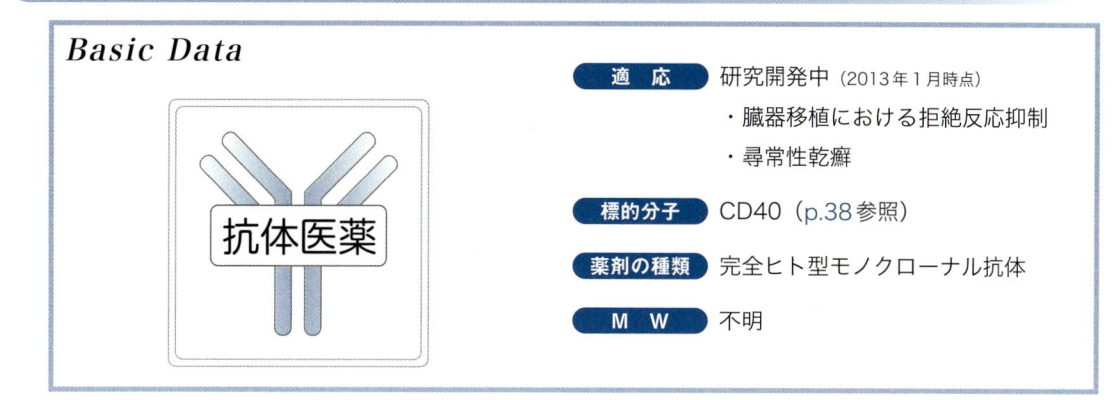

ASKP1240

Basic Data

適応	研究開発中（2013年1月時点） ・臓器移植における拒絶反応抑制 ・尋常性乾癬
標的分子	CD40（p.38参照）
薬剤の種類	完全ヒト型モノクローナル抗体
MW	不明

効果

抗CD40抗体．B細胞，マクロファージ上にあるCD40抗原に結合し，T細胞との相互作用を抑制する．協和発酵キリンが創製，アステラス製薬と共同開発．臓器移植における拒絶反応の抑制，さらに，中等度〜重症の尋常性乾癬に対する，安全性，効果，PK（薬理学），PD（薬物動態）試験が行われている．

作用機序

CD40-CD154の副刺激分子阻害は，免疫抑制および臓器移植におけるトレランス誘導に有効と期待されている．CD154に対するモノクローナル抗体は，ヒトでない霊長類（NHPs）で有効であったが，副作用の懸念があり開発が止まっていた．それに対して，本抗体はCD40に対するものである．この抗体は，NHPsのアロ（同種）腎移植片の生存を有意に延長させたが，慢性の拒絶腎になった．NHPsでの肝移植で，2週間投与のASKP1240は移植肝の生存を延長させたが，慢性拒絶により肝機能は低下した．しかし，6ヵ月の持続投与では，細胞性および液性のアロ反応を抑制し，移植肝の拒絶を抑制した．血栓症などの副作用はみられなかった[1]．実際の肝移植でも有効であることが期待される．

<文献>
1) Oura, T. : Am. J. Transplant., 12 : 1740-1754, 2012

（山本一彦）

Atacicept（アタシセプト）

Basic Data

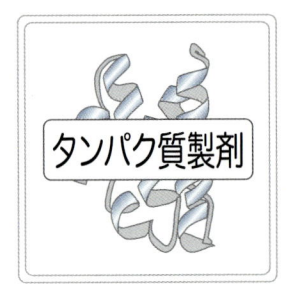

タンパク質製剤

- 適応：開発中止（2009年）
  ・全身性エリテマトーデス
- 標的分子：BAFF/APRIL（p.46参照）
- 薬剤の種類：点滴静注，TACI-Ig融合タンパク質
- MW：35.4 kDa

効果

中等度の活動性全身性エリテマトーデス（SLE）患者49人を対象に，Ataciceptの第Ⅰb相試験が行われた結果，B細胞数を60％減少させ，免疫グロブリン量を45％低下させた．この結果をもとにループス腎炎患者510人を対象とした第Ⅲ相試験が行われたが，重篤な感染症の合併が原因が問題となり開発が中止された．関節リウマチにおいても平均2割ほどIgGを低下させるともに，自己抗体も25～40％低下させている．しかしながら，破傷風やジフテリアなどに対するIgG抗体は減少させなかった．AtaciceptによるBAFFやAPRILの阻害は，形質芽細胞に対して有効であるが，long-lived plasma cellには無効と考えられる[1]．

作用機序

SLE患者では，血中BAFFおよびそれと33％の相同性をもつAPRILの血中濃度が高い値を示し，疾患活動性および自己抗体価と有意に相関している．すなわちBAFF/APRILの過剰産生がB細胞の自己寛容の破綻に深くかかわっていることが明らかになった．BAFF/APRILの双方に結合しうるTACI-Ig融合タンパク質Ataciceptは，B細胞の生存と成熟に必要な因子BAFF/APRILを中和する可溶性受容体の融合タンパク質として作用する．

Ataciceptは，受容体TACI〔膜貫通アクチベーターおよびカルシウムモジュレーターおよびシクロフィリンリガンド（CAML）−インターアクター〕の細胞外リガンド結合部分およびヒトIgGの修飾されたFc部分を含む，組換え融合タンパク質である．Ataciceptは，BAFFおよびAPRIL（増殖誘発リガンド）に対するアンタゴニストとして作用する．TNFスーパーファミリーの一員であるBAFFおよびAPRILは，B細胞成熟機能および生存の重要な調節因子であることが示されている．

<文献>
1) Dall'Era, M. et al. : Arthritis Rheum., 61 : 1168-1178, 2009

（齋藤和義）

Atlizumab ▶▶ Tocilizumabの項を参照

AZD0530 ▶▶ Saracatinib の項を参照

Azelastine（アゼラスチン）

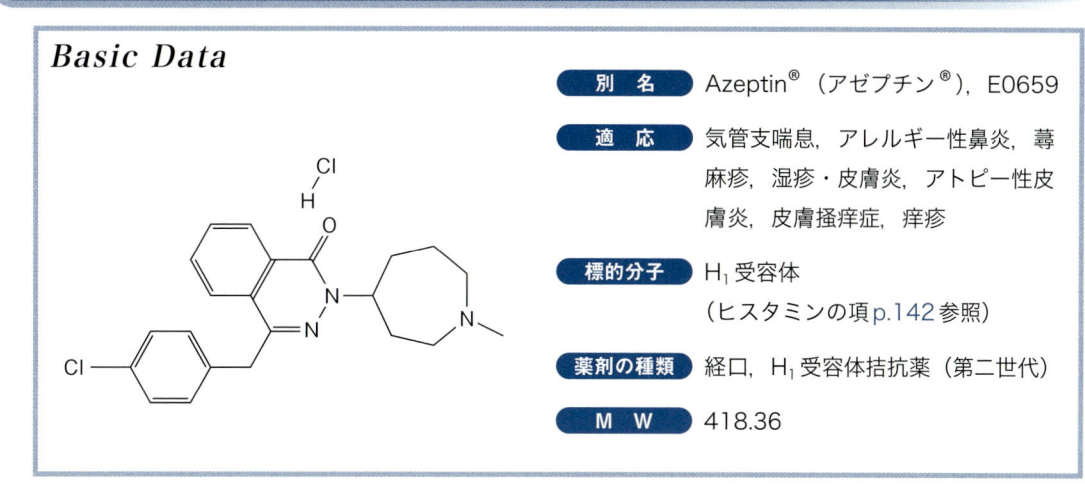

Basic Data

別 名	Azeptin® （アゼプチン®），E0659
適 応	気管支喘息，アレルギー性鼻炎，蕁麻疹，湿疹・皮膚炎，アトピー性皮膚炎，皮膚掻痒症，痒疹
標的分子	H_1 受容体（ヒスタミンの項 p.142 参照）
薬剤の種類	経口，H_1 受容体拮抗薬（第二世代）
M W	418.36

使用法

● 気管支喘息

通常，Azelastine として1回2 mg を，朝食後および就寝前の1日2回経口投与する．なお，年齢，症状により適宜増減する．

● アレルギー性鼻炎および蕁麻疹，湿疹・皮膚炎，アトピー性皮膚炎，皮膚掻痒症，痒疹

通常，Azelastine として1回1 mg を，朝食後および就寝前の1日2回経口投与する．なお，年齢，症状により適宜増減する．

効果

本剤は，世界に先駆けて開発されたフタラジノン誘導体のアレルギー性疾患治療剤で，日本では1986年4月30日に承認された．ヒスタミン，ロイコトリエンなどのケミカルメディエーターに対し，遊離抑制・拮抗作用を有するとともに，炎症細胞の遊走・浸潤や活性酸素産生の抑制作用によりアレルギー性疾患の重症化・慢性化に関連するアレルギー性炎症の抑制が期待できる．

気管支喘息に対する有効率は有効以上で31.2％（138例/443例），やや有効以上では66.4％（294例/443例）であった．アレルギー性鼻炎に対する有効率は有効以上で49.8％（309例/620例），やや有効以上では80.2％（497例/620例）であった．皮膚疾患（蕁麻疹，湿疹・皮膚炎，アトピー性皮膚炎，皮膚乱痒症，痒疹）に対する有効率は有効以上で64.5％（142例/220例），やや有効以上では83.2％（183例/220例）であった．また，二重盲検試験によって本剤の有用性が確認されている．

作用機序

● ロイコトリエン産生・遊離抑制，拮抗作用

本剤はモルモットの肺切片，ヒト好中球，好酸球からのロイコトリエン C_4，D_4 および B_4 の産生・遊離を抑制する．その抑制機序としては細胞内へのカルシウム流入抑制作用，5-リポキシゲナーゼの阻害作用，細胞内 cAMP 上昇作用，細胞膜安定化作用などによると考えられる．また，ロイコトリエン C_4，D_4 によるモルモットの回腸および気管支筋の収縮，ロイコトリエン B_4 によるヒト好中球遊走を抑制する．

● ヒスタミン遊離抑制，抗ヒスタミン作用

本剤はヒト，ウサギ好塩基球およびラット肥満（マ

スト）細胞からのヒスタミンの遊離を抑制し，モルモット気管筋，回腸を用いた収縮反応において抗ヒスタミン作用を示す．

● 炎症細胞の遊走・浸潤抑制作用，活性酸素産生抑制作用

本剤は，ロイコトリエンB_4によるヒト好中球の遊走，血小板活性化因子（PAF）によるモルモット好酸球の遊走・浸潤を抑制する．またモルモット好中球からの活性酸素の産生を顕著に抑制する．

＜文献＞
1) アゼプチン® 添付文書
2) 牧野荘平，他：臨牀と研究，63：609, 1986
3) 奥田 稔，他：耳鼻咽喉科展望，26：563, 606, 1983
4) 山本昇壯：西日本皮膚科，51：492, 1989
5) 石橋康正，他：臨床評価，17：77, 1989
6) 片山 敏，他：Prog. Med., 6：1173, 1986
7) 松村正典，他：呼吸，9：206, 1990
8) 折笠悦子，他：Prog. Med., 9：2272, 1989
9) 友岡真樹，他：アレルギー，37：213, 1988
10) Little, M. M. et al.：J. Allergy Clin. Immunol., 79：204, 1987
11) Chand, N. et al.：Eur. J. Pharmacol., 96：227, 1983
12) Chand, N. et al.：Int. Arch. Allergy Appl. Immunol., 77：451, 1985
13) Yamanaka, T. et al.：Arzneim.-Forsch., 31：1203, 1981
14) 赤木正明，他：応用薬理，26：191, 1983
15) 高橋龍太郎，他：Prog. Med., 9：2479, 1989
16) 山井孝夫，他：第2回アゼプチン研究会記録集，2：12, 1989

（橋本直方，足立 満）

Azeptin® ▶▶ Azelastine の項を参照

Baricitinib（バリシチニブ）

Basic Data

別名	INCB28050, LY3009104
適応	未承認化合物であり，下記の臨床試験が進行中である（2013年1月時点）・関節リウマチ（第Ⅱb相）・尋常性乾癬（第Ⅱ相）
標的分子	JAK1, JAK2（p.156参照）
薬剤の種類	経口，JAK阻害薬
MW	371.4

使用法と効果

一定用量のメトトレキサート治療にても活動性制御困難な関節リウマチを対象にした第Ⅱb相臨床試験は，プラセボまたはBaricitinib 1 mg，2 mg，4 mg，8 mg 1日1回内服で行われた．12週後のACR20（米国リウマチ学会の疾患活動性指標で20％以上の改善）達成率はプラセボ41％に対してBaricitinib 4 mg：75％（$p < 0.001$），8 mg：78％（$p < 0.001$）で有意に高く，治療効果は投与開始2週後より観察され12週後まで持続した．また，ACR70達成率はプラセボ2％に対して1 mg：12％（$p < 0.05$），2 mg：8％，4 mg：23％（$p < 0.001$），8 mg：20％（$p < 0.001$）と2 mg群以外ではプラセボと比較して有意に高い達成率

であった．最も高率にみられた治療関連有害事象は感染症であったが，発症率はプラセボ群と同等であった．また，ほかのJAK阻害薬同様，血清脂質の上昇もみられている．

尋常性乾癬ではプラセボ対照用量反応性試験が2 mg, 4 mg, 8 mg, 10 mg 1日1回を3〜6カ月内服で進行中である．

作用機序

BaricitinibはJAKのなかでもJAK1とJAK2を特異的に阻害する．JAK3の発現が血球系細胞に限られる一方で，JAK1とJAK2の発現は各種細胞で恒常的に発現している．関節リウマチの病態に深く関与しているIL-6が細胞表面上のIL-6受容体に結合後，JAK1とJAK2を活性化することから，IL-6に対する強い阻害作用が予測される．

末梢血単核球の検討ではIL-6によるStat3の活性化とそれに続くMCP-1の産生を阻害する（$IC_{50} = 40$ nM）．また，一方で乾癬病態に重要な役割を果たすIL-23によるStat3活性化はより低い濃度（$IC_{50} = 20$ nM）で阻害する．さらには，IL-23により誘導されるTh17細胞からのIL-17とIL-22産生をも抑制する[1]．

<文献>
1) Fridman, J. S. et al. : J. Immunol., 184 : 5298-5307, 2010

（山岡邦宏，田中良哉）

Basiliximab（バシリキシマブ）

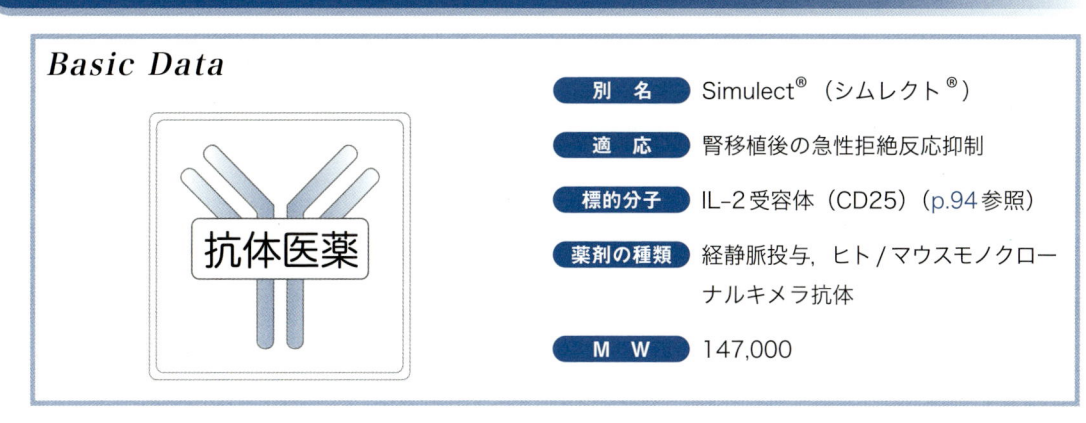

Basic Data

別名	Simulect®（シムレクト®）
適応	腎移植後の急性拒絶反応抑制
標的分子	IL-2受容体（CD25）（p.94参照）
薬剤の種類	経静脈投与，ヒト/マウスモノクローナルキメラ抗体
MW	147,000

使用法と効果

通常，Basiliximabは20 mgを腎移植後2回，静脈注射にて投与する（総用量40 mg）．1回目は移植2時間以内に投与し，2回目は移植4日後に投与する．

ドイツにおいて，小児肝移植レシピエント40人を対象とした試験[1]の結果が得られている．20名はBasiliximabおよび**Tacrolimus**投与を行い，ほかの20名はステロイドとTacrolimus投与を行った．12カ月での拒絶反応フリー生存率はBasiliximab群で75％，ステロイド群で50％（p = 0.05）であり，Basiliximab群で改善傾向を認めた．また，グラフトの成長はBasiliximab投与群ではステロイド投与群より有意に良好であった．

米国からも肝移植後のTacrolimusベースのレジメン下でのBasiliximabの有効性と安全性の報告[2]がある．50例の肝移植（47死体ドナー，3生体ドナー）が解析された．すべての患者は移植後0日と4日目に20 mgのBasiliximabを投与され，トラフレベル（最低血中濃度）10〜15 ng/mLでTacrolimusが投与されステロイドを減量してゆくレジメンであり，移植後平均799.89日間観察された．移植後3カ月では88％が拒絶なしであったが，3年後の患者生存率は88％でグラフト生存率は75％であった．12名（24％）の患者が

敗血症や免疫抑制療法の一時的減量などのエピソードを経験したが，Basiliximabによる急性の副作用はみられず，サイトメガロ感染症や移植後のリンパ増殖性疾患は観察されなかった．

一方，強皮症におけるBasiliximabの効果については，小規模なオープンラベル試験[3]の結果が報告されている．Basiliximab 20 mgを4週ごとに計6回投与し，24，44，68週での疾患活動性評価を行っているが，68週時点でのmodified Rodnan skin scoreが26/51から11/51と改善し統計的有意差（p＝0.015）が示され，強制肺活量もp＝0.078と改善傾向を示した．しかし，小規模であり，オープンラベル試験のみであることから，今後二重盲検・プラセボコントロール試験などが望まれる．

作用機序

IL-2受容体（CD25）α鎖に対するヒト/マウスモノクローナルキメラ抗体で，半減期は7日．ヒト・アカゲザル由来の活性化Tリンパ球では，IL-2受容体（CD25）α鎖に特異的親和性を示し，IL-2の結合を抑制する．IL-2は移植ドナーの，活性化された細胞傷害性Tリンパ球を刺激する．

＜文献＞
1) Reding, R. et al. : Lancet, 362 : 2068-2070, 2003
2) Marino, I. R. et al. : Transplantation, 78 : 886-891, 2004
3) Becker, M. O. et al. : Ann. Rheum. Dis., 70 : 1340-1341, 2011

（中村英樹，川上　純）

● **BAY-16-9996** ▶▶ Pitrakinraの項を参照

● **Baynas®** ▶▶ Ramatrobanの項を参照

Bazedoxifene（バゼドキシフェン）

Basic Data

別　名	Viviant®（ビビアント®）
適　応	閉経後骨粗鬆症
標的分子	エストロゲン受容体
薬剤の種類	経口，選択的エストロゲン受容体モジュレーター（SERM）
Ｍ　Ｗ	470.603

使用法と効果

通常，Bazedoxifeneとして1日1回20 mgを経口投与する．副作用として静脈血栓塞栓症が報告されており，深部静脈血栓症，肺塞栓症，網膜静脈血栓症などの静脈血栓塞栓症のある患者，またはその既往症のある患者に対する使用は禁忌である[1]．

日本人の閉経後骨粗鬆症患者423例を対象とし，Bazedoxifene 20 mg，40 mgまたはプラセボを投与した二重盲検容量反応比較試験が行われ，Bazedoxifene 20 mg/日の2年間投与により，腰椎骨密度（L1～L4），大腿骨骨密度，および骨代謝マーカーに関して，プラセボ投与群に比較し骨密度の有意な増加と骨代謝マーカーの有意な減少が認められた[2]．

また海外では，閉経後骨粗鬆症患者7,492例を対象に，Bazedoxifene 20 mg，40 mg，**Raloxifene** 60 mg，またはプラセボを投与した二重盲検比較試験が行われ，BazedoxifeneはRaloxifeneと比較して，腰椎骨密度（L1～L4）増加および椎体/非椎体新規骨折発生抑制に同等以上の効果が認められた[3]．

作用機序

Bazedoxifeneは，選択的エストロゲン受容体モジュレーター（SERM）であり，エストロゲン受容体に結合後，組織に応じて受容体の活性を亢進または抑制する．

骨代謝に対してはエストロゲンアゴニスト活性を示し，骨芽細胞による骨形成を促進，破骨細胞による骨吸収を抑制することによって，閉経後のエストロゲン低下により生じる骨強度の低下を防ぐ．脂質代謝に対しては同様にエストロゲン様作用を示すが，子宮組織および乳腺組織に対してはエストロゲンアンタゴニスト活性を示すため，子宮がんや乳がんの副作用を有しない．

<文献>
1) ビビアント®添付文書
2) Itabashi, A. et al. : J. Bone Miner. Res., 26 : 519-529, 2011
3) Silverman, S. L. et al. : J. Bone Miner. Res., 23 : 1923-1934, 2008

（田中 栄）

Belatacept（ベラタセプト）

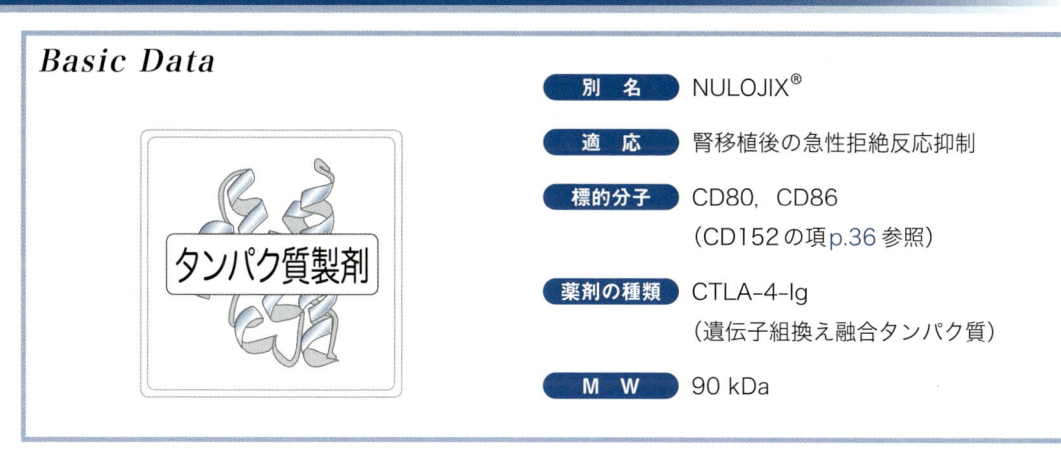

Basic Data

別名	NULOJIX®
適応	腎移植後の急性拒絶反応抑制
標的分子	CD80, CD86（CD152の項 p.36 参照）
薬剤の種類	CTLA-4-Ig（遺伝子組換え融合タンパク質）
MW	90 kDa

タンパク質製剤

使用法と効果

Abatacept以外のCTLA-4-IgとしてBelataceptがある．腎移植後の急性拒絶反応を予防する手段として**Cyclosporine**に劣るものではないと考えられた[1]．拒絶反応を同等に抑制しながらも，移植腎機能を良好に保ち，高脂血症を軽減して心血管系イベントを減少させることが証明され，2年生着率の向上と安全性が報告されており，FDA（米国医薬品局）は2011年にBelataceptの腎移植での使用を認可．

移植の日，移植術前（1日目）10 mg/kg投与し，5日目，14日目，28日目10 mg/kg，移植後8週および12週後10 mg/kg，それ以降，維持療法として移植後16週後，以降4週ごと5 mg/kgを投与する．早期の細胞性拒絶反応はBelataceptでやや多いが，その後のDSAs（donor-specific antibodies）の発生率が少なく，chronic antibody-mediated rejectionが少ない．またCNI（calcineurin inhibitor：カルシニューリン

阻害薬）と異なり，腎毒性がないなどの利点がある．

作用機序

　CTLA-4-Ig は遺伝子組換え融合タンパク質で，ヒト CTLA-4 分子とヒト IgG1 を結合させたものである．さらに Fc 部分のアミノ酸残基に変異を導入し，補体の活性化や Fc 受容体との結合がないように修飾されている．
　作用機序としては，CTLA-4-Ig は T 細胞上の CD28 と抗原提示細胞上の CD80/86 との結合を阻害することで，T 細胞の活性化を抑制することを目的として開発された．CTLA-4 は構造的に CD28 に類似し，CD80/86 との強い結合力があり，CD28 が CD80/86 分子に結合することを阻害する，T 細胞にネガティブのシグナルを入れる，などの作用機序が考えられている．
　Belatacept は 104 位のロイシンの代わりにグルタミン酸を，29 位のアラニンの代わりにチロシンを有し，Abatacept よりも CD80（B7-1）に対しておよそ 2 倍大きい結合親和性を，CD86（B7-2）に対しておよそ 4 倍大きい結合親和性を示す．

<文献>
1) Vincenti, F. et al. : N. Engl. J. Med., 353 : 770-781, 2005

（山本一彦）

Belimumab（ベリムマブ）

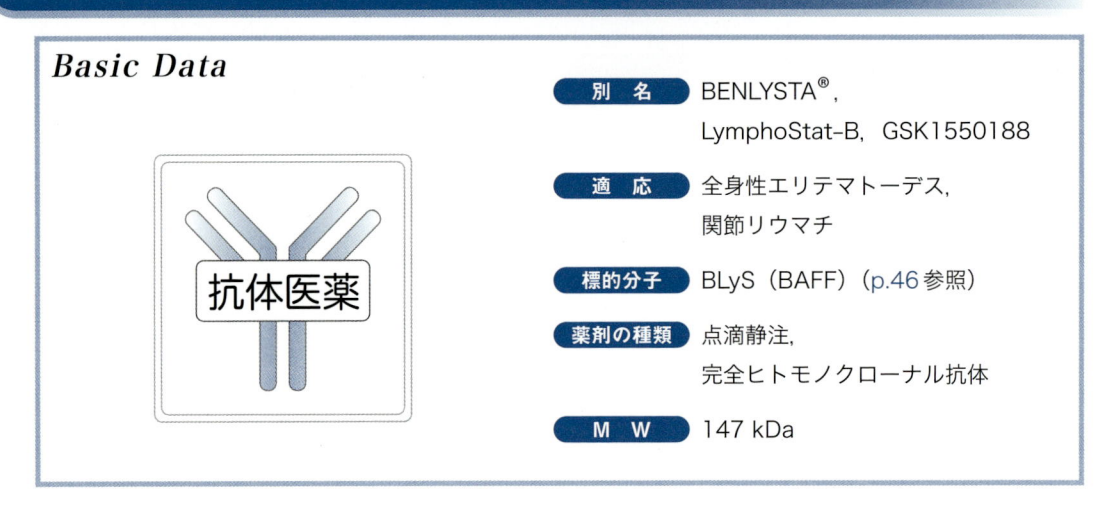

Basic Data

別名	BENLYSTA®, LymphoStat-B, GSK1550188
適応	全身性エリテマトーデス，関節リウマチ
標的分子	BLyS（BAFF）（p.46 参照）
薬剤の種類	点滴静注，完全ヒトモノクローナル抗体
MW	147 kDa

使用法と効果

　1 回 10 mg/kg を 2 週間間隔で最初の 3 回投与し，その後は 4 週ごとに投与する[1]．
　中等度の活動性を有する全身性エリテマトーデス（SLE）449 名に Belimumab の第Ⅱ相プラセボ対照二重盲検試験が行われた．B 細胞数を 60％減少させるとともに，24 週以降 52 週時点の再燃までの期間が 154 日で，プラセボ（108 日）に比して有意に改善された[2]．忍容性に関しても特に問題なく，2011 年 3 月，FDA（米国食品医薬品局）が SLE に対して承認．現在 Belimumab 1～10 mg/kg でのグローバルな第Ⅲ相試験が行われている．
　一方，治療抵抗性の関節リウマチ（RA）に対しても，24 週目に 35％が薬剤の治療反応性 ACR（American College of Rheumatology）20（p.313 参照）を満たし，第Ⅲ相試験中である．

作用機序

　B 細胞の生存，選択に必要なホメオスタシスにかかわる分子として BLyS（B lymphocyte stimulator）が

発見された．BLySはBAFF（B cell-activating factor belonging to the TNF family）としても知られる285アミノ酸からなるTNFリガンドスーパーファミリーで，B細胞上のBCMA（B cell maturation antigen），BAFFR（BAFF receptor），TACI（transmembrane activator and calcium-modulator and cyclophilin ligand interactor）の3種類の受容体と結合し，Bリンパ球の活性化，抗アポトーシス効果をもたらす．可溶型BLySやそのホモログであるAPRILはSLEの血清で高値を示すことが明らかにされ，これを標的とした治療が開発された．Belimumabはファージディスプレイ法で作製された完全ヒト抗BLyS抗体で，可溶型のBLySが受容体に結合するのを妨げる．

＜文献＞
1) BENLYSTA® 添付文書 http://us.gsk.com/products/assets/us_benlysta.pdf
2) Wallace, D. J. et al. : Arthritis Rheum., 61 : 1168-1178, 2009

（齋藤和義）

Belkeid® ▶▶ Bortezomibの項を参照

BENLYSTA® ▶▶ Belimumabの項を参照

Benralizumab（ベンラリズマブ）

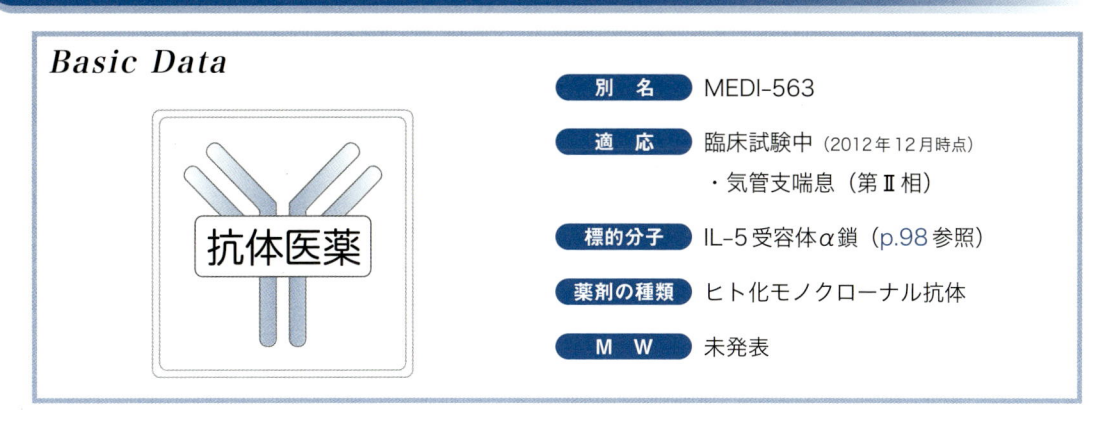

Basic Data

別名	MEDI-563
適応	臨床試験中（2012年12月時点）・気管支喘息（第Ⅱ相）
標的分子	IL-5受容体α鎖（p.98参照）
薬剤の種類	ヒト化モノクローナル抗体
MW	未発表

効果

海外早期第Ⅱ相試験では，月1回，25，100ないし200 mgのBenralizumabが3回皮下注投与された[1]．投与数日後から末梢好酸球が著減し，160日間持続したが，安全性および忍容性は良好であった．薬力学と抗原性も調べられ，半減期は約18日で，19例中4例で抗Benralizumab抗体が陽性となった．

第Ⅱ相の多施設ランダム化二重盲検試験は現在進行中で，気管支喘息急性増悪患者に対する静注療法の安全性と効果を検証中である．

作用機序

Benralizumabは，IL-5受容体α鎖を発現する好酸球や好塩基球へのIL-5シグナルを阻害するとともに，抗体依存性の細胞傷害により除去することで，アレルギー反応を抑制する[2]．

<文献>
1) Ghazi, A. et al. : Expert Opin. Biol. Ther., 12 : 113-118, 2012
2) Kolbeck, R. et al. : J. Allergy Clin. Immunol., 125 : 1344-1353, 2010

(上阪 等)

Bepotastine（ベポタスチン）

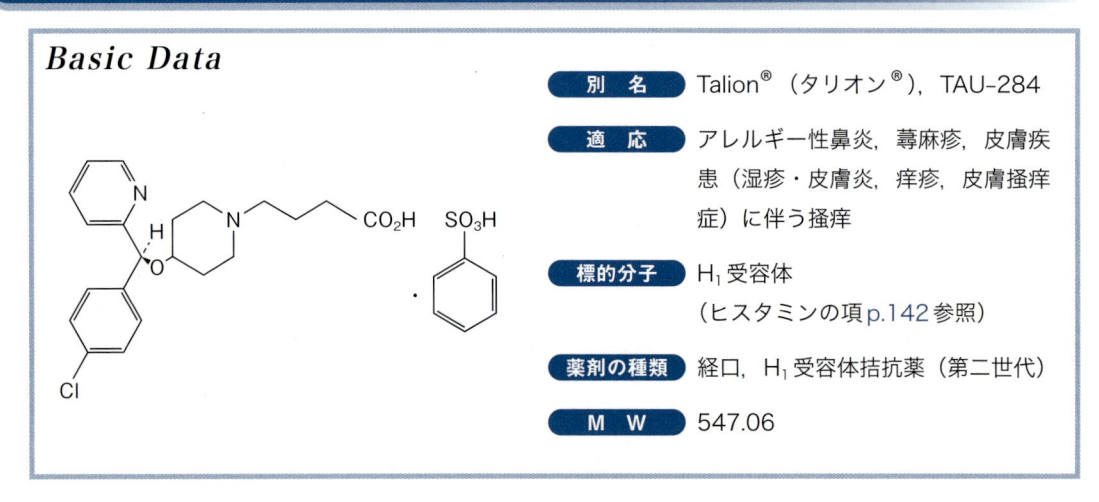

Basic Data

別名	Talion®（タリオン®），TAU-284
適応	アレルギー性鼻炎，蕁麻疹，皮膚疾患（湿疹・皮膚炎，痒疹，皮膚掻痒症）に伴う掻痒
標的分子	H_1 受容体（ヒスタミンの項 p.142 参照）
薬剤の種類	経口，H_1 受容体拮抗薬（第二世代）
M W	547.06

使用法と効果

通常，成人には Bepotastine として1回10 mg を1日2回経口投与する．なお，年齢，症状により適宜増減する．

本剤は非臨床試験において I 型アレルギー反応抑制作用〔PCA（受動的皮膚アナフィラキシー），アナフィラキシー〕，ヒスタミン拮抗作用，抗原刺激による好酸球浸潤の抑制作用，血小板活性化因子（PAF）誘発好酸球浸潤の抑制作用，末梢血単核球からの IL-5 産生抑制作用を示し，さらに各種アレルギー性疾患モデルにおいて，優れた抗アレルギー作用が確認され，国内において1991年から臨床試験を開始し，臨床の有効性が認められ，2000年10月に上梓された．

アレルギー性鼻炎を対象とした二重盲検比較試験を含む臨床試験の最終全般改善度（中等度改善以上）は，63.6％（126例/198例）であった．

慢性蕁麻疹を対象とした臨床試験（プラセボを対照とした二重盲検比較試験は除く）の最終全般改善度（中等度改善以上）は，76.4％（191例/250例）であった．また，プラセボを対照とした慢性蕁麻疹の二重盲検比較試験において，Bepotastine はプラセボと比較し掻痒および発斑の症状スコアを有意に減少させた．

湿疹・皮膚炎，痒疹，皮膚掻痒症を対象とした一般臨床試験の最終全般改善度（中等度改善以上）は，全体で64.7％（119例/184例）で，疾患群別では湿疹・皮膚炎群63.1％（65例/103例），痒疹群73.2％（30例/41例），皮膚掻痒症60.0％（24例/40例）であった．

作用機序

本剤はアレルギー性鼻炎および慢性蕁麻疹などで主なアレルギー反応として考えられている I 型アレルギー反応の抑制作用（ラット，モルモット）と，アレルギー性炎症において特有に認められる炎症部位への好酸球浸潤の抑制作用（ラット，モルモット，マウス）をあわせもつ．その機序は血管透過性亢進および平滑筋収縮に関与するヒスタミンに対する拮抗作用，ならびに好酸球機能の活性化に関与する IL-5 の産生抑制作用と考えられる．

<文献>
1) タリオン®添付文書
2) 馬場駿吉, 他：臨床医薬, 13：1217-1235, 1259-1286, 1307-1335, 1997
3) 石橋康正, 他：臨床医薬, 13：1199-1215, 1237-1257, 1287-1306, 1383-1400, 1997
4) 川島 眞, 他：臨床医薬, 18：501, 2002

（橋本直方，足立 満）

Betamethasone（ベタメタゾン）

Basic Data

別名 Rinderon®（リンデロン®），Celestamine®（セレスタミン®）

適応 副腎不全，関節リウマチなどのリウマチ膠原病疾患，腎疾患，悪性腫瘍，種々の神経疾患，循環不全，皮膚疾患，アレルギー性疾患，炎症性腸疾患，血液疾患など多数

標的分子 グルココルチコイド受容体（p.216参照）

薬剤の種類 経口（リンデロン® 0.5mg錠・0.1％散・0.01％シロップ，セレスタミン配合錠），坐剤（リンデロン® 0.5/1mg），注射剤（リンデロン®注0.4％），懸濁剤（リンデロン®懸濁注），副腎皮質ステロイド

MW 392.46

使用法と効果

ベタメタゾンは，cortisol（コルチゾール）のA環の1-2に二重結合，9位にフッ素，16β位にメチル基を付加して副腎皮質ステロイド（グルココルチコイド，glucocorticoid：GC）作用を25倍増強したGCである[1)2)]．dexamethasone（デキサメタゾン）では16αにメチル基が付いているのに対し，ベタメタゾンは16β位に付いているだけの違いであり，その臨床薬理学的な特性は同様と考えられている．

ベタメタゾンは錠剤ばかりでなく，散在・坐剤・水溶性剤（リン酸エステル）・懸濁剤（酢酸エステル）と多くの製剤があり，皮膚外用剤としても多くの製剤が市販されている．セレスタミン®は抗ヒスタミン薬の d-chlorpheniramine（d-クロルフェニラミン）とベタメタゾン（0.25 mg）の配合錠だが，難治性の蕁麻疹やアレルギー性疾患などに使われている[3)]．もちろんこれもGCであることには変わりはなく，安易な投与は慎むべきである．

副作用については上記の特徴に基づく若干の違いはあるが，本質的な違いではないため，いずれのGCにも同様の注意が必要である．高頻度かつ重症化しやすい副作用のみをあげても感染症，骨粗鬆症，動脈硬化病変，副腎不全，消化管潰瘍，糖尿病など多くのもの

があるが，それらの詳細は他誌[2]を参照されたい．

<文献>
1) リンデロン® 錠0.5mg・散0.1%・シロップ0.01% 添付文書
2) 川合眞一：『今日の治療薬 解説と便覧 2013』（浦部晶夫，他/編），pp.240-247，南江堂，2013
3) セレスタミン® 配合錠添付文書

（川合眞一）

BMS945429

Basic Data

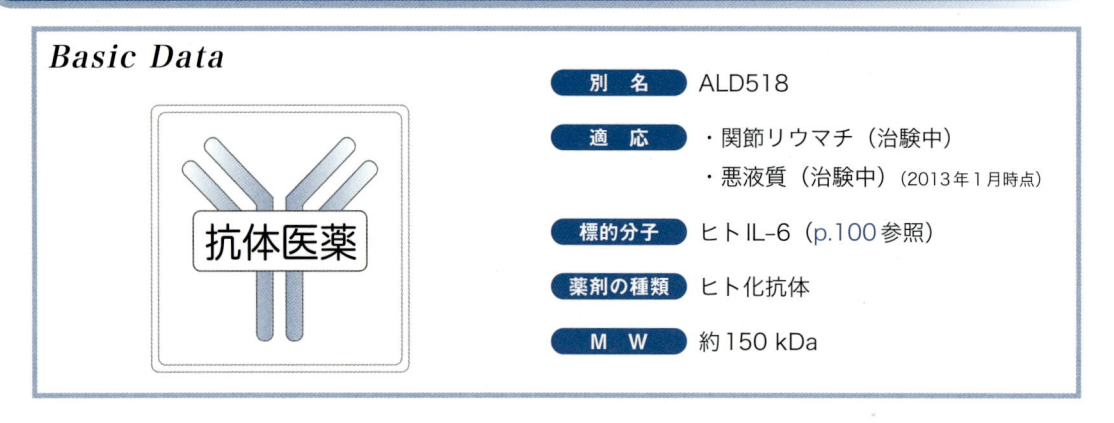

別名	ALD518
適応	・関節リウマチ（治験中） ・悪液質（治験中）（2013年1月時点）
標的分子	ヒトIL-6（p.100参照）
薬剤の種類	ヒト化抗体
MW	約150 kDa

効果

BMS945429は *Pichia pastoris* 酵母で発現させたヒト化抗IL-6モノクローナル抗体であり，関節リウマチ（RA）に対する第II相試験が5カ国で行われた[1]．メトトレキサート（MTX）で効果不十分なRA患者132例が無作為に，BMS945429 320 mg，160 mg，80 mgあるいはプラセボの4群に割りつけられ，試験薬がMTXに追加併用された．BMS945429は初日と8週後に静脈注射にて使用された．

12週時点で米国リウマチ学会の改善基準ACR20（症状や検査値が少なくとも20％改善する）達成率は，BMS945429追加併用群が320 mg，160 mg，80 mgで，それぞれ82％（p＜0.0001 vs プラセボ），71％（p＝0.0005 vs プラセボ），81％（p＜0.0001 vs プラセボ）と，プラセボ群と比較して有意に高かった．ACR70（少なくとも70％改善）達成率はBMS945429 320 mg群のみ有意に高かった．疾患活動性の指標であるDAS28寛解達成率は，16週時点において，320 mg，160 mg，80 mg追加併用群で，それぞれ44％，28％，14％であったのに対し，プラセボ群では0％であった．この結果よりBMS945429はMTX抵抗性のRAに対して有効であることが示された．

最も多くみられた有害事象はALT（アラニンアミノトランスフェラーゼ）とAST（アスパラギン酸アミノトランスフェラーゼ）の上昇であり，BMS945429投与群の14例に正常範囲の上限値の3倍を超えるALTの上昇が認められた．肝機能異常により4例（320 mgと80 mg群各2例）が試験を脱落した．また，**Tocilizumab**使用時と同様に，コレステロールの上昇もすべてのBMS945429投与群で認められた．

作用機序

IL-6は免疫応答や炎症反応の調節にかかわる多機能なサイトカインであり，自己免疫反応や慢性炎症症状の発現にかかわる．BMS945429はIL-6に対する中和抗体であり，IL-6の作用を阻害する．

<文献>
1) Mease, P. et al. : Ann. Rheum. Dis., 71 : 1183-1189, 2012

（西本憲弘，村上美帆）

Bortezomib（ボルテゾミブ）

Basic Data

別名	Belkeid®（ベルケイド®），PS-341
適応	多発性骨髄腫
標的分子	プロテアソーム（p.178参照）
薬剤の種類	経静脈，プロテアソーム阻害薬
MW	384.24

使用法と効果

欧米で行われた再発性多発性骨髄腫（MM）を対照としたAPEX試験（n＝669）では，高用量**Dexamethasone**と比較してBortezomibは病勢進行を遅延，生存率を改善（平均生存期間23.7カ月 vs 29.8カ月）し，グレード3以上の感染症はDexamethasone群で10.6％であったのに対してBortezomib群では6.7％であった．そのため当試験は中止され，Dexamethasone群の症例にはBortezomibの投与が行われた[1]．

本邦では再発または難治性の多発性骨髄腫患者を対象とした臨床試験（n＝34）が行われ，33％で有効性を認め，海外臨床試験と同等の有効性であったことから2006年10月に承認されている．しかし，ベルケイド®は効果の高い薬剤である反面，関連性が否定できない急性肺障害・間質性肺炎が報告されている．

作用機序

プロテアソーム阻害薬とよばれる分指標的薬で，細胞内のプロテアソームとよばれる酵素の働きを阻害して細胞の増殖を抑制する．

プロテアソームは細胞内において不要となり，ユビキチンにより標識されたタンパク質を分解する役割を担っている．増殖を続けるがん細胞ではユビキチン化されたタンパク質が多量に存在し，必然的にプロテアソームは大きな役割を果たしている．そのため，Bortezomibは細胞内で不要となったタンパク質を蓄積させ，細胞内のシグナル伝達にかかわるキナーゼ，転写因子，がん遺伝子の発現に影響することでがん細胞内の複数のシグナル伝達系に影響し，増殖抑制，血管新生抑制，アポトーシス誘導により抗腫瘍効果を発揮する．さらに，骨髄腫細胞と骨髄ストローマ細胞の接着阻害，および骨髄腫細胞の増殖に重要なIL-6の分泌を抑制することで微小環境を変化させ，骨髄腫細胞の増殖抑制に作用する[2]．

<文献>
1) Richardson, P. G. et al. : Blood, 110 : 3557-3560, 2007
2) Hideshima, T. et al. : Cancer Res., 61 : 3071-3076, 2001

（山岡邦宏，田中良哉）

Briakinumab（ブリアキヌマブ）

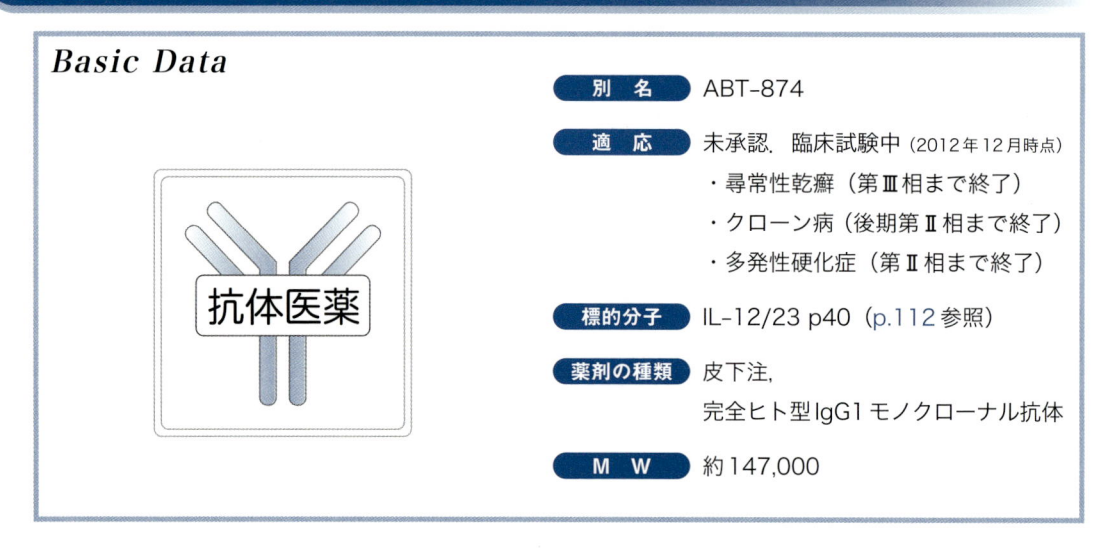

Basic Data

別名	ABT-874
適応	未承認．臨床試験中（2012年12月時点） ・尋常性乾癬（第Ⅲ相まで終了） ・クローン病（後期第Ⅱ相まで終了） ・多発性硬化症（第Ⅱ相まで終了）
標的分子	IL-12/23 p40（p.112参照）
薬剤の種類	皮下注，完全ヒト型IgG1モノクローナル抗体
MW	約147,000

使用法と効果

乾癬に対する第Ⅲ相試験では，200 mgのBriakinumabが皮下注で第0，4週に投与され，以降は4週に1回100 mgが投与された．対照群はメトトレキサート5〜25 mg/週であった．第24週におけるPASI75（75％以上 psoriasis area-and-severity index スコアが改善した率）はおのおの81.8％，39.9％であった（p＜0.0001）．同様に第52週ではPASI75がおのおの66.2％，23.9％であった（p＜0.0001）[1]．またプラセボを対照群とする別の第Ⅲ相試験では，第12週でのPASI75がおのおの80.7％，4.5％であった（p＜0.0001）[2]．さらに対照群がプラセボおよび **Etanercept** 50 mg週2回投与である別の第Ⅲ相試験では，第12週でのPASI75がBriakinumab群で80.6％，プラセボ群で6.9％，Etanercept群で39.6％であり（両群に対してp＜0.0001）[3]，いずれの試験においてもBriakinumabは優れた臨床効果を示した．

クローン病に対しては第Ⅱ相試験が行われており，3 mg/kg週1回投与群では第7週の時点で有効率が75％とプラセボ群の25％を有意に上回っていた（p＝0.03）が，第18週の時点では有意差は得られなかった（p＝0.08）[4]．現在，後期第Ⅱ相試験が行われている．

多発性硬化症に対する第Ⅱ相試験では200 mgのBriakinumabが毎週もしくは隔週で投与された．第24週における評価ではガドリニウム増強病変数が毎週投与群で6.8±11.3，隔週投与群で5.4±8.1，プラセボ群で7.6±14.4であり，隔週投与群とプラセボ群との間のみに有意差が得られるにとどまった（p＝0.003）[5]．

作用機序

BriakinumabはIL-12およびIL-23のp40サブユニットに対するモノクローナル抗体である．IL-12およびIL-23はおのおのTh1細胞およびTh17細胞の分化維持や増殖にかかわり，乾癬，クローン病，多発性硬化症などの病態に関与する．Briakinumabはこれら両サイトカインの作用を阻害することにより効果を発揮する[1]．

＜文献＞

1) Reich, K. et al. : N. Engl. J. Med., 365 : 1586-1596, 2011
2) Gordon, K. B. et al. : J. Invest. Dermatol., 132 : 304-314, 2012
3) Strober, B. E. et al. : Br. J. Dermatol., 165 : 661-668, 2011
4) Mannon, P. J. et al. : N. Engl. J. Med., 351 : 2069-2079, 2004
5) Vollmer, T. L. et al. : Mult. Scler., 17 : 181-191, 2011

（門野岳史，佐藤伸一）

Brodalumab（ブロダルマブ）

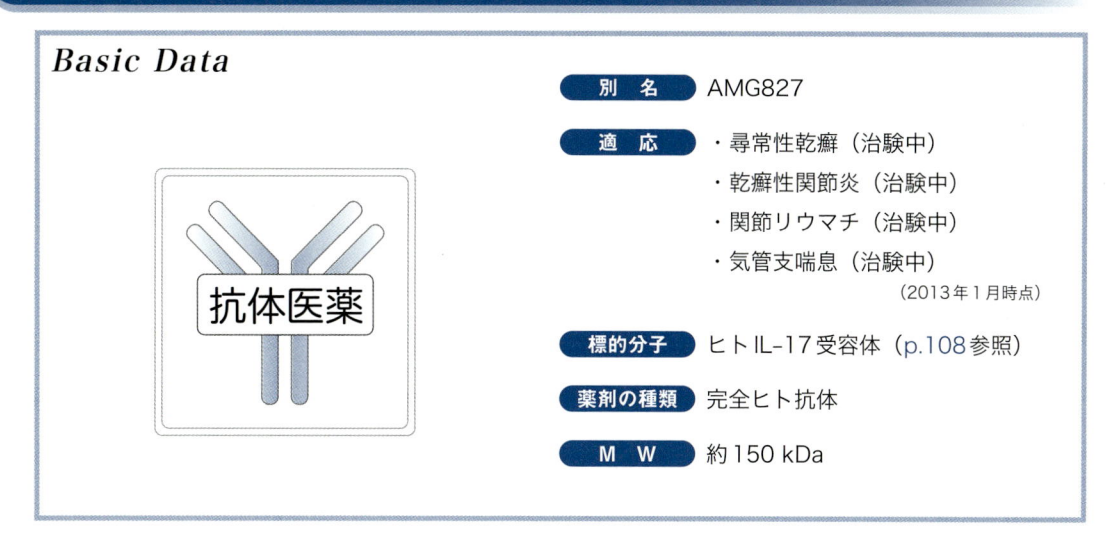

Basic Data

別名	AMG827
適応	・尋常性乾癬（治験中） ・乾癬性関節炎（治験中） ・関節リウマチ（治験中） ・気管支喘息（治験中） （2013年1月時点）
標的分子	ヒトIL-17受容体（p.108参照）
薬剤の種類	完全ヒト抗体
MW	約150 kDa

◆効果

BrodalumabはヒトIL-17受容体に対する完全ヒト抗体である．尋常性乾癬に対する第Ⅱ相二重盲検試験では，中等度〜高度の疾患活動性を有する患者198例を対象に，Brodalumabとして，70 mg，140 mgまたは210 mgを第1日目に，その後は1，2，4，6，8，10週目に投与するか，280 mgを毎月皮下注射にて投与し，プラセボと比較された[1]．乾癬面積重症度指数〔PASI (psoriasis area-and-severity index) score〕の平均改善率は，3週連続の後2週ごとに3回70 mg投与群で45.0％，140 mg投与群で85.9％，210 mg投与群で86.3％，1カ月ごとに280 mg投与群で76.0％と，いずれもプラセボ群の16.0％に比べBrodalumabが有意に改善した（$p < 0.001$）．12週目でのPASI scoreの75％改善，95％改善は，プラセボ群では0％であったのに対し，140 mg投与群ではそれぞれ77％と72％の症例でみられた．医師による全般的評価もいずれの治療群においても有意に改善された．

最も多くみられた有害事象は鼻咽頭炎，上気道感染，投与部位の紅斑で，グレード3の好中球減少が210 mg群の2例にみられた．長期のより大きなコホートによる臨床試験の結果が待たれる．

Brodalumabは，関節リウマチ（RA），気管支喘息に対しても検討されているが，いまだ結果は報告されていない．

◆作用機序

BrodalumabはヒトIL-17受容体に対するヒト化抗体であり，IL-17の結合を競合阻害することでIL-17のシグナルを阻害する．

＜文献＞

1) Papp, K. A. et al. : N. Engl. J. Med., 366 : 1181-1189, 2012

（西本憲弘，村上美帆）

Bronica® ▶▶ Seratrodastの項を参照

Calcitriol（カルシトリオール）

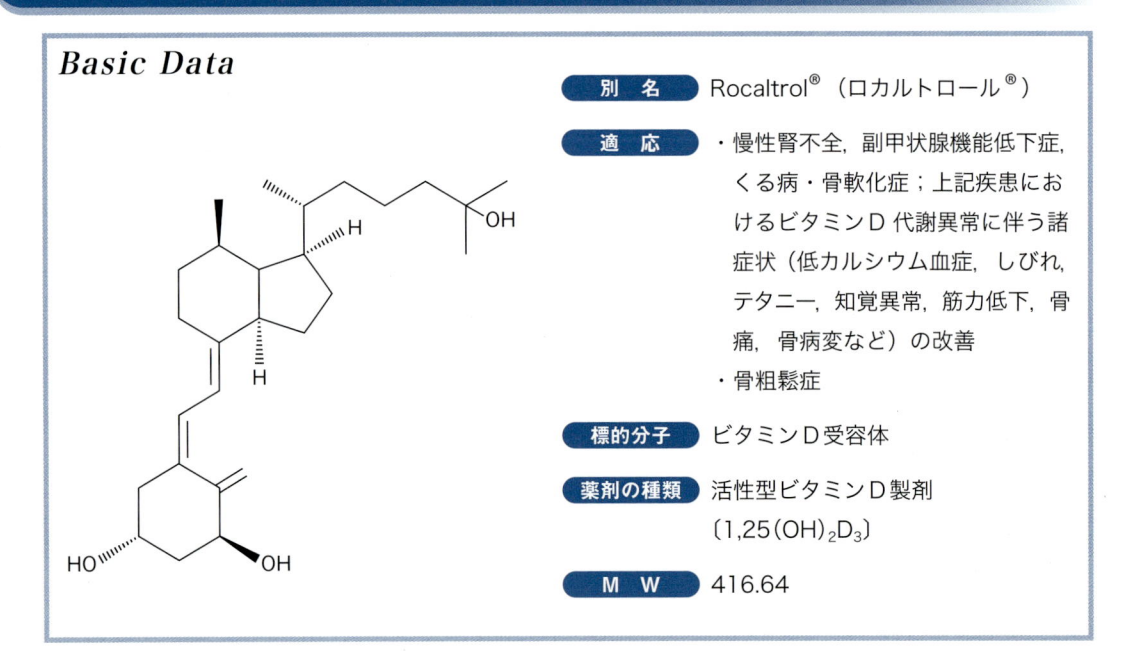

Basic Data

別名	Rocaltrol®（ロカルトロール®）
適応	・慢性腎不全，副甲状腺機能低下症，くる病・骨軟化症；上記疾患におけるビタミンD代謝異常に伴う諸症状（低カルシウム血症，しびれ，テタニー，知覚異常，筋力低下，骨痛，骨病変など）の改善 ・骨粗鬆症
標的分子	ビタミンD受容体
薬剤の種類	活性型ビタミンD製剤〔1,25(OH)$_2$D$_3$〕
MW	416.64

使用法と効果

骨粗鬆症の場合，通常，成人にはCalcitriolとして1日0.5μgを2回に分けて経口投与する．ただし，年齢，症状により適宜増減する[1]．

2011年版骨粗鬆症ガイドラインでは，骨密度の軽微な上昇効果（グレードB），椎体骨折および非椎体骨折の抑制効果（グレードB）が認められるが，大腿骨近位部骨折を抑制するとの報告はない（グレードC）とされている[2]．

骨密度の上昇効果は軽微であるが，転倒抑制効果や，コラーゲン架橋の成熟による骨質の改善により骨折の抑制効果が生じるのではないかと考えられている．

また，骨粗鬆症の薬物療法には一般的にビタミンDが併用されることが多い．医科用の天然型ビタミンDは製造されていないため，CalcitriolやAlfacalcidolなどの活性型ビタミンDが主に用いられる．

作用機序（Alfacalcidolの項も参照）

ビタミンDは脂溶性ビタミンであり，脂質とともに食事からも摂取されるが，主には7-デヒドロコレステロールから皮膚で紫外線により生成される．このビタミンDが肝臓での25位の水酸化により25(OH)Dとなり，腎臓での1位の水酸化を経て活性型ビタミンD〔1,25(OH)$_2$D$_3$〕となる．活性型ビタミンDはビタミンD受容体に結合し，腸管からのカルシウムとリンの吸収および腎臓でのカルシウムの再吸収の促進に働く．また，骨においては破骨細胞による骨吸収と骨芽細胞による骨形成をともに促進する．ビタミンDはPTH（副甲状腺ホルモン）により活性化されるが，副甲状腺からのPTHの分泌を抑制する．

血清25(OH)D濃度はおおむね20〜30 ng/mL以上は必要と考えられている．本邦では70％程度の成人がビタミンD不足であるとの報告もある．ビタミンD不足および過剰による影響については**Alfacalcidol**の項を参照のこと．

<文献>
1) ロカルトロール®添付文書
2) 『骨粗鬆症の予防と治療ガイドライン 2011年版』（骨粗鬆症の予防と治療ガイドライン作成委員会/編），ライフ・サイエンス出版，2011

3) O'Donnell, S. et al. : J. Bone Miner. Metab., 26 : 531-542, 2008

(田中　栄)

CAM-3001 ▶▶ Mavrilimumabの項を参照

Canakinumab（カナキヌマブ）

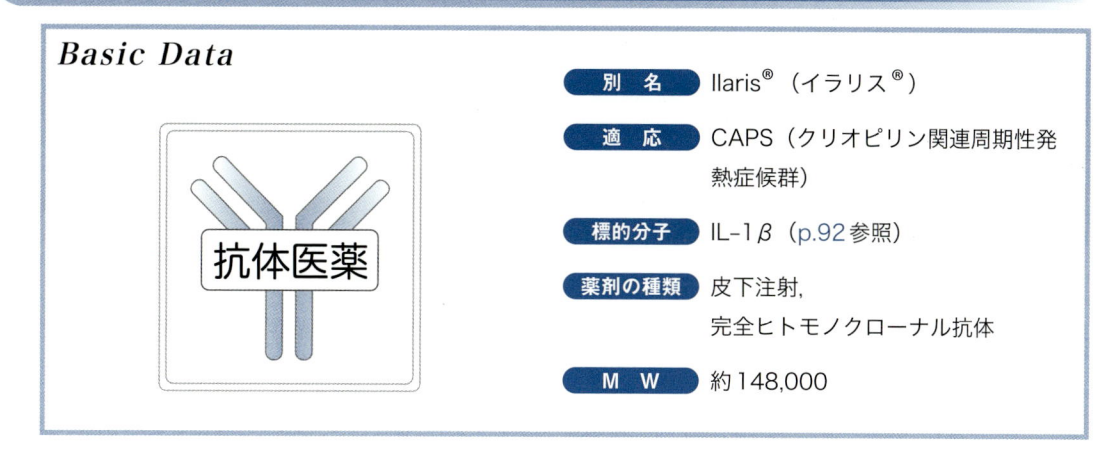

Basic Data

別名	Ilaris®（イラリス®）
適応	CAPS（クリオピリン関連周期性発熱症候群）
標的分子	IL-1β（p.92参照）
薬剤の種類	皮下注射，完全ヒトモノクローナル抗体
MW	約148,000

使用法と効果

血中半減期が29日であり，体重40 kg以下の場合1回2 mg/kg，体重40 kgを超える場合には，1回150 mgを8週間ごとに皮下投与する．十分な臨床効果がみられない場合は，体重40 kg以下の場合8 mg/kg，体重40 kgを超える場合は600 mgである．

自己炎症症候群の1つであるCAPS（cryopyrin-associated periodic syndrome：クリオピリン関連周期性発熱症候群）には家族性寒冷蕁麻疹，Muckle-Wells症候群およびCICA/NOMID（慢性乳児神経皮膚関節炎）症候群が含まれるが，これらはNLRP3遺伝子変異によってIL-1βが過剰産生されることにより臨床症状が出現する．CanakinumabはAnakinraより半減期が長く，欧米ではCAPSに対する臨床効果が報告されている．

欧米での多施設，オープンラベルでの第Ⅲ相試験[1]において，166名のCanakinumabナイーブまたは既投与CAPS患者に対し，150 mgまたは2 mg/kg（体重40 kg未満）のCanakinumabが8週ごとに2年間投与された．109人中85名のCanakinumabナイーブ患者が完全奏効を示し，うち79名（78％）は8日以内に達成した．再燃の解析可能であった141名のうち90％は再燃を認めず，CRP（C反応性タンパク），SAA（血清アミロイドA）レベルも正常を維持した．24.1％の患者が増量や投与間隔短縮を必要としたが，大部分は小児症例で，重症CAPSであった．副作用のうち65.7％の患者に軽度〜中等度の感染症がみられ，18名（10.8％）が重症感染症であったが通常の治療で改善した．8％のみが中等度までの注射部位反応を示した．

一方，痛風性関節炎に対しては，Canakinumab群（n＝230），コントロールのトリアムシノロンアセトニド群（n＝226）におけるランダム化，多施設共同二重盲検試験[2]の結果が示されている．投与72時間，12週間の試験期間に加えて12週の延長試験が行われた．投与72時間でのVAS（visual analogue scale）は25.0 mmと35.7 mm（$p<0.0001$），圧痛・腫脹関節数でも$p<0.01$とCanakinumab投与群で有意に

改善を認めた．また，Canakinumabは投与後の再燃時間を有意にさせ，投与72時間と7日目でのCRPレベルもコントロールと比較して有意に改善させた．24週時点での副作用はCanakinumab群とコントロール群でそれぞれ66.2％と52.8％であり，重篤な副作用はそれぞれ8％と3.5％であった．

特異的中和活性を有する．

＜文献＞
1) Kuemmerle-Deschner, J. B. et al. : Ann. Rheum. Dis., 70 : 2095-2102, 2011
2) Schlesinger, N. et al. : Ann. Rheum. Dis., 71 : 1839-1848, 2012

（中村英樹，川上　純）

作用機序

完全ヒト型抗IL-βモノクローナル抗体で，IL-1βの

CAT-354 ▶▶ Tralokinumab の項を参照

Celestamine® ▶▶ Betamethasone の項を参照

Celtect® ▶▶ Oxatomide の項を参照

Certolizumab（セルトリズマブ）

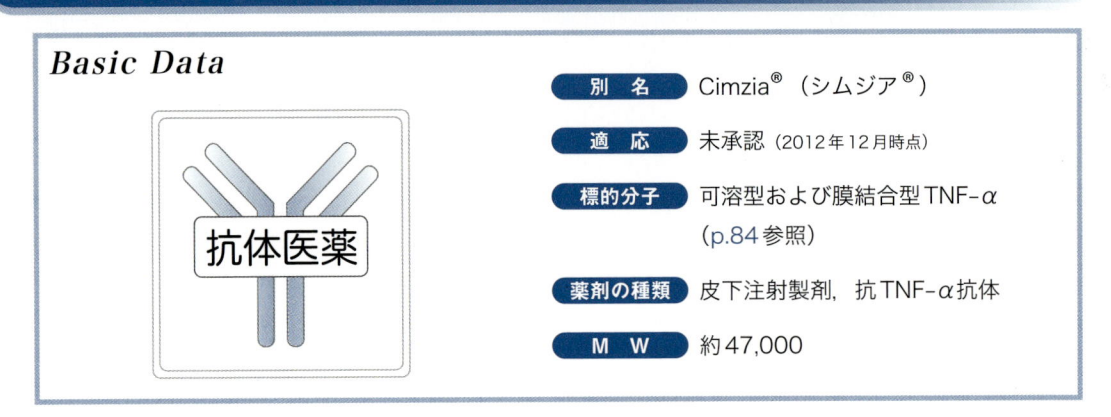

Basic Data

別名	Cimzia®（シムジア®）
適応	未承認（2012年12月時点）
標的分子	可溶型および膜結合型TNF-α（p.84参照）
薬剤の種類	皮下注射製剤，抗TNF-α抗体
MW	約47,000

使用法と効果

欧米，欧州で実施された第III相試験において，1剤以上の抗リウマチ薬に不応であった220例の関節リウマチ患者を対象に，Certolizumab 400 mg投与群とプラセボ群でその効果を検討した．4週ごと，24週間継続投与し，ACR20（p.313参照）達成率，ACR50達成率ともに有意差をもってその有効性が確認された（9.3 vs 45.5％，3.7 vs 22.7％）[1]．

さらにメトトレキサート効果不十分例に対する有効性も同様に確認された．この検討では，Certolizumab 400 mgを0，2，4週目に投与し，その後は2週ごとに，400 mg投与のほかに200 mg投与する群の有効性もあわせて検証され，ACR20，50達成率やmTSS

（骨の破壊の程度を示すスコア），HAQ-DI（日常生活障害指数）などの多面的評価において，連続400 mg投与群と遜色ないことが確認された[2]．

作用機序

Certolizumabはポリエチレングリコール化抗TNF-α抗体製剤である．TNF-αに強い親和性をもち，選択的にその作用を阻害する．抗原結合部位とは異なる部位にポリエチレングリコールが結合しており，この構造によりタンパク質分解を受けにくく，半減期が延長する．

<文献>
1) Fleischmann, R. et al. : Ann. Rheum. Dis., 68 : 805-811, 2009
2) Keystone, E. et al. : Arthritis Rheum., 58 : 3319-3329, 2008

（花岡洋成，竹内 勤）

Cetirizine（セチリジン）

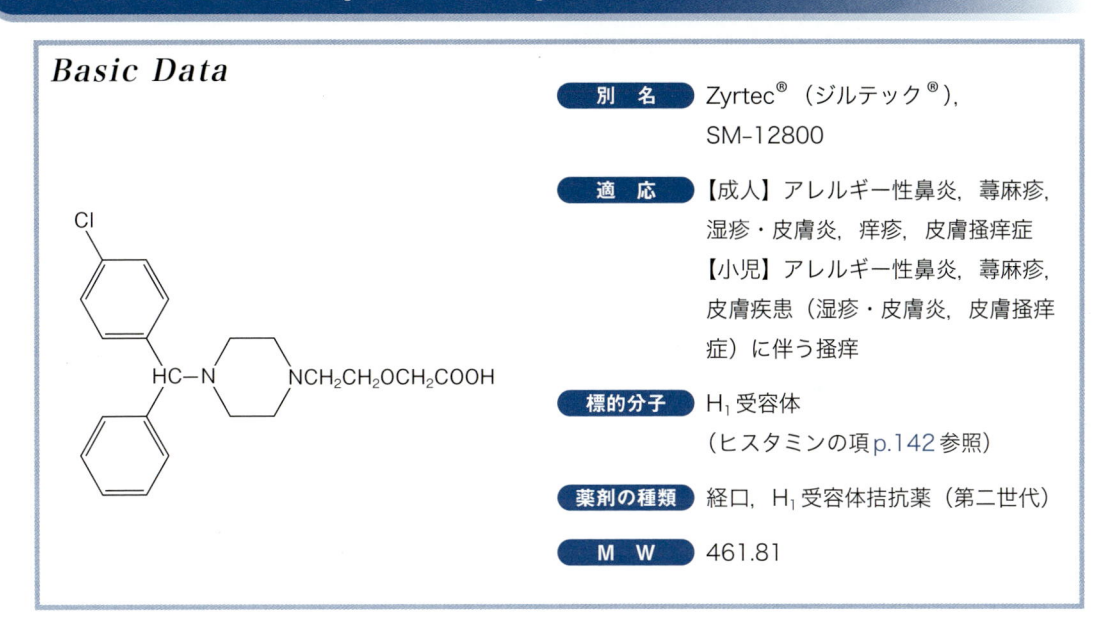

Basic Data

別名	Zyrtec®（ジルテック®），SM-12800
適応	【成人】アレルギー性鼻炎，蕁麻疹，湿疹・皮膚炎，痒疹，皮膚掻痒症　【小児】アレルギー性鼻炎，蕁麻疹，皮膚疾患（湿疹・皮膚炎，皮膚掻痒症）に伴う掻痒
標的分子	H_1受容体（ヒスタミンの項p.142参照）
薬剤の種類	経口，H_1受容体拮抗薬（第二世代）
MW	461.81

使用法と効果

● 錠剤

【成人】通常，成人にはCetirizineとして1回10 mgを1日1回，就寝前に経口投与する．なお，年齢，症状により適宜増減するが，最高投与量は1日20 mgとする．

【小児】通常，7歳以上15歳未満の小児にはCetirizineとして1回5 mgを1日2回，朝食後および就寝前に経口投与する．

● ドライシロップ剤

【成人】通常，成人には1回0.8 g（Cetirizineとして10 mg）を1日1回，就寝前に用時溶解して経口投与する．なお，年齢，症状により適宜増減するが，最高投与量は1日1.6 g（Cetirizineとして20 mg）とする．

【小児】通常，2歳以上7歳未満の小児には1回0.2 g（Cetirizineとして2.5 mg）を1日2回，朝食後および就寝前に用時溶解して経口投与する．

通常，7歳以上15歳未満の小児には1回0.4 g（Cetirizineとして5 mg）を1日2回，朝食後および就寝前に用時溶解して経口投与する．

本邦においては1988年より臨床試験を開始し，アレルギー性鼻炎，蕁麻疹，湿疹・皮膚炎，痒疹，皮膚掻痒症に有用性が認められ，1998年に承認された．

作用機序

本剤はアレルギー反応の即時相と遅発相の両相に作用する．即時相では，選択的かつ強い抗ヒスタミン作用と肥満（マスト）細胞からのロイコトリエン遊離抑制作用により，アレルギーの諸症状を速やかに改善する．遅発相では，好酸球の遊走と活性化を抑制することによりアレルギー性炎症の持続と進展を抑制すると考えられている．

<文献>

1) ジルテック®添付文書
2) Simons, F. E. et al. : J. Allergy Clin. Immunol., 86 : 540, 1990
3) Grant, J. A. et al. : Allergy, 54 : 700, 1999
4) Fabre, J. M. et al. : Allergy, 50 : 362, 1995
5) Okada, C. et al. : Int. Arch. Allergy Immunol., 103 : 384, 1994
6) Fadel, R. et al. : Clin. Allergy, 17 : 373, 1987
7) Pasquale, C. P. et al. : Eur. J. Pharmacol., 223 : 9, 1992
8) Cheria-Sammari, S. et al. : Clin. Exp. Allergy, 25 : 729, 1995

（橋本直方，足立　満）

d-Chlorpheniramine （d-クロルフェニラミン）

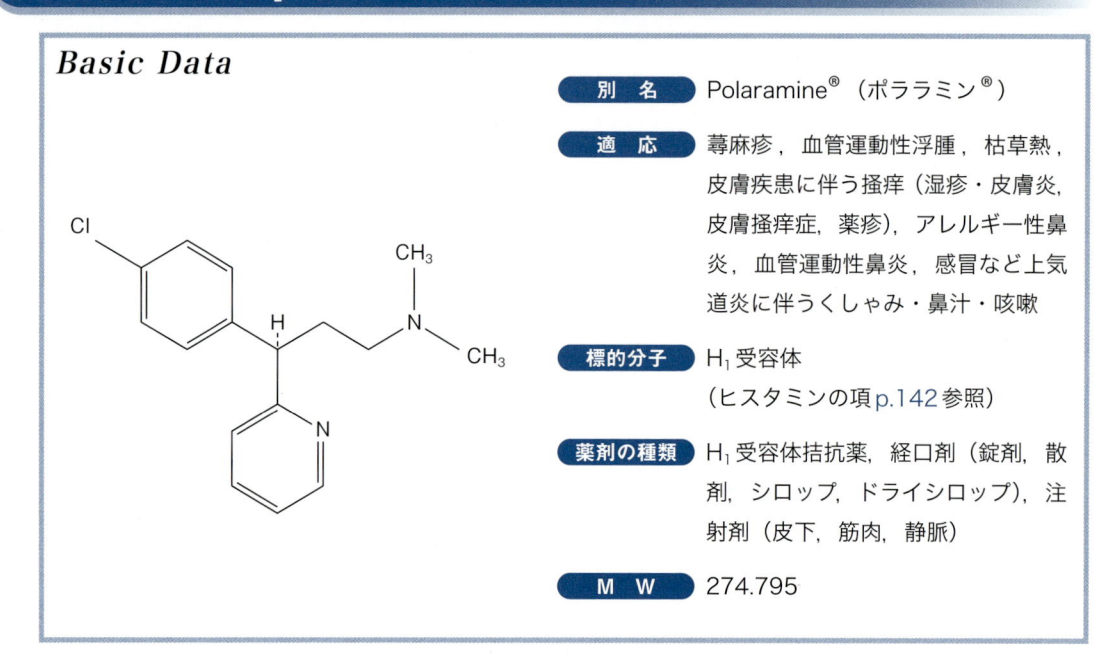

Basic Data

別　名	Polaramine®（ポララミン®）
適　応	蕁麻疹，血管運動性浮腫，枯草熱，皮膚疾患に伴う掻痒（湿疹・皮膚炎，皮膚掻痒症，薬疹），アレルギー性鼻炎，血管運動性鼻炎，感冒など上気道炎に伴うくしゃみ・鼻汁・咳嗽
標的分子	H_1受容体（ヒスタミンの項p.142参照）
薬剤の種類	H_1受容体拮抗薬，経口剤（錠剤，散剤，シロップ，ドライシロップ），注射剤（皮下，筋肉，静脈）
M W	274.795

使用法と効果

経口剤の場合，d-クロルフェニラミンマレイン酸塩として，通常，成人1回2 mgを1日1〜4回経口服用する．注射剤の場合，d-クロルフェニラミンマレイン酸塩として，通常，成人1回5 mgを1日1回皮下，筋肉内または静脈内注射する．なお，年齢，症状により適宜増減する．

本剤に代表されるプロピルアミン系の抗ヒスタミン薬は，強力な抗ヒスタミン作用をもつ薬剤で，抗コリン作用も有する．本邦においては，40年以上使用されており，有効性と安全性が確立している[1]．このd体は，モルモット摘出腸管を用いた実験にて，dl体（ラセミ体）に対しては約2倍，l体に対しては約100倍作用が強いとの結果を得た[2]．

本剤は眠気などの中枢抑制作用が第一世代抗ヒスタミン薬のなかでは比較的弱いとされ，日中の投与に適した薬物であるとされる．しかし，PETを用いた脳内

H_1受容体への薬物分布定量実験にて，d-クロルフェニラミンマレイン酸塩5 mg静注では約85％，2 mg静注では約60％の脳内H_1受容体を占拠しており[3]，鎮静性が高いとされるため，投与後の運転などはさせないように注意する必要がある．

作用機序

本剤は，奏効器官のH_1受容体に結合することによって，遊離ヒスタミンと受容体との結合を競合的かつ可逆的に阻害するとされている．H_1受容体を介するヒスタミン作用（細血管の拡張，毛細血管透過性亢進，気管支平滑筋の収縮，知覚神経刺激による痒みや痛みの発生など）を抑制する[4]．また，ムスカリン性アセチルコリン受容体の受容体部位に作用する薬物の構造との類似性によると考えられる，抗コリン作用（アトロピン様作用）を有する．

<文献>
1) ポララミン®注5 mg医薬品インタビューフォーム
2) Roth, F. E. & Govier, W. M. : J. Pharmacol. Exp. Ther., 124 : 347-49, 1958
3) 谷内一彦，他：アレルギーの臨床，22：1063-1068, 2002
4) "The pharmacological basis of therapeutics, 11th ed." (Brunton, L. et al./著), pp.792-799, McGraw-Hill Professional, 2005 ; 邦訳『グッドマン・ギルマン薬理書 上 第11版』(高折修二，他/監訳), 廣川書店, 2007

（糸賀正道，小林良樹，茆原順一）

Cicporal ▶▶ Cyclosporine A の項を参照

Cimzia® ▶▶ Certolizumab の項を参照

Clemastine（クレマスチン）

Basic Data

別名	Tavegyl®（タベジール®）
適応	アレルギー性皮膚疾患（蕁麻疹，湿疹，皮膚炎，搔痒症），アレルギー性鼻炎
標的分子	H_1受容体（ヒスタミンの項p.142参照）
薬剤の種類	H_1受容体拮抗薬，経口剤（錠剤，散剤，シロップ，ドライシロップ）
M W	343.898

使用法と効果

通常，成人1日量Clemastineとして2 mgを2回に分けて経口投与する．年齢，症状により適宜増減する．

本剤は，d-Chlorpheniramine と比較してより強い抗ヒスタミン効果が確認されている〔ヒスタミンによ

るモルモット抽出腸管の収縮抑制作用のほか，ヒスタミン喘息誘発の抑制作用（モルモット）およびヒスタミン誘導性血圧低下の抑制作用（ネコ）など］．また，抗ヒスタミン効果の持続性の高さが特徴であり，健常人の皮膚を用いた実験的ヒスタミン紅斑に対する抑制作用で証明されている（投与後1.5時間で出現し，その効果が11.5時間持続）．

一般臨床試験，二重盲検比較試験において，アレルギー性皮膚疾患，アレルギー性鼻炎に対する効果の検討が行われ，ともに70％を越える有効率であり，高い有用性が認められている．副作用の報告として，眠気が最も多く報告されている．抗ヒスタミン作用を発揮する用量では，サルの鎮静作用は弱く[1]，第一世代抗ヒスタミン薬のなかでは比較的弱いとされる．しかし，抗アレルギー薬のなかではその鎮静作用は強いとする結果が，メタアナリシスで明らかにされている[2]．本剤は，抗ヒスタミン作用を表す用量では，抗コリン作用・抗セロトニン作用・抗アドレナリン作用は弱い．

作用機序

本剤は，奏効器官のH_1受容体に結合することによって，遊離ヒスタミンと受容体との結合を競合的かつ可逆的に阻害するとされている．H_1受容体を介するヒスタミンの作用（細血管の拡張，毛細血管透過性亢進，気管支平滑筋の収縮，知覚神経刺激による痒みや痛みの発生など）を抑制する[3]．また，ムスカリン性アセチルコリン受容体の受容体部位に作用する薬物の構造との類似性によると考えられる，抗コリン作用（アトロピン様作用）を有する．

<文献>
1) タベジール®錠1mgタベジール®散0.1％タベジール®散1％添付文書
2) Shamsi, Z. & Hindmarch, I. : Hum. Psychophrmacol. Clin. Exp., 15 : S3-S30, 2000
3) "The pharmacological basis of therapeutics, 11th ed."（Brunton, L. et al/著），pp.792-799, McGraw-Hill Professional, 2005；邦訳『グッドマン・ギルマン薬理書 上 第11版』（高折修二，他/監訳），廣川書店，2007

（糸賀正道，小林良樹，茆原順一）

CNTO136 ▶▶ Sirukumabの項を参照

CNTO328 ▶▶ Siltuximabの項を参照

CNTO-1275 ▶▶ Ustekinumabの項を参照

Cortisol（コルチゾール）

Basic Data

別名
Hydrocortisone（ヒドロコルチゾン），Cortril®（コートリル®），Solu-Cortef®（ソル・コーテフ®），Saxizon®（サクシゾン®），Hydrocortone®（水溶性ハイドロコートン®）

適応
副腎不全，関節リウマチなどのリウマチ膠原病疾患，腎疾患，悪性腫瘍，種々の神経疾患，循環不全，皮膚疾患，アレルギー性疾患，炎症性腸疾患，血液疾患など多数

標的分子
グルココルチコイド受容体（p.216参照）

薬剤の種類
経口（コートリル®錠10mg），注射（ソル・コーテフ®，水溶性ハイドロコートン®），副腎皮質ステロイド

MW 362.46

使用法と効果

コルチゾール（ヒドロコルチゾン）は副腎皮質から分泌される内因性副腎皮質ステロイド（グルココルチコイド，glucocorticoid：GC）であり，GC受容体（GC receptor：GR）に結合して作用する．はじめて大量合成に成功し，臨床応用されたGCはコルチゾンであった．コルチゾールはコルチゾンの11β位還元体として合成されたことから，特に臨床領域では現在でもヒドロコルチゾンとよばれることが多い．

コルチゾールは内因性GCであるため，GCの多くの適応症のなかでも副腎不全の補充療法や，ショックなどの急性病態に使われている[1)2)]．内因性GCであることと，ほかのGCよりもミネラルコルチコイド受容体にも強く結合することが，これらの適応症の根拠とされている．逆に，大量投与を行うとナトリウム再吸収による水分保持などのミネラルコルチコイド作用が強く表れるため，心不全増悪などを合併しやすいという弱点もある．

GCは脂溶性のため，そのままでは血管内への直接投与ができない．そのため，コハク酸（ソル・コーテフ®）やリン酸（水溶性ハイドロコートン®）のエステル製剤として水溶性剤がつくられている．これらの製剤のエステル結合は血管内で速やかにエステラーゼによる分解を受けてコルチゾールになり，GC作用を発揮するとされている．しかし，稀ではあるがコハク酸エステル注射によるアナフィラキシー様の反応[3)]の症例報告もある．

副作用については上記の特徴に基づく若干の違いはあるが，本質的な違いではないため，いずれのGCにも同様の注意が必要である．高頻度かつ重症化しやすい副作用のみをあげても感染症，骨粗鬆症，動脈硬化病変，副腎不全，消化管潰瘍，糖尿病など多くのものがあるが，それらの詳細は他誌[2)]を参照されたい．

<文献>
1) コートリル® 錠10mg 添付文書
2) 川合眞一：『今日の治療薬 解説と便覧2013』(浦部晶夫, 他/編), pp.240-247, 南江堂, 2013
3) Mendelson, L. M. et al. : J. Allergy Clin. Immunol., 54 : 125-131, 1974

(川合眞一)

Cortril® ▶▶ Cortisolの項を参照

CP-690,550 ▶▶ Tofacitinibの項を参照

Cyclosporine A (シクロスポリンA)

Basic Data

別名 Sandimmune® (サンディミュン®), Neoral® (ネオーラル®), AMADRA®, Cicporal(シクポラール), Papilock® (パピロック®)

適応 臓器移植（腎, 肝, 心, 肺, 膵, 小腸）における拒絶反応の抑制, 骨髄移植時の拒絶反応および移植片対宿主病の抑制, ベーチェット病, 尋常性乾癬, 膿疱性乾癬, 乾癬性紅皮症, 関節症性乾癬, アトピー性皮膚炎, 再生不良性貧血, 赤芽球癆, ネフローゼ症候群, 全身型重症筋無力症, 春季カタル

標的分子 カルシニューリン (p.164参照)

薬剤の種類 経口, 静脈内投与, カルシニューリン阻害薬

M W 1,202.61

🔷 使用法と効果

臓器移植後の拒絶反応抑制に使用されることが多い. その有用性は腎臓移植と肝臓移植においてそれぞれケンブリッジ大学とピッツバーグ大学で明らかにされたことは有名である.

疾患により初期投与量が異なるが, 漸減することが多い. また, 自己免疫疾患の治療においては症状により適宜増減する. 吸収効率に個人差があるため, その使用にあたっては疾患により血中濃度（トラフ値）の測定を行いながらの投与が必要である. また, 併用禁忌や併用注意薬剤が多いため, 合併症を認める患者で

は併用薬に細心の注意が必要である．主な副作用として腎機能障害，高血圧や多毛があげられる．

作用機序

Tacrolimusと類似した作用を有し，細胞内シグナル伝達のなかのカルシニューリン経路を阻害する．Cyclosporineはリンパ球，特にT細胞の細胞質内のシクロフィリンと複合体を形成し，カルシニューリンに結合することでその活性を阻害する．その結果，転写因子NFATの脱リン酸化を抑制し，主にT細胞からのIL-2産生を抑制することでT細胞の増殖を抑制する．アルキル化剤や葉酸代謝拮抗剤のようにDNAの障害を介した細胞増殖抑制作用を有さないため，生殖細胞への影響は少ないとされ，臓器移植後にCyclosporine加療を行った患者が出産する例もある．

Tacrolimusとの作用機序の違いは，Cyclosporineがシクロフィリンと複合体を形成するのに対して，TacrolimusはFKBP（FK506 binding protein）と複合体を形成することで同様のカルシニューリン阻害作用を発揮する[1]．

<文献>
1) Fruman, D. A. & Klee, C. B. et al. : Proc. Natl. Acad. Sci. USA, 89 : 3686-3690, 1992

（山岡邦宏，田中良哉）

Cyproheptadine（シプロヘプタジン）

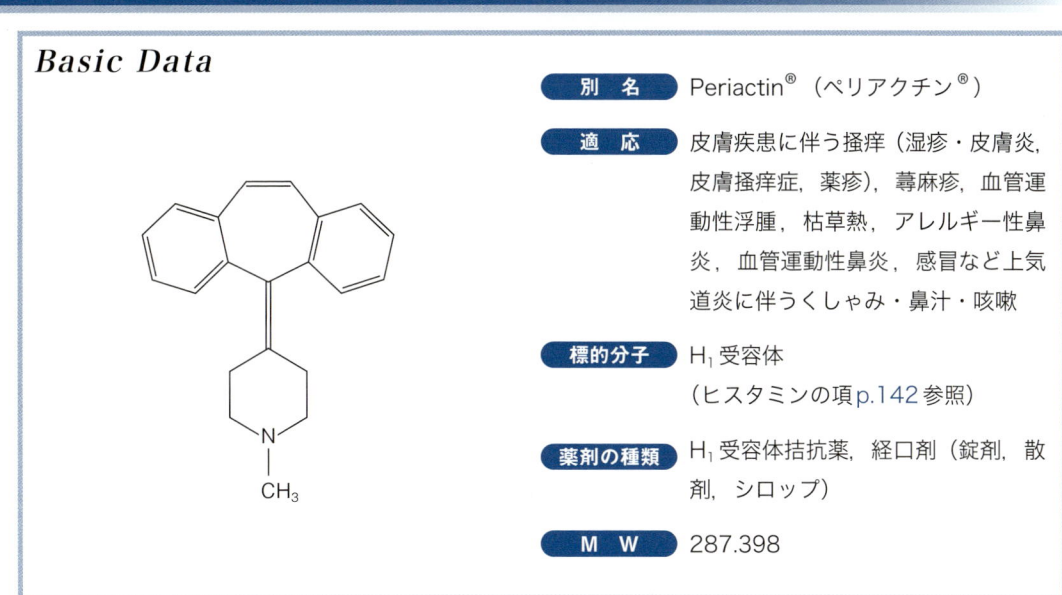

Basic Data

別名	Periactin®（ペリアクチン®）
適応	皮膚疾患に伴う掻痒（湿疹・皮膚炎，皮膚掻痒症，薬疹），蕁麻疹，血管運動性浮腫，枯草熱，アレルギー性鼻炎，血管運動性鼻炎，感冒など上気道炎に伴うくしゃみ・鼻汁・咳嗽
標的分子	H_1受容体（ヒスタミンの項p.142参照）
薬剤の種類	H_1受容体拮抗薬，経口剤（錠剤，散剤，シロップ）
MW	287.398

使用法と効果

シプロヘプタジン塩酸塩として，通常成人1回4 mgを1日1～3回経口投与する．なお，年齢，症状により適宜増減する．

アレルギー性疾患の発症機序にセロトニンが関与することが注目されて以来，抗ヒスタミン作用に加え抗セロトニン作用を有する薬剤の開発が期待された．本剤は1958年に合成され，1960年には抗ヒスタミン作用に加え抗セロトニン作用を有することが認められ，さらに同年Bodiらによりアレルギー疾患に対する臨床成績が報告された．

抗ヒスタミン作用に関しては，動物モデルにてヒスタミン誘導性の気管支収縮，アナフィラキシーショックを抑制し，その効果はd-Chlorpheniramineと同等ないしそれ以上の強さである[1]．また，本剤の抗セロ

トニン作用に関しては，セロトニンによるイヌの血圧上昇，ラットの摘出子宮攣縮および後肢浮腫を抑制し，その効果はLSD（lysergic acid diethylamide）を上回る[2]．副作用としては，眠気・熟睡の頻度が最も多く報告されている．

作用機序

本剤は，薬物構造としてフェノチアジンに類似した構造をもち，奏効器官のH_1受容体に結合することによって，遊離ヒスタミンと受容体との結合を競合的かつ可逆的に阻害するとされている．H_1受容体を介するヒスタミンの作用（細血管の拡張，毛細血管透過性亢進，気管支平滑筋の収縮，知覚神経刺激による痒みや痛みの発生など）を抑制する[3]．また，ムスカリン性アセチルコリン受容体の受容体部位に作用する薬物の構造との類似性によると考えられる，抗コリン作用（アトロピン様作用）を有する．さらに，セロトニン骨格をもっているため，遊離セロトニンと受容体との結合も競合的かつ可逆的に阻害するとされている．

＜文献＞
1) ペリアクチン®錠4 mgペリアクチン®散1％ペリアクチン®シロップ0.04％医薬品インタビューフォーム
2) Stone, C. A. et al. : J. Pharmacol. Exp. Ther., 131 : 73-84, 1961
3) "The pharmacological basis of therapeutics, 11th ed." (Brunton, L. et al/著), pp.792-799, McGraw-Hill Professional, 2005；邦訳『グッドマン・ギルマン薬理書 上 第11版』(高折修二, 他/監訳), 廣川書店, 2007

（糸賀正道，小林良樹，茆原順一）

Daren® ▶▶Emedastineの項を参照

Decadron® ▶▶Dexamethasoneの項を参照

Denosumab（デノスマブ）

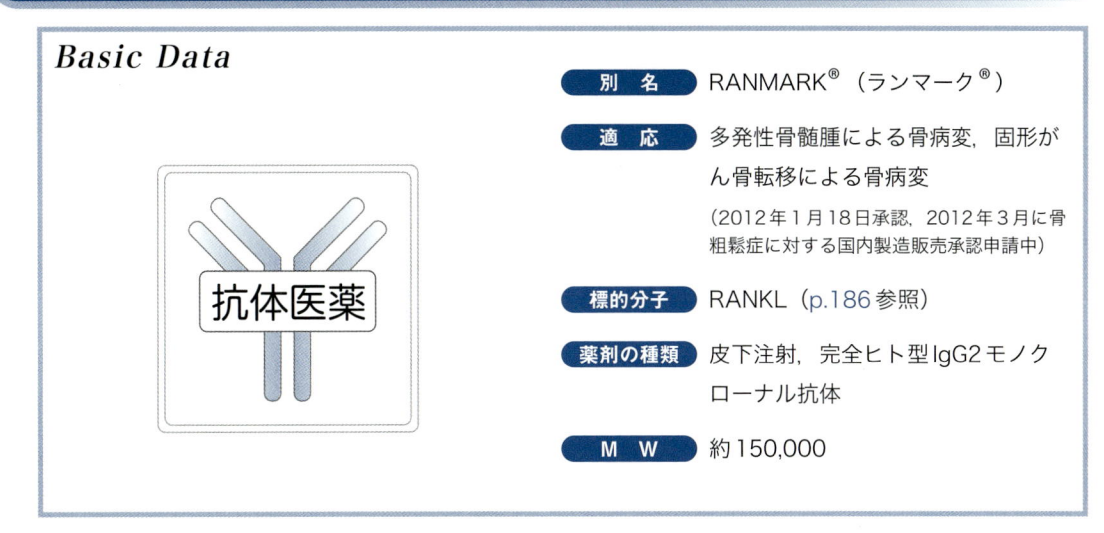

Basic Data

抗体医薬

別 名	RANMARK®（ランマーク®）
適 応	多発性骨髄腫による骨病変，固形がん骨転移による骨病変
	（2012年1月18日承認，2012年3月に骨粗鬆症に対する国内製造販売承認申請中）
標的分子	RANKL（p.186参照）
薬剤の種類	皮下注射，完全ヒト型IgG2モノクローナル抗体
MW	約150,000

使用法と効果

通常，成人にはDenosumab（遺伝子組換え）として120 mgを4週間に1回，皮下投与する．

本剤による重篤な低カルシウム血症の発現を軽減するため，血清補正カルシウム値が高値でない限り，毎日少なくともカルシウムとして500 mgおよび天然型ビタミンDとして400 IUの投与を行う．ただし，腎機能障害患者では腎機能障害の程度に応じ，活性型ビタミンDを使用するとともにカルシウムについては投与量を適宜調整する必要がある[1]．

第Ⅲ相臨床試験成績において，骨転移を有する進行乳がん患者対象試験[2]，骨転移を有するホルモン不応性前立腺がん患者対象試験[3]および多発性骨髄腫または骨転移を有する進行固形がん（乳がんおよび前立腺がんを除く）患者対象試験[4]において，主要評価項目であるSRE（骨関連事象：病的骨折，脊髄圧迫など）の初回発現までの期間について，ゾレドロン酸に対する本剤の非劣性の検証を検討した結果，いずれの試験においても非劣性が示された．なお同試験において総症例2,841例中827例（29.1％）に副作用が認められ，主なものは低カルシウム血症165例（5.8％），疲労78例（2.7％），悪心75例（2.6％），関節痛74例（2.6％），顎骨壊死52例（1.8％）などであった．

作用機序[1]

Denosumabは，特異的に高い親和性でRANKL（receptor activator for nuclear factor-κB ligand）に結合する完全ヒト型IgG2モノクローナル抗体である．RANKLは膜結合型あるいは可溶型として存在し，骨吸収を司る破骨細胞およびその前駆細胞の表面に発現する受容体であるRANKを介して破骨細胞の形成，機能および生存を調節する必須のタンパク質である．多発性骨髄腫および骨転移を有する固形がんの骨病変においては，RANKLによって活性化された破骨細胞が骨破壊の主役である．DenosumabはRANK/RANKL系を阻害し，破骨細胞の活性化を阻害することで骨吸収を抑制し，がんによる骨病変の進展を抑制すると考えられる．

＜文献＞
1) ランマーク®添付文書
2) Stopeck, A. T. et al. : J. Clin. Oncol., 28 : 5132-5139, 2010
3) Fizazi, K. et al. : Lancet, 377 : 813-822, 2011
4) Henry, D. H. et al. : J. Clin. Oncol., 29 : 1125-1132, 2011

（田中　栄）

Dexamethasone（デキサメタゾン）

Basic Data

別名
Decadron®（デカドロン®），Orgadron®（オルガドロン®），Limethason®（リメタゾン®）

適応
副腎不全，関節リウマチなどのリウマチ膠原病疾患，腎疾患，悪性腫瘍，種々の神経疾患，循環不全，皮膚疾患，アレルギー性疾患，炎症性腸疾患，血液疾患など多数

標的分子
グルココルチコイド受容体（p.216参照）

薬剤の種類
経口（デカドロン®0.5mg錠），注射剤（デカドロン®，オルガドロン®），リポ化製剤（リメタゾン®），副腎皮質ステロイド

MW 392.46

◆使用法と効果

デキサメタゾンは，**cortisol**（コルチゾール）のA環の1-2に二重結合，9位にフッ素，16α位にメチル基を付加して副腎皮質ステロイド（グルココルチコイド，glucocorticoid：GC）作用を25倍増強したGCである[1)2)]．ミネラルコルチコイド作用が少ないため大量GC療法に向いている．歴史的には，視床下部-下垂体-副腎系の検査としてのデキサメタゾン抑制試験が有名である．また，デキサメタゾンはタンパク質結合が弱く，GC受容体との親和性が強いことなどの理由から，種々の*in vitro*の研究に使われてきた．

水溶性剤はリン酸エステルであり，大量療法によく使われている．しかし，その急速静注時に会陰部痛がみられたとの報告[3)]がある．パルミチン酸をエステル結合してさらに脂溶性を増した合成デキサメタゾンを脂肪粒子に封じ込めたリポステロイド[4)]が，炎症局所の標的治療薬として使用されている．

副作用については上記の特徴に基づく若干の違いはあるが，本質的な違いではないため，いずれのGCにも同様の注意が必要である．高頻度かつ重症化しやすい副作用のみをあげても感染症，骨粗鬆症，動脈硬化病変，副腎不全，消化管潰瘍，糖尿病など多くのものがあるが，それらの詳細は他誌[2)]を参照されたい．なお，生体内の主な代謝系路が肝臓の薬物代謝酵素CYP3A4による6β水酸化であるため，強力なCYP3A4誘導薬であるリファンピシンや抗てんかん薬の併用により薬効が大きく減弱する．この代謝経路はコルチゾールなどのほかのGCでは主な経路ではないため，デキサメタゾンがGCのなかでは最も影響を受ける．

＜文献＞
1) デカドロン®錠0.5mg添付文書
2) 川合眞一：『今日の治療薬 解説と便覧2013』（浦部晶夫，他／編），pp.240-247，南江堂，2013
3) Baharav, E. et al.：N. Engl. J. Med., 314：515-516, 1986
4) リメタゾン®静注2.5mg添付文書

（川合眞一）

Diphenhydramine（ジフェンヒドラミン）

Basic Data

別名	Restamin（レスタミン）
適応	蕁麻疹，皮膚疾患に伴う掻痒（湿疹・皮膚炎），小児ストロフルス，春季カタルに伴う掻痒，枯草熱，急性鼻炎，アレルギー性鼻炎，血管運動性鼻炎
標的分子	H_1受容体（ヒスタミンの項p.142参照）
薬剤の種類	H_1受容体拮抗薬，経口剤（錠剤，散剤），注射剤（皮下，筋肉，静脈），外用薬（軟膏，クリーム）
M W	255.361

使用法と効果

　錠剤の場合，ジフェンヒドラミン塩酸塩として，通常成人1回30〜50 mgを1日2〜3回経口投与する．散剤の場合，タンニン酸ジフェンヒドラミンとして，通常成人1回50〜150 mgを1日2〜3回経口投与する．注射剤の場合，ジフェンヒドラミン塩酸塩として，1回10〜30 mgを皮下または筋肉内注射する．なお，年齢，症状により適宜増減する．外用薬の場合，症状により適量を，1日数回患部に塗布または塗擦する．

　本剤は抗ヒスタミン作用を呈し，ヒスタミンによるウサギ結膜の充血・浮腫，イヌ，ネコ，ウサギの血圧低下，ウサギの気管支痙攣などに対して拮抗作用を示す．また，ラット炎症時の毛細血管透過性の抑制効果も認められる[1]．副作用として顕著な鎮静作用を示すことが有名である．この副作用を利用した薬剤の1つに睡眠導入薬がある．ベンゾジアゼピン系の睡眠導入薬に比べ効果が穏やかなことを特徴とし，動物実験においても確認された[2]．

　1960年代に本薬剤がセロトニンの再取り込みを阻害することが発見され，この発見をきっかけに類似の構造をもちながら副作用が少ない抗うつ薬の探索が行われた結果，選択的セロトニン再取り込み阻害薬（SSRI）の開発につながった．また，膜興奮のナトリウムチャネルを遮断することで局所麻酔作用を発揮することも知られていて，局所麻酔薬にアレルギーをもつ患者に対して用いられる[3][4]．

作用機序

　本剤は，奏効器官のH_1受容体に結合することによって，遊離ヒスタミンと受容体との結合を競合的かつ可逆的に阻害するとされている．H_1受容体を介するヒスタミンの作用（細血管の拡張，毛細血管透過性亢進，気管支平滑筋の収縮，知覚神経刺激による痒みや痛みの発生など）を抑制する[5]．また，ムスカリン性アセチルコリン受容体の受容体部位に作用する薬物の構造との類似性によると考えられる，抗コリン作用（アトロピン様作用）を有する．

＜文献＞

1) レスタミンコーワ® 錠10 mg医薬品インタビューフォーム
2) 亀井千晃, 他：薬理と治療, 27：777-781, 1999
3) 堀川 緑, 他：麻酔, 51：493-497, 2002

4) Suffridge, P. J. et al. : Can. J. Ophthalmol., 44 : 181-184, 2009
5) "The pharmacological basis of therapeutics, 11th ed." (Brunton, L. et al/著), pp.792-799, McGraw-Hill Professional, 2005；邦訳『グッドマン・ギルマン薬理書 上 第11版』(高折修二，他/監訳), 廣川書店, 2007

〔糸賀正道，小林良樹，茹原順一〕

Domenan® ▶▶ Ozagrelの項を参照

DSCG（Disodium cromoglycate：クロモグリク酸ナトリウム）

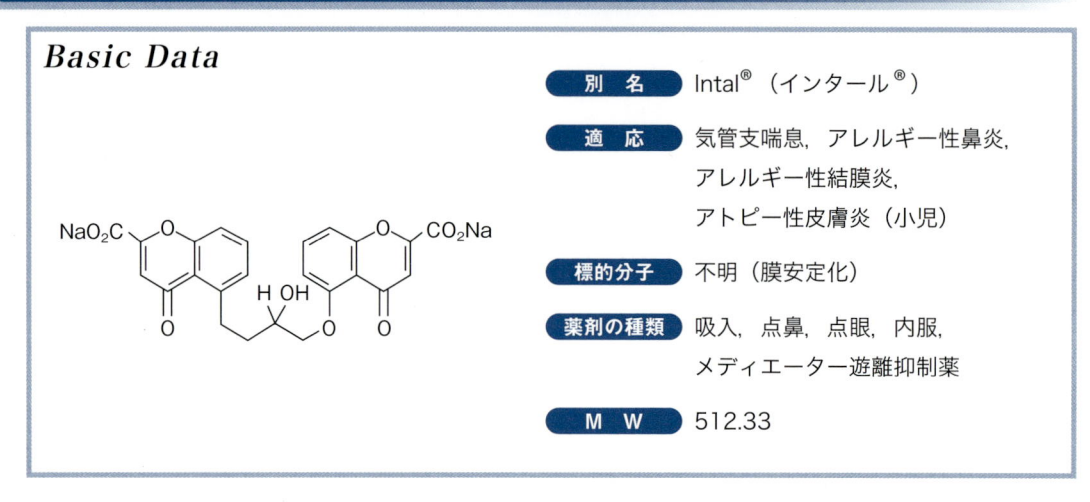

Basic Data

別名	Intal®（インタール®）
適応	気管支喘息，アレルギー性鼻炎，アレルギー性結膜炎，アトピー性皮膚炎（小児）
標的分子	不明（膜安定化）
薬剤の種類	吸入，点鼻，点眼，内服，メディエーター遊離抑制薬
MW	512.33

使用法と効果

DSCG（クロモグリク酸ナトリウム）は腸管からは吸収されないので，局所薬として用いられる．すなわち，気道では吸入，鼻腔には点鼻，眼球結膜には点眼，腸管粘膜には内服，である．吸入薬はMDI（定量噴霧式吸入器），ネブライザー用製剤の2種類がある．内服は，小児のアトピー性皮膚炎の際の腸管粘膜の安定化を狙って処方される．

マスト細胞の脱顆粒を抑制するが，この機序は抗アレルギー薬やステロイドと異なるため，併用で上乗せ効果が期待できる．気管支喘息症例に対する国内での研究は，吸入により気道炎症を抑制し，また吸入ステロイド使用例に追加しよりよいコントロールを得られた，とある[1)2)]．吸収されないため，妊婦でも安全に使用でき，全身性の副作用はほぼない．

作用機序

DSCGは細胞膜安定化作用により脱顆粒を抑制する，といわれる[3)]．細かな作用機序についてはよくわかっていない．

＜文献＞
1) Hoshino, M. & Nakamura, Y. : Eur. Respir. J., 10 : 858-865, 1997
2) Miyatake, A. et al. : Allergol. Int., 56 : 231-239, 2007
3) 黒澤元博：『総合アレルギー学 改訂第2版』（福田健/編），pp.318-323, 南山堂, 2010

〔粒来崇博，秋山一男〕

- **E0659** ▶▶ Azelastine の項を参照

- **E5564** ▶▶ Eritoran の項を参照

- **Ebastel®** ▶▶ Ebastine の項を参照

Ebastine（エバスチン）

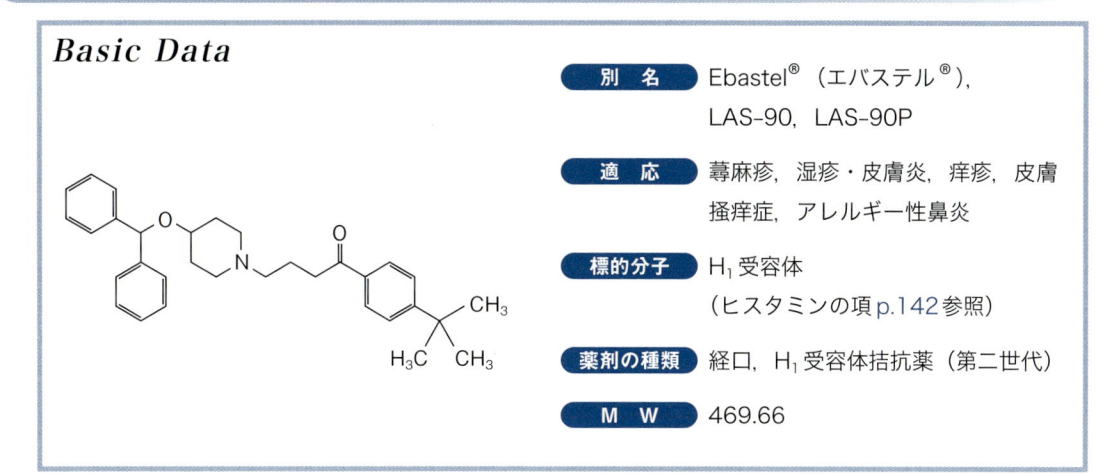

Basic Data

別名	Ebastel®（エバステル®），LAS-90，LAS-90P
適応	蕁麻疹，湿疹・皮膚炎，痒疹，皮膚掻痒症，アレルギー性鼻炎
標的分子	H_1 受容体（ヒスタミンの項 p.142 参照）
薬剤の種類	経口，H_1 受容体拮抗薬（第二世代）
MW	469.66

使用法と効果

通常，成人にはEbastineとして1回5～10 mgを1日1回経口投与する．なお，年齢・症状により適宜増減する．

本邦では1987年から基礎試験が実施され，その結果を受けて，1989年から第Ⅰ相試験が，1990～1993年にかけて慢性蕁麻疹および通年性アレルギー性鼻炎患者を対象とした第Ⅱ相試験および第Ⅲ相比較試験が実施された．また，皮膚疾患に伴う掻痒を有する患者およびアレルギー性鼻炎症状を有するスギ花粉症患者を対象とした一般臨床試験，慢性蕁麻疹および通年性アレルギー性疾患患者を対象とした長期投与試験が実施された．その結果，本剤は，1日1回投与での蕁麻疹，皮膚疾患（湿疹・皮膚炎，掻痒，皮膚掻痒症）およびアレルギー性鼻炎に対する有効性および安全性が確認され，1996年に承認された．

作用機序

本剤のアレルギー反応に対する抑制作用は，主代謝物であるカレバスチンによる末梢性のヒスタミン H_1 受容体拮抗作用を主体とする．また，高濃度でヒスタミン遊離抑制作用も認められる（*in vitro*）．抗ヒスタミン作用とは別に，本剤はヒトT細胞増殖，遊走能，Th2タイプサイトカイン産生およびT細胞とマクロファージからの炎症性サイトカイン産生を抑制する．そのT細胞遊走への抑制は，T細胞表面の接着関連分子であるCD26，CD29とCD47の発現抑制による内皮細胞への接着抑制がそのメカニズムであると考えられている（*in vitro*）．

<文献>
1) エバステル® 添付文書
2) 薬王郁久，他：日本薬理学雑誌，103：121，1994
3) 薬王郁久，他：臨床医薬，12：953，1996

4) 森本幾夫：アレルギー, 52：1039-1047, 2003

(橋本直方, 足立 満)

Edirol® ▶▶ Eldecalcitolの項を参照

Efalizumab (エファリズマブ)

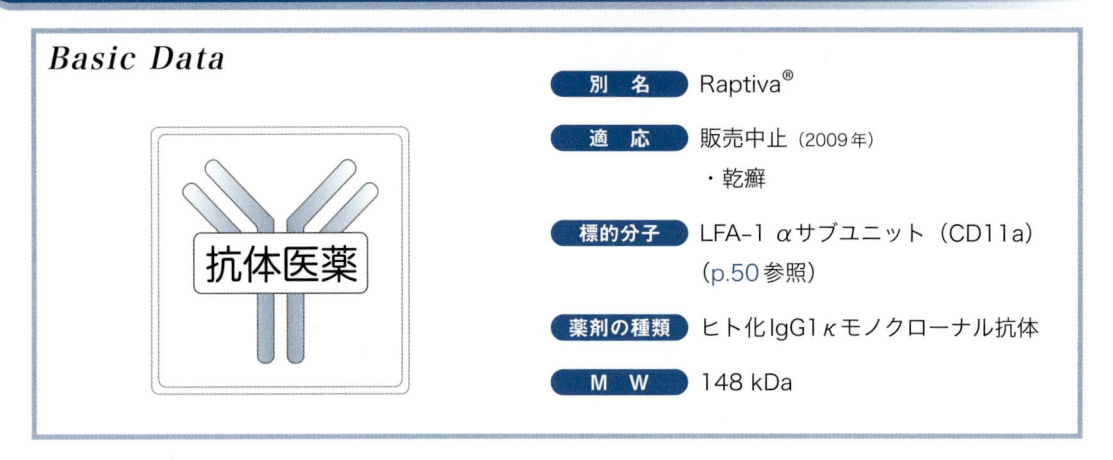

Basic Data

抗体医薬

別名	Raptiva®
適応	販売中止 (2009年)・乾癬
標的分子	LFA-1 αサブユニット (CD11a) (p.50参照)
薬剤の種類	ヒト化IgG1κモノクローナル抗体
M W	148 kDa

使用法と効果

0.7 mg/kgよりはじめて1 mg/kgを週に1回の皮下注．乾癬を対象として，多施設共同無作為プラセボ対照二重盲検の第III相試験において，12週で乾癬重症度指標で75％以上の改善がみられたのは，プラセボ群5％，1 mg/kg/週のEfalizumab投与で22％，2 mg/kg/週の投与では28％であった．さらに24週まで投与を続けた被験者の77％で改善が維持されたが，プラセボ投与に変更された被験者では20％のみ改善が維持された．

副作用は注射部位反応が最も多く，感冒様症状も出現したが，減量や非ステロイド抗炎症薬などで対処可能であった．効果が十分でない患者でこれを中止すると乾癬のリバウンドがみられたが，反応良好な患者でリバウンドのみられたのは1％であった．白血球増多は多くみられたが，正常範囲内のことがほとんどで，治療を中止するともとに戻った．血小板減少もみられた．しかし，重篤な副作用として，細菌性の敗血症，ウイルス性髄膜炎，侵襲性真菌感染，PML (progressive multifocal leukoencephalopathy：進行性多巣性白質脳症) などが散見され，500人に1人の割合でPMLがみられたことから，2009年市場から撤退した．

作用機序

Efalizumabはマウスの抗体のCDRの部分をヒトの免疫グロブリンに移植した，LFA-1のαサブユニット (CD11a) に対するヒト化IgG1κモノクローナル抗体．LFA-1のサブユニットのCD11aに結合し，リンパ球の活性化と組織への移行を抑制する．

<文献>
1) Lebwohl, M. et al.：N. Engl. J. Med., 349：2004-2013, 2003

(山本一彦)

Eldecalcitol（エルデカルシトール）

Basic Data

- 別名: Edirol®（エディロール®）
- 適応: 骨粗鬆症
- 標的分子: ビタミンD受容体, ビタミンD結合タンパク質
- 薬剤の種類: 活性型ビタミンD製剤
- MW: 490.72

使用法と効果

通常，成人にはEldecalcitolとして1日1回0.75μgを経口投与する[1]．

2011年版骨粗鬆症ガイドラインでは，骨密度の上昇効果（グレードA），椎体骨折の抑制効果（グレードA），非椎体骨折の抑制効果（グレードB）が認められるが，大腿骨近位部骨折を抑制するとの報告はない（グレードC）とされている[2]．

Alfacalcidolを対照とした二重盲検臨床試験では，新規椎体骨折の発生率は1年目には有意な差はなかったが，2年目，3年目での骨折抑制効果が認められ，3年間で約26％の有意な低下を示した．非椎体骨折全体では発生率の有意差がなかったが，橈骨骨折の発生率は有意に低下していた．代謝マーカーでは，Alfacalcidolでは生じなかった有意な骨吸収マーカーの低下を示したが，もともと低値の群では大きな低下はきたさなかった．骨密度においては，腰椎，大腿骨ともにAlfacalcidolを上回る増加効果を認めた．

作用機序

本邦で開発された比較的新しい活性型ビタミンD製剤であり，$1,25(OH)_2D_3$の2β位にハイドロキシプロピロキシル基を導入した化合物である．**Calcitriol**〔$1,25(OH)_2D_3$〕と比較してビタミンD受容体に対する結合能が低いが，ビタミンD結合タンパク質に対する結合能が高く，PTH（副甲状腺ホルモン）分泌抑制作用が低いという特徴がある．また，$1,25(OH)_2D_3$とは異なり，破骨細胞形成を抑制する．

Eldecalcitolの効果は血清$25(OH)D$濃度とは相関せずに生じていたことから，単なるビタミンDの補充によるものだけではないと考えられている．

<文献>
1) エディロール® カプセル添付文書
2) 『骨粗鬆症の予防と治療ガイドライン 2011年版』（骨粗鬆症の予防と治療ガイドライン作成委員会／編），ライフ・サイエンス出版，2011
3) Matsumoto, T. et al. : Bone, 49 : 328-334, 2011

（田中　栄）

Emedastine（エメダスチン）

Basic Data

別名	Remicut®（レミカット®），Daren®（ダレン®），KG-2413
適応	アレルギー性鼻炎，蕁麻疹，湿疹・皮膚炎，皮膚搔痒症，痒疹
標的分子	H_1受容体（ヒスタミンの項p.142参照）
薬剤の種類	経口，H_1受容体拮抗薬（第二世代）
MW	534.56

使用法と効果

通常，成人にはEmedastineとして1回1～2 mgを1日2回，朝食後および就寝前に経口投与する．

本剤は，benzimidazole誘導体の中からスクリーニングされた抗アレルギー薬である．抗アレルギー作用と抗ヒスタミン作用，好酸球遊走阻止，浸潤抑制作用を有することによりアレルギー性炎症を抑制することが，動物試験ならびに in vitro 試験において示され，臨床試験において，アレルギー性鼻炎，蕁麻疹に対し優れた改善効果を示し，1993年4月に承認された．

作用機序

本剤は，抗ヒスタミン作用，ケミカルメディエーター遊離抑制作用，サブスタンスPによるヒスタミン遊離抑制作用を有し，好酸球遊走・浸潤抑制作用として，血小板活性化因子（PAF），ロイコトリエンB_4によるヒトの好酸球遊走を10^{-8}M以上で濃度依存的な抑制を有する（in vitro）．ケミカルメディエーター遊離抑制作用の機序としては，細胞内カルシウム貯蔵部位からのCa^{2+}放出抑制作用および細胞内へのCa^{2+}の流入抑制作用による．

<文献>
1) レミカット®添付文書
2) Fukuda, T. et al.：Arzneim.-Forsch., 34：805, 1984
3) 斉藤忠之, 他：日本薬理学雑誌，89：55, 1987
4) 斉藤忠之, 他：基礎と臨床，23：3145, 1989
5) Fukuda, T. et al.：Arzneim.-Forsch., 34：801, 1984
6) Nishimura, N. et al.：Immunopharmacol. and Immunotoxicol., 9：511, 1987
7) Saito, T. et al.：Jpn. J. Pharmacol., 62：137, 1993
8) 松田直美, 他：薬理と治療，21：1475, 1993
9) 斉藤忠之, 他：西日本皮膚科，55：1081, 1993

（橋本直方，足立　満）

Enbrel® ▶▶ Etanerceptの項を参照

Epinastine（エピナスチン）

Basic Data

別　名	Alesion®（アレジオン®），WAL801，WAL801CL
適　応	気管支喘息，アレルギー性鼻炎，蕁麻疹，湿疹・皮膚炎，皮膚掻痒症，痒疹，掻痒を伴う尋常性乾癬
標的分子	H_1受容体（ヒスタミンの項p.142参照）
薬剤の種類	経口，H_1受容体拮抗薬（第二世代）
MW	285.77

使用法

● 気管支喘息，蕁麻疹，湿疹・皮膚炎，皮膚掻痒症，痒疹，掻痒を伴う尋常性乾癬

通常，成人にはEpinastineとして1回20 mgを1日1回経口投与する．なお，年齢，症状により適宜増減する．

● アレルギー性鼻炎

通常，成人にはEpinastineとして1回10〜20 mgを1日1回経口投与する．なお，年齢，症状により適宜増減する．

作用機序

本剤は選択的ヒスタミンH_1受容体拮抗作用を主作用とし，ロイコトリエンC_4（LTC_4），血小板活性化因子（PAF），セロトニン，ブラジキニンなどのメディエーターに対する抗メディエーター作用と，ヒスタミン，SRS-A（slow reacting substance of anaphylaxis），PAFのメディエーター遊離抑制作用を発揮する．さらに，IL-6，IL-8などの炎症性サイトカインの産生，遊離や好酸球の遊走・接着分子の発現などに対する抑制作用を有する．

<文献>
1) アレジオン® 添付文書
2) Fügner, A. et al.：Arzneimittelforschung, 38：1446, 1988
3) Kamei, C. et al.：Immunopharmacology & Immunotoxicology, 14：207, 1992
4) Misawa, M. et al.：Arzneimittelforschung, 41：1145, 1991
5) 甲斐広文，他：応用薬理，41：627, 1991
6) Tasaka, K. et al.：応用薬理，39：365, 1990
7) Mita, H. et al.：Arzneimittelforschung, 45：36, 1995
8) Sangjae, B.，他：薬理と治療，30：97, 2002
9) Kohyama, T. et al.：Biochem. Biophys. Res. Commun., 230：125, 1997
10) Nakagawa, T. et al.：Int. Arch. Allergy Immunol., 113：321, 1997
11) 小嶋幸夫，他：日本皮膚科学会誌，106：395, 1996
12) 松倉正治，他：皮膚，39：344, 1997
13) 山崎文恵，他：皮膚，42：551, 2000
14) 相良博典：アレルギー科，12：587, 2001

（橋本直方，足立　満）

Eritoran（エリトラン）

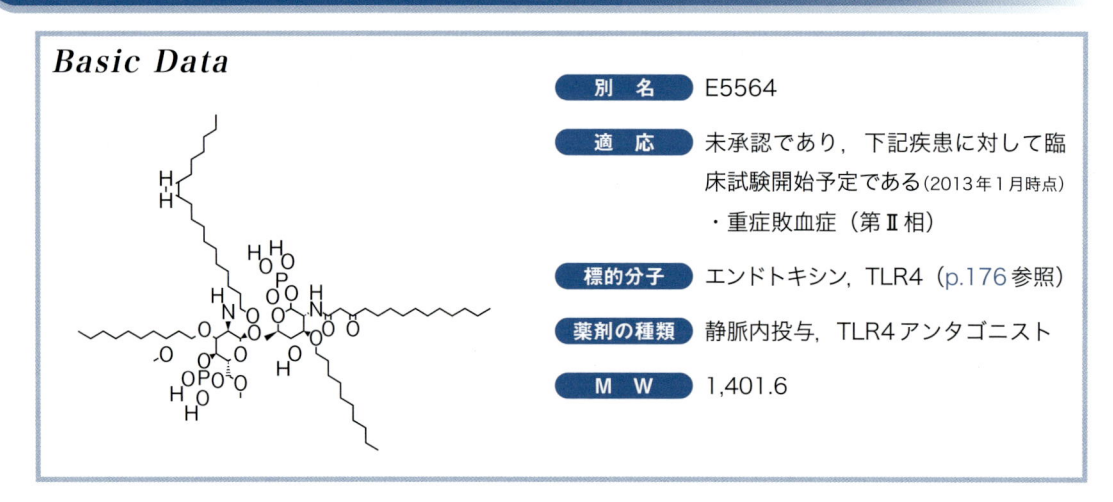

Basic Data

別名	E5564
適応	未承認であり，下記疾患に対して臨床試験開始予定である（2013年1月時点） ・重症敗血症（第Ⅱ相）
標的分子	エンドトキシン，TLR4（p.176参照）
薬剤の種類	静脈内投与，TLR4アンタゴニスト
MW	1,401.6

使用法と効果

　重症敗血症患者を対象に行われたプラセボ対照第Ⅱ相試験は，45 mg, 105 mgまたはプラセボを12時間間隔投与で6日間行われ，28日後までの死亡率は45 mgで32%, 105 mgで26.6%, プラセボで33.3%であった．また，リスクの高い群と低い群に分けたサブ解析では，リスクの高い群で105 mg投与群で死亡率がプラセボと比較して低い傾向にあった（33.3% vs. 56.3%）が，有意差はなく，リスクの低い群では105 mgを投与することによって死亡率は高くなった（12.0% vs. 0.0%）[1]．

　プラセボ対照第Ⅲ相臨床試験であるACCESS（A Controlled Comparison of Eritoran and Placebo in Patients with Severe Sepsis）試験においても，主要評価項目である28日間の総死亡率の減少が達成できていない．しかし，第Ⅱ相試験同様，敗血症患者のなかの一群には効果がみられていると公表されており，対象患者を限定した臨床試験が望まれる．

作用機序

　Eritoranは細菌から放出されるエンドトキシン（リポ多糖：LPS）の構成成分であるリピドAのアナログ（構造類似体）である．TLR4（Toll-like receptor 4）に結合することでアンタゴニストとして作用し，LPSがTLR4に結合することにより引き起こされる過剰反応による炎症性サイトカイン産生を抑制する．

<文献>
1) Tidswell, M. et al. : Crit. Care Med., 38 : 72-83, 2010

（山岡邦宏，田中良哉）

Etanercept（エタネルセプト）

Basic Data

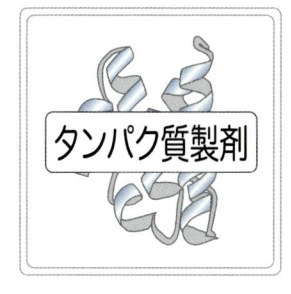

別名	Enbrel®（エンブレル®）
適応	・既存治療で効果不十分な関節リウマチ（関節の構造的損傷の防止を含む） ・多関節に活動性を有する若年性特発性関節炎
標的分子	可溶型TNF-α（p.84参照），リンホトキシン（LT）α
薬剤の種類	皮下注射製剤，完全ヒト型可溶性TNF-α/LTα受容体
MW	約150,000

（タンパク質製剤）

使用法と効果

通常，10～25 mg 1日1回を週に2回，または25～50 mg 1日1回を週に1回，皮下注射する．

ほかの抗リウマチ薬の効果が減弱した活動性関節リウマチ患者を対象としたプラセボ対照二重盲検比較試験において，投与開始2週，3カ月および6カ月後のACR20（p.313参照）達成率は，いずれにおいてもプラセボ群に比して有意に高く（1 vs 31％，23 vs 62％，11 vs 60％），2週間後から効果の発現が認められた[1)～3)]．さらに25 mg週2回投与および50 mg週1回投与の有効性の差を，抗リウマチ薬（DMARD）無効の関節リウマチ患者を対象とし評価した結果，8週後のACR20達成率は，本剤50 mg週1回投与群において50％，25 mg週2回投与群において49％であり，有効性における非劣性が確認された．

また，投与1年後の関節破壊の進展をX線スコアで評価した結果，メトトレキサート単剤群と比較して25 mg週2回投与群で有意に骨破壊を抑止した（p＜0.001）．

作用機序

Etanerceptは完全ヒト型可溶性TNF-α/リンホトキシン（LT）α受容体製剤である．ヒトTNF可溶性受容体部分が，過剰に産生されたTNF-αおよびLTαを捕捉し，細胞表面の受容体との結合を阻害する．なお，本剤とTNF-αおよびLTαとの結合は可逆的であり，いったん捕捉したTNF-αおよびLTαは再び遊離される．

＜文献＞

1) Moreland, L. W. et al. : N. Engl. J. Med., 337 : 141, 1997
2) Moreland, L. W. et al. : Ann. Intern. Med., 130 : 478-486, 1999
3) Genovese, M. C. et al. : Arthritis Rheum., 46 : 1443-1450, 2002

（花岡洋成，竹内 勤）

● Evista® ▶▶ Raloxifene の項を参照

● Fexofenadine（フェキソフェナジン）

Basic Data

構造式：HO-C(C₆H₅)₂-N-(CH₂)₃-CH(OH)-C₆H₄-C(CH₃)₂-COOH・HCl

別名	Allegra®（アレグラ®），MDL 16,455A
適応	アレルギー性鼻炎，蕁麻疹，皮膚疾患（湿疹・皮膚炎，皮膚掻痒症，アトピー性皮膚炎）に伴う掻痒
標的分子	H_1受容体（ヒスタミンの項 p.142 参照）
薬剤の種類	経口，H_1受容体拮抗薬（第二世代）
M W	538.12

◆ 使用法

通常，成人にはFexofenadineとして1回60 mgを1日2回経口投与する．

通常，7歳以上12歳未満の小児にはFexofenadineとして1回30 mgを1日2回，12歳以上の小児にはFexofenadineとして1回60 mgを1日2回経口投与する．

なお，症状により適宜増減する．

◆ 作用機序

本剤は，主な作用として選択的ヒスタミンH_1受容体拮抗作用を有し，さらに炎症性サイトカイン産生抑制作用，好酸球遊走抑制作用およびケミカルメディエーター遊離抑制作用を有する薬剤である．

健康成人の末梢血好塩基球およびアトピー性皮膚炎患者の末梢血白血球からの抗ヒトIgE抗体刺激によるヒスタミン遊離を抑制した（10^{-6}～10^{-5}M）．また，モルモット抗原誘発即時型喘息モデルにおいて気管支肺胞洗浄液（BALF）中のロイコトリエン（LTC_4, D_4, E_4）量を減少させた．季節性アレルギー性鼻炎患者由来鼻粘膜上皮細胞培養上清により誘発されるヒト好酸球の遊走を10^{-6}M以上で抑制した．また，季節性アレルギー性鼻炎患者由来鼻粘膜上皮細胞を活性化ヒト好酸球とともに培養したときに培養上清中に遊離される炎症性サイトカインであるIL-8およびGM-CSFを，それぞれ10^{-6}M以上および10^{-9}M以上で抑制し，細胞接着分子であるsICAM-1を10^{-9}M以上で減少させた．

<文献>
1) アレグラ®添付文書
2) Abdelaziz, M. M. et al. : J. Allergy Clin. Immunol., 101 : 410-420, 1998

（橋本直方，足立 満）

Fezakinumab（フェザキヌマブ）

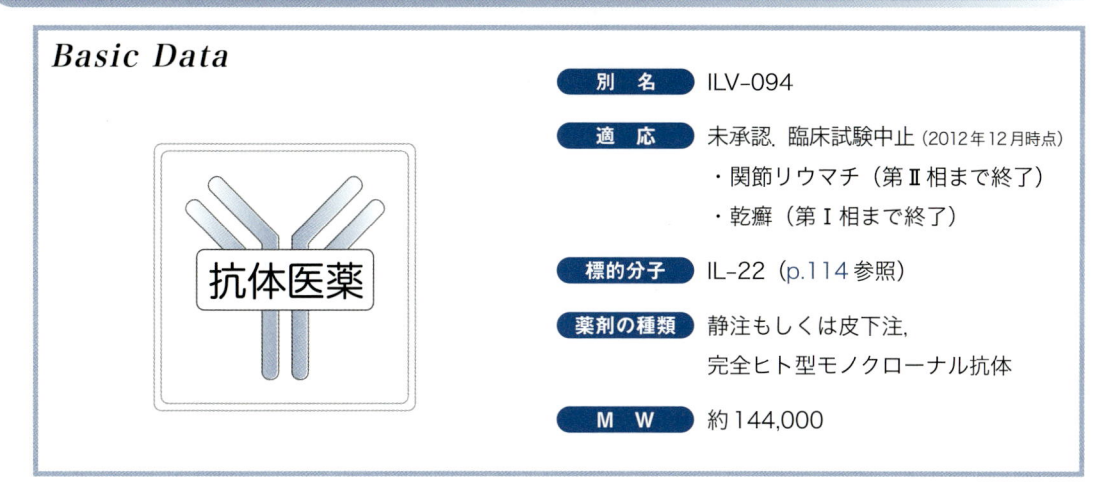

Basic Data

抗体医薬

別名	ILV-094
適応	未承認，臨床試験中止（2012年12月時点） ・関節リウマチ（第Ⅱ相まで終了） ・乾癬（第Ⅰ相まで終了）
標的分子	IL-22（p.114参照）
薬剤の種類	静注もしくは皮下注，完全ヒト型モノクローナル抗体
MW	約144,000

◆使用法と効果

関節リウマチに対する早期第Ⅱ相臨床試験では，100〜200 mgのFezakinumabの投与が皮下注で2週に1回，10週間にわたって行われた．また，乾癬に対する第Ⅰ相臨床試験では，Fezakinumabの投与が静注もしくは皮下注で第1，14，28，42日に行われ，観察期間は126日であった．しかしながら，結果は公表されず，以降の開発は行われていない．

◆作用機序

FezakinumabはIL-22に対する完全ヒト型モノクローナル抗体である．IL-22受容体はIL-22R1とIL-10R2からなるヘテロ二量体であり，皮膚，肺，滑膜など血球以外の細胞に主に発現する．IL-22産生細胞としてはTh17細胞，Th22細胞，γδT細胞，ナチュラルキラーT細胞，リンパ組織誘導（lymphoid tissue inducer：LTi）細胞，ILC（innate lymphoid cell）などがあり，乾癬においては表皮の増殖[1]，リウマチにおいては滑膜細胞の増殖やケモカインの産生にかかわる．実際，乾癬や関節リウマチの患者では病変にIL-22が高発現し，血中IL-22値も上昇している[2]．Fezakinumabはこれらの作用を阻害することにより，効果を発揮すると考えられる[1]．

<文献>
1) Ma, H. L. et al. : J. Clin. Invest., 118 : 597-607, 2008
2) Pan, H. F. et al. : Cytokine Growth Factor Rev., 2013（in press, DOI : 10.1016/j.cytogfr.2012.07.002）

（門野岳史，佐藤伸一）

Fingolimod hydrochloride
（フィンゴリモド塩酸塩）

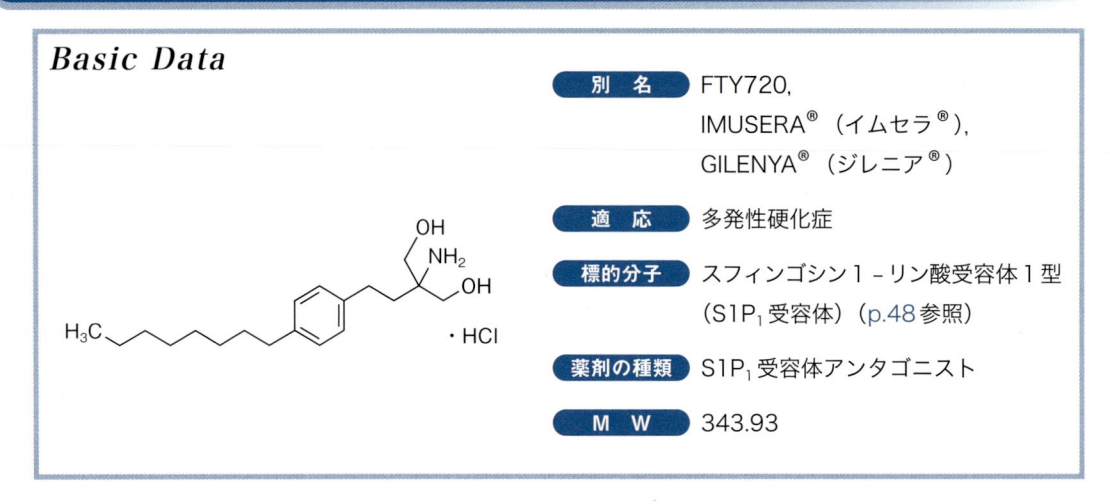

Basic Data

別名	FTY720, IMUSERA®（イムセラ®）, GILENYA®（ジレニア®）
適応	多発性硬化症
標的分子	スフィンゴシン1-リン酸受容体1型（S1P₁受容体）（p.48参照）
薬剤の種類	S1P₁受容体アンタゴニスト
MW	343.93

◆使用法と効果

経口投与が可能な，世界初のスフィンゴシン1-リン酸（S1P）受容体1型（S1P₁受容体）の機能的アンタゴニスト[1]．2010年に米国およびロシアにおいて多発性硬化症治療の第一選択薬として承認され，2011年には欧州などの50を越える国と地域で承認，日本でも2011年9月に新規多発性硬化症治療薬（商品名：イムセラ®/ジレニア®）として承認された．再発寛解型多発性硬化症の再発予防および身体的障害進行抑制の治療効果が認められている[2]．通常，成人へのFingolimodの投与量は1日1回0.5 mg経口投与である．

◆作用機序

リン脂質メディエーターであるS1P，およびその受容体のサブタイプでリンパ球上に存在するS1P₁受容体は，二次リンパ組織からのリンパ球の移出に必須の役割を担っている．Fingolimodは冬虫夏草菌の一種に含まれる天然物マイリオシンの構造変換によって見出された新規化合物で，スフィンゴシンキナーゼによってリン酸化されS1P₁受容体の内在化と分解を誘導することで，機能的アンタゴニストとして作用する．その結果，S1P₁受容体を介した二次リンパ組織からのリンパ球移出が抑制され，リンパ球の体内循環が制御される．

多発性硬化症の動物モデル自己免疫性脳脊髄炎において強力な再発抑制/治療効果を発揮する．これは，Th17細胞などの自己反応性リンパ球のリンパ節からの移出が抑制され，中枢神経組織への浸潤が阻止されたためと考えられている．

＜文献＞

1) Paugh, S. W. et al. : FEBS Lett., 554 : 189-193, 2003
2) Kappos, L. et al. : N. Engl. J. Med., 362 : 387-401, 2010

（山本一彦）

●FK506 ▶▶Tacrolimusの項を参照

Fontolizumab（フォントリズマブ）

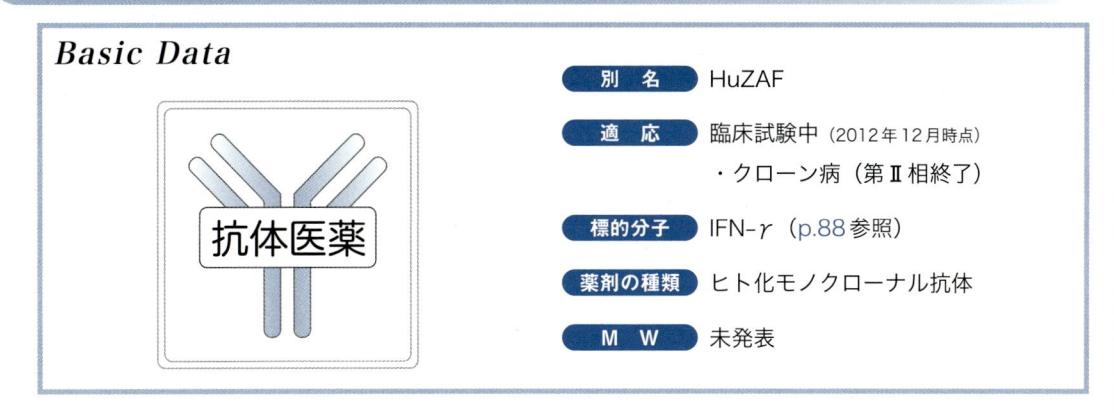

Basic Data

別名	HuZAF
適応	臨床試験中（2012年12月時点） ・クローン病（第Ⅱ相終了）
標的分子	IFN-γ（p.88参照）
薬剤の種類	ヒト化モノクローナル抗体
M W	未発表

使用法と効果

海外第Ⅱ相試験では，クローン病活動性スコア（CDAI）250～450の患者に，初回に偽薬，もしくは1.0ないし4.0 mg/kgのFontolizumabが静注され，引き続いて偽薬，もしくは0.1ないし1.0 mg/kgのFontolizumabが4週ごとに皮下投与された[1]．主要エンドポイントである4週後のCDAIが100以上改善した患者の割合は31～38％で，どの治療群でも同じであったが，その後は高用量群で偽薬群よりも統計学的に有意なCDAI改善が認められた．また，すべての治療群で有意なCRP（C反応性タンパク）値の低下が認められた．有害事象は58～75％で，3群間で同程度であり，安全性および忍容性は良好だった．抗体産生は低頻度で，5.2％であった．

これに先だって，偽薬，もしくは4ないし10 mg/kgのFontolizumabを28日間隔で静注投与する海外第Ⅱ相試験も行われた[2]．この試験では，1回投与ではCDAI改善の主要エンドポイントは満たさなかったものの，2回投与では，偽薬群（32％）に比べて，低用量群（32％），高用量群（67％）ともに改善が認められた．安全性では，本剤に関連する重篤な有害事象を認めなかった．

作用機序

Fontolizumabは，クローン病の腸管粘膜に豊富に存在するIFN-γと結合し，その活性を中和する．

<文献>
1) Reinisch, W. et al.: Inflamm. Bowel Dis., 16: 233-242, 2010
2) Hommes, D. W. et al.: Gut, 55: 1131-1137, 2006

（上阪 等）

Forteo® ▶▶ Teriparatideの項を参照

Fostamatinib disodium (フォスタマティニブ)

Basic Data

別 名	R788
適 応	未承認化合物であり，下記の臨床試験が進行中である（2013年1月時点） ・関節リウマチ（第Ⅱ，Ⅲ相） ・特発性血小板減少症（第Ⅱ相） ・リンパ腫（びまん性大細胞型B細胞性リンパ腫）（第Ⅱ相）
標的分子	Syk（p.160参照）
薬剤の種類	経口，Syk阻害薬
MW	624.4

使用法と効果

抗リウマチ薬に抵抗性の関節リウマチ患者189症例において，プラセボ，50 mg，100 mgまたは150 mgの1日2回投与が行われた．投与12週後における治療効果は，プラセボ群と比較して治療群で有意に高かったが，150 mg群で45％に下痢症状を認めたことから，以後の試験では150 mg 1日1回へと変更されている[1]．

メトトレキサートに治療抵抗性457例に対して，プラセボ，100 mg 1日2回または150 mg 1日1回投与が行われた試験における，6カ月目のACR20（米国リウマチ学会の疾患活動性指標で20％以上の改善）改善率はそれぞれ67％と57％で，プラセボの35％と比較して有意に高く，ACR50とACR70改善率でも同様の傾向がみられ，100 mg 1日2回内服が150 mg 1日1回内服と比較して治療効果は高かった[2]．しかし，TNF阻害薬に抵抗性の症例では，プラセボと比較して有意な治療効果は認められていない[3]．代表的な副作用は下痢，高血圧，好中球減少と尿路感染症であった．

再発性B細胞性非ホジキンリンパ腫を対象とした第Ⅱ相試験では200 mg 1日2回内服が行われ，再発性にもかかわらず一定の治療効果が認められ，臨床試験が進行中である[4]．

作用機序

Fostamatinibはプロドラッグであり，内服後，生体内で代謝され活性体であるR406に変化される．

SykはT細胞受容体，B細胞受容体（BCR），Fc受容体やインテグリンなどのITAM（immunoreceptor tyrosine-based activation motif）領域を有する受容体の細胞内シグナル伝達の最上流で活性化される．関節リウマチの病態では滑膜細胞においてその発現が亢進していることが知られており，免疫担当細胞のみならず線維芽細胞などの間葉系細胞による炎症の媒介においても重要な役割を果たしている．一方，B細胞性リンパ腫においては，がん細胞表面上にBCRの多量体がリガンド非依存性に形成されることでSykが恒常的に活性化され，その下流のBCRシグナルが活性されがん細胞の増殖・生存に寄与している．Fostamatinibはこれらのシグナル伝達を阻害することにより，抗炎症・抗腫瘍効果をもたらす．

<文献>
1) Weinblatt, M. E. et al. : Arthritis Rheum., 58 : 3309-3318, 2008
2) Weinblatt, M. E. et al. : N. Engl. J. Med., 363 : 1303-1312, 2010
3) Genovese, M. C. et al. : Arthritis Rheum., 62 : 929-939, 2010

4) Friedberg, J. W. et al. : Blood, 115 : 2578-2585, 2010

（山岡邦宏，田中良哉）

FTY720 ▶▶ Fingolimod hydrochlorideの項を参照

Gevokizumab （ゲボキズマブ）

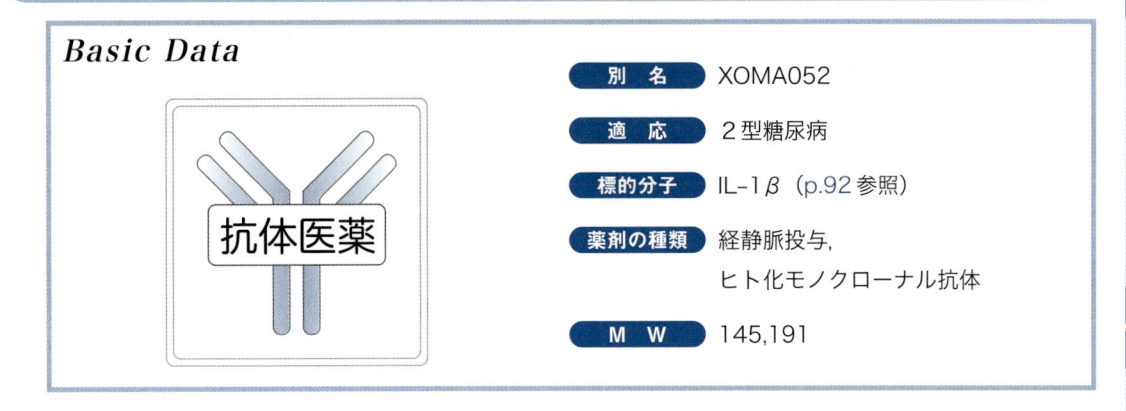

Basic Data

別名	XOMA052
適応	2型糖尿病
標的分子	IL-1β（p.92参照）
薬剤の種類	経静脈投与，ヒト化モノクローナル抗体
MW	145,191

使用法と効果

Gevokizumabは通常0.3 mg/kgを月1回経静脈的に投与する．

2型糖尿病においてはプラセボコントロール，用量増加試験[1]が行われた．98名の患者がプラセボ（17名）とGevokizumab（81名）にランダムに分けられ，一次エンドポイントとして2型糖尿病に対するGevokizumabの安全性，二次エンドポイントとして用量などにおける薬物動態が評価された．試験期間中，重篤な副作用はみられなかった．1例のみ低血糖イベントがみられたが，インスリン減量が行われた．投与1カ月目の糖化ヘモグロビン改善度は0.11%であったが，投与2カ月目は0.44%（p=0.017），3カ月目では0.85%（p=0.049）と統計学的に有意な血糖コントロール改善がみられた．また，糖化ヘモグロビンの改善に伴い，Cペプチドやインスリン感受性の増加，CRP（C反応性タンパク）やサイトカイン値の改善も観察された．GevokizumabのクリアランスはIgG2と同様，半減期22日であることも示された．

一方，ベーチェット病におけるぶどう膜炎に対するオープンラベルパイロット試験[2]が行われた．急性後部ぶどう膜炎，汎ぶどう膜炎あるいは網膜炎患者で，免疫抑制薬アザチオプリン・**Cyclosporine**抵抗性で10 mg/日以下の**Prednisolone**（ステロイド系抗炎症薬）が投与されている患者7名が98日間の試験に登録された．免疫抑制薬はGevokizumab投与時に中止され，0.3 mg/kgのGevokizumabが単回投与され，有用性，効果および薬物動態が評価された．7名すべてで眼炎症は4〜21日（平均14日）と短期間で消失し，平均49日間効果が持続した．治療に伴う有害事象は観察されなかった．

作用機序

IL-1βに対するIgG2ヒト化モノクローナル抗体で，IL-1βに対して高親和性を示す．IL-1βは炎症反応における中心的なメディエーターであり，Th17細胞の分化誘導にも関与する．

<文献>
1) Cavelti-Weder, C. et al. : Diabetes Care, 35 : 1654-1662, 2012
2) Gül, A. et al. : Ann. Rheum. Dis., 71 : 563-566, 2012

(中村英樹, 川上 純)

GILENYA® ▶▶ Fingolimod hydrochloride の項を参照

Gleevec® ▶▶ Imatinib の項を参照

Golimumab (ゴリムマブ)

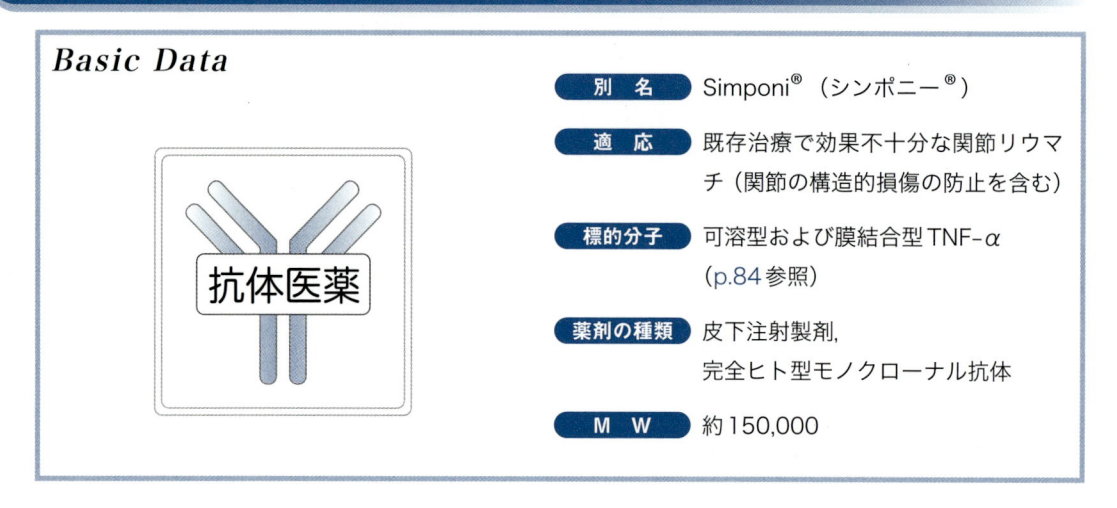

Basic Data

別名	Simponi®（シンポニー®）
適応	既存治療で効果不十分な関節リウマチ（関節の構造的損傷の防止を含む）
標的分子	可溶型および膜結合型TNF-α（p.84参照）
薬剤の種類	皮下注射製剤, 完全ヒト型モノクローナル抗体
MW	約150,000

使用法

【メトトレキサートを併用する場合】通常，50 mgを4週に1回，皮下注射する．なお，患者の状態に応じて1回100 mgを使用することができる．

【メトトレキサートを併用しない場合】通常，100 mgを4週に1回，皮下注射する．

効果

メトトレキサート不応関節リウマチ患者を対象とし，メトトレキサート併用下で，プラセボ，本剤50 mgおよび本剤100 mgを4週に1回反復皮下投与した．14週でのACR20（p.313参照）改善率は，プラセボ群27.3％に対し，本剤50 mg群で72.1％，本剤100 mg群で74.7％であり，本剤投与群で有意に高値を示し症状の軽減が認められた（各$p<0.0001$）[1]．なお，52週でのACR20改善率は，本剤50 mg群で86.1％，本剤100 mg群で82.4％であった．

さらに投与前から24週までの関節破壊進展を手および足のX線スコアで評価した．X線スコアの変化量は本剤投与群で有意に低値を示し，関節破壊の進展の抑制が確認された（$p=0.0006$）．

作用機序

Golimumabは完全ヒト型抗ヒトTNF-αモノクローナル抗体製剤である．可溶型および膜結合型TNF-αに対して選択的に結合し，その活性を阻害する．

<文献>
1) Keystone, E. C. et al. : Ann. Rheum. Dis., 68 : 789-796, 2009

（花岡洋成，竹内　勤）

GSK1550188 ▶▶ Belimumab の項を参照

HC20-511 ▶▶ Ketotifen の項を参照

Homochlorcyclizine（ホモクロルシクリジン）

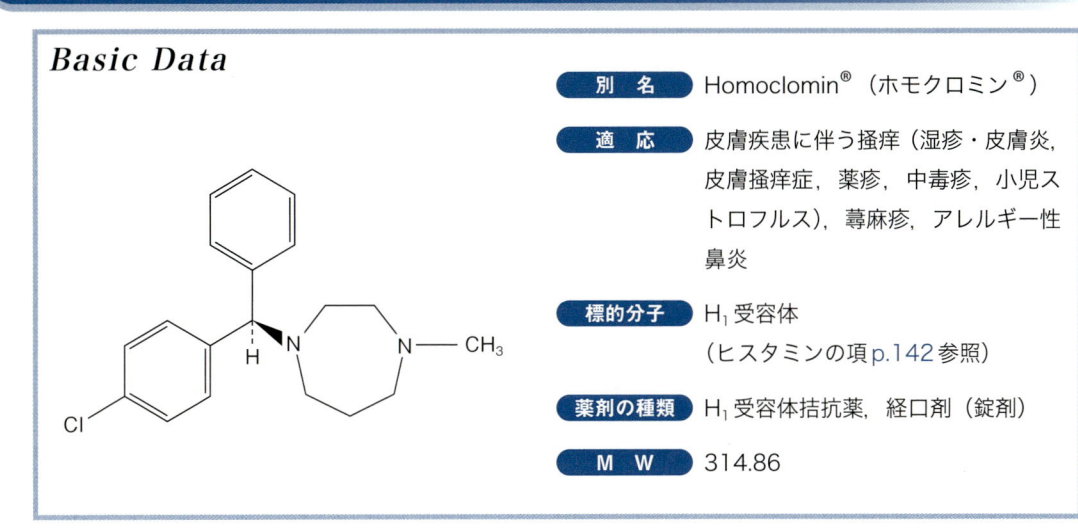

Basic Data

別名	Homoclomin®（ホモクロミン®）
適応	皮膚疾患に伴う掻痒（湿疹・皮膚炎，皮膚掻痒症，薬疹，中毒疹，小児ストロフルス），蕁麻疹，アレルギー性鼻炎
標的分子	H_1 受容体（ヒスタミンの項 p.142 参照）
薬剤の種類	H_1 受容体拮抗薬，経口剤（錠剤）
M W	314.86

使用法と効果

通常，ホモクロルシクリジン塩酸塩として，1回10〜20 mgを，1日3回経口投与する．なお，年齢，症状により適宜増減する．

モルモットの抽出腸管を使用した実験にて，ヒスタミン，セロトニン，アセチルコリン，ブラジキニンの収縮作用に対して，本剤はヒスタミンに対しては0.1 μg/mL，セロトニンならびにアセチルコリンに対しては1μg/mL，ブラジキニンに対しては1〜2μg/mLにて100％の緩解効果を認めた[1]．また，遅延作用物質によるモルモット抽出回腸の収縮も部分的に抑制することを認めた．さらにアナフィラキシー防御効果を有し，モルモットの受動性アナフィラキシーが，本剤20 mg/kgの腹腔内投与で防御されたと報告されている[2]．

本邦での一般臨床試験において，湿疹，皮膚掻痒症，中毒疹，小児ストロフルス，蕁麻疹に対しての有効率は68.9％であった．副作用は眠気が最も多い．

作用機序

本剤は，奏効器官のH_1受容体に結合することによって，遊離ヒスタミンと受容体との結合を競合的かつ可逆的に阻害するとされている．H_1受容体を介するヒスタミンの作用（細血管の拡張，毛細血管透過性亢進，気管支平滑筋の収縮，知覚神経刺激による痒みや痛み

の発生など）を抑制する[3]．また，ムスカリン性アセチルコリン受容体の受容体部位に作用する薬物の構造との類似性によると考えられる，抗コリン作用（アトロピン様作用）を有する．さらに，抗ブラジキニン作用も示し，血管透過性亢進作用に伴う組織の腫脹・浮腫の生成・疼痛を軽減しうる．

<文献>
1）宮永嘉隆：アレルギー，13：655-660, 1964
2）ホモクロミン®錠10 mg医薬品インタビューフォーム
3）"The pharmacological basis of therapeutics, 11th ed."(Brunton, L. et al/著), pp.792-799, McGraw-Hill Professional, 2005；邦訳『グッドマン・ギルマン薬理書 上 第11版』(高折修二, 他/監訳), 廣川書店, 2007

（糸賀正道，小林良樹，茆原順一）

- **Homoclomin®** ▶▶ Homochlorcyclizine の項を参照

- **HuMax-CD20** ▶▶ Ofatumumab の項を参照

- **Humira®** ▶▶ Adalimumab の項を参照

- **HuZAF** ▶▶ Fontolizumab の項を参照

- **Hydrocortisone** ▶▶ Cortisol の項を参照

- **Hydrocortone®** ▶▶ Cortisol の項を参照

Ibrutinib（イブルチニブ）

Basic Data

別名	PCI-32765
適応	未承認化合物であり，下記の血液増殖性疾患を対象とした複数の臨床試験が進行中である ・再発性慢性リンパ性白血病（第Ⅱ相） ・CD20陽性B細胞性非ホジキンリンパ腫（第Ⅰ相） ・マントル細胞リンパ腫（第Ⅱ相） ・慢性リンパ性白血病・小リンパ球性リンパ腫（第Ⅲ相） ・マクログロブリン血症（第Ⅱ相） （2013年1月時点）
標的分子	Btk（p.162参照）
薬剤の種類	経口，Btk阻害薬
MW	440.50

使用法と効果

前期臨床試験をはじめるにあたり，びまん性大細胞型B細胞リンパ腫（DLBCL）患者の約40％では細胞表面上の受容体の慢性的活性化により活性型B細胞（ABC）の表現型を有し，予後不良であることで知られる．これらの細胞ではB細胞受容体（BCR）の下流でBtk（Burton's tyrosine kinase）が活性化されており，増殖と生存に寄与するためBtk阻害薬の有用性が示唆された．

B細胞悪性腫瘍群を中心とした複数の臨床試験第Ⅰ～Ⅲ相が進行中であり，用量は決定されていないが，多くの試験は1日1回420 mgまたは560 mg経口内服で行われている．ABC型DLBCLを対象としたパイロット試験では完全寛解（2人）と部分寛解（1人）がみられており，かつ，少ない副作用で大きな抗腫瘍効果を示した．また，他剤との併用効果もみられており，今後リンパ性増殖疾患における有用性は高いと考えられる薬剤である[1]．

作用機序

BtkはBCR下流のシグナル伝達に必須の分子で，B細胞の分化と抗体産生に必須である．Btk遺伝子はX染色体上にあり，その変異によりBruton型無γグロブリン血症をきたすことが知られている．Ibrutinibはヒト末梢血T細胞受容体のシグナル伝達に全く影響を与えない濃度でBtkを特異的に阻害し，不可逆的にBCRシグナル伝達を阻害する．この作用は，ネズミに投与することにより，生体内においてもBtkの活性部位に特異的に結合することが証明されている[2]．

さらに，**Bortezomib**との併用により多発性骨髄腫患者の形質細胞においてNF-κBの核内移行を阻害し，抗アポトーシスタンパク質の発現を抑制することでアポトーシスを誘導する．

＜文献＞
1) Rushworth, S. A. et al. : Cell. Signal., 25 : 106-112, 2013
2) Honigberg, L. A. et al. : Proc. Natl. Acad. Sci.

Ilaris® ▶▶ Canakinumabの項を参照

ILV-094 ▶▶ Fezakinumabの項を参照

IMA-026

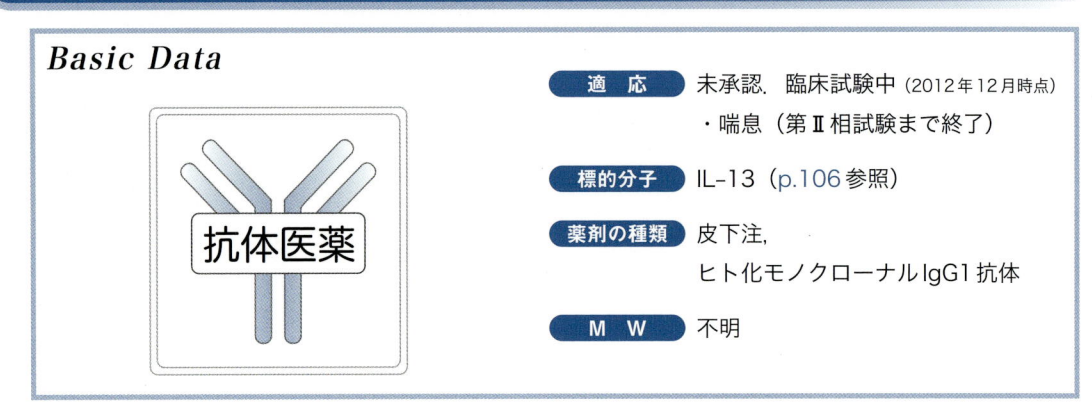

Basic Data

抗体医薬

適応	未承認．臨床試験中（2012年12月時点）・喘息（第Ⅱ相試験まで終了）
標的分子	IL-13（p.106参照）
薬剤の種類	皮下注，ヒト化モノクローナルIgG1抗体
M W	不明

使用法と効果

カナダで行われた第Ⅱ相臨床試験では軽症のアトピー型喘息患者を対象とし，主要評価項目としては即時性喘息反応（early asthmatic response：EAR），および遅発性喘息反応（late asthmatic response：LAR）におけるアレルゲン惹起後の1秒量の変化量，すなわち1秒量のグラフのAUC（area under the curve）値が用いられた．1週間隔で2回，2 mg/kgのIMA-026が投与されたが，EARの改善はみられなかった．LARに関しては，初回投与35日におけるAUC値はプラゼボと比べて33％減少したが，有意差には至らなかった（p＝0.22）．なお，問題となるような副作用は生じなかった[1]．

作用機序

IMA-026はIL-13を標的抗原としたヒト化モノクローナル抗体である．IL-13は，IL-4RαとIL-13Rα1のヘテロ二量体であるIL-13受容体を介して細胞に働く．IL-13はIgEの産生，好酸球の活性化，気道過敏性の亢進，気道平滑筋の収縮，粘液産生亢進，気道粘膜の線維化などに関与し，喘息の病態形成に深くかかわっている．IMA-026は，IL-13とIL-13Rα1もしくはデコイ受容体であるIL-13Ra2との相互作用を阻害することにより，効果を発揮すると考えられる[2]．

<文献>
1) Gauvreau, G. M. et al.：Am. J. Respir. Crit. Care Med., 183：1007-1014, 2011
2) Kasaian, M. T. et al.：J. Immunol., 187：561-569, 2011

（門野岳史，佐藤伸一）

IMA-638 ▶▶ Anrukinzumab の項を参照

Imatinib（イマチニブ）

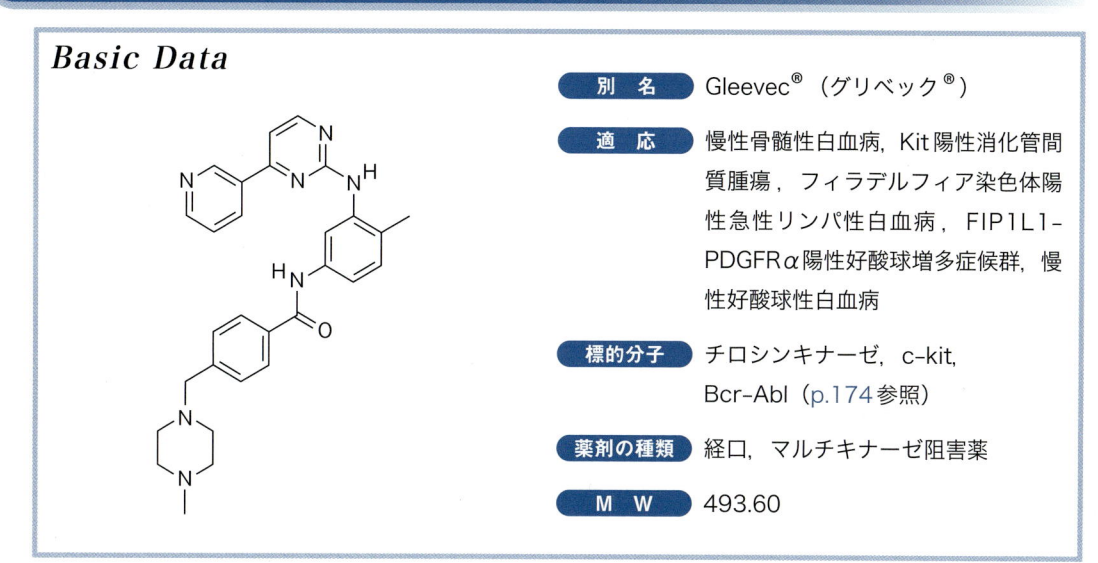

Basic Data

別名	Gleevec®（グリベック®）
適応	慢性骨髄性白血病，Kit陽性消化管間質腫瘍，フィラデルフィア染色体陽性急性リンパ性白血病，FIP1L1-PDGFRα陽性好酸球増多症候群，慢性好酸球性白血病
標的分子	チロシンキナーゼ，c-kit，Bcr-Abl（p.174参照）
薬剤の種類	経口，マルチキナーゼ阻害薬
MW	493.60

使用法と効果

海外において慢性期の慢性骨髄性白血病（CML）に対して5年生存率90％以上の治療成績をあげ，現在では標準治療となり，骨髄移植やインターフェロン治療はほとんど行われなくなっている．本邦では，2001年11月に輸入承認を受け，さらに2003年7月，消化管間質腫瘍に，2007年1月，フィラデルフィア染色体陽性急性リンパ性白血病に追加承認されている．

400〜600 mgを1日1回内服するが，肝臓や腎臓機能の低下，嘔気，下痢や浮腫がみられる．また，内服にあたってはグレープフルーツジュース，サプリメントのセントジョーンズワート，アセトアミノフェンとの相互作用が知られており，控える必要がある．

作用機序

正常な骨髄造血幹細胞増殖は正常にコントロールされているが，CMLでは，9番染色体と22番染色体が相互転座し，*abl*遺伝子と*bcr*遺伝子が融合した*bcr-abl*遺伝子をもつ異常染色体（フィラデルフィア染色体）が形成される．フィラデルフィア染色体は，チロシンキナーゼ活性が亢進したBcr-Abl融合タンパク質を生成し，過剰な細胞増殖を引き起こすことでCML病態を形成する．急性リンパ性白血病においても，フィラデルフィア染色体形成に伴うBcr-Abl融合タンパク質が形成され，病態形成に関与することが知られる[1]．

一方，消化管間質腫瘍（gastrointestinal stromal tumor：GIST）は，免疫組織学的検討から平滑筋系腫瘍または神経系腫瘍では認められないKIT（CD117）を発現しており，病因の1つとして*c-kit*遺伝子の機能獲得性突然変異に基づくKITチロシンキナーゼ活性亢進が考えられている．ImatinibはBcr-Ablのチロシンキナーゼ活性を阻害するほぼ同等の濃度でKITチロシンキナーゼ活性も阻害し，抗腫瘍効果を発揮する．ほかにもc-Abl, p185Bcr-Abl, Tel-Ablチロシンキナーゼ，PDGF受容体に対しても同様な阻害作用機序を示す．

＜文献＞
1）Druker, B. J. & Tamura, S.：Nat. Med., 2：561-566, 1996

（山岡邦宏，田中良哉）

IMUSERA® ▶▶ Fingolimod hydrochloride の項を参照

INCB28050 ▶▶ Baricitinib の項を参照

Infliximab（インフリキシマブ）

Basic Data

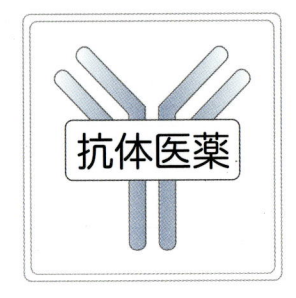

別名	Remicade®（レミケード®）
適応	・既存治療で効果不十分な関節リウマチ（関節の構造的損傷の防止を含む） ・ベーチェット病による難治性網膜ぶどう膜炎 ・尋常性乾癬，関節症性乾癬，膿疱性乾癬，乾癬性紅皮症 ・強直性脊椎炎 ・中等度〜活動期にある外瘻を有するクローン病 ・中等症〜重症の潰瘍性大腸炎の治療および維持療法（既存治療で効果不十分な場合に限る）
標的分子	可溶型および膜結合型TNF-α（p.84参照）
薬剤の種類	注射剤，キメラ型モノクローナル抗体
MW	約149,000

◆ 使用法と効果

● 関節リウマチ

通常，体重1kgあたり3mgを1回の投与量とし点滴静注する．初回投与後，2週，6週に投与し，以後8週間隔で投与する．また6週の投与以後，効果不十分または効果が減弱した場合には，投与量の増量や投与間隔の短縮が可能である．8週間の間隔であれば体重1kgあたり10mg，投与間隔を短縮した場合であれば6mgとし，最短の投与間隔は4週間である．本剤は，メトトレキサート製剤の併用が必須である．

本邦において410人の患者を対象としたInfliximabの有効性，さらにその骨破壊抑制効果が追認された．体重1kgあたり3mgの本剤を初回投与後，2週，6週に投与し，以後8週間隔で投与継続し54週の観察期間で評価した．ACR20※改善率は53.3％，DAS28-CRP※ 5.5から3.1への減少が確認された[1]．さらに投与量を3mg/kg，6mg/kg，10mg/kgの3群とし54週後に評価した結果，ACR-N※は3mg/kgと比較して10mg/kg群で有意に高く（51.3 vs 58.3％），その増量の有効性も示されている[2]．

● ベーチェット病による難治性網膜ぶどう膜炎

通常，体重1kgあたり5mgを1回の投与量とし点滴静注する．初回投与後，2週，6週に投与し，以後8週間の間隔で投与を行う．

ベーチェット病による難治性網膜ぶどう膜炎患者を

対象とし，本剤5 mg/kg を初回，2週後，6週後に反復投与した結果，14週間での眼発作回数は，投与前10.17回から投与後0.66回へ減少し，その有効性が示された（$p < 0.001$）．

● 尋常性乾癬，関節症性乾癬，膿疱性乾癬，乾癬性紅皮症

通常，体重1 kg あたり5 mg を1回の投与量とし点滴静注する．初回投与後，2週，6週に投与し，以後8週間の間隔で投与を行う．

尋常性乾癬患者と関節症性乾癬患者〔局面型皮疹が体表面積の10％以上，かつPASI（Psoriasis Area and Severity Index）スコアが12以上〕を対象とし，プラセボおよび本剤5 mg/kg を初回，2週後，6週後に投与した結果，10週後のPASIスコア75％改善率は，プラセボ群0.0％に対して本剤投与群68.6％であり，その有効性が確認された（$p < 0.001$）．

● 強直性脊椎炎

通常，体重1 kg あたり5 mg を1回の投与量とし点滴静注する．初回投与後，2週，6週に投与し，以後6〜8週間隔で投与する．

既存治療にて効果不十分な強直性脊椎炎患者を対象とし，本剤5 mg/kg を初回，2週後，6週後に投与し，引き続き6週間隔で投与した結果，24週後，48週後のASAS20※改善率はそれぞれ97.0％，96.9％であった[3]．

● クローン病

通常，体重1 kg あたり5 mg を1回の投与量とし点滴静注する．初回投与後，2週，6週に投与し，以後8週間隔で投与する．また6週の投与以後，効果が減弱した場合には，体重1 kg あたり10 mg を1回の投与量とすることができる．

活動期クローン病患者を対象とし，本剤1，3，5，10 mg/kg を単回投与した結果，5 mg/kg を投与した群のうちIOIBD指標（投与4週後の値が投与前より2点以上減少もしくは1点以下）では80％の患者が基準を満足し，CDAI指標（投与4週後の値が投与前より70ポイント以上減少）では75％の患者が基準を満足した[4]．

● 潰瘍性大腸炎

通常，体重1 kg あたり5 mg を1回の投与量とし点滴静注する．初回投与後，2週，6週に投与し，以後8週間隔で投与する．

既存治療に効果不十分な潰瘍性大腸炎患者208例を対象とし，プラセボおよび本剤5 mg/kg を初回，2週後，6週後に投与し，引き続き8週間隔で22週後まで投与し，30週後まで有効性を評価した．その結果，主要有効性評価項目である8週後のMayoスコア改善率は，プラセボ群35.6％（37/104例）に対し，本剤投与群54.8％（57/104例）であり，本剤は有意に高い改善率を示した（$p = 0.005$）[5]．

作用機序

Infliximabは抗ヒトTNF-αモノクローナル抗体製剤である．可溶型および膜結合型TNF-αに対して選択的に結合し，その活性を阻害する．またヒトIgG1のFc領域を有することから，補体依存性細胞傷害（CDC）および抗体依存性細胞媒介型細胞傷害（ADCC）により，膜結合型TNF-αを発現するTNF-α産生細胞を傷害する．

※ACR20：前値と比較して圧痛かつ腫脹関節数が20％減少し，その他，関節リウマチの活動性と関連する項目で20％減少すること．
※DAS28-CRP：関節リウマチの疾患活動性スコア．
※ACR-N：総疼痛関節数改善率，総腫脹関節数改善率，その他，関節リウマチの活動性と関連する項目の改善率の中央値のうち最低値のもの．
※ASAS20：前値と比較して患者の自己評価，脊椎の痛み，日常生活動作，炎症のうち3つが20％以上改善したもの．

<文献>

1) Tanaka, Y. et al. : Mod. Rheumatol., 18 : 146-152, 2008
2) Takeuchi, T. et al. : Mod. Rheumatol., 19 : 478-487, 2009
3) Antoni, C. et al. : Ann. Rheum. Dis., 64 : 1150-1157, 2005
4) Asakura, H. et al. : J. Gastroenterol. Hepatol., 16 : 763-769, 2001
5) Rutgeerts, P. et al. : N. Engl. J. Med., 353 : 2462-2476, 2005

（花岡洋成，竹内　勤）

● Intal® ▶▶ DSCGの項を参照

● IPD® ▶▶ Suplatastの項を参照

● ISIS 369645 ▶▶ AIR645の項を参照

● Ixekizumab（イクセキズマブ）

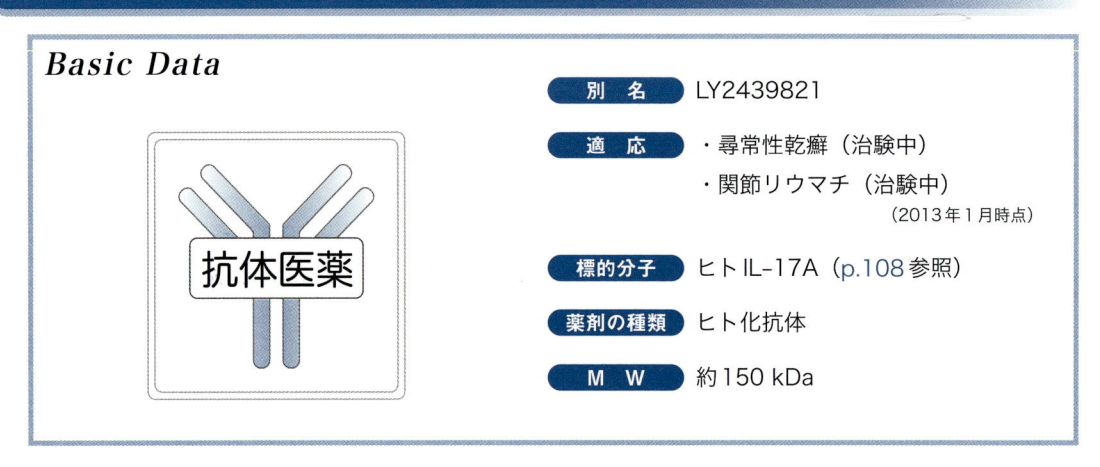

Basic Data

抗体医薬

別名	LY2439821
適応	・尋常性乾癬（治験中） ・関節リウマチ（治験中） （2013年1月時点）
標的分子	ヒトIL-17A（p.108参照）
薬剤の種類	ヒト化抗体
MW	約150 kDa

◆ 効果

　Ixekizumabはヒト IL-17Aに対するヒト化抗体である．
　尋常性乾癬に対する第Ⅱ相二重盲検試験では，中等度～高疾患活動性の慢性の乾癬患者142例が，10, 25, 75, 150 mgのIxekizumabまたはプラセボ群に割りつけられ，0, 2, 4, 8, 12, 16週目に皮下注射にて投与された．12週時点での乾癬面積重症度指数〔PASI（psoriasis area-and-severity index）score〕が75％以上改善した症例は，150 mg群で82.1％, 75 mg群で82.8％, 25 mg群で76.7％とプラセボ群の7.7％に比べ優っていた（p＜0.001）．また，100％改善も150 mg群の39.3％, 75 mg群の37.9％にみられた．有害事象はIxekizumabの63％にみられたが，プラセボと差はなかった．重篤な有害事象も心血管イベントもみられなかった．以上より，Ixekizumabは乾癬治療に有効であると思われる．
　一方，関節リウマチに対する第Ⅱ相二重盲検試験は2つのパートからなる．最初は，20例が0.06, 0.2, 0.6, 2.0 mg/kgのIxekizumabまたはプラセボを単回，静注にて投与され8週間にわたって評価された．第2のパートでは77例が0.2, 0.6, 2.0 mg/kgのIxekizumabまたはプラセボを2週ごとに計5回投与され，16週間にわたって評価された．疾患活動性の指標であるDAS28の改善は，0.2 mg/kg群と2.0 mg/kg群でそれぞれ−2.3と−2.4であり，プラセボに比べて有意に減少した．ACR20, ACR50, ACR70の達成率もプラセボに比べ高かった．有害事象の発症にIxekizumabの用量依存性はなかった．

◆ 作用機序

　IL-17を産生するヘルパーT細胞（Th17細胞）は乾癬，炎症性腸疾患などの自己免疫疾患の病態に関与する．Th17細胞が産生するIL-17は自己免疫疾患の新たな標的分子である．Ixekizumabはヒト IL-17に対する

ヒト化抗体であり，IL-17を中和する．

<文献>
1) Leonardi, C. et al. : N. Engl. J. Med., 366 : 1190-1199, 2012
2) Genovese, M. C. et al. : Arthritis Rheum., 62 : 929-939, 2010

（西本憲弘，村上美帆）

Kenacort®-A ▶▶ Triamcinoloneの項を参照

Ketotifen（ケトチフェン）

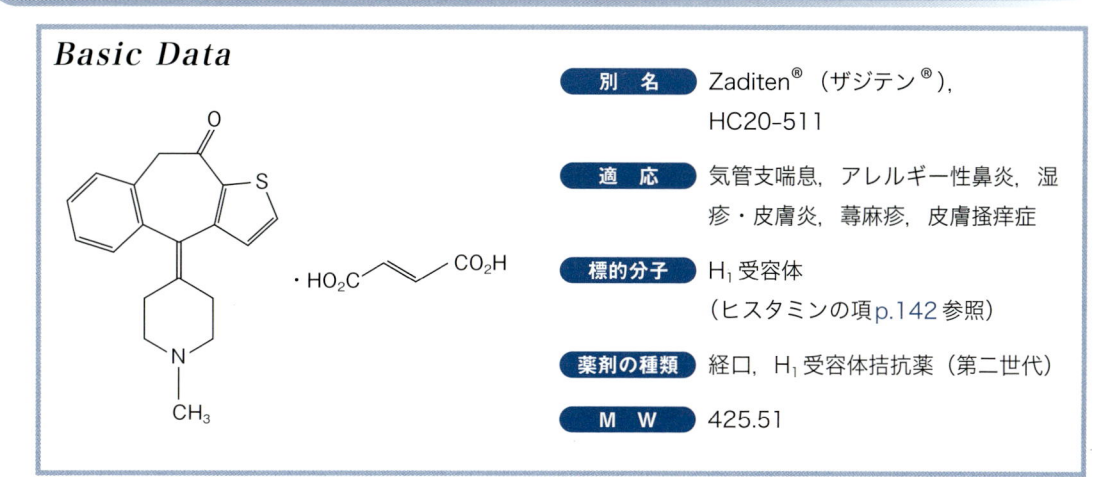

Basic Data

別名	Zaditen®（ザジテン®），HC20-511
適応	気管支喘息，アレルギー性鼻炎，湿疹・皮膚炎，蕁麻疹，皮膚掻痒症
標的分子	H_1受容体（ヒスタミンの項p.142参照）
薬剤の種類	経口，H_1受容体拮抗薬（第二世代）
M W	425.51

使用法と効果

通常，成人にはKetotifenとして1回1mgを1日2回，朝食後および就寝前に経口投与する．なお，年齢・症状により適宜増減する．

本剤はZaditen®の販売名で1978年1月にスイスで発売された．国内においては，1982年10月にカプセル剤が気管支喘息の治療薬として承認され，1983年2月に発売された．1984年7月にアレルギー性鼻炎，1986年4月に蕁麻疹，湿疹・皮膚炎，皮膚掻痒症の効能・効果が追加されている．

作用機序

本剤はケミカルメディエーター遊離抑制に基づく抗アナフィラキシー作用および抗ヒスタミン作用を有し，かつ，気道および鼻粘膜などの組織の過敏性を減弱させる．さらに，PAF（血小板活性化因子）による気道の反応性亢進を抑制し，好酸球に対する作用を有する．

● 抗アナフィラキシー作用

PCA（受動的皮膚アナフィラキシー）反応，実験的気管支喘息モデルにおけるアナフィラキシー反応を抑制する（ラット）．ヒスタミンおよびSRS-A（slow reacting substance of anaphylaxis）などケミカルメディエーターの遊離を抑制する〔ラット腹腔・皮膚肥満（マスト）細胞，ヒト白血球中好塩基球・好中球，ヒト肺（in vitro）〕．また，抗SRS-A作用を有する〔モルモット気管支筋（in vivo），回腸（in vitro）〕．

● 抗ヒスタミン作用

ヒスタミンによる気管支収縮（モルモット），血管透過性亢進，皮膚反応（ラット）などを抑制する．

● PAFによる気道反応の抑制

PAFによる気管支収縮，気道反応性亢進を抑制する（モルモット）．

●好酸球に対する作用

抗原およびPAFによる好酸球の肺への集積を防止する（モルモット，ヒヒ）．アレルギー性疾患患者においては抗原刺激による好酸球の脱顆粒を防止し（*in vitro*），末梢血好酸球を減少させる．また，臨床症状の改善に伴って低比重好酸球比率の減少がみられる．

●誘発試験による過敏反応の抑制

アレルギー性疾患患者において，Ketotifenは抗原誘発による気道，鼻粘膜，皮膚などの過敏反応を抑制する．

<文献>
1) ザジテン® 添付文書
2) Martin, U. et al. : Arzneim.-Forsch. Drug Res., 28 : 770-782, 1978
3) 赤星吉徳, 他：アレルギーの臨床，5：401-404, 1985
4) 熊谷 朗, 他：メディカルサンド，8：87-93, 1980
5) 岸本真知子, 他：アレルギーの臨床，4：149-151, 1984
6) Ney, U. M. et al. : Res. Clin. Forums, 4 : 9-16, 1982
7) Mazzoni, L. et al. : Br. J. Pharmacol., 86 : 571, 1985
8) Morley, J. et al. : Agents. Actions. Suppl., 23 : 187-194, 1988
9) Arnoux, B. et al. : Am. Rev. Respir. Dis., 137 : 855-860, 1988
10) Podleski, W. K. et al. : Agents. Actions., 15 : 177-181, 1984

（橋本直方，足立 満）

● **KG-2413** ▶▶ Emedastine の項を参照

● **Kineret®** ▶▶ Anakinra の項を参照

● **KW-0761** ▶▶ Mogamulizumab の項を参照

● **KW-4354** ▶▶ Oxatomide の項を参照

● **KW-4679** ▶▶ Olopatadine の項を参照

● **KW-4679G** ▶▶ Olopatadine の項を参照

● **KW-4679OD** ▶▶ Olopatadine の項を参照

- LAS-90 ▶▶ Ebastineの項を参照

- LAS-90P ▶▶ Ebastineの項を参照

Lebrikizumab（レブリキズマブ）

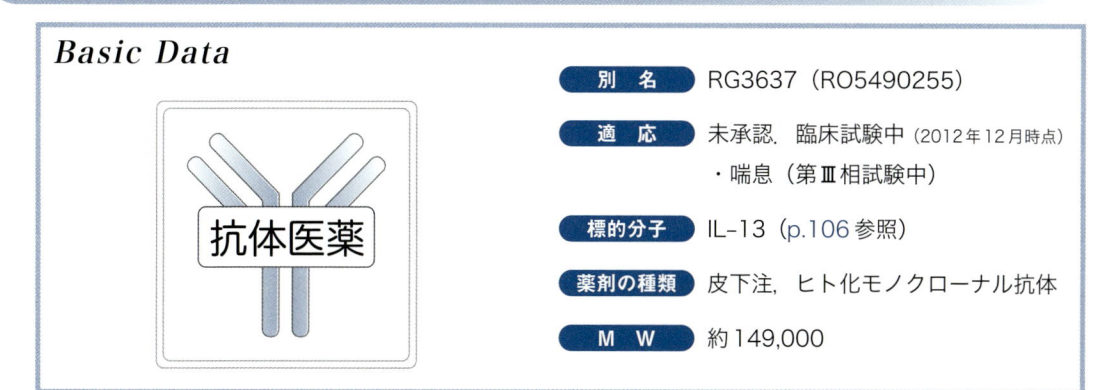

Basic Data

別名	RG3637（RO5490255）
適応	未承認，臨床試験中（2012年12月時点）・喘息（第Ⅲ相試験中）
標的分子	IL-13（p.106参照）
薬剤の種類	皮下注，ヒト化モノクローナル抗体
MW	約149,000

使用法と効果

現在，中用量～高用量吸入ステロイドでコントロール不良の喘息患者に対して第Ⅲ相臨床試験中である．第Ⅱ相臨床試験では，成人にはLebrikizumabとして，1回量250 mgを4週間間隔で6回投与した．投与12週後の1秒量改善率はプラセボ群では4.3％であったのに対して，投与群では9.8％であった（p=0.02）．

IL-13によって産生が誘導され[1]，Th2型の慢性気道炎症に関わるタンパク質としてペリオスチンが知られている[2]．対象をペリオスチン高値群と低値群とに分けて解析を行ったところ，ペリオスチン高値群においては1秒量改善率がプラセボ群では5.8％であったのに対して，投与群では14.0％にまで及んだ（p=0.03）．また，投与24週後までの間に入院を要する程度の喘息の増悪がみられた率は，プラセボ群が27％であったのに対して，投与群では15％と減少傾向であった（p=0.10）．

なお，副作用としては筋痛といった筋骨格および結合組織異常があげられ，プラセボ群では5.4％であったのに対して，投与群では13.2％であった[3]．

作用機序

LebrikizumabはIL-13を標的抗原としたヒト化モノクローナル抗体である．IL-13はIL-4RαとIL-13Rα1のヘテロ二量体であるIL-13受容体を介して細胞に働く．IL-13はIgEの産生，好酸球の活性化，気道過敏性の亢進，気道平滑筋の収縮，粘液産生亢進，気道粘膜の線維化などに関与し，喘息の病態形成に深くかかわっており，これらの作用を抑制することによりLebrikizumabは効果を発揮すると考えられる．

<文献>
1) Sidhu, S. S. et al.：Proc. Natl. Acad. Sci. USA, 107：14170-14175, 2010
2) Masuoka, M. et al.：J. Clin. Invest., 122：2590-2600, 2012
3) Corren, J. et al.：N. Engl. J. Med., 365：1088-1098, 2011

（門野岳史，佐藤伸一）

- **Ledercort®** ▶▶ Triamcinolone の項を参照

- **Limethason®** ▶▶ Dexamethasone の項を参照

- **LM209** ▶▶ Mequitazine の項を参照

- **LY2439821** ▶▶ Ixekizumab の項を参照

- **LY3009104** ▶▶ Baricitinib の項を参照

- **LymphoStat-B** ▶▶ Belimumab の項を参照

Mavrilimumab（マブリリムマブ）

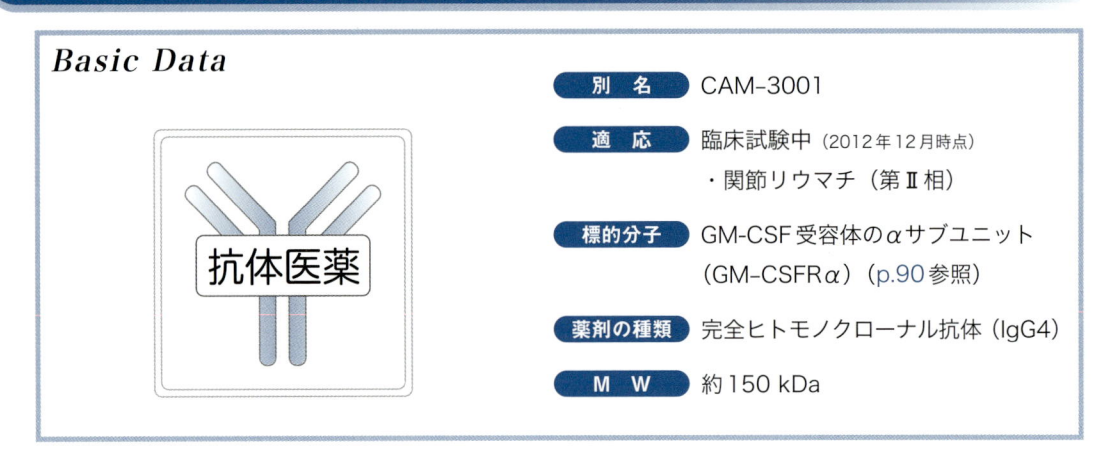

Basic Data

別名	CAM-3001
適応	臨床試験中（2012年12月時点）・関節リウマチ（第Ⅱ相）
標的分子	GM-CSF受容体のαサブユニット（GM-CSFRα）（p.90参照）
薬剤の種類	完全ヒトモノクローナル抗体（IgG4）
MW	約150 kDa

効果

メトトレキサート（MTX）で効果不十分の中等度〜重度活動性関節リウマチ患者239例を対象とした第Ⅱ相試験（EARTH試験）では，100 mgまでのMavrilimumabがMTX併用下で2週間に1回，12週間皮下投与された[1)2)]．その結果，12週時の主要エンドポイント〔DAS（disease activity score）28改善＞1.2〕で有意な改善が認められた．DAS28（CRP：C反応性タンパク）低下もプラセボ群に比して有意に改善し（23％ vs 7％），ACR（American College of Rheumatology）20/50/70もプラセボと比して有意に改善した（69％/31％/18％ vs 40％/12％/4％）．さらに，作用の発現が有意に早く（痛みについては1週目，CRPおよびESRについては2週目，および関節数については4週目）に認められ，12週目まで維持された．なお，安全性および忍容性プロファイルも良好で，最も頻度が高かった（いずれかの投与群で5％超）

有害事象は，一酸化炭素拡散能減少，鼻咽頭炎，上気道感染，関節リウマチおよび貧血であった．

作用機序

Mavrilimumabは，GM-CSF受容体のαサブユニットを標的とし，マクロファージの活性化および分化，生存を阻害する．

<文献>
1) Burmester, G. R. et al. : American College of Rheumatology Annual Meeting, Late-breaking abstract L7, 2011
2) Burmester, G. R. et al. : Ann. Rheum. Dis., 70 : 1542-1549, 2011

(上阪 等)

MDL 16,455A ▶▶ Fexofenadineの項を参照

MEDI-522 ▶▶ Vitaxinの項を参照

MEDI-545 ▶▶ Sifalimumabの項を参照

MEDI-546

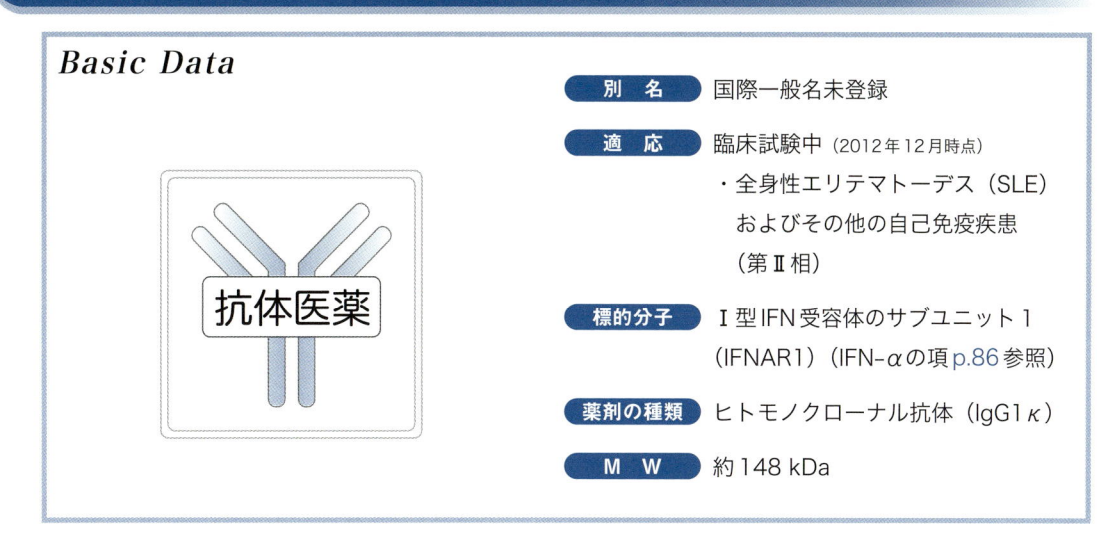

Basic Data

別名	国際一般名未登録
適応	臨床試験中（2012年12月時点）・全身性エリテマトーデス（SLE）およびその他の自己免疫疾患（第Ⅱ相）
標的分子	Ⅰ型IFN受容体のサブユニット1（IFNAR1）（IFN-αの項 p.86参照）
薬剤の種類	ヒトモノクローナル抗体（IgG1κ）
M W	約148 kDa

効果

初期の臨床試験では皮下投与も行われたが，第Ⅱb相試験で低用量と高用量の静注投与がなされている．現時点で治療についての公表臨床データはない．

作用機序

MEDI-546はⅠ型IFNとIFNARの結合を阻害し，すべてのⅠ型IFNの生物活性を抑制する．なお，IFN-αは，SLEおよびその他の自己免疫疾患の発症に主要な役割を果たすと考えられている．

(上阪 等)

MEDI-563 ▶▶ Benralizumabの項を参照

Mepolizumab（メポリズマブ）

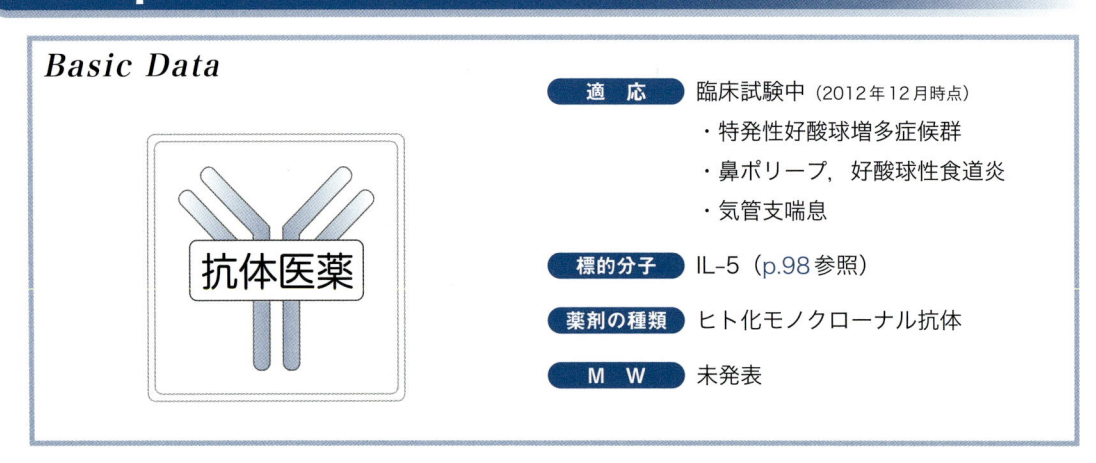

Basic Data

適応	臨床試験中（2012年12月時点） ・特発性好酸球増多症候群 ・鼻ポリープ，好酸球性食道炎 ・気管支喘息
標的分子	IL-5（p.98参照）
薬剤の種類	ヒト化モノクローナル抗体
M W	未発表

効果

　特発性好酸球増多症候群，鼻ポリープ，好酸球性食道炎，気管支喘息の治療のための開発が行われている．
　欧州では，特発性好酸球増多症候群に対する第Ⅲ相試験が行われた[1]．対象患者は，FIP1L1-PDGFRA融合遺伝子陰性で，臨床症状の安定化と末梢好酸球数1,000未満を維持するのにプレドニゾン20～60 mg/日の投与が必要な患者であった．治療は，750 mgのMepolizumabないし偽薬を4週間隔で36週間投与するもので，この間，規定に沿ってプレドニゾン量が減量された．その結果，実薬群で統計学的に有意に大きなプレドニゾン減量が可能で，50％の症例でプレドニゾンを中止できた（偽薬群で5％）．それに続く長期試験も含めて安全性が検討されたが，本薬に関連する重篤な有害事象は認められなかった．ただし，好酸球数減少により，寄生虫感染など好酸球が重要な防御免疫機構を占める疾患に脆弱となる可能性があるが，この点の検証は行われていない．
　良好な結果であったが，2009年7月にグラクソ・スミスクラインからオーファン薬申請取り下げがアナウンスされて今日に至っている．その後，米国で第Ⅲ相試験が行われており，気管支喘息に対しても，第Ⅲ相試験が始まろうとしている．その他，鼻ポリープ，好酸球性食道炎の第Ⅱ相試験が行われており，本邦でも気管支喘息に対する第Ⅰ相試験が行われている．

作用機序

　MepolizumabはI，L-5を標的とし，これを中和することで作用を阻害する．IL-5は好酸球の分化，活性化に重要なサイトカインであり，好酸球増多症などの疾患の病態にかかわるものとされている．

<文献>
1) Rothenberg, M. E. et al. : N. Engl. J. Med., 358 : 1215-1228, 2008

（上阪　等）

Mequitazine (メキタジン)

Basic Data

および鏡像異性体

別　名	Nipolazin®（ニポラジン®），Zesulan®（ゼスラン®），LM209
適　応	気管支喘息，アレルギー性鼻炎，蕁麻疹，皮膚疾患（湿疹・皮膚炎，皮膚掻痒症）に伴う掻痒
標的分子	H_1受容体（ヒスタミンの項p.142参照）
薬剤の種類	経口，H_1受容体拮抗薬（第二世代）
M W	322.47

使用法

● 気管支喘息

通常，小児に対し，Mequitazineとして1回0.12mg/kgを1日2回経口投与する．なお，年齢，症状に応じて適宜増減する．

● アレルギー性鼻炎，蕁麻疹，皮膚疾患に伴う掻痒（湿疹・皮膚炎，皮膚掻痒症）

通常，小児に対し，Mequitazineとして1回0.06mg/kgを1日2回経口投与する．なお，年齢，症状に応じて適宜増減する．

作用機序

抗原抗体反応などにより遊離されるケミカルメディエーターの抑制および拮抗により抗アレルギー作用を示すと考えられる．

ケミカルメディエーター拮抗作用として，ヒスタミン，ロイコトリエン，アセチルコリンによるモルモット摘出回腸・気管筋・肺実質収縮，またブラジキニン，セロトニンによるモルモット摘出回腸収縮，PAF（血小板活性化因子）によるモルモット摘出気管筋収縮，プロスタグランジン$F_{2\alpha}$によるモルモット摘出肺実質収縮を抑制した（*in vitro*）．ケミカルメディエーター遊離抑制作用として，ラット腹腔細胞，ヒト肺，ヒト白血球からのヒスタミンおよびヒト肺，ヒト白血球からのロイコトリエンの遊離を抑制した（*in vitro*）．これらの遊離抑制作用の機序の一部として，ホスホジエステラーゼ活性の阻害，Ca^{2+}流入阻害などの関与が考えられている（*in vitro*）．

＜文献＞

1）ニポラジン®添付文書
2）久木田 淳，他：西日本皮膚科，43：1346, 1981
3）藤村 一，他：日本薬理学雑誌，78：279, 1981
4）河野茂勝，他：日本薬理学雑誌，92：145, 1988
5）藤村 一，他：日本薬理学雑誌，78：291, 1981
6）Tasaka, K. et al.：Arzneim.-Forsch./Drug Res., 40, 10：1092, 1990
7）河野茂勝，他：日本薬理学雑誌，92：159, 1988

（橋本直方，足立　満）

MK-0822 ▶▶ Odanacatib の項を参照

MLN-02

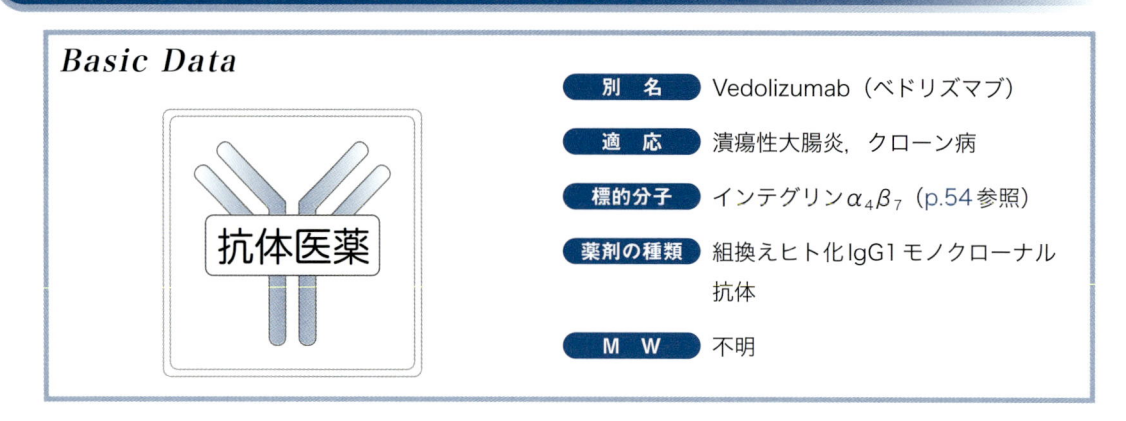

Basic Data

抗体医薬

別名	Vedolizumab（ベドリズマブ）
適応	潰瘍性大腸炎，クローン病
標的分子	インテグリン$\alpha_4\beta_7$（p.54参照）
薬剤の種類	組換えヒト化IgG1モノクローナル抗体
MW	不明

◆使用法と効果

　MLN-02は潰瘍性大腸炎患者とクローン病患者で効果が認められている．潰瘍性大腸炎では，中等度の患者に対して臨床症状の改善，および寛解の導入に有効であることが示された．治療群患者はプラセボ患者よりもIBDQ（inflammatory bowel disease questionnaire）スコアが高かった．プラセボと比較して，治療群は内視鏡的寛解を増大させる傾向にあったが，この差は統計学的な有意はみられなかった．

　有害事象は，治療患者とプラセボ患者で同様の割合で発現していた．MLN-02治療患者では中和抗体が有意な割合で認められていた．高抗体価の患者群では臨床的寛解率にプラセボ群との差を認めず，治療効果が減弱することが考えられている．日和見感染の報告例はなかった．

◆作用機序

　MLN-02はインテグリン$\alpha_4\beta_7$と結合することにより，白血球の消化管への接着や遊走を阻止する．

<文献>
1) Behm, B. W. & Bickston, S. J. : Cochrane Database Syst. Rev., CD007571, 2009

（山本一彦）

Mogamulizumab（モガムリズマブ）

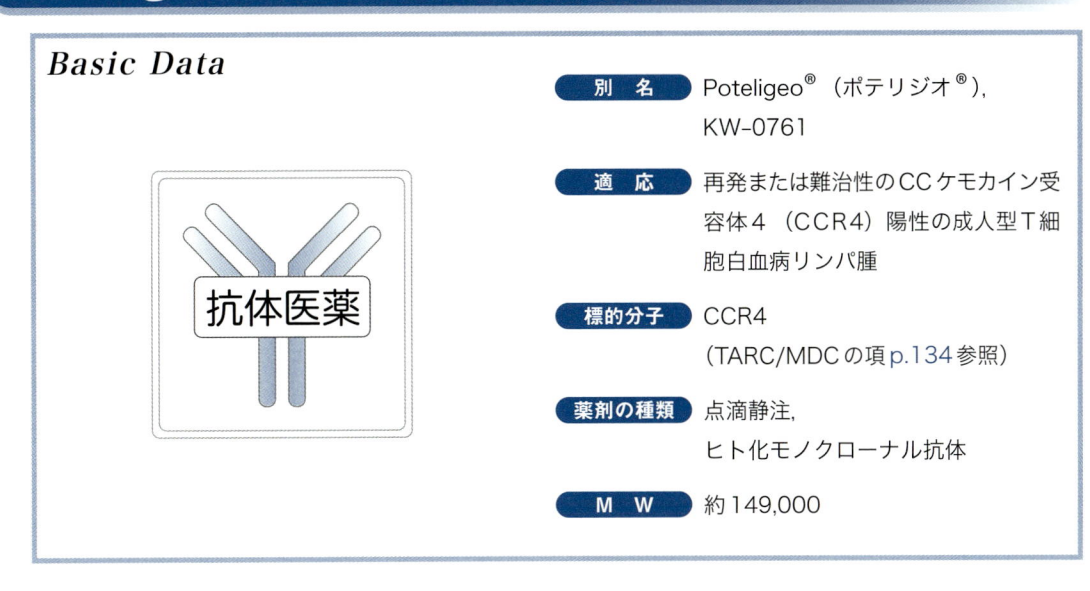

Basic Data

別名	Poteligeo®（ポテリジオ®），KW-0761
適応	再発または難治性のCCケモカイン受容体4（CCR4）陽性の成人型T細胞白血病リンパ腫
標的分子	CCR4（TARC/MDCの項p.134参照）
薬剤の種類	点滴静注，ヒト化モノクローナル抗体
MW	約149,000

使用法と効果

通常，成人には，Mogamulizumabとして1回量1 mg/kgを1週間間隔で8回点滴静注する．前治療としての化学療法によって寛解に到達しなかった治療抵抗例を除く，急性型，リンパ腫型または予後不良因子〔LDH（血清乳酸脱水素酵素）高値，BUN（血清尿素窒素）高値およびアルブミン低値〕を有する慢性型のCCR4陽性の再発・再燃成人型T細胞白血病リンパ腫（ATL）日本人患者を対象とした第Ⅱ相臨床試験が行われた．その結果，奏効率は50.0％（26名中13名，95％CI：29.9～70.1％）であった[1]．また，末梢血に対する奏効率は100％であったが，末梢血以外の病変に対する奏効率は38.1％にとどまった．副作用としては注入反応が86％と高率にみられた．また白血球減少や重度の皮膚障害も多く，Stevens-Johnson症候群の発症例もある．

作用機序

MogamulizumabはCCR4を標的抗原としたヒト化モノクローナル抗体である．CCR4はTARC/CCL17およびMDC/CCL22をリガンドとし，2型ヘルパーT細胞や制御性T（Treg）細胞などの一部のT細胞に発現している[2]．CCR4はまた一部の悪性リンパ腫に発現し，ことにATLでは約90％でCCR4陽性であることより，MogamulizumabはCCR4陽性腫瘍細胞に対して抗体依存性細胞傷害活性により，抗腫瘍効果を発揮する．

一方，CCR4は健常細胞においてTreg細胞に発現していることから，MogamulizumabはCCR4陽性の腫瘍細胞のみならずTreg細胞もあわせて除去することが考えられ，実際マウスにおいてはTreg細胞除去作用が確認されている．このことよりMogamulizumabは腫瘍免疫応答を抑制するTreg細胞を除去することにより，抗腫瘍免疫を賦活することが期待される[3]．

＜文献＞
1）ポテリジオ®添付文書
2）小畑長英，他：細胞，44：355-358，2012
3）石田高司，他：治療学，44：1399-1404，2010

（門野岳史，佐藤伸一）

MRA (myeloma receptor antibody) ▶▶ Tocilizumab の項を参照

Natalizumab（ナタリズマブ）

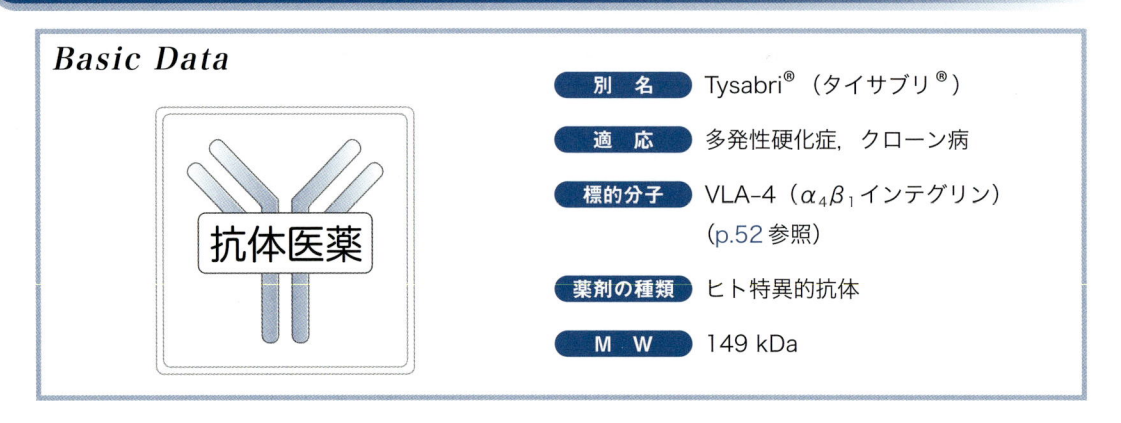

Basic Data

別名	Tysabri®（タイサブリ®）
適応	多発性硬化症，クローン病
標的分子	VLA-4（$\alpha_4\beta_1$ インテグリン）(p.52 参照)
薬剤の種類	ヒト特異的抗体
MW	149 kDa

使用法と効果

4週ごとに1時間かけて300 mgを静脈投与．多発性硬化症の治療では，再発型の患者に対して投与され，臨床的増悪の回数の減少と身体的障害の軽減に効果がみられる．ほかの治療法に抵抗性，または使用できない患者に一般的には使われる．クローン病に関しては，ほかの治療薬およびTNF阻害薬に抵抗性か使用できない中等度～重症の患者に対する寛解導入と，その維持に用いられる[1)2)]．

多発性硬化症の再発予防剤としては現在世界最強であるが，2年以上継続投与すると，1,000人に1人の割合で進行性多巣性白質脳症（PML）が発症する[3)4)]．JCウイルス抗体を測定する新しいELISAが示され，Natalizumab治療後に陽転患者がいないこと，偽陽性は2.5％のみであることから，PML発症のリスクを治療前に推測できる可能性が示されている．

作用機序

$\alpha_4\beta_1$ インテグリンはVLA-4（very late antigen-4）とよばれ，白血球の細胞表面に発現される接着分子で，その主なリガンドはVCAM-1（vascular cell adhesion molecule-1）である．VLA-4はリンパ球や単球の細胞表面に表出され，血管内皮細胞の接着，脳実質内への侵入において重要な因子と考えられている．このVLA-4に対するヒト特異的抗体がNatalizumabである．

＜文献＞

1) Miller, D. H. et al. : N. Engl. J. Med., 348 : 15-23, 2003
2) Polman, C. H. et al. : N. Engl. J. Med., 354 : 399-910, 2006
3) Van Assche G. et al. : N. Engl. J. Med., 353 : 362-368, 2005
4) Kleinschmidt-DeMasters, B. K. & Tyler, K. L. : N. Engl. J. Med., 353 : 369-374, 2005

（山本一彦）

Neoral® ▶▶ Cyclosporine A の項を参照

NF-κBデコイオリゴ

Basic Data

```
CCTTGAAGGGATTTCCCTCC
||||||||||||||||||||
GGAACTTCCCTAAAGGGAGG
```

適応	未承認であり，下記の臨床試験が行われている（2013年1月時点）・アトピー性皮膚炎（国内第Ⅱ相）
標的分子	転写因子NF-κB（p.166参照）
薬剤の種類	塗布，NF-κBデコイオリゴ製剤
MW	不明

作用機序

1990年にBiekinskaらによりNF-κBの結合部位を有する合成二本鎖DNA（NF-κBデコイオリゴ）が細胞固有のDNAと競合してNF-κBに結合することが報告され（図），以後，臨床応用を含め多くの研究がなされてきた．

NF-κBのみが結合可能なオリゴを投与することから，特異性の観点からは，ほかの化合物と一線を画するといえる．しかし，生体内への投与にはいまだ問題点が多い．合成オリゴは血清タンパク質との結合能が低いため腎臓からの排泄効率が高く，半減期が約5分と短いため生物学的利用効率がきわめて低いことから，全身投与による治療効果は望めない．さらには，高分子・疎水性などの性質から細胞膜を介した浸透率が低く，例え細胞内に到達してもリソソームでほとんどが酵素により分解され，その濃度は著しく低下し，最終的に核内にまで到達するのは，投与したオリゴのごく一部だけである．そのため，各種の化学的修飾を加えることで生体内での安定性を増加させる工夫が行われている[1]．

臨床応用

現在までに種々の疾患モデル動物での有効性が示されている．慢性閉塞性肺疾患（COPD）モデルのOVA（卵白アルブミン）誘導性アレルギーマウス，関節リウマチモデルのコラーゲン誘導関節炎，急速進行性半月体形成腎炎モデル，LPS（リポ多糖）敗血症モデル，心筋梗塞・血管障害・大動脈瘤モデルは，いずれも炎症性サイトカインが病変局所において重要な働きを担う疾患であり，それぞれにおいて種々の方法でNF-κBデコイオリゴが投与され，治療効果が認められている．しかし，実際にヒトを対象とした臨床試験は，アトピー性皮膚炎患者75名を対象とした第Ⅰ/Ⅱ相試験にとどまっている[2]．また，少数例のパイロットスタディにおいて，冠動脈ステントとの併用により再狭窄をきたさなくなったと報告されている[3]．

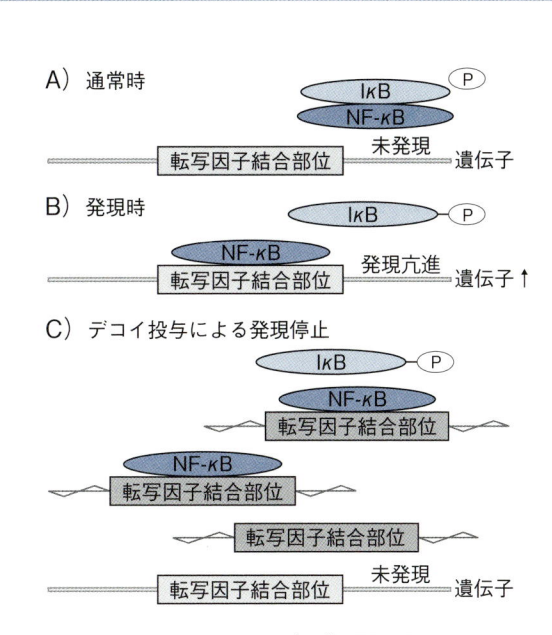

図 NF-κBデコイオリゴの作用原理（文献4より引用）

A）通常時
B）発現時
C）デコイ投与による発現停止

<文献>
1) De Stefano, D. : Discov. Med., 12 : 97-105, 2011
2) www.clinicaltrials.gov
3) Egashira, K. et al. : J. Gene Med., 10 : 805-809, 2008
4) アンジェスMG株式会社 有価証券報告書

(山岡邦宏，田中良哉)

Nipolazin® ▶▶ Mequitazine の項を参照

NULOJIX® ▶▶ Belatacept の項を参照

Nuvance™ ▶▶ Altrakincept の項を参照

Ocrelizumab（オクレリズマブ）

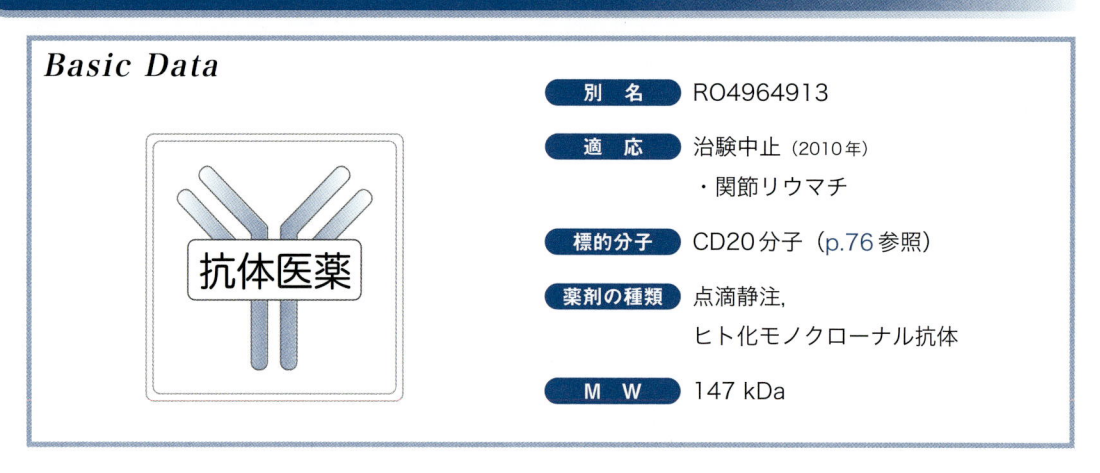

Basic Data

別名	RO4964913
適応	治験中止（2010年）・関節リウマチ
標的分子	CD20分子（p.76参照）
薬剤の種類	点滴静注，ヒト化モノクローナル抗体
M W	147 kDa

効果

TNF阻害薬にて効果不十分な関節リウマチに対して，第III相無作為割付二重盲検試験が国際共同治験で行われた[1]．237名のメトトレキサート不応性でTNF阻害薬投与を受けていた患者に，プラセボに加え10, 50, 200, 500, 1,000 mgのOcrelizumabが隔週で2回投与された．24週時点で200 mg以上の投与群ではACR（American College of Rheumatology）50を20～28％満たした．

本邦でも臨床試験が行われ有効性は認められたが[2]，B型肝炎の再活性化およびニューモシスチス肺炎などの感染症のリスクがベネフィットを上回らないと判断されて，治験は中断された．また，**Rituximab**の全身性エリテマトーデスに対する有効性が明らかにされなかったことに加えて，進行性多巣性白質脳症，ニューモシスチス肺炎などにおける死亡例が認められたことにより，BEGIN（A Study to Evaluate Two Systemic Lupus Erythematosus）試験，ループス腎炎に対するBELONG（A Study to Evaluate Ocrelizumab in Patients with Nephritis due to Systemic Lupus Erythematosus）試験などの治験は中止に追い込まれた．

作用機序

Ocrelizumabは抗CD20抗体で，抗体依存性細胞障害活性と補体依存性細胞障害活性を介して，あるいはアポトーシスを誘導してB細胞を除去する．Rituximabはその構造において60〜65％がヒトタンパク質組成であるが，ヒト化抗CD20抗体Ocrelizumabは90〜95％がヒトアミノ酸組成と改良されている．キメラ型抗体であるがゆえの，投与時反応や抗ヒトキメラ抗体の産生による効果減弱などの欠点を克服している．

<文献>
1) Tak, P. P. et al. : Arthritis Rheum., 64 : 360-370, 2012
2) JA21963 Study Group : J. Rheumatol., 39 : 486-495, 2012

（齋藤和義）

Odanacatib （オダナカチブ）

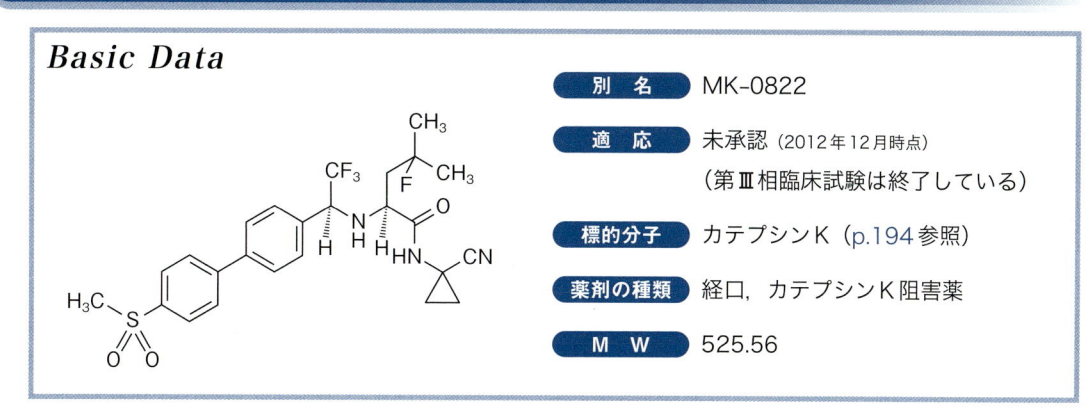

Basic Data

別名	MK-0822
適応	未承認（2012年12月時点）（第Ⅲ相臨床試験は終了している）
標的分子	カテプシンK（p.194参照）
薬剤の種類	経口，カテプシンK阻害薬
MW	525.56

効果

閉経後骨粗鬆症患者を対象として，プラセボ群，Odanacatib 週3 mg, 10 mg, 25 mg, 50 mg投与群を比較した2年間の第Ⅱ相臨床試験において，週に10 mg以上の用量で用量依存性に腰椎および大腿骨の骨密度を増加させた．10 mg以上投与群では骨吸収マーカー（NTx, CTx, DPD）は減少した．骨形成マーカー（BSAP, P1NP）は3 mg群で上昇，10 mgおよび25 mg投与群では最初の6カ月は低下したが，その後徐々に上昇し，2年ではほぼベースラインに戻っていた[1]．

さらに第Ⅱ相臨床試験を5年まで延長した報告では，週50 mg投与群で腰椎BMD（骨密度）がベースラインから平均11.9％増加していた．骨吸収マーカーはベースラインから約55％の減少を示したのに対し，骨形成マーカーに変化はみられなかった[2]．

第Ⅲ相臨床試験は，予定の中間解析で予想を上回る有効性が示されたことから予定よりも早く終了された．プラセボ群と比較して副作用に有意な差はみられなかった．

作用機序

カテプシンKは破骨細胞において高い発現を示すシステインプロテアーゼであり，骨基質の主要構成成分であるⅠ型コラーゲンの三本鎖を複数の部分で切断する活性を有している．OdanacatibはこのカテプシンKの選択的阻害薬である．ビスホスホネートなど従来の骨吸収抑制薬は骨形成も抑制され，治療が長期間に及ぶと骨質の低下につながる可能性が危惧されていたが，Odanacatibは破骨細胞の細胞死を誘導しないため，カップリングが維持され，骨形成抑制が軽微ではないかと期待されている．

<文献>
1) Bone, H. G. et al. : J. Bone Miner. Res., 25 : 937-947, 2010
2) Langdahl, B. et al. : J. Bone Miner. Res., 27 : 2251-2258, 2012

(田中 栄)

Ofatumumab（オファツムマブ）

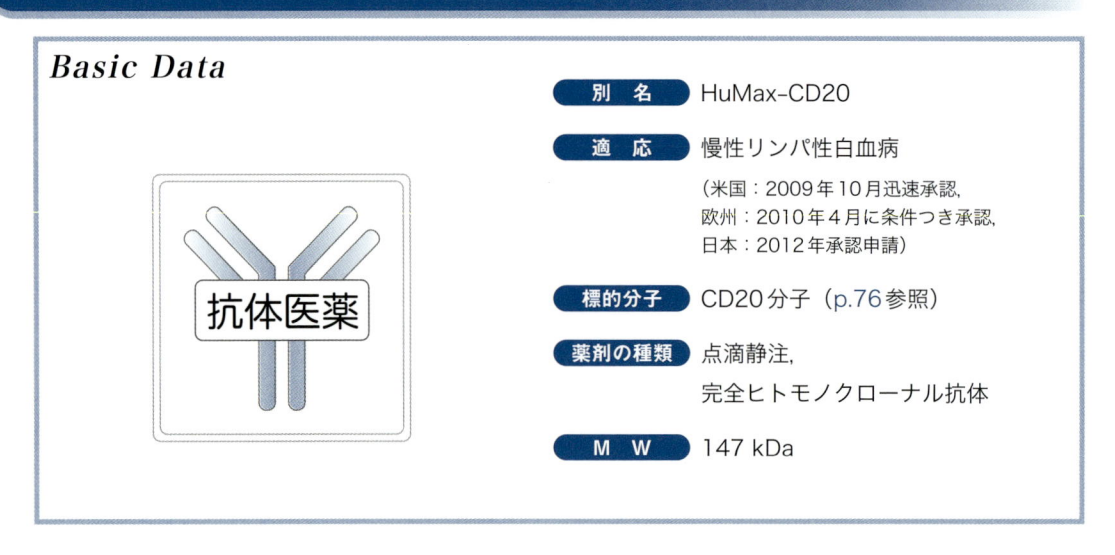

Basic Data

別名	HuMax-CD20
適応	慢性リンパ性白血病（米国：2009年10月迅速承認，欧州：2010年4月に条件つき承認，日本：2012年承認申請）
標的分子	CD20分子（p.76参照）
薬剤の種類	点滴静注，完全ヒトモノクローナル抗体
MW	147 kDa

◆効果

Ofatumumabの抗リウマチ薬無効の活動性関節リウマチを対象とした多施設無作為化二重盲検第Ⅱ相臨床試験では，プラセボ，Ofatumumab 300 mg，700 mg，1,000 mg（4群，各50名）が2週間おきに2回投与された．先んじて行われたⅠ/Ⅱ相試験エントリー患者を含む計225名における投与24週後の治療反応性は，Ofatumumab投与300 mg，700 mg，1,000 mg群の改善率はそれぞれACR（American College of Rheumatolory）20（p.313参照）で40，49，44％，ACR50で17，26，24％，ACR70で9，4，6％であった．すべての実薬投与群で速やかなBリンパ球の減少が認められ，EULAR（ヨーロッパリウマチ学会）の改善基準では投与24週後で中等度以上が70％以上に認められた．

TNF阻害療法で効果不十分症例への効果に関してはMTX（メトトレキサート）併用の有無をそろえた再解析を要するが，TNFナイーブ症例のACR20達成52％（60例/115例），TNF阻害療法投与歴ありでは28％（15例/54例）であり，TNF阻害療法での効果不良例でも奏功することが示された[1]．

◆作用機序

Ofatumumabは抗CD20抗体で，抗体依存性細胞障害活性と補体依存性細胞障害活性を介して，あるいはアポトーシスを誘導してB細胞を除去する．**Rituximab**はその構造において60〜65％がヒトタンパク質組成であるが，完全ヒト抗CD20抗体Ofatumumabでは100％がヒトアミノ酸組成と改良されている．キメラ型抗体であるがゆえの，投与時反応や抗ヒトキメラ抗体の産生による効果減弱などの欠点を克服している．

<文献>
1) Østergaard, M. et al. : Arthritis Rheum., 62 : 2227-2238, 2010

(齋藤和義)

Olopatadine (オロパタジン)

Basic Data

別名 Allelock® (アレロック®), KW-4679, KW-4679OD, KW-4679G

適応 【成人】アレルギー性鼻炎, 蕁麻疹, 皮膚疾患に伴う掻痒（湿疹・皮膚炎, 痒疹, 皮膚掻痒症, 尋常性乾癬, 多形滲出性紅斑）
【小児】アレルギー性鼻炎, 蕁麻疹, 皮膚疾患（湿疹・皮膚炎, 皮膚掻痒症）に伴う掻痒

標的分子 H_1受容体（ヒスタミンの項p.142参照）

薬剤の種類 経口, H_1受容体拮抗薬（第二世代）

MW 373.87

使用法

【成人】通常, 成人にはOlopatadineとして5 mgを朝および就寝前の1日2回経口投与する.

【小児】通常, 7歳以上の小児にはOlopatadineとして5 mgを朝および就寝前の1日2回経口投与する.

なお, 年齢, 症状により適宜増減する.

作用機序

本剤は, 選択的ヒスタミンH_1受容体拮抗作用〔in vitro（ラット, モルモット組織）〕を主作用とし, さらにアレルギー性炎症性細胞から遊離されるヒスタミン〔in vitro（ラット腹腔浸出細胞）〕, アラキドン酸産物であるトロンボキサン〔in vitro（ヒト好中球）〕およびロイコトリエン〔in vitro（ヒト好中球, ヒト好酸球, モルモット腹腔好酸球）〕, リン脂質である血小板活性化因子（PAF）〔in vitro（ヒト好中球）〕などの化学伝達物質の遊離, 抑制作用, IL-6やIL-8などのサイトカイン分泌抑制作用〔in vitro（ヒト結膜上皮細胞）〕, 血管内皮細胞における細胞接着分子の発現抑制作用〔in vitro（HUVEC：ヒト臍帯静脈内皮細胞）〕, 好酸球浸潤抑制作用（ラット）, タキキニンの遊離抑制作用（in vitro）などの多彩な抗アレルギー作用が期待できる.

<文献>
1) アレロック®添付文書
2) 野中裕美, 他：薬理と臨床, 5：1817, 1995
3) 佐々木康夫, 他：薬理と臨床, 5：1825, 1995
4) Yanni, J. M. et al.：Arch. Ophthalmol., 117：643, 1999
5) Miki, I. et al.：Cellular Immunol., 171：285, 1996
6) Kaise, T. et al.：Jpn. J. Pharmacol., 69：435, 1995
7) 貝瀬俊彦, 他：アレルギー, 47：1098, 1998
8) 石井秀衛, 他：日本薬理学雑誌, 106：289, 1995
9) 赤木正明, 他：Jpn. Pharmacol. Ther., 29：187-191, 2001
10) 佐々木康夫, 他：薬理と臨床, 5：1837, 1995
11) Ikemura, T. et al.：Int. Arch. Allergy Immunol., 110：57, 1996
12) Miyake, K. et al.：Allergol. Int., 50：113, 2001

（橋本直方, 足立 満）

Omalizumab（オマリズマブ）

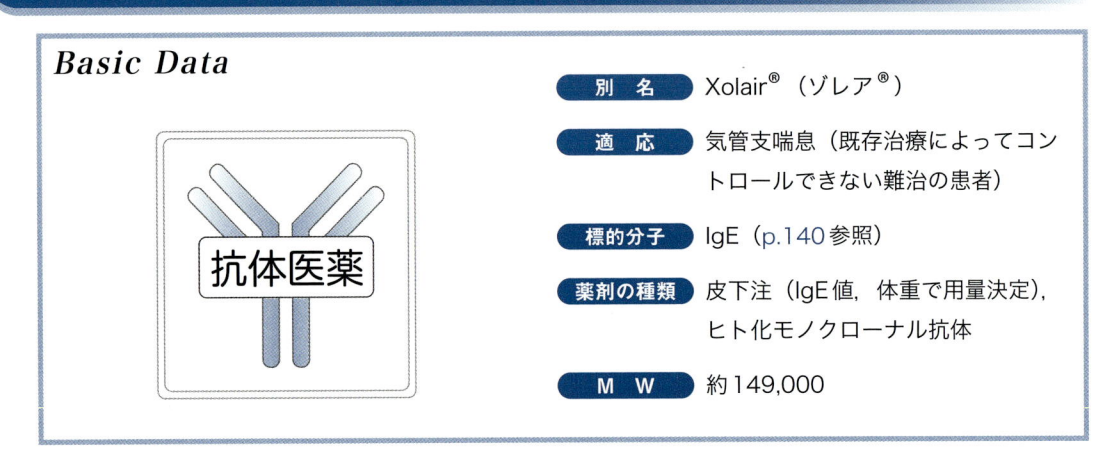

Basic Data

- **別名**: Xolair®（ゾレア®）
- **適応**: 気管支喘息（既存治療によってコントロールできない難治の患者）
- **標的分子**: IgE（p.140参照）
- **薬剤の種類**: 皮下注（IgE値，体重で用量決定），ヒト化モノクローナル抗体
- **MW**: 約149,000

使用法と効果

アレルギー領域におけるはじめての分子標的治療薬である．IgEに対する抗体を用いて，FcεI受容体への結合を阻害するため，IgEが関与する疾患で有効と考えられるが，現在適応があるのは，アトピー型かつほかの薬剤でコントロールができない重症喘息のみとなっている．

IgEが高すぎる症例では拮抗しきれないと想定されるため，IgE値で投与限度が設けられている．個々の症例において，体重とIgEの値から換算し，1回75～375 mgを2～4週ごとに注射用蒸留水に溶解して皮下注射する．長期管理薬であるが，16週で有効かどうかの判定を行う．副作用は目立ったものはないが，薬剤の粘性が高いため注射部位の発赤疼痛が多い．また，ごくまれにアナフィラキシー反応を起こす症例があるため，初回投与後は2時間の経過観察を要する．

作用機序

IgEに対する抗体を用いて，FcεI受容体への結合を阻害し，マスト細胞の活性化を抑制する．機序から考えるとI型アレルギー全般に有効なはずで，報告では気管支喘息に合併したアレルギー性鼻炎が改善した，アナフィラキシー症例に有効であった，などがある[1]．また，IgE低値の症例でも有効であったとの報告が散見されるため，IgEに対する直接作用以外の機序もあるかもしれない．

<文献>

1) 足立 満，田中明彦：日本内科学会雑誌，101：689-693，2012

（粒来崇博，秋山一男）

Onon® ▶▶ Planlukastの項を参照

ORENCIA® ▶▶ Abataceptの項を参照

Orgadron® ▶▶ Dexamethasone の項を参照

Oxatomide（オキサトミド）

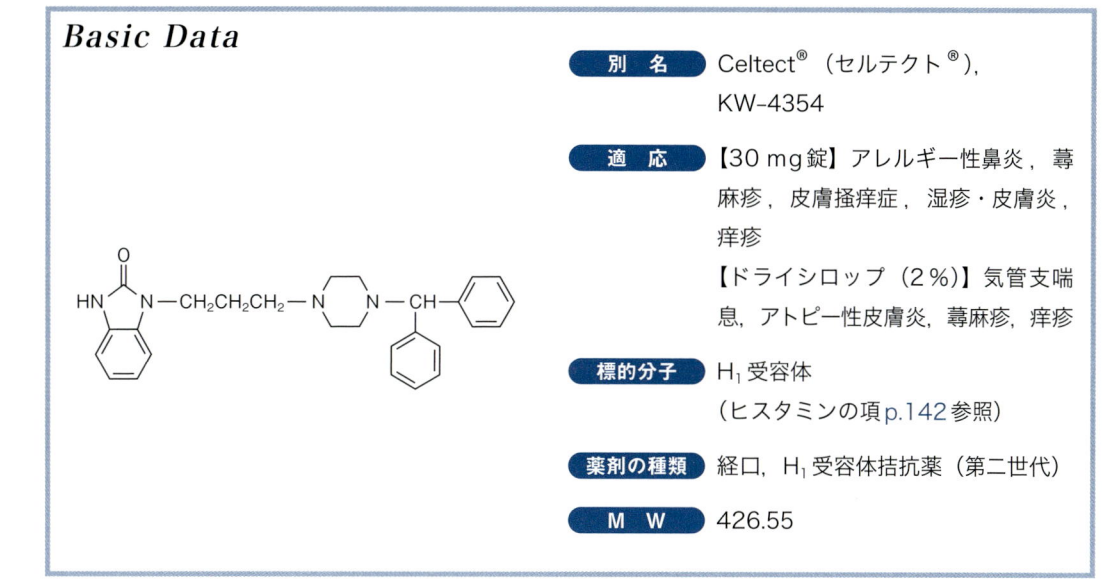

Basic Data

別 名	Celtect®（セルテクト®），KW-4354
適 応	【30 mg錠】アレルギー性鼻炎，蕁麻疹，皮膚掻痒症，湿疹・皮膚炎，痒疹 【ドライシロップ（2％）】気管支喘息，アトピー性皮膚炎，蕁麻疹，痒疹
標的分子	H_1受容体（ヒスタミンの項p.142参照）
薬剤の種類	経口，H_1受容体拮抗薬（第二世代）
M W	426.55

使用法

通常，成人にはOxatomideとして30 mgを朝および就寝前の1日2回経口投与する．

通常，小児にはOxatomideとして0.5 mg/kg（ドライシロップとして25 mg/kg）を用時水で懸濁して，朝および就寝前の1日2回経口投与する．

なお，年齢，症状により適宜増減する．ただし，1回最高用量はOxatomideとして0.75 mg/kg（ドライシロップとして37.5 mg/kg）を限度とする．

作用機序

本剤は，アレルギー反応に関係する細胞内のカルシウム制御作用により，ヒスタミン，ロイコトリエンなどのケミカルメディエーターの遊離を抑制する．またアレルギー反応により遊離したメディエーターに対する拮抗作用も有し，特にアレルギー性疾患の慢性化と重症化に関係するロイコトリエンに対しては，拮抗作用とともにその合成酵素の阻害作用を有する．

<文献>

1) セルテクト®添付文書
2) Tasaka, K. et al. : Int. Archs. Allergy appl. Immun., 83 : 348, 1987
3) Manabe, H. et al. : Int. Archs. Allergy appl. Immun., 87 : 91, 1988
4) Kosaka, Y. et al. : Agents and Actions, 21 : 32, 1987
5) Ohmori, K. et al. : Arch. Int. Pharmacodyn. Ther., 275 : 139, 1985
6) Nijkamp, F. P. et al. : Naunyn-Schmiedeberg's Arch. Pharmacol., 340 : 111, 1989
7) 藤井一元，他：日本平滑筋学会雑誌，19：47, 1983
8) 大森健守，他：日本薬理学雑誌，80：251, 1982
9) 大森健守，他：日本薬理学雑誌，80：481, 1982

（橋本直方，足立 満）

Ozagrel（オザグレル）

Basic Data

別名	Domenan®（ドメナン®），Vega®（ベガ®）
適応	気管支喘息
標的分子	トロンボキサン A_2（p.144参照）
薬剤の種類	経口，トロンボキサン A_2 阻害薬
MW	282.72

使用法と効果

トロンボキサン A_2（TXA_2）産生抑制薬として TXA_2 を介する気道過敏性亢進の抑制に効果があると考えられるので，アトピー型，非アトピー型問わず有効であると考えられる[1]．気管支喘息に適応となり，1回200 mgを1日2回，朝，眠前に内服する．

TXA_2 は血小板凝集の作用もあるため，この抑制剤は血栓形成の予防になることから，脳血栓症の急性期および，くも膜下出血手術後の脳血管攣縮や脳虚血性症状の改善の目的で点滴投与される．

作用機序

TXA_2 産生抑制薬であるため，受容体拮抗薬（Ramatroban）に比べて作用発現にやや時間がかかるが，メサコリンに対する気道過敏性を有意に抑制した，と報告されている（メサコリンは気管支喘息の気道過敏性検査で一般的に使用される薬剤で，ムスカリン受容体を介して平滑筋収縮作用をもたらす）[2]．また，血小板凝集抑制効果もあるため，出血傾向のある症例では慎重投与となっている．

<文献>
1) 黒澤元博：『総合アレルギー学 改訂第2版』（福田健/編），pp.318-323，南山堂，2010
2) Kunitoh, H. et al.：J. Asthma, 35：355-360, 1998

（粒来崇博，秋山一男）

Papilock® ▶▶ Cyclosporine A の項を参照

PCI-32765 ▶▶ Ibrutinib の項を参照

Pemirolast（ペミロラスト）

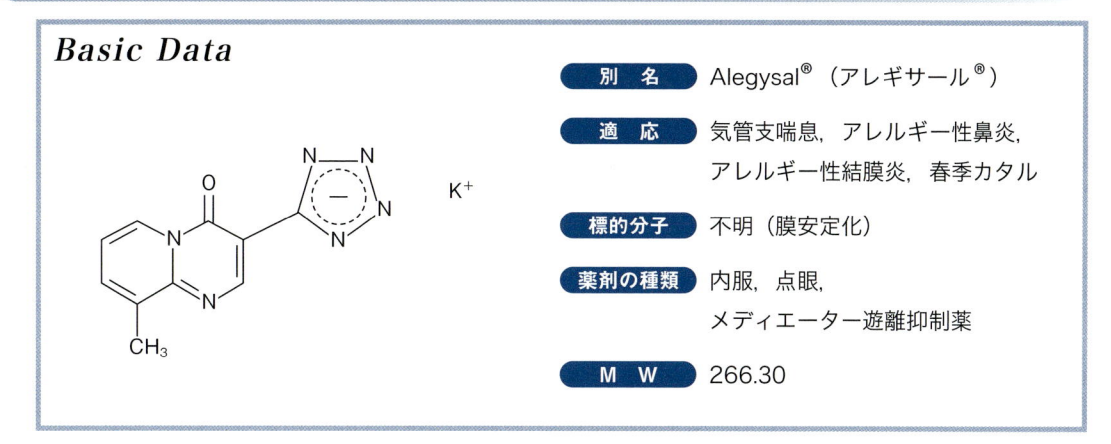

Basic Data

別名	Alegysal®（アレギサール®）
適応	気管支喘息，アレルギー性鼻炎，アレルギー性結膜炎，春季カタル
標的分子	不明（膜安定化）
薬剤の種類	内服，点眼，メディエーター遊離抑制薬
MW	266.30

使用法と効果

Ⅰ型アレルギーを抑制するため，気管支喘息，アレルギー性鼻炎に適応がある[1]．内服，点眼で投与する．成人では喘息に対しては10 mgを1日2回，鼻炎に対しては5 mgを1日2回，小児では喘息は0.2 mg/kg，鼻炎は0.1 mg/kgを内服する．大量投与の動物実験で胎児発育遅延が報告されているため，人間でのデータは不明であるが，添付文書上，妊婦には禁忌である．

最近では抗がん剤投与時の嘔気の抑制に有効な可能性が報告される[2]．

作用機序

マスト細胞のイノシトール三リン酸阻害により脱顆粒を抑制し，Ⅰ型アレルギー反応を抑制する．また，アラキドン酸遊離も阻害する．

<文献>

1) 黒澤元博：『総合アレルギー学 改訂第2版』（福田健/編），pp.318-323，南山堂，2010
2) Tatsushima, Y. et al. : Eur. J. Pharmacol., 661 : 57-62, 2011

（粒来崇博，秋山一男）

Periactin® ▶▶ Cyproheptadine の項を参照

PF-5230895 ▶▶ SBI-087 の項を参照

Pitrakinra（ピトラキンラ）

Basic Data

タンパク質製剤

別名	Aerovant™, AER-001, BAY-16-9996
適応	未承認．臨床試験中（2012年12月時点） ・喘息（後期第Ⅱ相まで終了）
標的分子	IL-4受容体α鎖（p.96参照）
薬剤の種類	皮下注もしくは噴霧剤，遺伝子組換えヒトIL-4変異体
MW	約15,000

使用法と効果

　早期第Ⅱ相臨床試験ではアトピー型喘息患者に対して，25 mg連日皮下注もしくは60 mg噴霧1日2回で投与が行われ，投与4週後にアレルゲンによる惹起が行われた．皮下注の場合は惹起4～10時間における1秒量の最大減少率がPitrakinra群では17.1％であったのに対して，コントロール群では23.1％であった（p＝0.243）．また，噴霧の場合は同様に1秒量の平均減少率はPitrakinra群では4.4％であったのに対して，コントロール群では15.9％であった（p＝0.0001）．また，皮下注の場合は喘息関連の有害事象が，Pitrakinra群では有意に減少した[1)2)]．

　後期第Ⅱ相臨床試験では好酸球性喘息患者に対して，10 mg噴霧1日2回12週の投与を行ったところ，喘息の増悪が37％減少した（p＜0.004）．さらに，IL-4受容体α鎖（IL-4Rα）に関するSNP（一塩基多型）について検討したところ，SNPのリファレンス番号rs8832およびrs3024530において最も強い関連性がみられた[3)]．

作用機序

　Pitrakinraは遺伝子組換えヒトIL-4変異体で，121番目のアルギニンと124番目のチロシンがともにアスパラギン酸に変換されている．IL-4Rαは，γcとヘテロ二量体を形成した場合（IL-4Rα/γc）はIL-4のタイプⅠ受容体として働き，IL-13Rα1とヘテロ二量体を形成した場合（IL-4Rα/IL-13Rα1）はIL-4のタイプⅡ受容体として働くとともに，IL-13の受容体ともなる．IL-4はTh2型ヘルパーT細胞などから産生され，喘息におけるTh2型の慢性気道炎症に関与する．また，IL-13はIgEの産生，好酸球の活性化，気道過敏性の亢進，気道平滑筋の収縮，粘液産生亢進，気道粘膜の線維化などに関与する．PitrakinraはIL-4Rαに結合することにより，IL-4およびIL-13がIL-4Rαに結合することを阻害する[1)]．

＜文献＞

1) Antoniu, S. A. & Cojocaru, I. : Expert Opin. Biol. Ther., 10 : 1609-1615, 2010
2) Wenzel, S. et al. : Lancet, 370 : 1422-1431, 2007
3) Slager, R. E. et al. : J. Allergy Clin. Immunol., 130 : 516-522, 2012

（門野岳史，佐藤伸一）

Planlukast（プランルカスト）

Basic Data

別　名	Onon®（オノン®）
適　応	気管支喘息，アレルギー性鼻炎
標的分子	ロイコトリエン受容体（p.146参照）
薬剤の種類	経口，ロイコトリエン拮抗薬
M W	490.51

使用法と効果

ロイコトリエン受容体を拮抗することから，ロイコトリエンが関与する病態，すなわち非ステロイド性抗炎症薬（NSAIDs）不耐症，鼻茸，気管支喘息に有効と考えられる．適応は気管支喘息，アレルギー性鼻炎で，Planlukastは1回225 mgを1日2回，小児では3.5 mg/kgを1日2回内服する．

ロイコトリエンに由来した気道平滑筋収縮を抑制し即効的な気管支拡張効果があるほか，吸入ステロイド抵抗性の原因となる鼻疾患合併の喘息，末梢気道の気道炎症にも有効と考えられ，気管支喘息では吸入ステロイドに併用するコントローラーとして重要視される．同様の薬剤としてMontelukast（モンテルカスト），Zafirlukast（ザフィルルカスト）があげられる．妊婦にも比較的安全性が高いとされる．Zafirlukastには劇症肝炎の報告例がある．またChurg-Strauss症候群の発症のきっかけになる，と報告されたこともあるが，その後の症例集積で，おそらくはこの薬剤の効果に伴いステロイドの内服使用から離脱した結果として顕在化したのでは，と現在は考えられている．

作用機序

ロイコトリエン受容体を選択的に拮抗する．ロイコトリエンの作用を拮抗するので気管支喘息，アレルギー性鼻炎に有効であり，特にNSAIDs不耐症，鼻炎合併喘息によい適応がある[1]．気管支喘息においては，吸入ステロイドに併用する薬剤のなかでLABA（長時間作用型β刺激薬）に並んで選択される第二選択薬として位置づけられている．LABAと本薬剤の優劣が盛んに議論されたが，結局はどちらの効果（LABAなら気管支拡張効果，本薬剤なら抗炎症，鼻疾患）を優先するか，個々の症例で判断するコンセンサスが得られている．

<文献>

1) 『喘息予防・管理ガイドライン2009』（社団法人日本アレルギー学会 喘息ガイドライン専門部会/監修，「喘息予防・管理ガイドライン2009」作成委員/作成），pp.96-97，協和企画，2009

（粒来崇博，秋山一男）

Polaramine® ▶▶ d-Chlorpheniramineの項を参照

● **Poteligeo®** ▶▶ Mogamulizumab の項を参照

● **Prednisolone®** ▶▶ Prednisolone の項を参照

● Prednisolone（プレドニゾロン）

Basic Data

別名
Predonine®（プレドニン®），Prednisolone®（プレドニゾロン®），水溶性プレドニン®，Predonema（プレドネマ®）

適応
副腎不全，関節リウマチなどのリウマチ膠原病疾患，腎疾患，悪性腫瘍，種々の神経疾患，循環不全，皮膚疾患，アレルギー性疾患，炎症性腸疾患，血液疾患など多数

標的分子
グルココルチコイド受容体（p.216参照）

薬剤の種類
経口（プレドニゾロン® 1および5 mg錠・1％散，プレドニン® 5 mg錠），注射（水溶性プレドニン®），注腸液（プレドネマ®），副腎皮質ステロイド

M W 360.44

◆ 使用法と効果

プレドニゾロンは，cortisol（コルチゾール）のA環の1-2に二重結合を付加して副腎皮質ステロイド（グルココルチコイド，glucocorticoid：GC）作用を4倍に増強したGCである[1)2)]．ミネラルコルチコイド作用はコルチゾールの0.8倍であることから，臨床で中等度以上のGC療法を行う際には使いやすい．歴史的にも臨床で処方されることが多く，現在でも中心的なGCである．11β位酸化体のプレドニゾン（本邦では市販されていない）は欧米で使われている．プレドニゾンにはGC活性がなく，体内でプレドニゾロンに転換して作用するプロドラッグであるが，胎盤にはプレドニゾロンを不活性のプレドニゾンに転換するII型の11βヒドロキシステロイドデヒドロゲナーゼが多く発現しており，胎児への影響が減弱するため妊婦に対して使いやすい．

プレドニゾロンの全身性注射剤としてはコハク酸エステル（水溶性プレドニン®）があり，リン酸エステル（プレドネマ®）は潰瘍性大腸炎などの注腸液として使われる．

副作用については上記の特徴に基づく若干の違いは

あるが，本質的な違いではないため，いずれのGCにも同様の注意が必要である．高頻度かつ重症化しやすい副作用のみをあげても感染症，骨粗鬆症，動脈硬化病変，副腎不全，消化管潰瘍，糖尿病など多くのものがあるが，それらの詳細は他誌[2]を参照されたい．

＜文献＞
1）プレドニン®添付文書
2）川合眞一『今日の治療薬 解説と便覧2013』（浦部晶夫，他／編），pp.240-247，南江堂，2013

（川合眞一）

Predonema® ▶▶ Prednisolone の項を参照

Predonine® ▶▶ Prednisolone の項を参照

Prograf® ▶▶ Tacrolimus の項を参照

PS-341 ▶▶ Bortezomib の項を参照

R788 ▶▶ Fostamatinib disodium の項を参照

Raloxifene（ラロキシフェン）

Basic Data

別名	Evista®（エビスタ®）
適応	閉経後骨粗鬆症
標的分子	エストロゲン受容体
薬剤の種類	経口，選択的エストロゲン受容体モジュレーター（SERM）
MW	473.584

使用法と効果

通常，ラロキシフェン塩酸塩として1日1回60 mgを経口投与する．副作用として静脈血栓塞栓症が報告されており，深部静脈血栓症，肺塞栓症，網膜静脈血栓症などの静脈血栓塞栓症のある患者，またはその既往症のある患者に対する使用は禁忌である[1]．

海外で閉経後骨粗鬆症女性7,705例を対象としたプラセボ対照二重盲検比較試験が行われ，ラロキシフェン塩酸塩60 mg/日を3年間経口投与した結果，新規

椎体骨折が発生した患者の割合はプラセボ群に対して，既椎体骨折のない患者群で55％，既椎体骨折のある患者群で30％低下しており，いずれも統計学的に有意であった[2]．

国内の臨床試験では，日本人の閉経後女性284例を対象としたプラセボ対照二重盲検比較試験が行われており，ラロキシフェン塩酸塩60 mg/日を1年間経口投与したところ，腰椎骨密度（L2～L4）の有意な増加と各種骨代謝マーカーの有意な低下が認められた[3]．

作用機序

Raloxifeneは，選択的エストロゲン受容体モジュレーター（SERM）であり，エストロゲン受容体に結合後，組織に応じて受容体の活性を亢進または抑制する．

骨代謝に対してはエストロゲンアゴニスト活性を示し，骨芽細胞による骨形成を促進，破骨細胞による骨吸収を抑制することによって，閉経後のエストロゲン低下により生じる骨強度の低下を防ぐ．脂質代謝に対しては同様にエストロゲン様作用を示すが，子宮組織および乳腺組織に対してはエストロゲンアンタゴニスト活性を示すため，子宮がんや乳がんの副作用を有しない．

＜文献＞
1）エビスタ® 添付文書
2）Ettinger, B. et al. : JAMA, 282 : 637-645, 1999
3）Morii, H. et al. : Osteoporos. Int., 14 : 793-800, 2003

（田中　栄）

Ramatroban（ラマトロバン）

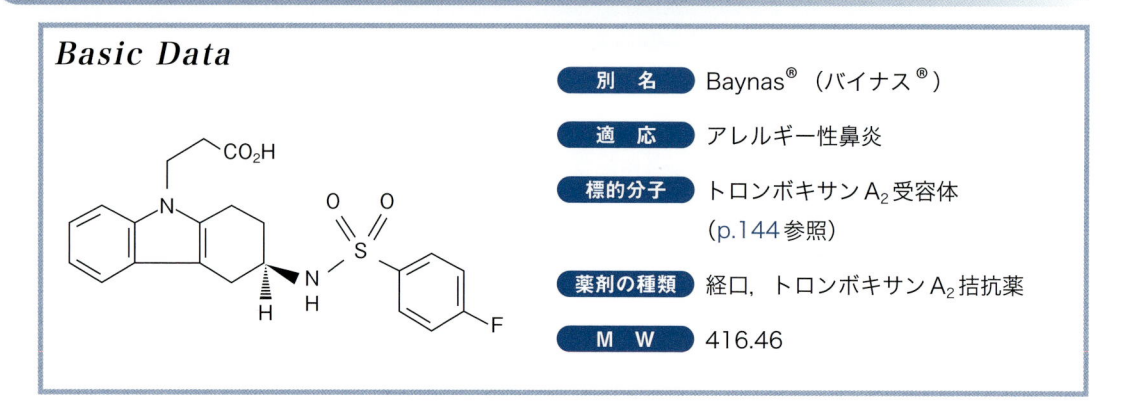

Basic Data

別　名	Baynas®（バイナス®）
適　応	アレルギー性鼻炎
標的分子	トロンボキサンA_2受容体（p.144参照）
薬剤の種類	経口，トロンボキサンA_2拮抗薬
M W	416.46

使用法と効果

トロンボキサンA_2（TXA_2）受容体と拮抗し，TXA_2に関与するアレルギー反応を抑制する．

アレルギー性鼻炎治療薬として1日2回，1回75 mgを投与する．高齢者では減量する．

作用機序

TXA_2受容体と拮抗し，血管透過性亢進作用，炎症細胞抑制作用を発揮する[1]．受容体拮抗薬なので産生抑制薬のOzagrelに比較して効果発現は早い．鼻粘膜における過敏性を抑制するためにアレルギー性鼻炎全般に適応となっている．

また，TXA_2は気道過敏性に関与しているため，気管支喘息にも有効な可能性はあり，気道過敏性の抑制効果も本邦から報告されているが[2]，Ramatrobanの適応はアレルギー性鼻炎のみとなっている．作用機序は明確ではないが，臨床的にはプロスタグランジンD_2（PGD2）拮抗作用がある，ともいわれている．

<文献>
1) 黒澤元博:『総合アレルギー学 改訂第2版』(福田健/編), pp.318-323, 南山堂, 2010
2) Aizawa, H. et al. : Chest, 109 : 338-342, 1996

(粒来崇博, 秋山一男)

RANMARK® ▶▶ Denosumab の項を参照

Raptiva® ▶▶ Efalizumab の項を参照

REGN88 ▶▶ Sarilumab の項を参照

Remicade® ▶▶ Infliximab の項を参照

Remicut® ▶▶ Emedastine の項を参照

Reslizumab (レスリズマブ)

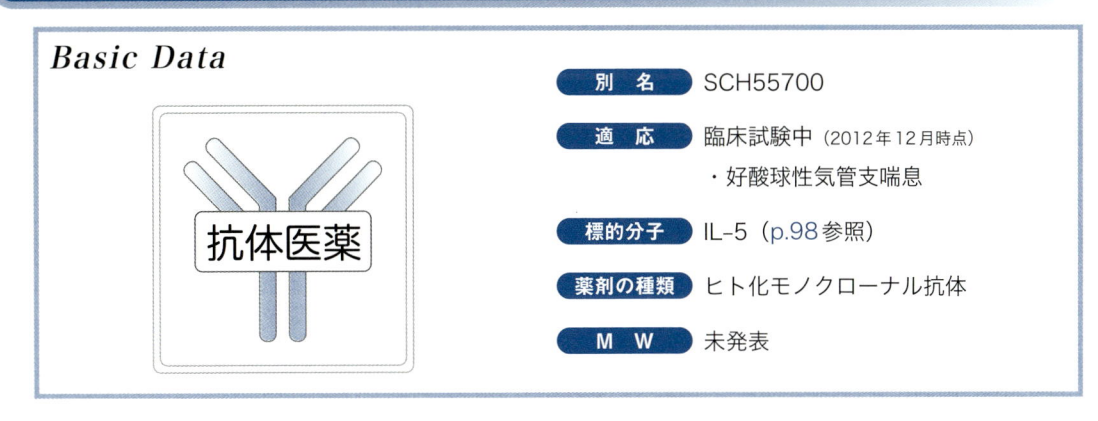

Basic Data

別 名	SCH55700
適 応	臨床試験中(2012年12月時点) ・好酸球性気管支喘息
標的分子	IL-5 (p.98参照)
薬剤の種類	ヒト化モノクローナル抗体
M W	未発表

◆効果

Reslizumabは, 気管支喘息患者全般では好酸球数を減少させた以外に有効性を示せなかったために, 好酸球数性気管支喘息に対象を限って開発が進められているようである.

海外二重盲検試験では, コントロール不良の気管支喘息患者のうち, 喀痰中に3%以上の好酸球が含まれる患者に絞って106名がリクルートされた[1]. 患者は, 偽薬ないし3 mg/kgのReslizumab静注を4週ごとに受け, 15週後に気管支喘息コントロール質問票(ACQ)での改善が主要エンドポイントとして評価された. その結果, 実薬群で59%, 偽薬群で40%に, ACQの0.5ポイント以上の改善をみたが, 両者に統計学的有意差はなかった. 副次エンドポイントでは, 呼吸機能を改善させ, 喀痰中の好酸球数が実薬群で著明

に減少していた．喘息の再燃は，偽薬群で実薬群よりも多かったが（19％対8％），これも統計学的有意差に達しなかった．有害事象は両群で差がなく，妊孕性は良好だった．

作用機序

Reslizumabは，好酸球の分化，リクルートメント，および活性化に重要なサイトカインであるIL-5と結合するヒト化モノクローナル抗体であり，その活性を不活化する．

＜文献＞
1) Castro, M. et al. : Am. J. Respir. Crit. Care Med., 184 : 1125-1132, 2011

（上阪　等）

● Restamin ▶▶ Diphenhydramineの項を参照

● RG3637 ▶▶ Lebrikizumabの項を参照

● rhPM-1 (reshaped human PM-1) ▶▶ Tocilizumabの項を参照

● Rilonacept（リロナセプト）

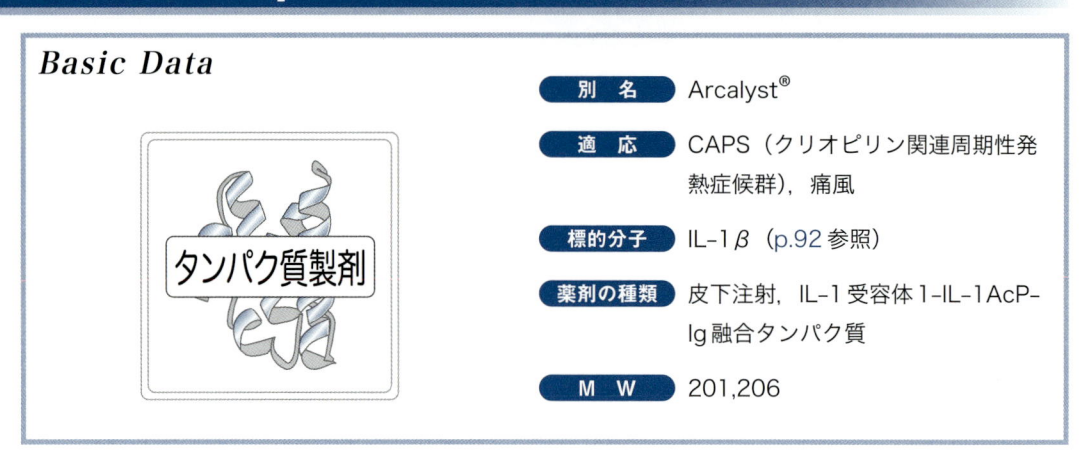

Basic Data

タンパク質製剤

別名	Arcalyst®
適応	CAPS（クリオピリン関連周期性発熱症候群），痛風
標的分子	IL-1β（p.92参照）
薬剤の種類	皮下注射，IL-1受容体1-IL-1AcP-Ig融合タンパク質
MW	201,206

使用法と効果

通常，成人にはRilonacept 320 mgを皮下注射にて初回量投与後，160 mgを毎週皮下注射する．12～17歳では初回量を4.4 mg/kg（最大320 mg）とし，以降毎週2.2 mg/kg皮下注射を行う．Rilonaceptの治験は米国で終了し，2008年2月米国で成人および12歳以上の小児におけるCAPS（cryopyrin-associated periodic syndrome：クリオピリン関連周期性発熱症候群）の治療薬としてFDAより認可されている．

47名のCAPS〔家族性寒冷蕁麻疹（FCAS）44名，Muckle-Wells症候群（MWS）3名〕について，Rilonaceptは320 mg皮下注射の初回量投与で，以降週に160 mgのRilonaceptかプラセボが6週間投与[1]された．この二重盲検期間でRilonacept投与群はCAPSの活動性の指標であるKSS（key symptom score)で84％の低下を認め，プラセボの13％改善と比較してp＜0.0001と有意な改善を示した．さらに，6週終了後，47名中46名が9週間の追加試験参加を希望し，22名がRilonaceptを，23名がプラセボを投与された．Rilonacept投与群は，この9週間の期間もp＜0.0001と有意な疾患活動性改善を維持した．この間，Rilonacept投与群で観察された副作用は，注射部位反応，上気道感染，頭痛などであった．

一方，尿酸値低下初期における急性痛風増悪の予防について第Ⅱ相試験ランダム化，二重盲検，プラセボコントロール試験[2]が行われた．Rilonaceptは320 mg皮下注射の初回量投与で，以降週に160 mgのRilonacept（n＝41）かプラセボ（n＝42）が投与され，同時に300 mg/日のアロプリノールも投与された．一次エンドポイントの12週時点での平均痛風発作数は，Rilonacept群が0.15，プラセボ群が0.79と著明な効果を認めた（p＝0.001）．また，12週の期間に発作を経験した患者の割合はRilonacept群とプラセボ群でそれぞれ14.6％，45.2％であり，p＝0.0037と有意差がみられた．投与終了後6週間（16週目）で，痛風発作の再燃は観察されなかった．副作用は両群で差はみられず，重篤な副作用や死亡例はみられなかった．

作用機序

IL-1受容体1とIL-1AcPとのキメラタンパク質にFcドメインを付加することにより二量体を形成させる．この部分はIL-1βと高親和性を示し，トラップすることにより作用を発揮する．IL-1βはCAPSにおいては，単球系細胞により産生される炎症性サイトカインの1つである．

<文献>
1) Hoffman, H. M. et al. : Arthritis Rheum., 58 : 2443-2452, 2008
2) Schumacher, H. R. Jr. et al. : Arthritis Rheum., 64 : 876-884, 2012

（中村英樹，川上　純）

Rinderon® ▶▶ Betamethasoneの項を参照

Rituxan® ▶▶ Rituximabの項を参照

Rituximab（リツキシマブ）

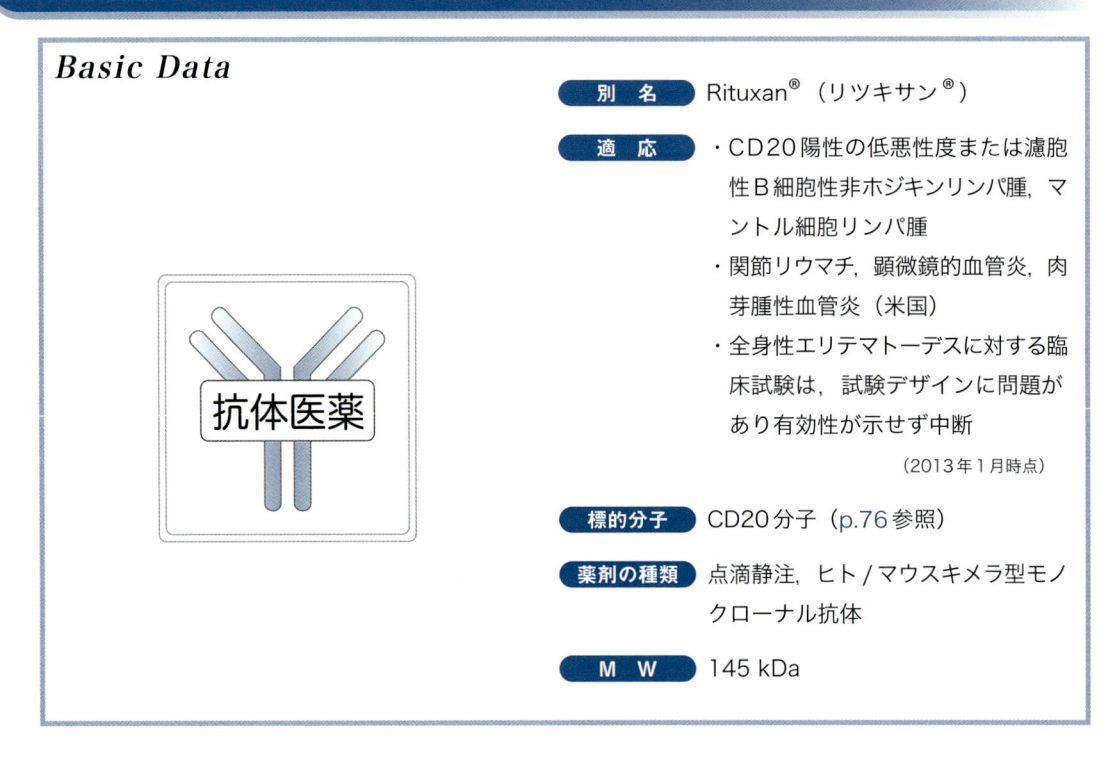

Basic Data

別名	Rituxan®（リツキサン®）
適応	・CD20陽性の低悪性度または濾胞性B細胞性非ホジキンリンパ腫，マントル細胞リンパ腫 ・関節リウマチ，顕微鏡的血管炎，肉芽腫性血管炎（米国） ・全身性エリテマトーデスに対する臨床試験は，試験デザインに問題があり有効性が示せず中断 （2013年1月時点）
標的分子	CD20分子（p.76参照）
薬剤の種類	点滴静注，ヒト/マウスキメラ型モノクローナル抗体
MW	145 kDa

使用法と効果

関節リウマチ（RA）に対しては，MTX（メトトレキサート）に加えてRituximab 500～1,000 mgを隔週で2回投与する（本邦では2012年11月現在，保険適用外）．

活動性RA症例を対象とした治験で，Rituximab投与24週でACR（American College of Rheumatology）50改善基準を43%が達成し，48週後においても35%が維持した[1]．さらに，465例のMTX抵抗性症例に対するDANCER（Dose Ranging Assessment International Clinical Evaluation of Rituximab in RA）試験でも24週後に治療効果指標であるACR20を54%が，寛解指標であるACR70を20%が満たした[2]．さらに，TNF阻害療法に抵抗性のRA 500名に対するREFLEX（Randamized Evaluation of Long-Term Efficacy of Rituximab in RA）試験でも24週後に51%がACR20を，12%がACR70を満たした[3]．以上より，米国では2006年，RituximabはRAに対して承認され，TNF阻害療法に続いて第二選択の生物学的製剤としての位置づけが確立された．

一方，全身性エリテマトーデス（SLE）に対する効果が報告され[4,5]，その後，大規模二重盲検比較対照試験が実施されたが（EXPLORE, LUNAR試験），試験デザインに問題がありプラセボとの有意差が検出されず，進行性多巣性白質脳症などの有害事象も問題となり治験は中止された．

作用機序

Rituximabは抗CD20抗体である．マウスモノクローナル抗体IgG1の定常領域をヒトIgG1κで置換したキメラ抗体で，抗体依存性細胞障害活性と補体依存性細胞障害活性を介して，あるいはアポトーシスを誘導してB細胞を除去する．

<文献>
1) Edwards, J. C. et al.：N. Engl. J. Med., 350：2572-2581, 2004
2) Emery, P. et al.：Arthritis Rheum., 54：1390-1400, 2006

3) Cohen, S. B. et al. : Arthritis Rheum., 54 : 2793-2806, 2006
4) Leandro, M. J. et al. : Rheumatology, 44 : 1542-1545, 2005
5) Tanaka, Y. et al. : Rheumatology, 45 : 122-123, 2006

（齋藤和義）

● **Rizaben**® ▶▶ Tranilastの項を参照

● **Ro-actemra**® ▶▶ Tocilizumabの項を参照

● **RO4964913** ▶▶ Ocrelizumabの項を参照

● **RO5490255** ▶▶ Lebrikizumabの項を参照

● **Rocaltrol**® ▶▶ Calcitriolの項を参照

● Rontalizumab（ロンタリズマブ）

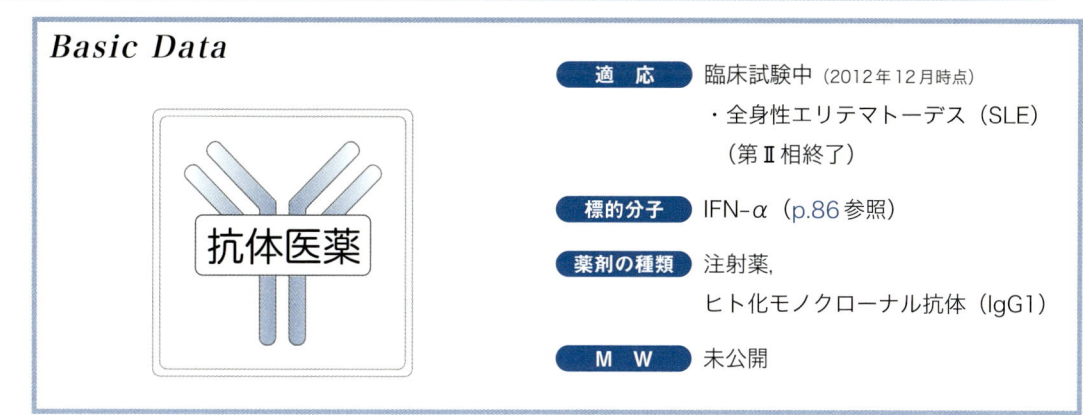

Basic Data

抗体医薬

適応	臨床試験中（2012年12月時点）・全身性エリテマトーデス（SLE）（第Ⅱ相終了）
標的分子	IFN-α（p.86参照）
薬剤の種類	注射薬，ヒト化モノクローナル抗体（IgG1）
MW	未公開

◆効果

海外第Ⅰ相試験では，軽症SLE（全身性エリテマトーデス）患者を対象に，Rontalizumab 0.3〜10 mg/kgが静脈内，または皮下に投与され，安全性および忍容性は良好，半減期は18.8日であった[1]．薬力学指標としてIRGs（interferon-regulated genes）7遺伝子の末梢単核球における発現を定量的PCRで測定したところ，その発現が抑制された．抑制は高用量ほど明確で，反復投与で持続した．この7遺伝子発現量をもとにISM（Interferon Signature Metric）スコアを定義し，スコアが健康人上限より高い患者群をISM^{Hi}，低い患者群をISM^{Lo}とした．するとISM^{Hi}はISM^{Lo}よりも抗dsDNA（double-stranded DNA）抗体，抗ENA (extractable nuclear antigen) 抗体などが高力価だった. なお, ISM^{Hi}, ISM^{Lo} のいずれの患者群でも, Rontalizumab による IRGs 抑制効果は同程度だった.

海外第 II 相試験 (ROSE) は, 中等症〜重症の腎外病変をもつ SLE 患者を対象とした試験で, 750 mg の 4 週ごと静脈内, または 300 mg の 2 週ごと皮下投与時の有効性および安全性が検討された. 有効性は, 24 週での BILAG (British Isles Lupus Assessment Group) および SRI (SLE Response index) で評価された. なお, 投与前の ISM 評価では, 76 % の患者が ISM^{Hi} だった. 全患者群の比較では Rontalizumab 群 (159 例) とプラセボ群 (79 例) で奏効率に差がなかったが, ISM^{Lo} グループに限れば, Rontalizumab 群とプラセボ群の SRI 奏効率の差 31 % ($p < 0.05$), SELENA-SLEDAI flare rate の差はハザード比 0.61 ($p < 0.01$), ステロイドを 24 週までに 10 mg/日以下に減量できた患者は 91 % と 67 % であった. 有害事象の発現頻度はプラセボ群とほぼ同等だった.

作用機序

すべてのサブタイプの IFN-α に結合し, その活性を中和する. なお, IFN-α は, SLE およびその他の自己免疫疾患の発症に主要な役割を果たすと考えられている.

<文献>
1) McBride, J. M. et. al. : Arthritis Rheum., 64 : 3666-3676, 2012
2) Richardson, B. C. et al. : American College of Rheumatology Annual Meeting, Abstract Number 620, 2012
3) Kennedy, W. P. et al. : American College of Rheumatology Annual Meeting, Abstract Number 2622, 2012

(上阪 等)

Sandimmune® ▶▶ Cyclosporine A の項を参照

SAR153191 ▶▶ Sarilumab の項を参照

Saracatinib（サラカチニブ）

Basic Data

別名	AZD0530
適応	臨床試験進行中（2012年12月時点） ・骨粗鬆症 ・骨転移を伴う悪性腫瘍
標的分子	Srcファミリーキナーゼ（p.172参照）
薬剤の種類	経口，骨吸収抑制薬
MW	542.03

効果

Saracatinibは経口のSrcキナーゼ阻害薬であり，成人男性を対象とした第Ⅰ相試験では，1日1回185mgの投与で閉経後女性におけるビスホスホネート投与時と同等の骨吸収マーカーの低下がみられた[1]．日本人進行固形がん患者を対象とした第Ⅰ相試験では125 mg/日までの忍容性が確認された[2]．

in vitroおよび動物実験のレベルでは，Srcを阻害することにより破骨細胞による骨吸収が抑制されることが示されている．

作用機序

Srcはさまざまな細胞にユビキタスに発現する非受容体型チロシンキナーゼで，細胞の生存，増殖，接着，遊走などを制御するシグナル伝達にかかわっているが，適切な細胞外刺激がない状態では不活性型に維持されている．血小板，神経系細胞，破骨細胞はSrcを高レベルで発現していることが知られている．

破骨細胞においてSrcは，RANKLやM-CSFを介した活性化やインテグリンを介した移動性，細胞極性の維持に重要な役割を果たしている．$Src^{-/-}$マウスでは，破骨細胞は細胞骨格やポドソームの形成，波状縁の形成が障害され，骨吸収がされずに大理石骨病の表現型を示す[3]．

in vitroではSaracatinibにより破骨細胞の数と活性がともに抑制されることから[4]，Saracatinibは破骨細胞の骨吸収活性の抑制とともに分化を阻害し，アポトーシスを誘導する可能性が示唆されている．しかし，$Src^{-/-}$マウスでは骨表面の破骨細胞数は野生型と同じかあるいは増加している．SaracatinibはYes, Lck, LynといったSrc以外のSrcファミリーキナーゼを阻害することが，SrcノックアウトとSaracatinib投与の破骨細胞数に対する作用の違いの理由として考えられている．

また，$Src^{-/-}$マウスやSrc阻害薬を投与されたマウスでは骨芽細胞の分化および骨形成が亢進しているという報告[5]もあり，さらなる研究の進展が期待される．

<文献>

1) Hannon, R. A. et al. : J. Bone Miner. Res., 25 : 463-471, 2010
2) Fujisaka, Y. et al. : Invest. New Drugs, 31 : 108-114, 2013
3) Soriano, P. et al. : Cell, 64 : 693-702, 1991
4) de Vries, T. J. et al. : Mol. Cancer Res., 7 : 476-488, 2009
5) Marzia, M. et al. : J. Cell Biol., 151 : 311-320, 2000

（田中 栄）

Sarilumab (サリルマブ)

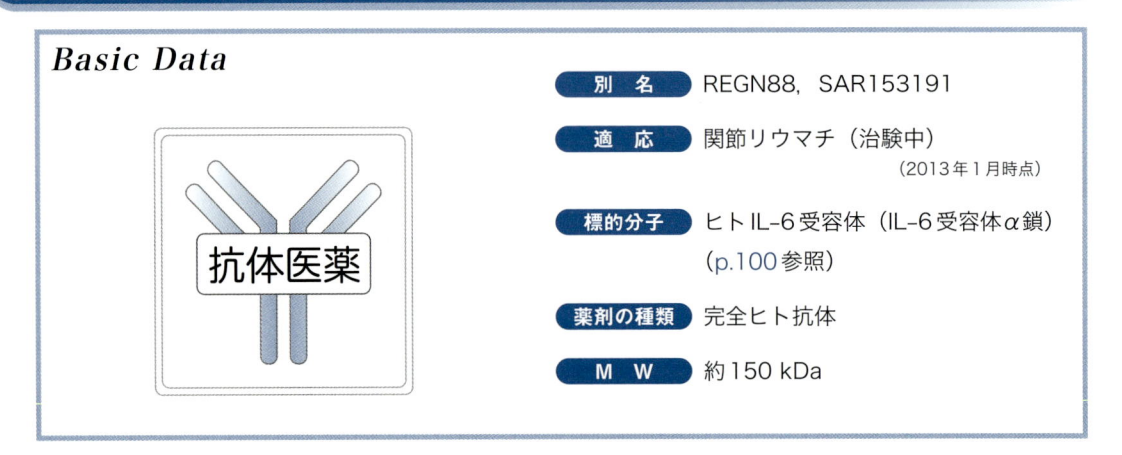

Basic Data

別名	REGN88, SAR153191
適応	関節リウマチ（治験中） （2013年1月時点）
標的分子	ヒトIL-6受容体（IL-6受容体α鎖） （p.100参照）
薬剤の種類	完全ヒト抗体
MW	約150 kDa

効果

Sarilumabは，完全ヒトIL-6受容体抗体であり，現在治験段階にある．薬物動態試験では，関節リウマチ（RA）患者に，プラセボまたはSarilumabとして100 mg，150 mgまたは200 mgが単回，皮下注射にてメトトレキサート（MTX）に追加併用された[1]．その結果，Cmax（最高血中濃度）とAUC（薬物血中濃度-時間曲線下面積）は用量依存性に増加し，200 mg投与時には，それぞれ12.9±1.7 μg/mL，102±20.1 μg/mL・日に達した．また，Sarilumab 200 mg群ではCRP：91.7％減少，血清アミロイドA（SAA）：92.5％減少，IL-6：647％増加と変化した．最も多くみられた有害事象は好中球減少，ALT（アラニンアミノトランスフェラーゼ）とAST（アスパラギン酸アミノトランスフェラーゼ）の増加であったが，いずれも一過性であった．1例がRAの再燃で入院した．

RAに対する第Ⅱ相二重盲検プラセボ対照試験では，MTX使用にもかかわらず中等度～高疾患活動性を有する306名のRA患者が，プラセボまたはSarilumabとして100 mg，150 mgまたは200 mgを2週ごと，100 mgまたは150 mgを毎週のいずれかの群に割りつけられ皮下注射にて投与され，12週間にわたり血中ヘモグロビン（Hb）値，CRP値，ならびに炎症マーカーが評価された[2]．Hbの増加はすべてのSarilumab群で2週目よりみられ，150 mg毎週投与群で最大となった．Sarilumab投与群では65.5％の患者が正常化した．CRPは，100 mgを2週間ごとに使用群以外では有意に低下した．最も多い有害事象は感染であり12～26％でみられた．また，好中球減少は0～20％，ALT増加は0～6％でみられた．8例が重篤な有害事象を発現し，1例は急性呼吸不全で死亡したと報告されている．今後の臨床試験の結果が待たれる．

なお，Sarilumabは強直性脊椎炎に対しても治験が行われたが，有効性は認められなかった．

作用機序

IL-6は免疫応答や炎症反応の調節にかかわる多機能なサイトカインであり，自己免疫反応や慢性炎症症状の発現にかかわる．SarilumabもTocilizumabと同様にIL-6受容体を認識し，IL-6のシグナルを阻害する．

<文献>
1) Belomestnov, P. et al.：ACR 2012 Abstract Number：1337
2) Genovese, M. C. et al.：ACR 2012 Abstract Number：1320

（西本憲弘，村上美帆）

Saxizon® ▶▶ Cortisolの項を参照

SBI-087

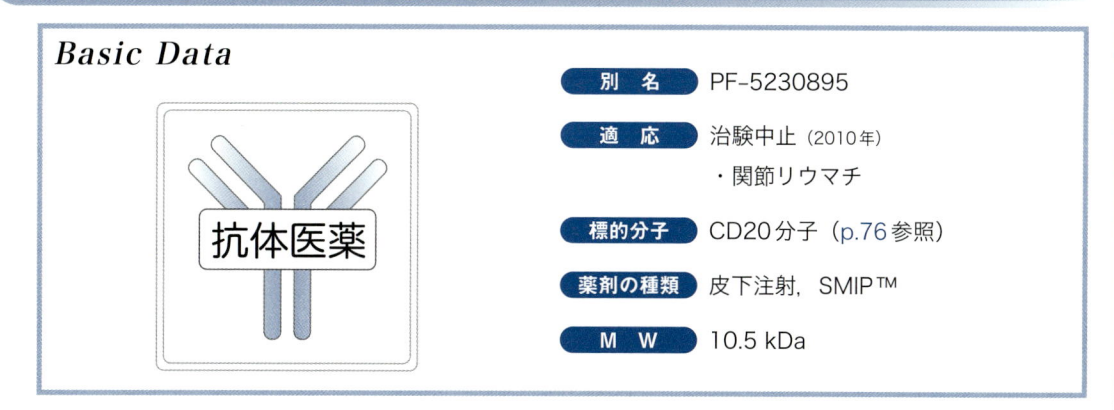

Basic Data

別名	PF-5230895
適応	治験中止（2010年） ・関節リウマチ
標的分子	CD20分子（p.76参照）
薬剤の種類	皮下注射，SMIP™
MW	10.5 kDa

◆効果

SBI-087 10 mg 1回皮下投与によるB細胞の低下はRituximab 10 mg 1回投与と同等で，作用持続期間に関しては長い傾向が認められた[1]．

そこでMTX（メトトレキサート）にて効果不十分な血清反応陽性関節リウマチ（RA）に対して，MTX併用下でのSBI-087の有効性，安全性を評価する無作為，プラセボ対照，二重盲検試験（第Ⅱ相試験）が本邦でも行われた．0，15，84日（12週）に皮下注するデザインで開始された．一方，全身性エリテマトーデス（SLE）に関しても単回投与試験が行われた[2]．本邦ではRA，SLEでB細胞を標的とした生物学的製剤治療が認められていないことから，非常に期待された．しかしながら，重篤な感染症が認められたことより治験は中止された．

◆作用機序

SBI-087の構造は図に示すように，遺伝子工学的に通常のIgG抗体よりも約30％分子量が小さい10.5 kDaのSMIP™（small modular immunopharmaceutical）であり，抗原結合部，ヒンジ領域，エフェクター領域からなる．in vitroの検討では，Rituximabとほぼ同様にCD20抗原に結合し，補体依存性細胞障害活性はやや高いとされる．分子量が小さいことより，組織移行性において通常の抗体よりも良好であることが期待されている．

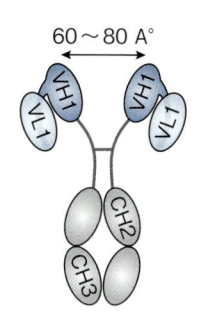

図 SMIP™ （文献3より引用）
VH1：可変領域重鎖，VL1：可変領域軽鎖，CH2：定常領域重鎖2，CH3：定常領域重鎖3

<文献>

1) Fleischmann, R. et al. : Subcutaneous administration of SBI-087 provides potent B cell depletion in subjects with controlled RA. EULAR Congress, June 16–19, 2010
2) Fleischmann, R. et al. : B cell depletion in subjects with controlled systemic lupus erythematosus(SLE) after intravenous or subcutaneous administration of SBI-087. EULAR Congress, June 16–19, 2010
3) Emergentホームページ http://ebsi.com/?q=node/47&quicktabs_technologies=0#quicktabs-technologies

（齋藤和義）

SCH55700 ▶▶ Reslizumabの項を参照

Secukinumab（セクキヌマブ）

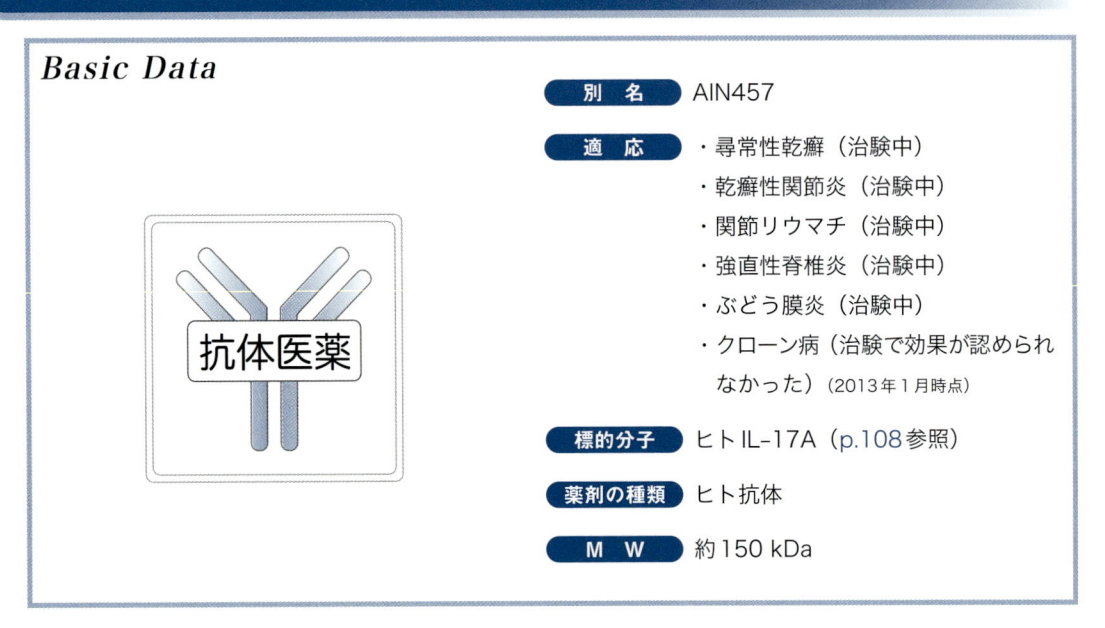

Basic Data

別名	AIN457
適応	・尋常性乾癬（治験中） ・乾癬性関節炎（治験中） ・関節リウマチ（治験中） ・強直性脊椎炎（治験中） ・ぶどう膜炎（治験中） ・クローン病（治験で効果が認められなかった）（2013年1月時点）
標的分子	ヒトIL-17A（p.108参照）
薬剤の種類	ヒト抗体
M W	約150 kDa

◆効果

SecukinumabはヒトIL-17に対するヒト化抗体である．尋常性乾癬に対する第Ⅱ相二重盲検試験では，中等度〜高疾患活動性の慢性の乾癬患者125例が，プラセボまたはSecukinumabとして25 mg単回，または25 mg，75 mg，150 mgがそれぞれ0，4，8週に計3回皮下注射にて投与され，24週にわたり観察された．乾癬面積重症度指数〔PASI（psoriasis area-and-severity index）score〕が75％以上改善した症例は，150 mgを3回投与群と75 mgを3回投与群で，それぞれ82％と57％であり，プラセボ群（9％）に優っていた（p＜0.001, p＝0.002）．好中球減少が2例で認められたが，Secukinumabの忍容性は高かった[1]．同様の結果は別の臨床試験でも確認されている[2]．

一方，関節リウマチ（RA）に対しては，メトトレキサート（MTX）抵抗性の237例の患者に，Secukinumabとして25 mg，75 mg，150 mg，300 mgまたはプラセボが4週ごとに皮下注射にて使用された．主要評価項目である米国リウマチ学会の改善基準ACR20（症状や検査値が少なくとも20％改善する）は，16週時点でプラセボ群の34％に対し，Secukinumab 25〜300 mgでは36.0〜53.7％と有意差はなかったが，二次評価項目であるDAS28-CRPはSecukinumabがプラセボに比べて有意に減少した．安全性に関してはほかの生物学的製剤と差はなかった．現時点でRAに対する効果はそれほど顕著ではないが，さらなる検討を要する．

上記疾患のほかに，ぶどう膜炎に対する臨床試験が行われ，RAと同様に主要評価項目では有効性は認められなかったが，二次評価項目ではかろうじて有用性がみられた．しかし，クローン病に対しては無効であった．

◆作用機序

IL-17を産生するヘルパーT細胞（Th17細胞）は乾癬，炎症性腸疾患などの自己免疫疾患の病態に関与する．Th17細胞が産生するIL-17は自己免疫疾患の新たな標的分子である．SecukinumabはヒトIL-17Aに対するヒト化抗体であり，IL-17の作用を中和する．

<文献>
1) Papp, K. A. et al. : Br. J. Dermatol., 2012 (Epub ahead of print)
2) Rich, P. et al. : Br. J. Dermatol., 2012 (Epub ahead of print)
3) Genovese, M. C. et al. : Ann. Rheum. Dis., 2012 (Epub ahead of print)
4) Hueber, W. et al. : Gut, 61 : 1693-1700, 2012
5) Dick, A. D. et al. : Ophthalmology, 2013 (Epub ahead of print)

(西本憲弘, 村上美帆)

Seratrodast (セラトロダスト)

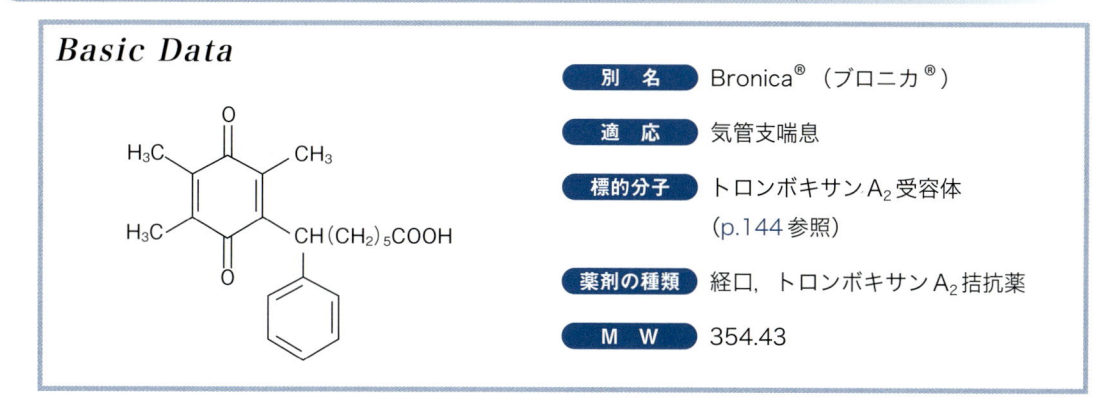

Basic Data

別名	Bronica®（ブロニカ®）
適応	気管支喘息
標的分子	トロンボキサンA_2受容体（p.144参照）
薬剤の種類	経口, トロンボキサンA_2拮抗薬
MW	354.43

使用法と効果

トロンボキサンA_2（TXA_2）受容体に作用し, TXA_2を介した気管支収縮など気道過敏性を惹起する作用を抑制する. 当薬剤は気管支喘息に適応があり, 即時型, 遅発型双方のアレルギー反応と気道過敏性亢進状態を改善する, といわれる.

1日1回80 mgを夕に内服する. 高齢者は減量する. ごくまれに重篤な肝障害を認めるため, 定期的に肝機能の評価を行う.

作用機序

TXA_2受容体を拮抗するために, 効果発現はそれなりに早い[1]. 結果として気道過敏性の改善, 気管支平滑筋収縮の抑制につながると考えられる. 気道炎症も結果として抑制されると考えられ, ECP (eosinophilic cationic protein) が減少した, との報告もある[2].

<文献>
1) 黒澤元博：『総合アレルギー学 改訂第2版』（福田健／編）, pp.318-323, 南山堂, 2010
2) Fukuoka, T. et al. : J. Asthma, 40 : 257-264, 2003

(粒来崇博, 秋山一男)

Sifalimumab（シファリムマブ）

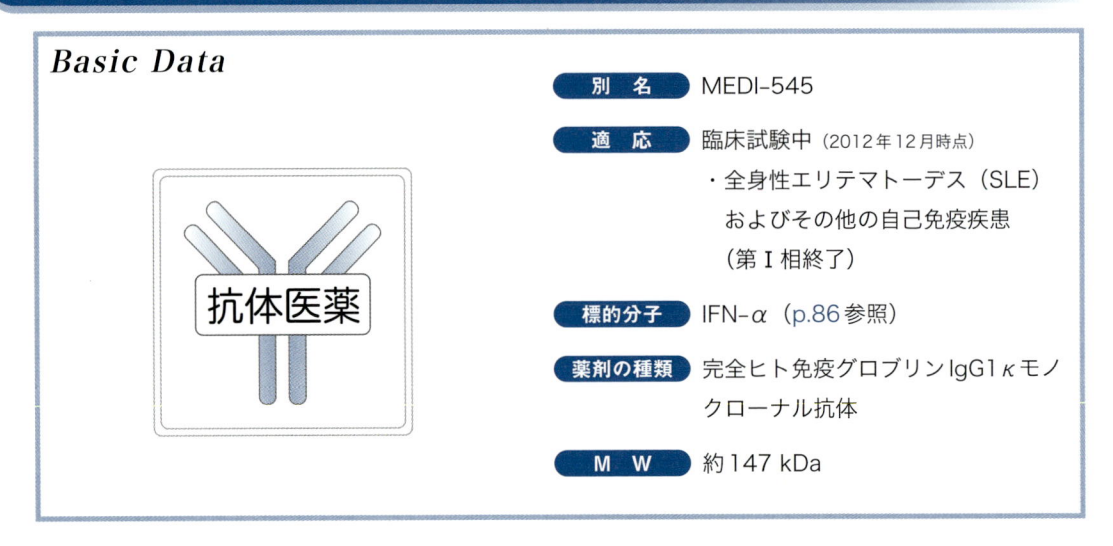

Basic Data

抗体医薬

別名	MEDI-545
適応	臨床試験中（2012年12月時点） ・全身性エリテマトーデス（SLE）およびその他の自己免疫疾患（第Ⅰ相終了）
標的分子	IFN-α（p.86参照）
薬剤の種類	完全ヒト免疫グロブリンIgG1κモノクローナル抗体
MW	約147 kDa

◆効果

●第Ⅱb相試験では静脈投与が検討されている

第Ⅰ相試験では，Sifalimumab 0.3, 1, 3, 10もしくは30 mg/kgないし偽薬の単回静脈内投与が行われた．その結果，本剤投与に関連する重篤な有害事象は発現しなかった．Sifalimumab投与により，用量依存的なⅠ型IFN誘導遺伝子mRNA発現（type Ⅰ IFN signature）の抑制が認められた．また，SLE（全身性エリテマトーデス）の疾患活動性も改善する傾向が示唆された[1]．したがって，この試験は，Ⅰ型IFNがSLE発症において重要な役割を果たしており，IFN-αシグナル遮断がSLE疾患活動性を改善させるために有効な治療方法である，という仮説を支持するものであった．また，Sifalimumab投与群では，免疫抑制療法の開始や強化が必要な患者が少なく（12%，偽薬群41%），SLE疾患活動性係数が低かった（3%，偽薬群29%）．

◆作用機序

SifalimumabはIFN-αに結合し，その活性を中和する．なお，IFN-αは，SLEおよびその他の自己免疫疾患の発症に主要な役割を果たすと考えられている．

<文献>
1) Merrill, J. T. et al.: Ann. Rheum. Dis., 70: 1905-1913, 2011

（上阪　等）

Siltuximab（シルツキシマブ）

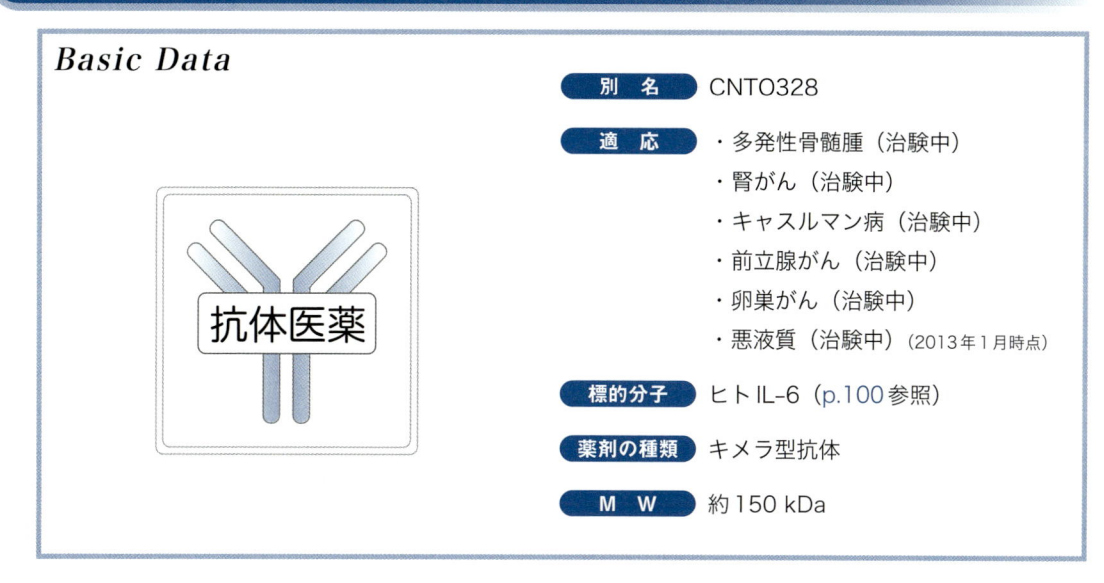

Basic Data

別名	CNTO328
適応	・多発性骨髄腫（治験中） ・腎がん（治験中） ・キャスルマン病（治験中） ・前立腺がん（治験中） ・卵巣がん（治験中） ・悪液質（治験中）（2013年1月時点）
標的分子	ヒトIL-6（p.100参照）
薬剤の種類	キメラ型抗体
MW	約150 kDa

効果

Siltuximabは，ヒトIL-6に対するヒトとマウスのキメラ型抗体である．**Sirukumab**が自己免疫疾患治療に用いられているのに対し，Siltuximabは主にがん治療薬として臨床開発が進められている．

最初に行われたのは12例の多発性骨髄腫患者に対する治療であり，Mタンパクに対する作用は少なかったがCRP（C反応性タンパク）を減少させた．半減期は17.8日であった[1]．その結果をもとに，転移性腎細胞がんに対する臨床試験が行われた．薬物動態は，68例の転移性腎細胞がん患者に静脈内投与にて検討された．この試験は3部から構成されており，Siltuximabは第1部では1，3，6，または12 mg/kg体重で1週目と4週目，その後は2週ごとに2サイクル投与され，第2部では3ないし6 mg/kgを3週ごとに4サイクル投与され，さらに第3部では6 mg/kgを2週ごとに計6サイクル投与された．シミュレーションの結果，6 mg/kgのSiltuximabを2週ごと，あるいは9 mg/kgを3週ごとに使用することでCRPを正常化させることがわかった[2]．Siltuximabには忍容量に上限はなく，第2部では，3 mg/kg群の65％で11週以上SD（stable disease）の持続または改善がみられ，6 mg/kg群では50％がSDを示した．さらに第3部では，65％がSDであるという好ましい結果であった．

Siltuximabはキャスルマン病，前立腺がん，さらに卵巣がんに対しても臨床試験が行われている[3]〜[5]．キャスルマン病では23例中18例（78％）で有用性がみられ，12例（51％）で腫瘍が縮小した．また，前立腺がんの臨床試験では，抗がん剤であるミトキサントロンとステロイドとの併用効果が検討され，Siltuximab 6 mg/kgが2週ごとに12サイクル投与された．腫瘍マーカーであるPSA（prostate-specific antigen）が50％以上減少した症例は3.8％であったが，SDは23％でみられている．さらなる検討結果が待たれる．

作用機序

IL-6は多発性骨髄腫細胞や腎がん細胞などの増殖因子であることから，IL-6を阻害することで抗腫瘍効果が期待される．SiltuximabはIL-6に対する中和抗体である．

<文献>

1) van Zaanen, H. C. et al. : Br. J. Haematol., 102 : 783-790, 1998
2) Rossi, J. F. et al. : Br. J. Cancer., 103 : 1154-1162, 2010
3) van Rhee, F. et al. : J. Clin. Oncol., 28 : 3701-3708, 2010
4) Coward, J. et al. : Clin. Cancer Res., 17 : 6083-

5) Fizazi, K. et al. : Eur. J. Cancer, 48 : 85-93, 2012

（西本憲弘，村上美帆）

● **Simponi®** ▶▶ Golimumab の項を参照

● **Simulect®** ▶▶ Basiliximab の項を参照

● Sirukumab（シルクマブ）

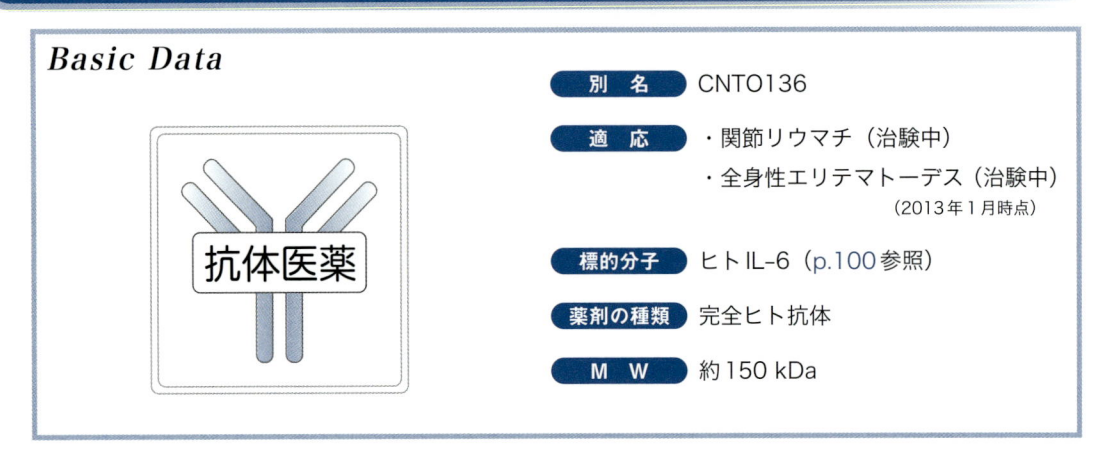

Basic Data

別　名	CNTO136
適　応	・関節リウマチ（治験中） ・全身性エリテマトーデス（治験中） 　　　　　　　　　　　（2013年1月時点）
標的分子	ヒトIL-6（p.100参照）
薬剤の種類	完全ヒト抗体
M W	約150 kDa

● 効果

Sirukumab はヒト IL-6 抗体であり，現在，関節リウマチ（RA）と全身性エリテマトーデス（SLE）に対して治験中であるが，2013年1月現在，第Ⅰ相臨床試験の結果のみが報告されている[1]．この試験では45人の健常成人を対象に，Sirukumab として，0.3，1，3，6 または 10 mg/kg 体重を単回，静注にて使用され，20週にわたって評価された．半減期の中間値は 18.5〜29.6日であり，Cmax（最高血中濃度）と AUC（薬物血中濃度−時間曲線下面積）は用量依存性に増加し，10 mg/kg 投与時には，それぞれ 248.8 ± 61.7 μg/mL，2164.7 ± 658.5 μg/mL・日に達した．プラセボ群に比べて，すべての Sirukumab 群で持続的な CRP の減少がみられたが，用量依存性はなかった．また，Sirukumab に対する抗体の出現も認めなかった．

有害事象は Sirukumab 治療群の 55.9％ にみられ，喉頭咽頭痛が最も多く（14.7％），続いて頭痛，鼻咽頭痛（8.8％）と続く．ほとんどが一過性で，重症度も軽度〜中等度であり，用量依存性も認められなかった．**Tocilizumab** と同様に IL-6 を阻害することで，発熱や倦怠感などの感染に伴う症状が抑えられる可能性があるため，慎重な観察を要すると思われる．

● 作用機序

IL-6 は免疫応答や炎症反応の調節にかかわる多機能なサイトカインであり，自己免疫反応や慢性炎症症状の発現にかかわる．全身性エリテマトーデスの病態にも IL-6 が関与すると考えられる．Tocilizumab が IL-6 受容体を認識するのに対し，Sirukumab は IL-6 そのものを阻害するヒト抗体である．

<文献>
1) Xu, Z. et al. : Br. J. Clin. Pharmacol., 72 : 270-281, 2011

（西本憲弘，村上美帆）

SM-12800 ▶▶ Cetirizineの項を参照

Solfa® ▶▶ Amlexanoxの項を参照

Solu-Cortef® ▶▶ Cortisolの項を参照

SR1001

Basic Data

適応	前臨床段階
標的分子	RORα, RORγt (p.180参照)
薬剤の種類	ROR阻害薬
MW	477.40

開発背景

ヘルパーT細胞Th17は多発性骨髄腫，関節リウマチ，全身性エリテマトーデスや炎症性腸疾患の病態において重要な役割を果たすことが，動物モデルを用いた研究より明らかにされた．ヒトにおける重要性はいまだ研究段階にあり，確立には至っていないが，すでに関節リウマチを対象とした抗IL-17抗体の臨床試験が進行中である．

Th17の分化には核内受容体でマスター転写因子として働くROR (retinoic-acid-receptor related orphan receptors) αとRORγtが必須である．Kumar, N.らが合成したLXR (liver X receptor：肝臓X受容体) アゴニスト，T0901317はRORαとRORγtを含めた複数の核内受容体に非特異的に結合するが，RORαとRORγtに対する阻害作用を有したことが報告された[1]．そこで，T0901317を鋳型としてRORαとRORγtに対する阻害作用を残存させ，LXRやほかの核内受容体に対するアゴニスト作用を失活させるように設計された化合物がSR1001である．Solt, L. A.らはほかの48種のヒト核内受容体に対する作用を検討したが作用はみられず，RORに特異的阻害作用を有する化合物とされている．

作用機序と効果

RORはその名にもあるようにリガンドが同定されていないオーファン受容体である．SR1001はRORαとRORγtと特異的に結合し，その転写活性を阻害する．Th17の分化を阻害し，IL-17，IL-21，IL-22の産生を抑制する．多発性骨髄腫のモデルマウスでは，臨床徴候の軽減が観察されている[2]．

<文献>
1) Kumar, N. et al. : Mol. Pharmacol., 77 : 228-236, 2010
2) Solt, L. A. et al. : Nature, 472 : 491-494, 2011

(山岡邦宏,田中良哉)

STA-5326 ▶▶ Apilimodの項を参照

Stelara® ▶▶ Ustekinumabの項を参照

Suplatast（スプラタスト）

Basic Data

別名	IPD®（アイピーディー®）
適応	気管支喘息，アレルギー性鼻炎，アトピー性皮膚炎
標的分子	Th2サイトカイン（IL-4の項p.96, IL-5の項p.98参照）
薬剤の種類	経口，Th2サイトカイン阻害薬
M W	499.64

使用法と効果

Th2サイトカインを抑制し，アレルギーの反応を抑制するとされる．成人では気管支喘息，アトピー性皮膚炎，アレルギー性鼻炎に適応があり，1回100 mgを1日3回内服する．小児では気管支喘息に適応があり，1回3 mg/kgを1日2回投与する．

作用機序

ヘルパーT細胞はTh1とTh2に分類され，アレルギーに関与するのはTh2とされている．Th1/Th2説はアレルギー性炎症と細胞性免疫の関係について明確に説明した仮説であるが，人体では動物実験ほど明確に区分はされてはいない．とはいえ，Th2細胞がIL-4，IL-5を介してアレルギー性炎症の発現に深く関与していることは事実であり，理論的にはこの抑制がアレルギー反応全体の抑制につながる．

Th2を標的とした治療薬は今のところSuplatastのみである[1]．Suplatastについては，H_1受容体の発現減少に関与する，好酸球性炎症を抑制する，ロイコトリエン受容体拮抗薬無効例でも有効，アトピー性皮膚炎に有効など，数多くの報告がなされている[2,3]．

<文献>
1) Yanagihara, Y. et al. : Jpn. J. Pharmacol., 61 : 23-30, 1993
2) Wada, M. et al. : Allergol. Int., 58 : 389-393, 2009
3) Shahriar, M. et al. : J. Immunol., 183 : 2133-2141, 2009

(粒来崇博，秋山一男)

T-5224

Basic Data

適応	未承認化合物であり，国内において開発段階（2013年1月時点）
標的分子	転写因子AP-1（p.168参照）
薬剤の種類	経口，AP-1阻害薬
MW	517.53

開発背景・作用機序

　グラム陰性桿菌の菌体成分であるリポ多糖（LPS）は敗血症をきたし，Toll様受容体への結合を介して各種の細胞を活性化する．その活性化過程には多数の分子が介在するが，転写因子AP（acitvator protein）-1が重要な働きをする．AP-1はNF-κBと協調してTNF-α，IL-6，IL-1などの炎症性サイトカインだけでなく，ケモカインの産生も誘導することで強力に炎症を誘導する．

　マウスへのLPS投与は敗血症に伴う高度の肝機能障害をきたし，致死的であるが，T-5224は炎症性サイトカインだけでなく，抗炎症性サイトカインであるIL-10の産生を誘導し，生存率を上昇させると報告されている[1]．これらの炎症性サイトカインの多くは関節リウマチ病態に深く関与するため，関節リウマチを対象とした臨床試験が進められている．関節リウマチの動物モデルであるコラーゲン誘導関節炎では，関節炎局所における炎症性サイトカイン産生が抑制されるとともに，破骨細胞の分化をも抑制するとされている．さらに，最近の報告では，強皮症患者と強皮症モデルマウスの皮膚線維芽細胞においてAP-1を構成するc-fosとc-junの発現が亢進しており，正常線維芽細胞ではTGF-β刺激によりc-fosとc-junの発現が亢進するとされている．T-5224はc-fos/c-junによるコラーゲンの発現を抑制し，モデルマウスにおける皮膚硬化をも抑制した[2]．今後の臨床試験の進行が期待される．

<文献>

1) Izuta, S. et al. : Biotechnol. Lett., 34 : 2175-2182, 2012
2) Avouac, J. et al. : Arthritis Rheum., 64 : 1642-1652, 2012

（山岡邦宏，田中良哉）

Tacrolimus（タクロリムス）

Basic Data

別名	Prograf®（プログラフ®），FK506
適応	臓器移植における拒絶反応の抑制，骨髄移植における拒絶反応および移植片対宿主病の抑制，関節リウマチ，ループス腎炎，重症筋無力症，潰瘍性大腸炎
標的分子	カルシニューリン（p.164参照）
薬剤の種類	経口，カルシニューリン阻害薬
MW	804

●使用法と効果

疾患により異なるが，最大の効果を得るためには血中濃度（トラフ値）を比較的早急に上げる必要があるとされている．潰瘍性大腸炎では1回0.025 mg/kgを朝食後と夕食後の1日2回服用（0.05 mg/kg/日）より開始する．関節リウマチ重症筋無力症，ループス腎炎では1日1回3 mgを夕食後に，高齢者は1日1回1.5 mgを夕食後に服用開始する．拒絶反応や移植片対宿主病では0.05〜0.15 mg/kgを1日2回より開始，以後漸減し，0.06〜0.1 mg/kg程度の維持量を投与することが多い．

いずれの疾患においても，投与開始後にはトラフ値を測定し，治療効果と副作用により適宜投与量を調節することがきわめて重要である．トラフ値が20 ng/mLを超えると副作用が出現しやすいため，5〜10 ng/mLを目標とすることが多い．副作用のなかでも特に感染症や腎機能障害には注意を払う必要があるが，血中トラフ値を下げることで回復する．また，インスリン分泌低下を介した血糖上昇作用を有するため，糖尿病を有する患者では注意が必要である．

●作用機序

筑波山麓の土壌で発見された放射菌 Streptomyces tsukubaensis の代謝産物であるFK506として研究開発され，リンパ球混合反応，細胞障害性T細胞の誘導，さらにはIL-2やIFN-γなどのサイトカイン産生を **Cyclosporine** の約10分の1量で抑制する．これらの結果をもとに，ピッツバーグ大学で移植領域における臨床応用が開始され，その後関節リウマチ，重症筋無力症，ループス腎炎などの自己免疫疾患の治療薬として適応拡大された．Tacrolimus（FK506）はFKBP（FK506 binding protein）と複合体を形成することで，T細胞受容体の下流で小胞体から遊離され，Ca^{2+} 依存性に活性化されるカルシニューリン-カルモジュリン複合体に会合し，カルシニューリンの基質である転写因子NFAT（nuclear factor of activated T cells）の脱リン酸化を阻害する．これによりNFATの核内への移行が阻害されることによりIL-2，IFN-γ，IL-3，IL-4，IL-5などのT細胞由来のサイトカイン産生を抑制し，間接的にTNF-α，IL-1β，IL-6の産生も抑制する[1]．

<文献>

1) Yoon, K. H. : J. Biomed. Biotechnol., 686480, 2010

（山岡邦宏，田中良哉）

● Talion® ▶▶ Bepotastine の項を参照

● TAU-284 ▶▶ Bepotastine の項を参照

● Tavegyl® ▶▶ Clemastine の項を参照

● Teribon® ▶▶ Teriparatide の項を参照

● Teriparatide（テリパラチド）

Basic Data

```
        1                   5
 Ser — Val — Ser — Glu — Ile — Gln — Leu -
         10
-Met — His — Asn — Leu — Gly — Lys — His -
   15                    20
-Leu — Asn — Ser — Met — Glu — Arg — Val -
                 25
- Glu — Trp — Leu — Arg — Lys — Lys — Leu -
          30
- Gln — Asp — Val — His — Asn — Phe
```

別　名	Forteo®（フォルテオ®）, Teribon®（テリボン®）
適　応	骨折の危険性が高い骨粗鬆症
標的分子	前骨芽細胞, 骨芽細胞
薬剤の種類	皮下注射, ヒト副甲状腺ホルモン製剤
Ｍ　Ｗ	4,117.72

◆ 使用法と効果

　Teriparatide はヒト副甲状腺ホルモン（PTH）の活性部分であるＮ末端側34個のアミノ酸で構成されており，1回20μg を1日1回，もしくは1回56.5μg を1週間に1回皮下注射する．治療期間は一生を通じて1年半〜2年である．

　骨組織量を増加させるとともに骨のジオメトリーと内部微細構造を強化する作用を有するはじめての骨粗鬆症治療薬であり，骨折の危険性が高い骨粗鬆症に対して骨密度量が増加し，強力な骨折防止効果が可能になる．Teriparatide 20μg/日のプラセボ対照群との比較で，閉経後骨粗鬆症1,637例[1]と男性骨粗鬆症438例[2]で検証され，骨密度増加効果があった．国内のデータ[3]では，プラセボ対照比較試験で Teriparatide 群の骨密度は12カ月で腰椎10.04％，大腿骨2.01％，24カ月でそれぞれ13.4％，3.26％増加した．新規骨折はプラセボ群で椎体骨折6％，非椎体骨折6％に比較して，Teriparatide 群はそれぞれ3.7％，2.2％であり，骨折リスクの低下も示唆された．

　主な副作用は嘔気，悪心，嘔吐，めまい，筋痙攣，頭痛，倦怠感があげられるが，いずれも一過性で発生頻度は用量に依存する．血清尿酸濃度は上昇するが，痛風発作の増加はみられていない．齧歯類で骨肉腫の発生がみられたことから，ヒトでも悪性腫瘍の既往がある例での使用は禁忌である．

◆ 作用機序

　Teriparatide は間歇投与することにより，前骨芽細胞から骨芽細胞への分化を促進し，骨芽細胞のアポトーシスを抑制する．そして，骨梁，皮質骨の内膜と

外膜面において骨芽細胞の機能を活性化し，骨新生を促進する．

<文献>
1) Neer, R. M. et al. : N. Engl. J. Med., 344 : 1434-1441, 2001
2) Orwoll, E. S. et al. : J. Bone Miner. Res., 18 : 9-17, 2003
3) Miyauchi, A. et al. : Bone, 47 : 493-502, 2010

(田中 栄)

Tocilizumab（トシリズマブ）

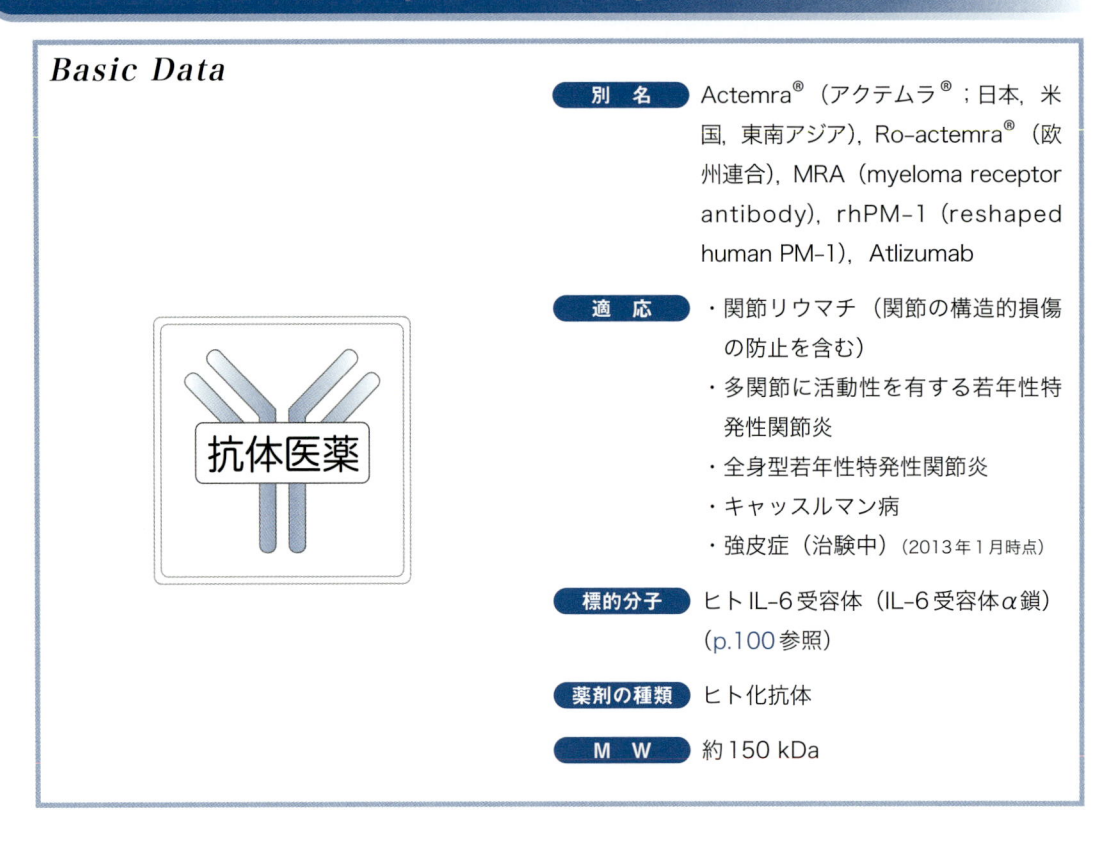

Basic Data

別名　Actemra®（アクテムラ®；日本，米国，東南アジア），Ro-actemra®（欧州連合），MRA（myeloma receptor antibody），rhPM-1（reshaped human PM-1），Atlizumab

適応
- 関節リウマチ（関節の構造的損傷の防止を含む）
- 多関節に活動性を有する若年性特発性関節炎
- 全身型若年性特発性関節炎
- キャッスルマン病
- 強皮症（治験中）(2013年1月時点)

標的分子　ヒトIL-6受容体（IL-6受容体α鎖）(p.100参照)

薬剤の種類　ヒト化抗体

MW　約150 kDa

◆使用法と効果

　関節リウマチ（RA），多関節に活動性を有する若年性特発性関節炎（JIA）に対してはTocilizumabとして，通常1回8 mg/kg体重を4週間隔で点滴静注する．全身型JIAやキャッスルマン病では，Tocilizumabとして，通常1回8 mg/kg体重を2週間隔で点滴静注する．全身型JIAでは，症状改善が不十分であり，かつCRP（C反応性タンパク）を指標としてIL-6作用の抑制効果が不十分と判断される場合に限り，投与間隔を1週間まで短縮できる．キャッスルマン病では投与ごとにCRPを測定し，症状改善が不十分と判断される場合に限り，CRPを指標として投与間隔を1週間まで短縮できる．

　Tocilizumabは遺伝子組換え技術により作製されたヒト化抗ヒトIL-6受容体（IL-6R）抗体である．本邦で開発された最初の抗体医薬であると同時に，世界初のIL-6阻害薬である．IL-6の作用を特異的に阻害することから，IL-6の過剰産生が病態形成にかかわる疾患の治療に有効であり，2005年4月キャッスルマン病に希少疾患治療薬として世界に先駆けて承認され，2008年にRA，多関節型ならびに全身型JIAの治療薬として

承認された．また，クローン病や全身性エリテマトーデスに対する治験も行われ，有効性が示唆されている．2013年1月時点で世界で唯一の適応承認がとれているIL-6阻害薬である．

Tocilizumabは，メトトレキサートの併用の有無にかかわらず，RAに伴う臨床症状を改善するとともに関節の構造的損傷の防止効果を発揮する[1,2]．またキャッスルマン病やJIAに伴う炎症症状や検査値の異常を改善する[3,4]．有害事象に関しては，TNF阻害薬と同様に感染症が最も多い[5]．Tocilizumab使用により，発熱や倦怠感などの感染に伴う症状が抑えられる可能性があるため，慎重な観察を要する．

作用機序

IL-6は免疫応答や炎症反応の調節にかかわる多機能なサイトカインであり，自己免疫反応や慢性炎症症状，RAやJIAにおける関節破壊にかかわる．TocilizumabはIL-6RのIL-6結合部位を認識し，IL-6の結合を競合阻害することでIL-6のシグナルを阻害する．

<文献>

1) Nishimoto, N. et al. : Ann. Rheum. Dis., 66 : 1162-1167, 2007
2) Nishimoto, N. et al. : Mod. Rheumatol., 19 : 12-19, 2009
3) Nishimoto, N. et al. : Mod. Rheumatol., 20 : 222-232, 2010
4) Nishimoto, N. et al. : Blood, 106 : 2627-2632, 2005
5) Yokota, S. et al. : Lancet, 371 : 998-1006, 2008

〈西本憲弘，村上美帆〉

Tofacitinib（トファシチニブ）

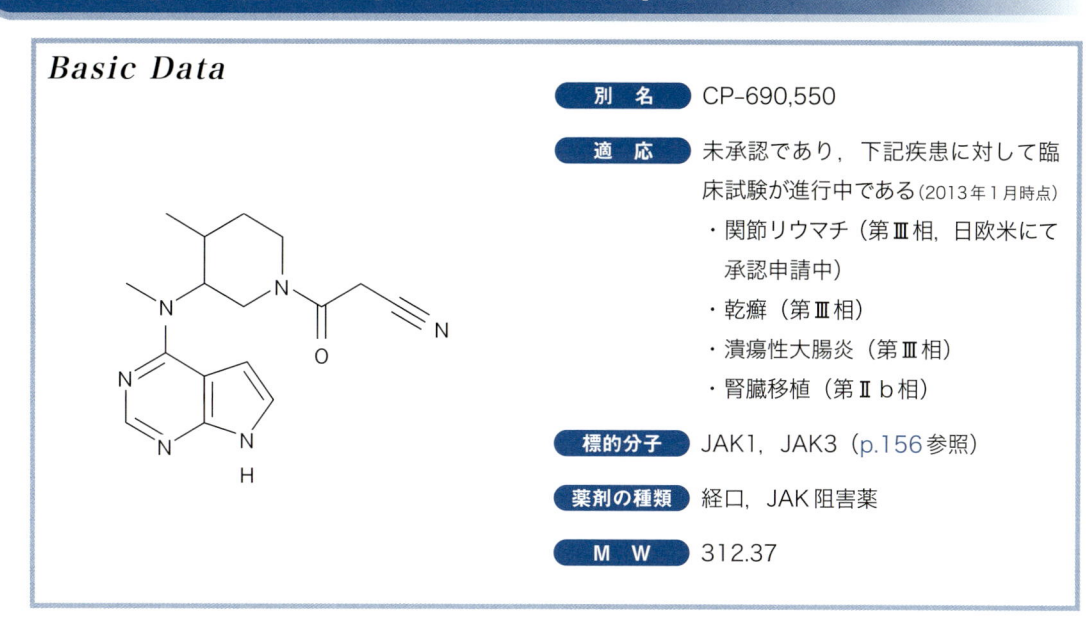

Basic Data

別名	CP-690,550
適応	未承認であり，下記疾患に対して臨床試験が進行中である（2013年1月時点） ・関節リウマチ（第Ⅲ相，日欧米にて承認申請中） ・乾癬（第Ⅲ相） ・潰瘍性大腸炎（第Ⅲ相） ・腎臓移植（第Ⅱb相）
標的分子	JAK1，JAK3（p.156参照）
薬剤の種類	経口，JAK阻害薬
MW	312.37

使用法と効果

関節リウマチ（RA）に対しては5 mgまたは10 mgの1日2回内服にて，生物学的製剤と同等の効果が得られている．乾癬では2 mg，5 mg，15 mgの1日2回内服にて，皮膚病変部が75％以上改善した指標であるPASI75の達成率は12週目において，それぞれ25％，40.8％，66.7％であり，プラセボと比較して有意に高かった[1]．潰瘍性大腸炎では0.5 mg，3 mg，10 mg，15 mgの1日2回の8週間投与で，疾患活動

性が30％以上改善した症例がそれぞれ32％，48％，61％，78％みられている[2]．腎移植時の移植片対宿主病に対しては15 mgまたは30 mgの1日2回投与にてカルシニューリン阻害薬と同等の効果が得られている[3]．

作用機序

JAK（Janus kinase）は，サイトカインが細胞表面上の受容体に結合後，活性化されるシグナル伝達経路の最上流に位置するキナーゼである．各種炎症性サイトカインにより活性化され，転写因子Statを活性化することで標的遺伝子の転写制御を行う．活動性のRA患者滑膜ではJAKとStatが発現しており，その発現レベルは活動性と相関すると報告されている．

TofacitinibはJAK1とJAK3を抑制することで，主にIL-6やインターフェロンの細胞内シグナルを抑制すると考えられるが[4]，詳細な機序はいまだ不明な点が多い．JAKの欠損は免疫不全を呈することからTofacitinibの免疫担当細胞への直接的効果が着目されやすいが，滑膜線維芽細胞では刺激により産生誘導されるインターフェロンのシグナルを抑制することでケモカイン産生を間接的に抑制すると報告されている[5]．

<文献>
1) Papp, K. A. et al. : Br. J. Dermatol., 167 : 668-677, 2012
2) Sandborn, W. J. et al. : N. Engl. J. Med., 367 : 616-624, 2012
3) Vincenti, F. et al. : Am. J. Transplant, 12 : 2446-2456, 2012
4) Maeshima, K. et al. : Arthritis Rheum., 64 : 1790-1798, 2012
5) Rosengren, S. et al. : Ann. Rheum. Dis., 71 : 440-447, 2012

（山岡邦宏，田中良哉）

Tralokinumab（トラロキヌマブ）

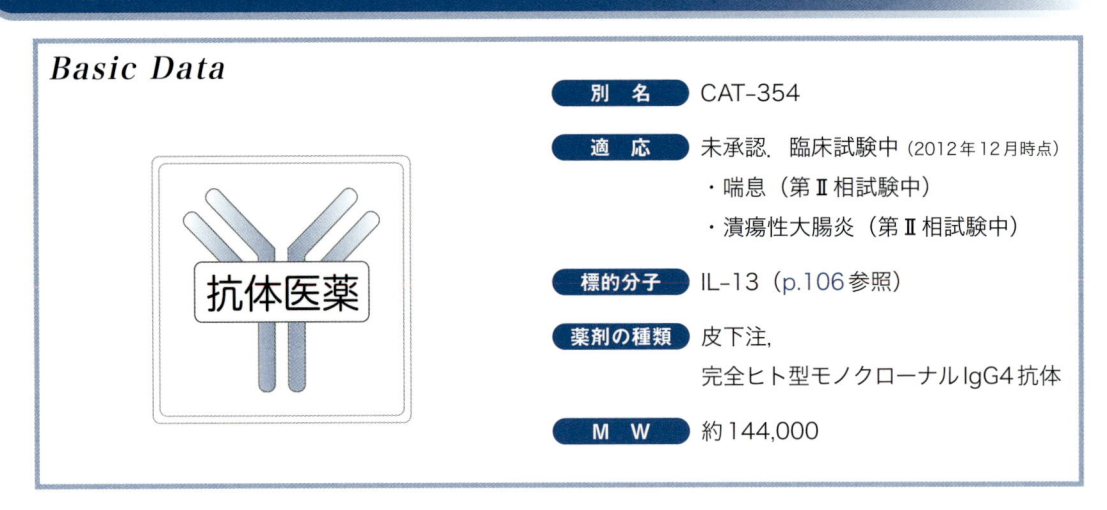

Basic Data

別名	CAT-354
適応	未承認．臨床試験中（2012年12月時点） ・喘息（第Ⅱ相試験中） ・潰瘍性大腸炎（第Ⅱ相試験中）
標的分子	IL-13（p.106参照）
薬剤の種類	皮下注，完全ヒト型モノクローナルIgG4抗体
MW	約144,000

使用法と効果

マウスモデルにおいてはTralokinumab投与により，IL-13による気道過敏性の亢進，好酸球数の増加，および杯細胞化生の誘導が抑制された[1]．さらに，Tralokinumabはヒト由来の培養細胞を用いたin vitroの実験では，IL-13によって誘導されるエオタキシンやIgEの産生，気道平滑筋細胞のカルシウム流入を抑制した．また，ヒト化マウスを用いたin vivoの実験では，気道過敏性や気管支肺胞洗浄液中の好酸球数を抑制した[2]．

また，第Ⅰ相臨床試験では喘息患者に対して1～10 mg/kgの投与が28日間隔で3回行われ，安全性の面など特に問題はなかった[3]．このため，引き続き重症で

コントロール不良の成人持続性喘息に対して第Ⅱ相臨床試験が行われている．

なお，潰瘍性大腸炎に対しても第Ⅱ相臨床試験が行われている．

作用機序

TralokinumabはIL-13を標的抗原とした完全ヒト型モノクローナル抗体であり，IL-4に対する中和作用はない[2]．IL-13は，IL-4RαとIL-13Rα1のヘテロ二量体であるIL-13受容体を介して細胞に働く．IL-13はIgEの産生，好酸球の活性化，気道過敏性の亢進，気道平滑筋の収縮，粘液産生亢進，気道粘膜の線維化などに関与し，喘息の病態形成に深くかかわっている．

<文献>
1) Blanchard, C. et al. : Clin. Exp. Allergy, 35 : 1096-1103, 2005
2) May, R. D. et al. : Br. J. Pharmacol., 166 : 177-193, 2012
3) Singh, D. et al. : BMC Pulm. Med., 10 : 3, 2010

（門野岳史，佐藤伸一）

Tranilast（トラニラスト）

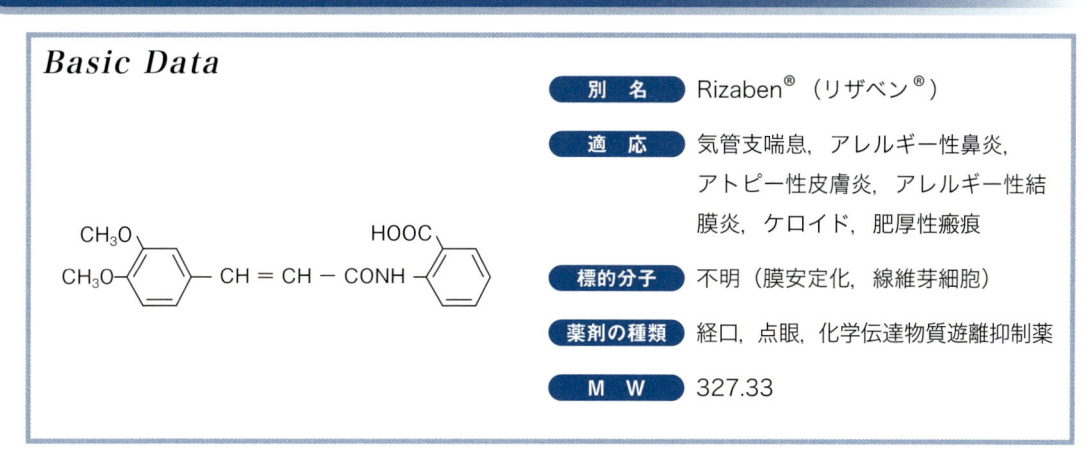

Basic Data

別名	Rizaben®（リザベン®）
適応	気管支喘息，アレルギー性鼻炎，アトピー性皮膚炎，アレルギー性結膜炎，ケロイド，肥厚性瘢痕
標的分子	不明（膜安定化，線維芽細胞）
薬剤の種類	経口，点眼，化学伝達物質遊離抑制薬
MW	327.33

使用法と効果

本邦特有の抗アレルギー薬である．**DSCG**（クロモグリク酸ナトリウム）と同様の膜安定化作用を主とし，脱顆粒を抑制することでIgEを介したⅠ型アレルギー反応を抑制する[1]．また，線維芽細胞のコラーゲン合成抑制作用もあるため，アレルギー性疾患のほか，ケロイド・肥厚性瘢痕の症例でも適応がある．

気管支喘息，アレルギー性鼻炎，アトピー性皮膚炎，アレルギー性結膜炎に対して，内服，点眼薬で投与する．成人では1回100 mgを1日3回，小児では5 mg/kgを1日量として3回に分けて内服する．点眼は1日4回となっている．なお，妊婦は禁忌となっている．

作用機序

DSCGと同様に膜安定化作用があるといわれる．これによりヒスタミンやロイコトリエン，血小板活性化因子（PAF）などの炎症性メディエーターの遊離を抑制し，Ⅰ型アレルギー反応を抑制すると考えられている．また，TGF-βを介した線維芽細胞のコラーゲン合成抑制作用もあるために，ケロイドの治療薬として適応がある．最近では悪性腫瘍（グリオーマ，乳がん，神経線維芽腫瘍，胃がんなど）に対して，血管新生抑制などを介した腫瘍増殖の抑制作用があるとの研究報告がなされており，期待されている[2]．

<文献>
1) 黒澤元博:『総合アレルギー学 改訂第2版』(福田健/編), pp.318-323, 南山堂, 2010
2) Rogosnitzky, M. et al. : Anticancer Res., 32 : 2471-2478, 2012

(粒来崇博, 秋山一男)

Triamcinolone (トリアムシノロン)

Basic Data

別名 Ledercort® (レダコート®), Kenacort®-A (ケナコルト®-A)

適応 副腎不全, 関節リウマチなどのリウマチ膠原病疾患, 腎疾患, 悪性腫瘍, 種々の神経疾患, 循環不全, 皮膚疾患, アレルギー性疾患, 炎症性腸疾患, 血液疾患など多数

標的分子 グルココルチコイド受容体 (p.216参照)

薬剤の種類 経口 (レダコート® 4 mg錠), 筋注・皮内注・関節腔内注射用懸濁剤 (ケナコルト®-A), 副腎皮質ステロイド

MW 394.43

使用法と効果

トリアムシノロンは, **cortisol** (コルチゾール) のA環の1-2に二重結合を, 9位にフッ素を付加して副腎皮質ステロイド (グルココルチコイド, glucocorticoid : GC) 作用を5倍増強したGCである[1)2)]. ミネラルコルチコイド作用は**prednisolone** (プレドニゾロン) よりもかなり少なく, 大量投与には向いている. ただ, 歴史的な使用経験から, トリアムシノロンは注射用懸濁剤 (ケナコルト®-A)[3)] が臨床応用されることが多い.

GCは元来脂溶性であるが, ジオールとアセトンが縮合してできる環状アセタールであるアセトニドをトリアムシノロンに結合したトリアムシノロンアセトニドはさらに水に難溶性であり, GC懸濁剤として使われている. 一般に, 皮内・筋肉内・関節腔内に水溶性GCを注射すると, 速やかに全身に拡散することが知られている. これに対し, GC懸濁剤は局所にとどまり, 少量ずつがトリアムシノロンに転換して長時間効果が持続するとされている.

副作用については上記の特徴に基づく若干の違いはあるが, 本質的な違いではないため, いずれのGCにも同様の注意が必要である. 高頻度かつ重症化しやすい副作用のみをあげても感染症, 骨粗鬆症, 動脈硬化病変, 副腎不全, 消化管潰瘍, 糖尿病など多くのものがあるが, それらの詳細は他誌[2)] を参照されたい. 懸濁剤特有の副作用としては, 関節炎に使用した場合に経験する結晶性関節炎の誘発がある.

<文献>
1) レダコート®錠 4 mg 添付文書
2) 川合眞一:『今日の治療薬 解説と便覧 2013』(浦部晶夫, 他/編), pp.240-247, 南江堂, 2013
3) ケナコルト®-A 筋注用・関節腔内用水懸注 40mg/1mL 添付文書

(川合眞一)

Tysabri® ▶▶ Natalizumab の項を参照

Ustekinumab (ウステキヌマブ)

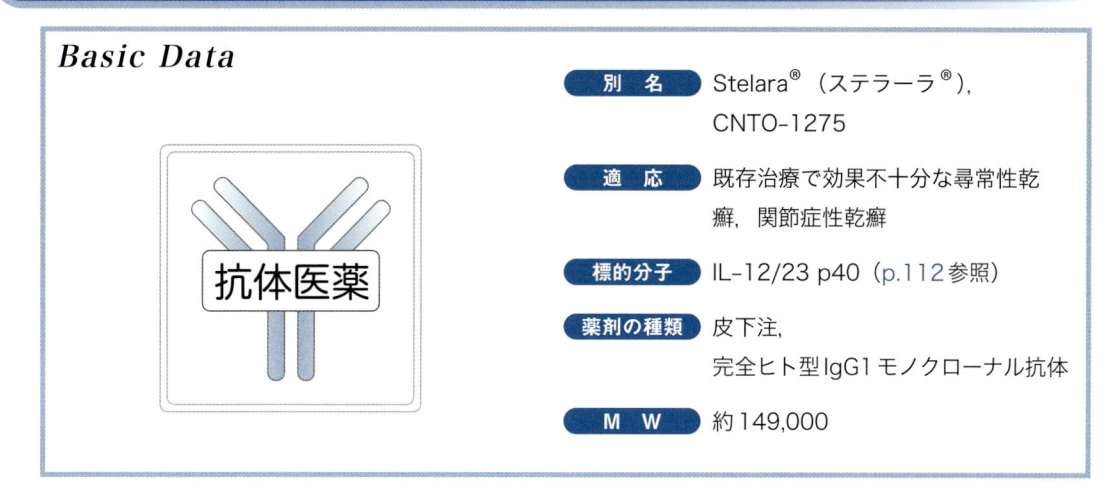

Basic Data

別名	Stelara® (ステラーラ®), CNTO-1275
適応	既存治療で効果不十分な尋常性乾癬, 関節症性乾癬
標的分子	IL-12/23 p40 (p.112参照)
薬剤の種類	皮下注, 完全ヒト型IgG1モノクローナル抗体
MW	約149,000

◆使用法と効果

通常, 成人には, Ustekinumab として1回45 mg を皮下投与する. 初回投与およびその4週後に投与し, 以降12週間隔で投与する. ただし, 効果不十分な場合には1回90 mg を投与することができる. なお, 注射部位に関しては, 注射ごとに部位を変えることが望ましい[1].

中等症〜重症の局面型皮疹を有する尋常性乾癬および関節症性乾癬日本人患者を対象とした国内第II/III相臨床試験では, 投与12週後のPASI (psoriasis area-and-severity index) 75％改善達成率は, 45 mg 投与群では59.4％, 90 mg 投与群では67.7％であった. また, 投与28週後の45 mg 投与群におけるPASI改善率は50％達成が90.6％, 75％達成が68.8％, 90％達成が42.2％であった[2]. なお, 体重が100 kg を超える場合は90 mg の投与が推奨される. 副作用に関してはTNF-αアンタゴニストと同様, 結核やde novo B型肝炎の発生に注意する.

◆作用機序

Ustekinumab はIL-12およびIL-23のサブユニットであるp40を標的抗原とした完全ヒト型モノクローナル抗体である. IL-12はp35とp40からなるヘテロ二量体で, IL-23はp19とp40からなるヘテロ二量体である.

乾癬の発症に深くかかわるT細胞として, INF-γやTNF-αを産生するTh1細胞, およびIL-17やIL-22を産生するTh17細胞が知られており, Th1細胞の分化維持および増殖にはIL-12が, Th17細胞の分化維持および増殖にはIL-23が必要である. Ustekinumab は主として樹状細胞などの抗原提示細胞から産生されるIL-12およびIL-23両者の作用を阻害し, Th1細胞およびTh17細胞の両者を抑制することにより, 乾癬の病態を改善させる[3].

<文献>
1) 大槻マミ太郎, 他:日本皮膚学会雑誌, 121: 1561-1572, 2011
2) ステラーラ® 添付文書
3) 朝比奈昭彦:MB Derma, 169:29-35, 2010

(門野岳史, 佐藤伸一)

Vedolizumab ▶▶ MLN-02の項を参照

Vega® ▶▶ Ozagrelの項を参照

Vitaxin (ビタキシン)

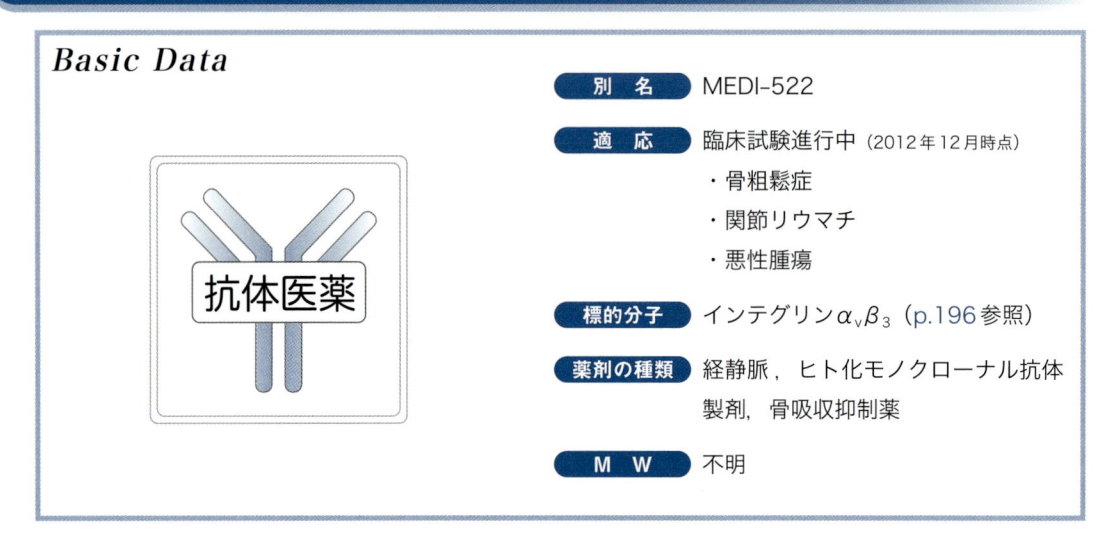

Basic Data

別名	MEDI-522
適応	臨床試験進行中 (2012年12月時点) ・骨粗鬆症 ・関節リウマチ ・悪性腫瘍
標的分子	インテグリン$\alpha_v\beta_3$ (p.196参照)
薬剤の種類	経静脈, ヒト化モノクローナル抗体製剤, 骨吸収抑制薬
MW	不明

使用法と効果

第I相試験により安全性が確認されている. 1回200〜800 mgを90分かけて3週間ごとに点滴静注することで, 標的分子に対する十分な結合が得られるとされている[1]．

インテグリン$\alpha_v\beta_3$は破骨細胞, 血管内皮細胞, ある種の固形がんに多く発現しており, これを阻害することで疾患の治療に応用しようとする試みがなされている. 現在までに市場に上市された$\alpha_v\beta_3$阻害薬はないが, 実験レベルでは有効性が確認されており, 臨床試験が行われている.

LM609はヒトインテグリン$\alpha_v\beta_3$二量体に対するマウスモノクローナル抗体であり, インテグリン$\alpha_v\beta_3$とビトロネクチンやフィブリノゲンとの結合を阻害する. in vitroでの実験でLM609はインテグリン$\alpha_v\beta_3$のシグナル伝達を阻害し破骨細胞の機能が抑制された[2]ことから, 骨粗鬆症治療への応用が期待され, これをもとにヒト化抗体であるVitaxinが開発された[1].

作用機序

インテグリンはα鎖とβ鎖からなるヘテロ二量体として存在する膜タンパク質で, 細胞外基質に対する細胞表面の受容体として機能する. また細胞同士の接着, 認識にもかかわっている. 哺乳類においてはこれまでに18種のα鎖と8種のβ鎖が同定されているが, これらの組み合わせのうち実際に生体内で存在が確認され

ているヘテロ二量体は24種である．それぞれのインテグリン二量体が特定の細胞外基質と結合し，特異的な生理機能を発揮する．

細胞外基質とインテグリンとの相互作用は細胞骨格や細胞運動にかかわり，シグナル伝達系を通じて細胞増殖や分化などに関与しているとされている．

インテグリン$α_v β_3$は破骨細胞の骨表面への最初の接着に重要であるとされているが，インテグリン$α_v β_3$の阻害によって骨吸収が抑制されていても骨表面の破骨細胞数は減少しない．*in vitro* の実験でVitaxinはインテグリン$α_v β_3$を阻害することにより破骨細胞の遊走が阻害され，骨吸収が抑制されることが示された[4]．

<文献>
1) Millard, M. et al. : Theranostics, 1 : 154-188, 2011
2) Miyauchi, A. et al. : Osteoporos. Int., 3, Suppl. 1 : 132-135, 1993
3) Nakamura, I. et al. : J. Bone Miner. Metab., 25 : 337-344, 2007
4) Nakamura, I. et al. : J. Cell Sci., 112 : 3985-3993, 1999

（田中 栄）

● Viviant® ▶▶ Bazedoxifeneの項を参照

VX-509

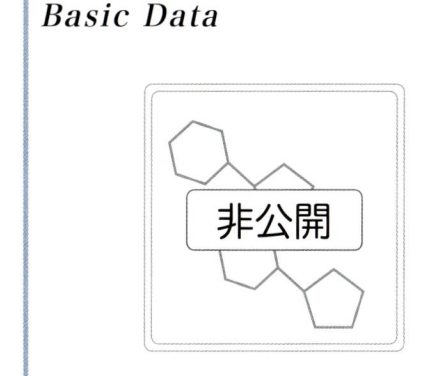

Basic Data

非公開

- 適応：未承認化合物であり，下記臨床試験が進行中である（2013年1月時点）
  ・関節リウマチ（第Ⅱ相）
- 標的分子：JAK3（p.156参照）
- 薬剤の種類：経口，JAK3阻害薬
- MW：不明

使用法と効果

経口抗リウマチ薬による治療に不応性であった関節リウマチ患者204名で行われたプラセボ対照臨床試験第Ⅱ相は，VX-509の25 mg，50 mg，100 mg，150 mg単剤の1日2回内服で12週後の治療効果判定が行われた．ACR20（米国リウマチ学会の疾患活動性指標で20％以上の改善）とACR50反応率は，50 mg以上を内服した群でプラセボと比較して有意に高く（ACR20/50；50 mg：61％/32％，100 mg：65％/38％，150 mg：66％/49％），ACR70反応率はプラセボの2.4％と比較して100 mgで18％，150 mgで22％と有意に高かった．さらに，DAS28-CRP（p.313参照）を指標とした疾患活動性では，寛解に至った症例はプラセボで7％であったのに対して100 mg群で35％，150 mg群では37％と有意に高い結果であった．

試験中止に至る有害事象はプラセボ群4.8％に対して治療群では7.9％であった．有害事象のなかでは感染症が最も多く，プラセボ群17％に対して治療群では12〜25％であった．肝機能障害はプラセボ群で4.9％，治療群で5.5％みられ，用量依存性の血小板減

少と軽度のLDL（低比重リポタンパク質）とHDL（高比重リポタンパク質）の上昇がみられた[1]．

作用機序

現在，JAKを標的とした数多くの化合物が開発・臨床試験段階にあるが，元来JAKが格好の阻害標的と考えられたのは，JAK3の発現が血球系細胞に限られており，JAK3を欠損したヒト・マウスではリンパ球の分化・成熟が阻害され重症複合型免疫不全症を呈する発見に由来する[2]．本化合物はJAK3以外のJAK阻害には25〜150倍程度の濃度が必要とされており，特異性は高いと考えられるが，詳細は不明な点が多い．JAK3は必ずほかのJAKと複合体を形成して細胞内シグナルを伝達するため，間接的なほかのJAK阻害作用を有する可能性も考えられる．

<文献>
1) Fleischmann, R. : Arthritis Rheum., 63, S10, 2011
2) Russell, S. M. et al. : Science, 266 : 1042-1045, 1994

（山岡邦宏，田中良哉）

● **WAL801** ▶▶ Epinastine の項を参照

● **WAL801CL** ▶▶ Epinastine の項を参照

● **Xolair®** ▶▶ Omalizumab の項を参照

● **XOMA052** ▶▶ Gevokizumab の項を参照

● **Zaditen®** ▶▶ Ketotifen の項を参照

● **Zesulan®** ▶▶ Mequitazine の項を参照

● **Zyrtec®** ▶▶ Cetirizine の項を参照

索引 index

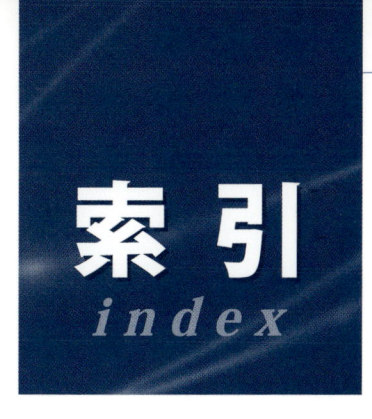

太字→その項目について詳しく解説されているページを示します

数字

2型糖尿病 ……………………… 305
11βヒドロキシステロイド
　デヒドロゲナーゼ …………… 212
26Sプロテアソーム …………… 178
Ⅰ型IFN受容体のサブユニット1 ・319

欧文

A

Abatacept …… 20, 36, 221, 223, 225, **250**
Abl ……………………………… **174**
ABT-874 ………………………… **276**
ACR（米国リウマチ学会）の
　コアセット …………………… 250
Actemra® ……………………… **358**
Adalimumab
　……………… 222, 227, 230, 234, 240, **251**
AER-001 ………………………… **334**
Aerovant™ ……………………… **334**
AIN457 …………………………… **348**
AIR645 …………………………… 253
ALD518 ………………………… **274**
Alefacept ……… 60, 68, 239, 240, **254**
Alegysal® ……………………… **333**
Alemtuzumab …………………… 78
Alendronate ……………… 247, **255**
Alesion® ………………………… **297**
$\alpha_4\beta_1$ …………………… 27, **52**, 324
$\alpha_4\beta_7$ …………………… 27, **54**, 322
Alfacalcidol …………………… **256**
$\alpha_L\beta_2$ …………………… 27, **50**
Alfarol® ………………………… **256**
$\alpha_v\beta_3$ …………………… 184, **196**, 364
Allegra® ………………………… **300**

Allelock® ……………………… **329**
Altrakincept …………………… 257
AMADRA® ……………………… **286**
AMEVIVE® ……………………… **254**
AMG317 ………………………… **258**
AMG827 ………………………… **277**
Amlexanox …………………… **259**
Anakinra ………………… 93, 223, **260**
Anrukinzumab ………………… **261**
AOSD …………………………… 260
AP-1 ………………… 154, **168**, 214, 355
Apilimod ……………………… **262**
APRIL …………………… 24, 27, **46**
Arcalyst® ……………………… **340**
ARO（autosomal recessive
　osteopetrosis）……………… 187
ASKP1240 ……………………… **263**
Atacicept ………………… 19, 46, 225, **264**
ATF ……………………………… 168
Atlizumab ……………………… **358**
AZD0530 ……………………… **345**
Azelastine …………………… **265**
Azeptin® ……………………… **265**

B

B1 ………………………………… 76
B4 ………………………………… 74
BAFF ……… 24, 27, **46**, 224, 264, 270, 271
Baricitinib ………………… 157, **266**
Basiliximab …………………… **267**
BAY-16-9996 ………………… **334**
Baynas® ……………………… **338**
Bazedoxifene ………………… **268**
B-CLL（B細胞性慢性リンパ性
　白血病）……………………… 78
BCR ……………………………… 309
Bcr-Abl ………………… 153, **174**, 311
Belatacept …………………… **269**
Belimumab …………… 19, 46, 224, **270**
Belkeid® ……………………… **275**
BENLYSTA® …………………… **270**
Benralizumab ………………… **271**
Bepotastine ………………… **272**
Betamethasone ……………… **273**
Bgp35 …………………………… **76**
Bgp95 …………………………… **74**
BLIMP1 ………………………… 94
BLyS ………………… **46**, 224, 270, 271

BMP-2 ………………………… 185, **206**
BMS945429 …………………… **274**
Bortezomib ………… 179, 225, **275**
BP180 …………………………… 240
Briakinumab ………………… **276**
Brodalumab ……………… 240, **277**
Bronica® ……………………… **349**
Bruton型無γグロブリン血症 … 309
Btk …………………… 153, **162**, 309
B細胞成長因子 ……………… **118**
B細胞分化因子 ……………… 100

C

C3a ……………………… 138, **148**
C3a受容体 …………………… **148**
C5a ……………………… 138, **150**
C5a受容体 …………………… **150**
c-Abl …………………………… **174**
Calcitriol ……………………… **278**
CAM-3001 …………………… **318**
CAMPATH-1抗原 ……………… **78**
Canakinumab ………………… **279**
CAPS …………………… 93, 279, 340
CAT-354 ……………………… **360**
CCL2 …………………………… **126**
CCL3 …………………………… **128**
CCL4 …………………………… **128**
CCL5 …………………………… **130**
CCL17 ………………………… **134**
CCL22 ………………………… **134**
CCR4 …………………………… 323
CD2 …………………… 60, 66, **68**, 254
CD3 ……………………………… 25, **30**
CD4 …………………… 62, 66, **70**
CD8 …………………… 62, 66, **72**
CD11a ………………………… **50**, 294
CD18 …………………………… **50**
CD19 …………………… 64, 66, **74**
CD20 …… 64, 66, **76**, 326, 328, 342, 347
CD21 …………………………… 74
CD22 …………………………… 25, **32**
CD25 …………………………… 94, 267
CD28 …………………………… 25, **34**
CD29 …………………………… **52**
CD35 …………………………… 74
CD40 …………………… 27, **38**, 263
CD40L（CD40リガンド）……… 27, **40**
CD49d ………………………… **52**, 54

CD52	66, **78**	
CD54	25, **56**	
CD58	25, **60**	
CD80	34, 36, 250, 269	
CD86	34, 36, 250, 269	
CD106	**58**	
CD127	**102**	
CD132	**102**	
CD134	27, **42**	
CD152	25, **36**	
CD154	27, **40**	
CD252	27, **44**	
CD256	27, **46**	
CD257	27, **46**	
CED (Camurati-Engelmann disease)	**199**	
Celestamine®	**273**	
Celtect®	**331**	
Cε3	**235**	
Certolizumab	**280**	
Cetirizine	**281**	
c-fos	**355**	
d-Chlorpheniramine	**282**	
CHR (cytokine-binding homology region)	**81**	
Churg-Strauss症候群	**226**	
Cicporal	**286**	
Cimzia®	**280**	
c-jun	**355**	
c-kit	**311**	
Clemastine	**283**	
CLMF (cytotoxic lymphocyte maturation factor)	**112**	
CNTO136	**352**	
CNTO328	**351**	
CNTO-1275	**363**	
Cortisol	**285**	
Cortril®	**285**	
CP-690,550	**359**	
CRF2-9	**114**	
CSIF (cytokine synthesis inhibitory factor)	**104**	
c-Src	153, **172**	
CTLA-4	25, **36**	
CTLA-4-Ig	**36**	
CTLA-8	**108**	
CXCL8	**124**	
CXCL12	**132**	
Cyclosporine	17, 164, 193, 230, 240, **286**	
Cyproheptadine	**287**	
C型レクチンファミリー	27	

D

DAMPs	92	
Daren®	**296**	
Dasatinib	172, 174	
d-Chlorpheniramine（クロルフェニラミン）	**282**	
Decadron®	**290**	
Denosumab	20, 187, 247, **289**	
Dexamethasone	**290**	
Diphenhydramine	**291**	
Domenan®	**332**	
DSCG (Disodium cromoglycate)	**292**	
Dsg1	**240**	
Dsg3	**240**	

E

E0659	**265**	
E5564	**298**	
Ebastel®	**293**	
Ebastine	**293**	
Edirol®	**295**	
Efalizumab	20, 51, 238, **294**	
Eldecalcitol	246, **295**	
Emedastine	**296**	
Enbrel®	**299**	
Enlimomab	57	
Epinastine	**297**	
Epratuzumab	19	
ERAP1	**229**	
Eritoran	176, **298**	
ERK	**170**	
Etanercept	222, 226, 238, 240, **299**	
Evista®	**337**	
extrinsic model	36	

F

FADD (Fas-associated protein with death domain)	84	
Fexofenadine	**300**	
Fezakinumab	**301**	
Fingolimod	48, 242, **302**	
FK506	**356**	
FKBP	**356**	
Fontolizumab	**303**	
FOP (fibrodysplasia ossificans progressive)	**207**	
Forteo®	**357**	
Fos	**168**	
Fostamatinib	160, 225, **304**	
FPPS	**255**	
FTY720	**302**	

G

γc鎖 →共通γ鎖		
GATA-3	97	
GC (glucocorticoid)	**212**	
GC応答性遺伝子メカニズム	**213**	
GC受容体	**212**	
Gevokizumab	230, **305**	
GILENYA®	**302**	
Gleevec®	**311**	
GM-CSF	**90**	
GM-CSFRα (GM-CSF受容体のαサブユニット)	**318**	
GMRα	**90**	
Golimumab	240, **306**	
GP34	**44**	
gp130	81, 100	
GSK1550188	**270**	
GTPase Mx1	87	

H

H₁受容体	265, 272, 281, 282, 283, 287, 291, 293, 296, 297, 300, 307, 315, 321, 329, 331	
H₁受容体拮抗薬	282, 283, 287, 291, 307	
―（第二世代）	265, 272, 281, 293, 296, 297, 300, 315, 321, 329, 331	
HC20-511	**315**	
HE5	**78**	
HEVECs	**116**	
HIV	70, 73, 130	
HLA-B51	**229**	
Homochlorcyclizine	**307**	
Homoclomin®	**307**	
HuMax-CD20	**328**	
Humira®	**251**	
HuZAF	**303**	
Hydrocortisone	**285**	
Hydrocortone®	**285**	

I

Ibrutinib	162, **309**	

ICAM-1 ································ 24, 25, 50, **56**	IL-TIF（IL-10-related T cell-derived inducible factor） ········ 114	Ledercort® ···································· **362**
IFN-α ························· 83, **86**, 343, 350	ILV-094 ·································· **301**	LFA-1 ················· 24, 27, **50**, 56, 294
IFNAR1 ·································· 319	IMA-026 ································ **310**	LFA-1 αサブユニット ···················· 294
IFN-γ ····························· **88**, 303, 356	IMA-638 ································ **261**	LFA-2 ···································· **68**
IFN-γ誘導因子 ························ 110	Imatinib ················· 153, 172, 174, **311**	LFA-3 ························· 25, **60**, 68
IgE ························· 131, 136, **140**, 330	IMUSERA® ······························ **302**	Limethason® ···························· **290**
IGF ···································· **200**	INCB28050 ···························· **266**	LM209 ·································· **321**
IGF-I ·································· 184	Infliximab ········ 226, 230, 234, 238, 240, **312**	LPS ···································· 298
IGIF ·································· **110**	Intal® ·································· **292**	LRP（low-density-lipoprotein receptor-related protein） ········ 208
IgM増加を伴う免疫不全症 ············ 40	intrinsic model ························ 36	LTα ·································· 299
Iguratimod ···························· **167**	IPD® ·································· **354**	LY2439821 ···························· **314**
IκB ·································· 166	IRF1 ·································· 88	LY3009104 ···························· **266**
IκBζ ························· 154, **166**	ISG15 ·································· 87	LymphoStat-B ························ **270**
IL-1 ·································· **92**	ISGs（IFN-stimulated genes） ······ 87	Lyt2 ·································· **72**
IL-1β ························· 279, 305, 340	ISIS 369645 ·························· **253**	Lyt3 ·································· **72**
IL-1受容体 ···························· 260	ITAM（immunoreceptor tyrosine-based activation motif） ········· 30, 32, 160, 190	**M**
IL-2 ························· **94**, 287, 356		MAdCAM-1 ···························· 54
IL-2受容体 ···························· 267		MAPK ·································· 170
IL-4 ···························· **96**, 245, 257	ITIM（immunoreceptor tyrosine-based inhibitory motif） ······· 32, 190	MAPKリン酸化酵素1 ···················· 214
IL-4受容体α鎖（IL-4Rα） ········· 96, 253, 258, 259, 334	Ixekizumab ························ 240, **314**	Mavrilimumab ························ **318**
IL-5 ························· **98**, 245, 320, 339	**J**	MCP-1 ························· 121, **126**
IL-5受容体α鎖 ························ 271	JAK ························· 153, **156**, 159	M-CSF ························· 183, **188**
IL-6 ····· 81, **100**, 220, 274, 275, 351, 352	JAK1 ························· 266, 359, 360	MDC ························· 121, **134**
IL-6受容体α鎖 ························ 346, 358	JAK2 ·································· 266	MDL 16,455A ························ **300**
IL-7 ·································· 82, **102**	JAK3 ························· 359, 360, 365, 366	MEDI-522 ···························· **364**
IL-7Rα ·································· 102	JAK/STAT経路 ···················· 153, **156**	MEDI-545 ···························· **350**
IL-8 ·································· 121, **124**	JIA→若年性特発性関節炎	MEDI-546 ···························· **319**
IL-10 ·································· **104**	JNK ·································· 170	MEDI-563 ···························· **271**
IL10 ·································· 229	Jun ·································· 168	Mepolizumab ············· 98, 239, **320**
IL-10受容体 ···························· 104	**K**	Mequitazine ························ **321**
IL-10ファミリー ························ 114	Kenacort®-A ························ **362**	MHCクラスI分子 ························ 72
IL-12/23 ························· 82, **112**, 262	Ketotifen ······························ **315**	MHCクラスII ························ 70
IL-12/23 p40 ························ 276, 363	KG-2413 ································ **296**	MIP-1 ···························· 121, **128**
IL-13 ···· **106**, 245, 257, 261, 310, 317, 360, 361	Kineret® ································ **260**	MIP-1α ································ 128
IL-13Rα ································ 96	KW-0761 ································ **323**	MIP-1β ································ 128
IL-13Rα1（IL-13受容体α1鎖） ········· 106	KW-4354 ································ **331**	MK-0822 ···························· **327**
IL-17 ························· 82, **108**, 180, 348, 353	KW-4679 ································ **329**	MLN-02 ···························· 55, **322**
IL-17A ························· **108**, 314, 348	KW-4679G ································ **329**	Mogamulizumab ························ **323**
IL-17受容体 ···························· 277	KW-4679OD ································ **329**	MRA（myeloma receptor antibody） ···································· **358**
IL-18 ·································· 110	**L**	MS（multiple sclerosis） ············ 242
IL-21 ·································· 353	L3T4 ·································· 70	MyD88 ·································· 86
IL-22 ························· 114, **301**, 353	LAS-90 ································ **293**	**N**
IL23R ·································· 229	LAS-90P ································ **293**	Natalizumab ········ 20, 53, 55, 242, **324**
IL-33 ·································· 116	Lck ·································· 30	Neoral® ···························· **286**
Ilaris® ·································· **279**	Lebrikizumab ························ **317**	Neuropilin ···························· 203

NFAT	164, 287, 356	
NFAT2	192	
NFATc	192	
NFATc1	183, 192	
NFIL3	96	
NF-κB	154, 166, 214, 325	
NF-κBデコイオリゴ	167, 325	
Nipolazin®	321	
NKSF (natural killer-stimulating factor)	112	
NK活性	110	
NK細胞活性化因子	112	
NLRP3	93	
*NLRP3*遺伝子変異	279	
NOD	232	
NSAIDs	15	
NULOJIX®	269	
Nuvance™	257	

O

Ocrelizumab	19, 65, 76, 326
Odanacatib	195, 327
Ofatumumab	66, 76, 328
Olopatadine	329
Omalizumab	141, 235, 238, 244, 330
Onon®	335
OPG	186
*op/op*マウス	188
ORENCIA®	250
Orgadron®	290
OSCAR	183, 190
osteoimmunology	182
OX40	27, 42
OX40 Ig (OX40-免疫グロブリン融合タンパク質)	44
OX40L (OX40リガンド)	27, 44
Oxatomide	331
Ozagrel	332

P

p19	112
p35	112
p38 MAP	153
p38 MAPK (マイトジェン活性化プロテインキナーゼ)	170
p40	112
p72^{syk}	160
P600	106
PACIスコア	254
PAMPs	92
Papilock®	286
PBSF	121, 132
PCI-32765	309
Pemirolast	333
Periactin®	287
PF-5230895	347
PIAS	158
Pitrakinra	97, 334
PKR	87
Planlukast	335
Plexin	203
PML (progressive multifocal leukoencephalopathy)	294
Polaramine®	282
Poteligeo®	323
pre-B細胞の増殖促進因子	102
Prednisolone	336
Prednisolone®	336
Predonema	336
Predonine®	336
Prograf®	356
proteasome	178
PS-341	275
pycnodysostosis	195

R

R406	304
R788	21, 160, 304
RA →関節リウマチ	
Raloxifene	337
Ramatroban	338
RANK	183, 186, 289
RANKL	182, 183, 186, 247, 289
RANMARK®	289
RANTES	121, 130
Raptiva®	294
REGN88	346
Remicade®	312
Remicut®	296
Reslizumab	339
Restamin	291
RG3637	317
rhPM-1 (reshaped human PM-1)	358
Rilonacept	340
Rinderon®	273
Rituxan®	342
Rituximab	18, 65, 76, 224, 226, 238, 241, 243, 342
Rizaben®	361
RNaseL	87
RO4964913	326
RO5490255	317
Ro-actemra®	358
Rocaltrol®	278
Rontalizumab	343
RORα	353
RORγt	108, 154, 180, 353

S

S1P	48
S1P受容体	48
S1P$_1$受容体	302
Sandimmune®	286
SAR153191	346
Saracatinib	172, 345
Sarilumab	346
Saxizon®	285
SBI-087	347
SCH55700	339
sclerosteosis	209
SDF-1	121, 132
Secukinumab	240, 348
Seratrodast	349
SERM	269, 338
Sifalimumab	224, 350
Siglec	32
Siltuximab	351
Simponi®	306
Simulect®	267
Sirukumab	352
SLE (systemic lupus erythematosus) →全身性エリテマトーデス	
SM-12800	281
SMIPTM (small modular immunopharmaceutical)	347
SOCS	153, 158
Solfa®	259
Solu-Cortef®	285
SPENCD	211
SR1001	181, 353
Srcキナーゼ阻害薬	345
Srcファミリーキナーゼ	172, 345
sST2	117
ST2	116
STA-5326	262

STAT	156	
Stat	360	
STAT1	88	
STAT6	106	
Stelara®	363	
Suplatast	236, **354**	
Syk	153, **160**, 304	
Sykキナーゼ阻害薬	21	

T

T4	**70**
T8	**72**
T11	**68**
T-5224	168, **355**
TACI（transmembrane activator and calcium-modulator and cyclophilin ligand interactor）	271
Tacrolimus	17, 164, 193, **356**
Talion®	**272**
TARC	121, **134**
TAU-284	**272**
Tavegyl®	**283**
T-bet	88
Tc細胞	62
Teribon®	**357**
Teriparatide	246, **357**
TGF-β	184, **198**
Th細胞	62
Th1	63, 232
Th2	63, 232
Th2サイトカイン	97, **354**
Th17	63, 71, 108, 180, 233, 240, 353
TIF-R1	114
TLR（Toll-like receptor：Toll様受容体）	154, 176
TLR4（Toll様受容体4）	86, **176**, 298
TNF-α	81, **84**, 220, 251, 280, 299, 306, 312
TNF受容体スーパーファミリー	25, 38, 42
TNFスーパーファミリー	25, 44
Tocilizumab	101, 223, 243, **358**
Tofacitinib	21, 157, 240, **359**
TRADD（TNFR-associated death domain）	84
TRAF（TNF receptor associated factors）	38, 42
Tralokinumab	360
Tranilast	**361**

Triamcinolone	**362**
TSLP	**118**
TSLP受容体鎖（TSLPR）	118
Tysabri®	**324**
T細胞	287
T細胞の分化	62

U

ubiquitin	178
ubiquitin-proteasome pathway	178
Ustekinumab	109, 113, 234, 239, 240, **363**

V

VCAM-1	24, 52, 54, **58**
Vedolizumab	55, **322**
Vega®	**332**
Vidofludimus	109
Vitaxin	20, **364**
Viviant®	**268**
VLA-4（very late antigen-4）	24, 27, **52**, 58, 324
VX-509	157, **365**

W

WAL801	**297**
WAL801CL	**297**
Wnt	185, **208**

X

XELJANZ®	21
XLA（X-linked agammaglobulinemia）	162
Xolair®	**330**
XOMA052	**305**
X連鎖重症複合免疫不全症	94

Z

Zaditen®	**315**
ZAP-70	30
Zesulan®	**321**
Zyrtec®	**281**

和文

あ

アイピーディー®	**354**
悪性リンパ腫	74
アクテムラ®	**358**
アザチオプリン	16
アスピリン	14
アゼプチン®	**265**
アゼラスチン	**265**
アタシセプト →Atacicept	
アダリムマブ →Adalimumab	
アトピー型喘息	**235**
アトピー性皮膚炎	134, **238**, 292, 325, 354, 361
アナキンラ →Anakinra	
アナフィラキシー	**285**
アネキシンⅠ	**214**
アバタセプト →Abatacept	
アピリモド	**262**
アルトラキンセプト	**257**
アルファカルシドール	**256**
アルファロール®	**256**
アレギサール®	**333**
アレグラ®	**300**
アレジオン®	**297**
アレファセプト →Alefacept	
アレルギー性結膜炎	259, 292, 333, 361
アレルギー性鼻炎	**235**, 259, 292, 333, 335, 338, 354, 361
アレルゲン免疫療法	**235**
アレロック®	**329**
アレンドロネート →Alendronate	
アレンドロン酸ナトリウム水和物	**255**
アンルキンズマブ	**261**
アンレキサノクス	**259**
イクセキズマブ →Ixekizumab	
イグラチモド	**167**
遺伝子組換え融合タンパク質	**270**
イブルチニブ	**309**
イマチニブ →Imatinib	
イムセラ®	**302**
イラリス®	**279**
インスリン抵抗性	**126**
インスリン様増殖因子	**200**
インターフェロンα	**86**
インターフェロンβ	**242**
インターフェロンγ	**88**
インタール®	**292**
インターロイキン1	**92**
インターロイキン2	**94**
インターロイキン4	**96**
インターロイキン5	**98**
インターロイキン6	**100**
インターロイキン7	**102**
インターロイキン8	**124**

インターロイキン10 ········· **104**	核内受容体 ················ 216	クリオピン関連周期性発熱症候群
インターロイキン12/23 ······ **112**	カスパーゼ ················· 84	················ 93, 279, 340
インターロイキン13 ········· **106**	活性型ビタミンD ······ 256, 278, 295	グリベック® ··············· 311
インターロイキン17 ········· **108**	活性化タンパク質-1 ·········· **168**	グルココルチコイド ··········· 212
インターロイキン18 ········· **110**	カテプシンK ····· 183, **194**, 247, 327	グルココルチコイド受容体
インターロイキン22 ········· **114**	カナキヌマブ ··············· **279**	······ 212, **216**, 273, 285, 290, 336, 362
インターロイキン33 ········· **116**	花粉症 ··················· 235	クレマスチン ··············· **283**
インテグリン	可溶性ST2 ················· 117	クローン病
············ 27, 50, 52, 54, 322, 324, 364	可溶性結合タンパク質IL-22BP ···· 114	······ 252, 262, 276, 303, 313, 322, 324
インフラマソーム ··········· 92, 110	顆粒球マクロファージ	クロモグリク酸ナトリウム ······ **292**
インフリキシマブ →Infliximab	コロニー刺激因子 ············ 90	クロルフェニラミン ··········· **282**
ウステキヌマブ →Ustekinumab	カルシウムオシレーション ······ 192	血管炎症候群 ··············· **226**
会陰部痛 ·················· 290	カルシトリオール ············ **278**	血管内皮細胞 ··············· 58
エストロゲンアゴニスト活性 · 269, 338	カルシニューリン	血管浮腫 ·················· 237
エストロゲン受容体 ······· 268, 337	············ 154, **164**, 286, 287, 356	結晶性関節炎 ··············· 362
エタネルセプト →Etanercept	寛解 ····················· 221	血栓塞栓症 ················· 40
エディロール® ·············· 295	肝細胞増殖因子 ·············· 102	ケトチフェン ··············· **315**
エバスチン ················· **293**	関節型JIA（若年性特発性関節炎）· 222	ケナコルト®-A ·············· **362**
エバステル® ················ **293**	関節症性乾癬 ············ 251, 313	ゲボキズマブ →Gevokizumab
エビスタ® ················· **337**	関節リウマチ ····· 24, 76, 101, 108, 182,	ケモカイン ················· 120
エピナスチン ··············· **297**	**220**, 250, 251, 260, 262, 267,	ケモカインアンタゴニスト ······ 121
エファリズマブ →Efalizumab	274, 299, 301, 304, 306, 312,	ケモカイン受容体 ············ 120
エフェクター細胞 ············ 42	314, 318, 342, 346, 348, 352,	ケロイド ·················· 361
エプラツズマブ ·············· 19	358, 359, 365	顕微鏡的多発血管炎 ··········· 226
エメダスチン ··············· **296**	乾癬 ········ **240**, 262, 276, 294, 313, 363	抗α4インテグリン抗体 ········ 242
エリトラン →Eritoran	乾癬性紅皮症 ··············· 313	抗CCP（環状シトルリン化ペプチド）
エルデカルシトール →Eldecalcitol	完全ヒト型RANKL抗体	抗体 ··················· 220
炎症性サイトカイン ··········· 220	（Denosumab） ············ 187	抗CD4抗体 ················ 18
炎症性腸疾患 ··············· **232**	完全ヒト抗CD20抗体 ········· 328	抗CD19抗体 ··············· 74
エンドトキシン ·············· 298	気管支喘息 ······· 97, 106, **244**, 259, 271,	抗CD20抗体 ········ 64, 243, 327, 328
エンブレル® ················ 299	292, 320, 330, 332, 333,	抗CD40L抗体 ·············· 40
オートファジー ·············· 232	335, 339, 349, 354, 361	抗CD40抗体 ··············· 263
オキサトミド ··············· **331**	気道炎症 ·················· 244	抗IL-6受容体抗体 ············ 243
オクレリズマブ →Ocrelizumab	キメラ抗体 ················ 342	抗IL-6製剤 ················ 222
オザグレル ················· **332**	キャッスルマン病 ······· 101, 351, 358	抗TNFα抗体 ··············· 232
オステオポンチン ········ 185, **210**	急性拒絶反応 ··············· 269	抗TNF製剤 ················ 222
オダナカチブ ··············· **327**	急性痛風増悪 ··············· 341	硬結性硬化症 ··············· 209
オノン® ··················· **335**	急速免疫療法 ··············· 236	好酸球 ···················· 130
オファツムマブ →Ofatumumab	胸腺間質性リンパ球新生因子 ···· **118**	好酸球性気管支喘息 ··········· 339
オマリズマブ →Omalizumab	共調節因子 ················ 214	好酸球性食道炎 ·············· 320
オルガドロン® ·············· **290**	強直性脊椎炎 ············ 251, 313	好中球 ···················· 124
オレンシア® ················ **250**	共通β鎖 ··················· 81	コートリル® ················ **285**
オロパタジン ··············· **329**	共通γ鎖 ················· 81, 102	骨芽細胞 ·················· 357
か	強皮症 ··················· 268	骨吸収 ···················· 246
潰瘍性大腸炎 ············ 313, 322	巨細胞性動脈炎 ·············· 227	骨形成タンパク質2 ··········· **206**
核内因子 ·················· 116	拒絶反応フリー生存率 ········· 267	骨新生 ···················· 358
核内因子κB ················ **166**	グラフト生存率 ·············· 267	骨粗鬆症 ··············· 182, **246**
		骨免疫学 ··············· 182, 247

骨リモデリング……………………182	尋常性乾癬	多発性骨髄腫……………275, 351
ゴリムマブ →Golimumab	………251, 254, 263, 277, 313, 314, 348	タベジール®……………………283
コルチゾール………………212, **285**	シンポニー®……………………306	タリオン®………………………272
	水溶性ハイドロコートン®………285	ダレン®…………………………296
さ	水溶性プレドニン®………………336	単球走化性タンパク質1………126
サイトカイン……………………80	スクレロスチン……………185, **208**	注射部位反応……………………294
サイトカイン産生抑制因子………104	ステラーラ®……………………363	中和抗体…………………………121
サイトカイン受容体……………80	スフィンゴシン1リン酸受容体…48	腸内細菌…………………………232
再発性多発性骨髄腫……………275	スフィンゴシン1リン酸受容体1型	チロシンキナーゼ…………153, 311
細胞障害性T細胞………………72	…………………………………302	痛風………………………………93
細胞接着…………………………52	スプラタスト →Suplatast	痛風性関節炎……………………279
細胞内シグナル分子……………152	制御性T細胞………………63, 233	低分子阻害薬……………………121
サクシゾン®……………………285	成人型T細胞白血病リンパ腫……323	デカドロン®……………………290
ザジテン®………………………315	成人発症スティル病……………260	デキサメタゾン…………………290
サラカチニブ →Saracatinib	生物学的製剤……………………221	デノスマブ →Denosumab
サリルマブ………………………346	セクキヌマブ →Secukinumab	テリパラチド →Teriparatide
サンディミュン…………………286	脊椎・内軟骨異形成症…………211	テリボン®………………………357
シェーグレン症候群……………77	ゼスラン®………………………321	転移性腎細胞がん………………351
シクポラール……………………286	セチリジン………………………281	転写因子…………………………154
シクロスポリン →Cyclosporine	接着…………………………50, 56	転写干渉メカニズム……………214
シクロホスファミド……………16	セマフォリン…………………184, **203**	転写抑制因子……………………116
自己免疫性脳脊髄炎……………302	セラトロダスト…………………349	天疱瘡……………………………240
自己免疫性溶血性貧血…………77	セリン/スレオニンキナーゼ……153	動脈硬化…………………………126
視神経脊髄炎……………………242	セルテクト®……………………331	特発性血小板減少症……………304
システインプロテアーゼ………327	セルトリズマブ…………………280	特発性血小板減少性紫斑病……77
シファリムマブ →Sifalimumab	セレスタミン®…………………273	特発性好酸球増加/増多症……98, 320
ジフェンヒドラミン……………291	前骨芽細胞………………………357	トシリズマブ →Tocilizumab
シプロヘプタジン………………287	全身型JIA………………………222	トファシチニブ →Tofacitinib
シムジア®………………………280	全身性エリテマトーデス…24, 77, **224**,	ドメナン®………………………332
シムレクト®……………………267	270, 319, 342, 343, 350, 352	トラニラスト……………………361
若年性特発性関節炎	喘息………………235, 244, 253, 257,	トラロキヌマブ…………………360
………**222**, 252, 260, 299, 358	258, 261, 310, 334, 360	トランスフォーミング増殖因子β **198**
周期性発熱症候群………………93	選択的エストロゲン受容体	トリアムシノロン………………362
重症喘息…………………………244	モジュレーター…………269, 338	トロンボキサン…………………137
重症複合型免疫不全症…………366	前立腺がん………………………351	トロンボキサンA_2………**144**, 332
樹状細胞のライセンシング……40	臓器移植…………………………263	トロンボキサンA_2受容体…338, 349
腫瘍壊死因子α…………………84	造血幹細胞………………………132	
春季カタル…………………259, 333	ソル・コーテフ®………………285	**な**
症状スコア………………………236	ソルファ…………………………259	ナタリズマブ →Natalizumab
常染色体劣性大理石骨病………187	ゾレア®…………………………330	難治性網膜ぶどう膜炎…………312
初回量……………………………340		ニポラジン®……………………321
シルクマブ………………………352	**た**	ネオーラル®……………………286
シルツキシマブ…………………351	タイサブリ®……………………324	熱ショックタンパク質…………213
ジルテック®……………………281	大理石骨病……………………89, 182	濃化異骨症………………………195
ジレニア®………………………302	高安動脈炎………………………227	膿疱性乾癬………………………313
腎移植……………………………269	タクロリムス →Tacrolimus	
進行性骨化性線維異形成症……207	ダサチニブ…………………172, 174	**は**
進行性多巣性白質脳症…………324	多発血管炎性肉芽腫症…………226	バイナス®………………………338
	多発性硬化症…73, 78, **242**, 276, 302, 324	肺胞タンパク症…………………91

破骨細胞 …………………… 246, 327	プレドニゾン ………………………336	免疫グロブリンスーパーファミリー 25
破骨細胞会合受容体 ………………190	プレドニン® ………………………336	免疫不全症 ……………………… 40
破骨細胞形成 ………………………295	プレドネマ® ………………………336	免疫プロテアソーム ………………178
バシリキシマブ ……………………267	プログラフ® ………………………356	免疫療法 ……………………………236
バゼドキシフェン …………………268	ブロダルマブ →Brodalumab	モガムリズマブ ……………………323
白血球接着不全症Ⅰ型 ……………50	プロテアソーム …………… 178, 275	**や**
鼻ポリープ ………………… 237, 320	プロテインキナーゼ ………………152	
パピロック® ………………………286	ブロニカ® …………………………349	遊出 ………………………………… 58
バリシチニブ →Baricitinib	米国リウマチ学会（ACR）の	ユビキチン …………………………178
伴性無γ-グロブリン血症 …………162	コアセット ………………………250	ユビキチン-プロテアソーム経路
皮下注射 ……………………………235	ベーチェット病 …………229, 305, 312	…………………………… 154, **178**
肥厚性瘢痕 …………………………361	ベガ …………………………………332	用量設定コンセプト ………………236
鼻症状薬物スコア …………………236	ベタメタゾン ………………………273	抑制性サイトカイン ………………105
ヒスタミン ………………137, **142**, 259	ベドリズマブ →Vedolizumab	**ら**
非ステロイド性抗炎症薬 ………… 15	ベポタスチン ………………………272	
ビスホスホネート …………………255	ペミロラスト ………………………333	ラマトロバン ………………………338
脾臓チロシンキナーゼ ……………160	ベラタセプト ………………………269	ラロキシフェン ……………………337
ビタキシン ……………………20, **364**	ペリアクチン® ……………………287	ラロキシフェン塩酸塩 ……………337
ビタミンD …………………………278	ベリムマブ／ベリンマブ →Belimumab	卵巣がん ……………………………351
ビタミンD結合タンパク質 ………295	ベルケイド® ………………………275	ランマーク® ………………………289
ビタミンD受容体 ……… 256, 278, 295	ベンラリズマブ ……………………271	リザベン® …………………………361
ヒト化抗CD20抗体 ………………327	補助刺激分子 ……………………… 34	リツキサン® ………………………342
ヒト副甲状腺ホルモン ……………357	補助受容体 ………………………… 70	リツキシマブ →Rituximab
ピトラキンラ →Pitrakinra	ポテリジオ® ………………………323	リポコルチン ………………………214
ヒドロコルチゾン …………………285	ホモクロミン® ……………………307	リポモジュリン ……………………214
ビビアント® ………………………268	ホモクロルシクリジン ……………307	リメタゾン …………………………290
ヒュミラ® …………………………251	ポララミン …………………………282	リロナセプト ………………………340
ファルネシル二リン酸合成酵素 …255	ボルテゾミブ →Bortezomib	リンデロン® ………………………273
フィブロネクチン ………………… 52	**ま**	リンパ腫 ……………………………304
フィラデルフィア染色体 …………174		リンホトキシンα …………………299
フィンゴリモド →Fingolimod	マクロファージ炎症性タンパク質 …128	類天疱瘡 ……………………………240
フェキソフェナジン ………………300	マクロファージコロニー刺激因子 …188	ループス腎炎 ………………………264
フェザキヌマブ ……………………301	マブリリムマブ ……………………318	レスタミン …………………………291
フォスタマティニブ →Fostamatinib	慢性蕁麻疹 …………………………237	レスリズマブ ………………………339
フォルテオ® ………………………357	慢性肉芽腫症 ……………………… 89	レダコート® ………………………362
フォントリズマブ …………………303	慢性リンパ性白血病 ……………… 74	レチノイド関連オーファン受容体γt
副甲状腺ホルモン …………………357	ミコフェノール酸モフェチル …… 17	…………………………………180
副腎皮質ステロイド ………………212	未分化B細胞の増殖促進因子 ……102	レブリキズマブ ……………………317
副腎皮質ホルモン ………………… 15	メキタジン …………………………321	レフルノミド ……………………… 17
ぶどう膜炎 …………………………305	メトトレキサート ………16, 220, 250	レミカット® ………………………296
プランルカスト ……………………335	メバロン酸代謝回路 ………………255	レミケード® ………………………312
ブリアキヌマブ ……………………276	メポリズマブ →Mepolizumab	ロイコトリエン ……………137, **146**, 259
ブルトン型チロシンキナーゼ ……162	メモリーT細胞 …………42, 234, 254	ロイコトリエン受容体 ……… **146**, 335
プレドニゾロン ……………… 212, 336	免疫寛容 …………………………… 24	ロカルトロール® …………………278
プレドニゾロン® …………………336	免疫グロブリンE …………………140	ロンタリズマブ ……………………343
	免疫グロブリン受容体 ……………192	

編者プロフィール

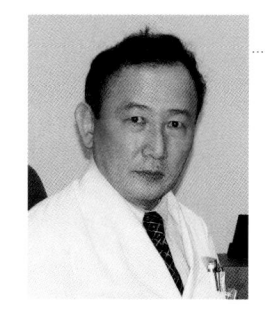

田中 良哉（たなか よしや）

1988年3月産業医科大学大学院医学研究科修了．1989年9月米国国立衛生研究所（NIH）客員研究員を経て，2000年8月産業医科大学医学部第1内科学講座教授に就任．2005年4月より同大学病院副院長を兼任，現在に至る．

専門は，膠原病・リウマチ性疾患，内分泌・代謝疾患．研究は，接着分子やサイトカインを中心としたこれらの疾患の病態解明と生物学的製剤などを用いた新規治療の応用，開発．

主な所属学会は，日本リウマチ学会（理事），日本内科学会（評議員），日本臨床免疫学会（理事），日本骨代謝学会（理事），日本炎症・再生学会（理事），日本臨床リウマチ学会（評議員），日本内分泌学会（評議員），日本免疫学会（評議員）など．

主な受賞歴は，2008年日本リウマチ学会賞，2009年欧州リウマチ学会賞など．

主な著書は，『40歳からの女性の医学 関節リウマチ』（岩波書店，2009年），『実践 リウマチ肺障害の診療』（永井書店，2011年），『生物学的製剤による難病の治療革命』（日本医学出版，2009年），『ステロイド骨粗鬆症のマネジメント』（医薬ジャーナル社，2005年），など．

免疫・アレルギー疾患の分子標的と治療薬 事典
生物学的製剤，低分子化合物のターゲット分子と作用機序，薬効のすべて

2013年 4月15日 第1刷発行	編　者	田中良哉
	発行人	一戸裕子
	発行所	株式会社 羊 土 社
		〒 101-0052
		東京都千代田区神田小川町 2-5-1
		TEL　03（5282）1211
		FAX　03（5282）1212
		E-mail　eigyo@yodosha.co.jp
		URL　http://www.yodosha.co.jp/
© YODOSHA CO., LTD. 2013 Printed in Japan	装　幀	竹田壮一朗
ISBN978-4-7581-2041-8	印刷所	株式会社加藤文明社

本書に掲載する著作物の複製権，上映権，譲渡権，公衆送信権（送信可能化権を含む）は（株）羊土社が保有します．
本書を無断で複製する行為（コピー，スキャン，デジタルデータ化など）は，著作権法上での限られた例外（「私的使用のための複製」など）を除き禁じられています．研究活動，診療を含み業務上使用する目的で上記の行為を行うことは大学，病院，企業などにおける内部的な利用であっても，私的使用には該当せず，違法です．また私的使用のためであっても，代行業者等の第三者に依頼して上記の行為を行うことは違法となります．

JCOPY ＜（社）出版者著作権管理機構 委託出版物＞
本書の無断複写は著作権法上での例外を除き禁じられています．複写される場合は，そのつど事前に，（社）出版者著作権管理機構（TEL 03-3513-6969，FAX 03-3513-6979，e-mail：info@jcopy.or.jp）の許諾を得てください．

羊土社 おすすめ書籍

実験医学別冊
もっとよくわかる！免疫学

河本 宏／著

"わかりやすさ"をとことん追求！免疫学を難しくしている複雑な分子メカニズムに迷い込む前に，押さえておきたい基本を丁寧に解説．最新レビューもみるみる理解できる強力な基礎固めがこの一冊でできます！

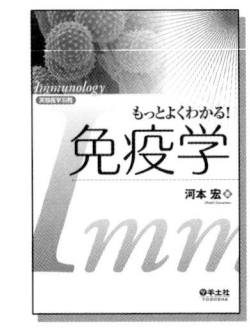

- 定価（本体4,200円＋税）
- B5判　222頁　ISBN978-4-7581-2200-9

改訂第2版
免疫学 最新イラストレイテッド

小安重夫／編

豊富なイラストで難しい免疫学がよく理解できると評判のテキスト，待望の改訂版．目まぐるしく進展する免疫学の最新知見に基づき，全章に渡ってアップデート．分子メカニズムの詳細から臨床応用まで網羅できます．

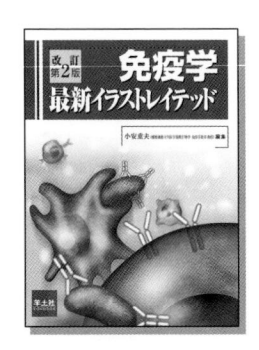

- 定価（本体5,200円＋税）
- B5変型判　293頁　ISBN978-4-7581-2001-2

がんの分子標的と治療薬 事典

西尾和人，西條長宏／編

70を超えるがん治療のターゲットをカテゴリー別に整理し，研究の経緯やがんとの関わりなど，なぜ標的とされているか詳説．さらに分子標的治療薬についても薬剤ごとに標的から適応・治験のデータまで一目瞭然！

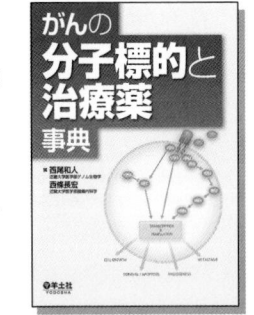

- 定価（本体7,600円＋税）
- B5判　347頁　ISBN978-4-7581-2016-6

イラストで徹底理解する
シグナル伝達キーワード事典

山本 雅，仙波憲太郎，山梨裕司／編

第1部ではシグナル伝達の主要な経路31を，第2部では重要な因子115を網羅！豊富なイラストで各因子の詳細機能から疾患・生命現象とのかかわりまでネットワークの全体像が一望できる決定版の一冊です．

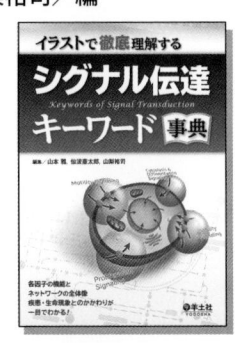

- 定価（本体6,600円＋税）
- B5判　351頁　ISBN978-4-7581-2033-3

発行　羊土社 YODOSHA
〒101-0052　東京都千代田区神田小川町2-5-1　TEL 03(5282)1211　FAX 03(5282)1212
E-mail：eigyo@yodosha.co.jp
URL：http://www.yodosha.co.jp/

ご注文は最寄りの書店，または小社営業部まで